암재활
매뉴얼

Clinical Manual **for Cancer Rehabilitation**

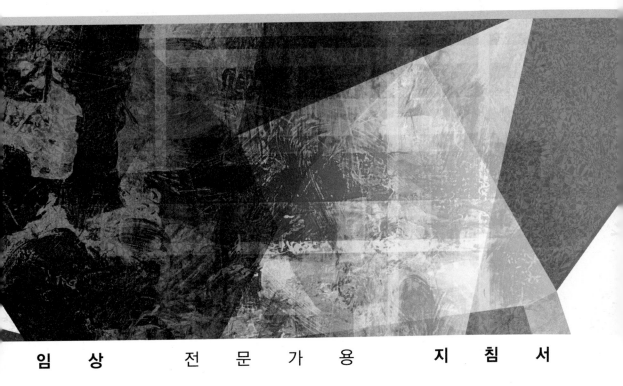

임 상 전 문 가 용 지 침 서

저자 **츠지 테츠야** (辻 哲也)

역자 **양은주·정승현**

Authorized translation from the Japanese language edition, entitled
がんのリハビリテーションマニュアル 周術期から緩和ケアまで
ISBN: 978-4-260-01129-7
編集: 辻 哲也
published by IGAKU-SHOIN LTD., TOKYO Copyright© 2011
All Rights Reserved. No part of this book may be reproduced or transmitted in any form or by any menas, electronic or mechanical, including photocopying, recording or by any information storage retrieval system, without permission from IGAKU-SHOIN LTD.
Korean language edition published by KOONJA PUBLISHING INC., Copyright© 2019

암재활 매뉴얼
임상 전문가용 지침서

첫째판 1쇄 인쇄 | 2019년 01월 22일
첫째판 1쇄 발행 | 2019년 01월 31일

지 은 이   츠지 테츠야 (辻 哲也)
역   자   양은주, 정승현
발 행 인   장주연
출 판 기 획   이상훈
편   집   김재화
편집디자인   서영국
표지디자인   김재욱
발 행 처   군자출판사
             등록 제 4-139호(1991. 6. 24)
             본사 (10881) 파주출판단지 경기도 파주시 회동길 338(서패동 474-1)
             전화 (031) 943-1888   팩스 (031) 955-9545
             홈페이지 | www.koonja.co.kr

© 2019년, 암재활 매뉴얼 임상 전문가용 지침서 / 군자출판사
본서는 저자와의 계약에 의해 군자출판사에서 발행합니다.
본서의 내용 일부 혹은 전부를 무단으로 복제하는 것은 법으로 금지되어 있습니다.

* 파본은 교환하여 드립니다.
* 검인은 저자와의 합의 하에 생략합니다.

ISBN 979-11-5955-384-4

정가 30,000원

집필진
(오십음순)

편집

安部 能成
Kazunari Abe
치바현(千葉県) 보건의료대학 건강과학부 재활학과 준교수

安藤 牧子
Makiko Ando
게이오기주쿠대학(慶應義塾大学)병원 재활의학과

井口 陽子
Yoko Iguchi
도쿄 소아종합의료센터 재활치료과

石井 健
Takeshi Ishii
시즈오카현(静岡県) 시즈오카암센터 재활의학과 주임

石川 愛子
Aiko Ishikawa
게이오기주쿠대학 의학부 재활의학교실 조교

岩城 基
Motoki Iwashiro
의료법인사단 愛語會要町병원 재활실 실장

大森まいこ
Maiko Omori
게이오기주쿠대학 의학부 재활의학교실

岡山 太郎
Taro Okayama
시즈오카현 시즈오카암센터 재활의학과

片桐 浩久
Hirohisa Katagiri
시즈오카현 시즈오카암센터 정형외과 부장

上迫 道代
Michiyo Kamisako
게이오기주쿠대학 병원 재활의학과 주임

神田 亨
Toru Kanda
시즈오카현 시즈오카암센터 재활의학과 주임

北原エリ子
Eriko Kitahara
준텐도대학(順天堂大学) 의학부부속 준텐도의원 재활실

栗原 幸江
Yukie Kurihara
암 · 감염증센터 도립 고마고메(駒込)병원 완화의료과

小宮山一樹
Ikki Komiyama
사회의학기술학원 물리치료학과

眞道 幸江
Yukie Shindo
독립행정법인 국립병원기구 도쿄의료센터 재활의학과

髙木 辰哉
Tatsuya Takagi
준텐도대학 의학부 정형외과학강좌 준교수

高橋 秀寿
Hidetoshi Takahashi
사이타마(埼玉)의과대학 국제의료센터 운동 · 호흡기 재활의학과 교수

田尻 寿子
Hisako Tajiri
시즈오카현 시즈오카암센터 재활의학과 부지사장

田沼 明
Akira Tanuma
시즈오카현 시즈오카암센터 재활의학과 부장

辻 哲也
Tetsuya Tsuji
게이오기주쿠대학 의학부 종양센터 재활부문 부문장

羽飼富士男
Fujio Hagai
게이오기주쿠대학 병원 재활의학과 과장

増田 芳之
Yoshiyuki Masuda
시즈오카현 시즈오카암센터 재활의학과 지사장

吉原 広和
Hirokazu Yoshihara
사이타마현(埼玉県) 암센터 정형외과재활실 주임

里宇 明元
Meigen Liu
게이오기주쿠대학 의학부 재활의학교실 교수

역자

양 은 주
분당서울대학교 병원 재활의학과 부교수

정 승 현
국립암센터 재활의학과 과장

서 문

    암치료 중 또는 치료가 종료된 암생존자는 전세계적으로 증가하고 있습니다. 바야흐로, "암이 불치병이었던 시대"에서 "암과 공존하는 시대"가 되고 있습니다. 암환자가 암의 경과에 따른 최적의 치료를 받기 위해서는, 여러 직종이 팀을 이루는 "다학제 팀의료"를 통하여, 치유를 목적으로 하는 치료부터 삶의 질을 중시하는 치료까지 연계된 지원체제를 확립해 가야 합니다. 암환자는 암에 대한 불안이 굉장히 크며, 암의 직접적 영향이나 수술 · 화학요법 · 방사선치료 등에 의한 '신체장애에 대한 불안' 역시 클 것입니다. 따라서 최근에 눈부신 암관련 의료의 진보와 더불어, 장애의 경감, 신체기능이나 일상생활 기능 저하의 예방 · 개선, 증상 완화 등을 목적으로 하는 재활의 필요성이 앞으로 더욱 증가하리라 생각합니다.

    미국과 유럽에서는 "암재활치료"가 암치료의 중요한 한 분야로 인식되고 있으며, 미국에서 손꼽히는 암센터인 텍사스대학 MD Anderson Cancer Center에서는 뇌척수센터, 혈액 · 줄기세포 이식센터 등과 더불어 재활치료가 암 의료에서 중요하게 인식 되고 있습니다. 반면, 일본에는 대표적인 고도의 암전문의료기관에 지금까지 재활치료전문의가 상근하고 있는 시설이 거의 없으며, 재활치료사도 극히 소수인 상황에서, 암 자체 또는 치료과정에 따라서 생길 수 있는 여러 가지 신체장애에 대해서 적극적인 대응이 이루어지지 않았습니다.

    그와 같은 상황 속에서, 2006년에 암대책기본법이 성립되고, 기본적 시책으로써, 양질의 암의료의 확산 촉진(어디에서나 높은 의료의 질을 제공하는 것)이 추진되어, 암환자의 생활의 질을 향상시키는 것이 국가의 책무인 것이 명확해졌습니다. 그를 위한 시책으로는, 증상완화와 정신심리를 지원하기 위한 완화의료와 함께, 신체활동의 지원으로 충실한 재활이 필수불가결합니다. 그러나 아직까지 "암재활"에 관해서, 전문지식 및 기능을 가진 의사 · 의료종사자가 충분히 육성되지 않은 것이 현실입니다.

    "암재활"에는 암의료에 관한 전반적인 지식이 필요하고 동시에, 운동마비, 섭식 · 연하장애, 부종, 호흡장애, 골절, 절단, 정신심리 등의 장애에 대한 높은 전문성이 요구됩니다. 그래서 "암재활"를 배우기 위한 실천적인 입문서로써 본서를 기획하였습니다. 2007년도부터 후생노동성 위탁사업으로, 암재활연수 워크숍(실시 : 재단법인 라이프 · 플래닝센터)이 실시되었고, 일본에서도 본격적으로 "암재활"에 관한 전문가의 육성이 시작되었다는 점에서, 위의 워크숍 강사를 중심으로, 현재, 제일선에서 암의료나 재활치료에 종사하고 계시는 선생님들께서 집필하셨습니다.

    "암재활"의 입문서로써, 근거 기반 의학을 기반으로 작성되었으며, 집필진의 풍부한 임상경험에서 얻은 내용이 가득 실려 있어, 암의료에 종사하는 의사나 간호사, 물리치료사, 작업치료사, 언어치료사, 임상영양사, 치과위생사, 임상심리사, 사회사업가 등 여러 직종의 분들의 임상에 도움이 되리라 자부하고 있습니다. 본서가 암치료의 질 향상에 공헌하고, 암환자의 삶의 질 향상에 도움이 되기를 기대하는 바입니다.

2011년 5월

츠지 테츠야 (辻　哲也)

역 자 서 문

벌써 2년이라는 시간이 지나버렸습니다. 2016년 봄의 일입니다.

일본에서 암환자를 위한 재활 치료에 수가를 만들고, 전문가를 양성하는 프로그램을 이미 도입하여 각 암센터에 일하는 의료진 교육에 힘쓰고 있다는 츠지 교수님의 강의를 듣고 그 현장에 가보고 싶다는 생각이 들었습니다.

일본에서 시행하고 있는 암재활을 어떻게 시작할 수 있었는지, 정책적인 질문부터 다양한 암환자에게 어떻게 재활치료를 시행하고 있는지 등등, 온갖 질문들을 빽빽하게 적어 놓은 수첩을 쑤셔 넣고는 가방을 둘러매고 공항으로 향했습니다. 그렇게 도착한 게이오 대학 병원 정문에서 츠지 교수님이 기다리고 계셨습니다.

교수님께서 미리 준비해서 건네주신 가운을 갈아입고 성큼성큼 빠른 걸음으로 걷는 츠지 교수 뒤를 따라 도는 회진과 협진 장면은 우리나라와 별반 다를 것이 없었습니다. 의국에서 잠깐 쉬는 동안 그 동안 쌓아두었던 질문들을 꺼내려 할 때, 그는 수줍게 의국 책장 한 켠에서 일본어로 된 책 두 권을 들어서 건네주시면서 도움이 되었으면 좋겠다는 말씀을 하셨습니다.

그렇게 이 책을 처음 만났습니다.

"암재활은 어렵다. 무엇을 하려는 건지 도대체 이해가 가지 않는다." 엘리베이터에서 만난 병원 동료는 이렇게 이야기를 시작했습니다.

지난 수년간 암재활이 무엇인지 설명하고, 강의를 하고 다녔지만, 여전히 가까운 동료조차 내가 무엇을 하려는 건지 이해하지 못하고 있었습니다.

파인만은 '물리학 강의'에서 이해라는 것에 대해서 다음과 같이 말합니다.

'자연계에서도 사정은 마찬가지이다. 우리가 열심히 노력하면 그 복잡하고 어려운 규칙들을 모두 알아낼 수도 있을 것이다. 물론 지금은 규칙의 일부만이 알려져 있으며 거의 모든 상황들이 복잡하여 게임의 진행양상을 따라가기가 벅찰 뿐만 아니라, 다음에 벌어질 상황을 예측하기도 쉽지 않기 때문이다. 따라서 우리는 '게임의 규칙'이라는 지극히 기본적인 질문에 집중할 수 밖에 없다. 규칙을 모두 이해한다면 그것은 곧 이 세계를 이해하는 것이다. 이것이 바로 우리가 말하는 '이해의 참뜻'이다.'

암환자에게 필요한 재활과 해줄 수 있는 재활은 다릅니다. 대상 환자들은 너무나 다양하고 내용도 너무 복잡합니다. 그런 중에 게임의 진행양상마저도 예측할 수가 없습니다. 그래서 어렵습니다. 그래서 지금 우리는 파인만의 이야기처럼 게임의 규칙을 이해할 필요가 있습니다. 그게 암재활을 이해하는 것이라고 생각합니다. 그 자리에 암환자의 재활을 위한 매뉴얼을 올려놓으려고 합니다. 일본과 우리의 사정이 다르겠지만, 기본적인 규칙을 이해하는 데에는 무리가 없을 것입니다.

새로운 분야를 시작하기 위해서는 좋은 책이 필요하다는 생각을 늘 했습니다. 하지만 우리에게는 암재활을 시작하기에 좋은 책들이 마땅치 않았습니다. 이 책은 우리가 무엇을 하려는지 차분히 설명해줍니다. 당위성이나, 필요에 대해서 어렵게 떠들지 않고, 매뉴얼이라는 이름으로 필요한 것들을 쉽게 이야기해줍니다. 책을 읽고 무언가를 알아내서 떠들려는 사람들에게는 너무 쉽고 무용할지 모르지만, 환자에게 무언가를 해주려는 사람들에게는 아주 유용할 것 같습니다. 조용히 자기 자리에서 암환자들에게 필요한 것들을 찾고 있는 분들께 이 책을 권해드리고 싶습니다.

츠지 교수와 동료 저자들이 임상현장에서 정리한 암환자들을 위한 실질적이고 구조적으로 잘 정리된 내용들이 암환자 재활 치료를 위해 공부하고 고민하는 다양한 분야의 의료진들에게 도움이 되기를 바랍니다.

재활은 '다시 삶'입니다. 몸으로 다시 삶입니다. 암재활이란 몸이라는 화분을 가꾸는 환자들에게 주는 흙이었으면 좋겠다고 소망해봅니다.

언젠가 우리나라 암환자의 몸과 삶에 맞는 암재활 지침서를 들고 다시 인사하는 날을 꿈꿔봅니다.

2018년 가을

역자 양은주, 정승현

목 차

서장 암환자의 재활
—과거에서 미래로   辻 哲也   1

   1 암재활의 역사 ··   1
   2 암재활의 필요성 ······································   5
   3 암재활의 효과 ··   6
   4 암재활-과거에서 미래로·······························   8

I 암재활 총론

1 . 암의 기초적 이해   辻 哲也   12

   1 암 발생률의 동향 ·····································   12
   2 암이란? ···   12
   3 암의 병태, 진행양식 ·································   17
   4 암치료의 이해 ··   18
   5 암치료의 효과판정 ····································   22

2 . 암재활의 개요   辻 哲也   25

   1 암재활은 왜 필요한가? ······························   25
   2 암재활의 목적과 대상이 되는 장애 ·····················   25
   3 평가 방법 ···   27
   4 재활의 실제 ···   31

II 암재활의 실제

1 . 뇌종양   42

   1. 뇌종양의 특징 · 치료 · 재활의 개요 ··········田沼 明   42
   1 뇌종양의 진단과 분류 ·······························   42

2 뇌종양의 치료 …………………………………………………… 43

3 재활의 개요 …………………………………………………… 44

2. 편마비에 대한 접근 ………………………… 岡山太郎 · 田尻寿子　47

1 뇌종양 재활의 목적과 평가 ……………………………………… 47

2 재활의료의 실제 ……………………………………………… 49

3 증례 제시 ……………………………………………………… 56

3. 고차 뇌기능장애 및
섭식 · 연하장애에 대한 접근 　………………… 羽飼富士男　57

1 고차 뇌기능장애에 대한 접근 ………………………………… 57

2 섭식 · 연하장애에 대한 접근 ………………………………… 65

2 . 두경부암　70

1. 두경부암의 특징 · 치료 ·
재활의 개요　…………………………………… 辻　哲也　70

1 두경부암의 진단 ……………………………………………… 71

2 두경부암의 치료 ……………………………………………… 71

3 재활의 개요 …………………………………………………… 73

4 구강암 · 중인두암 수술 전 · 후 …………………………… 74

5 후두암 · 하인두암 · 경부식도암 수술 전 · 후
(후두절제 · 인후두 경부식도절제술) ………………………… 77

6 두경부암에 대한 방사선치료 중 · 후 ……………………… 82

7 경부림프절 절제술 …………………………………………… 83

2. 섭식 · 연하장애, 발성장애에 대한 접근 ………………… 安藤牧子　90

1 설암, 중인두암의 수술 전 · 후 접근 ……………………… 91

2 후두절제술(후두암, 경부식도암)의 수술 전 · 후 접근 ……… 101

3 방사선치료 중 · 치료 후의 접근 …………………………… 105

4 가정(외래)에서 할 수 있는 재활 …………………………… 106

3. 경부림프절 절제술 후의 부신경마비에 대한
접근　……… 田尻寿子 · 辻　哲也　108

1 보존적 · 선택적 경부림프절 절제술(MRND · SND) ………… 108

2 근치적 경부림프절 절제술(RND) : ………………………… 115

3 림프부종에 대한 접근 ……………………………………… 117

4 가정(외래)에서 할 수 있는 재활 …………………………… 117

5 끝으로 ………………………………………………………… 117

3. 유방암 · 부인암   119

1. 유방암의 특징 · 치료 · 재활의 개요   辻 哲也   119
- 1 유방암의 진단 ………………………………… 119
- 2 유방암의 치료 ………………………………… 121
- 3 재활의 개요 …………………………………… 122

2. 유방암의 수술 전 · 후 재활   田尻寿子 · 辻 哲也   128
- 1 유방 절제/유방 부분절제 + 액와림프절 절제술 후의 경우 …………… 128
- 2 유방재건술의 경우 …………………………… 133
- 3 이차성 림프부종의 예방 ……………………… 133
- 4 방사선치료의 부작용(급성반응, 만기반응)의 영향과 그 대처방법 ………………………………… 135
- 5 외래(가정)에서 할 수 있는 재활 …………… 135

3. 부인암의 특징 · 치료 · 재활의 개요   辻 哲也   139
- 1 부인암의 진단 ………………………………… 139
- 2 부인암의 치료 ………………………………… 140
- 3 재활의 개요 …………………………………… 141

4. 부인암의 수술 전 · 후 재활   田尻寿子 · 辻 哲也   143
- 1 골반내 림프절 절제술(+대동맥주위 림프절 절제술) 후의 경우 ………… 143

5. 림프부종 치료   吉原広和   147
- 1 포괄적 림프부종 치료 ………………………… 147
- 2 복합림프물리치료 …………………………… 148
- 3 복합림프물리치료의 실제 …………………… 151
- 4 림프부종 자가관리법 ………………………… 154
- 5 증례 제시 ……………………………………… 158

4. 폐암 · 소화기계 암   160

1. 폐암 · 소화기계 암의 특징 · 치료 · 재활의 개요   田沼 明   160
- 1 폐암 · 소화기계 암의 진단과 분류 ………………… 160
- 2 폐암 · 소화기계 암의 치료 …………………… 162
- 3 재활의 개요 …………………………………… 165

2. 개흉 · 개복술 전 · 후의 호흡재활 ·················· 岡山太郞 · 辻 哲也 **168**

1 식도암의 수술 전 · 후 재활 ·· 168

2 폐암의 수술 전 · 후 재활 ·· 176

3. 식도암 수술 후의 섭식 · 연하재활 ························· 神田 亨 **181**

1 수술 전 · 후 연하재활 ·· 181

2 가정(외래)에서 할 수 있는 재활 ·· 186

5. 골 · 연부종양, 골전이, 척수종양 **188**

1. 골 · 연부종양, 골전이, 척수종양의 특징 · 치료 · 재활의 개요 ················· 田沼 明 **188**

1 진단과 분류 ·· 188

2 치료 ·· 192

3 재활의 개요 ·· 193

2. 상지장애에 대한 접근 ·········· 田尻寿子 · 片桐浩久 · 髙木辰哉 · 辻 哲也 **195**

1 치료의 개요 ·· 195

2 상지 골 · 연부종양의 수술(사지보존술) 전 · 후 재활 ···················· 196

3 상지절단 후의 재활 ·· 203

4 전이성 골종양 ·· 204

5 가정(외래)에서 할 수 있는 재활 ·· 204

3. 하지 · 체간의 장애에 대한 재활 ··························· 石井 健 **205**

1 골육종(대퇴골)의 광범위 절제술 전 · 후 재활 ···························· 205

2 흉요수나 말초신경장애로 인한 하지마비에 대한 재활 ·················· 211

3 증례 제시 ·· 212

6. 혈액암 **214**

1. 혈액암의 특징 · 치료 · 재활의 개요 ················ 石川愛子 · 里宇明元 **214**

1 혈액암의 진단 ·· 214

2 혈액암의 치료 ·· 218

3 재활의 개요 ·· 219

2. 조혈모세포 이식 전 · 후의 재활 ················· 上迫道代 · 小宮山一樹 **224**

1 팀접근 ·· 224

2 재활 프로토콜 ·· 224

3 재활의 목적과 내용 ·· 225

4 끝으로 ·· 235

7 . 소아암   237

1. 소아암재활 ·· 眞道幸江   237

1 재활의 목적 ·· 238
2 소아재활의 특수성 ··· 239
3 소아의 발달단계에 입각한 대응 ·· 239
4 재활의 실제 ··· 241
5 학교와의 협조 ·· 247

2. 급성 림프성 백혈병의 재활 ·········· 高橋秀寿・井口陽子   249

1 급성 림프성 백혈병 치료의 현실 ··· 249
2 소아암환자가 있는 가정에서의 가족관계 ··································· 249
3 소아암환자의 재활의 문제점 ··· 250
4 소아암환자의 재활 ··· 251
5 끝으로 ·· 253

III 완화의료의 재활

1 . 진행성 암 ・ 말기암 환자의 재활의 개요   辻　哲也   256

1 완화의료의 동향 ··· 256
2 완화의료의 개념 ··· 257
3 진행성 암 · 말기암 환자의 특징과 환자 · 가족에 대한 의료 ············ 257
4 진행성 암 · 말기암 환자의 재활의 목적 ····································· 259
5 재활의 실제 ··· 260
6 재활의 주의점 ·· 262
7 암성통증에 대한 재활 ··· 263
8 진행성 암 · 말기암 환자의 부종 ·· 265
9 끝으로 ·· 267

2 . 암성통증에 대한 재활 (물리치료)   大森まいこ   269

1 마사지 ·· 269
2 온열 · 한냉요법 ··· 271
3 경피적 전기신경자극(TENS) ··· 274
4 끝으로 ·· 275

3. 부동증후군 · 체력소모상태 · 암 악액질증후군에 대한 재활 　　　　增田芳之·田沼 明　277

　　1 부동증후군 ·· 277
　　2 부동증후군의 예방의 실제 ··· 278

4. 진행성 암 환자의 기본동작, 걷기 · 이동장애에 대한 재활 　　　　安部能成　284

　　1 진행성 암과 재활 ·· 284
　　2 대상이 되는 암종 ·· 287
　　3 걷기가 가능한 경우 ·· 288
　　4 앉기가 가능한 경우 ·· 290
　　5 누워 있는 경우 ·· 293
　　6 의사소통 ··· 295

5. 진행성 암 환자의 호흡곤란에 대한 재활 　　　　岩城 基·辻 哲也　298

　　1 암환자의 호흡곤란의 특징 ·· 298
　　2 암환자의 호흡곤란의 병태와 관리방법 ······························· 299
　　3 암환자의 호흡곤란에 대한 실제 ·· 300

6. 일상생활동작장애의 재활 　　　　田尻寿子·辻 哲也　309

　　1 진행성 암 환자의 일상생활동작의 특징 ······························· 309
　　2 일상생활동작의 평가 ·· 311
　　3 일상생활동작장애 재활의 실제 ··· 312
　　4 원인 암종 · 장애별 재활 ·· 318
　　5 환자의 요구와 의료진의 진단이 일치하지 않는
　　　경우 ··· 320

7. 완화의료에서 재활의 역할 　　　　北原エリ子　322

　　1 골절의 위험관리 및 목표설정을 위한
　　　재활가이드라인 ··· 323
　　2 증례 제시 : 평가 · 목표설정 · 재활 프로그램 ······················ 326
　　3 진행기~말기 암환자의 재활 ·· 328
　　4 진행기~말기 암환자의 재활 가이드라인 ····························· 328
　　5 끝으로 ·· 330

8. 심리적 지지로서의 재활   栗原幸江・田尻寿子   332

1 진행성 암 환자의 심리적 상태 …………………………………… 332

2 심리적 재활 …………………………………………………………… 334

3 끝으로 ………………………………………………………………… 340

색인 ……………………………………………………………………… 343

서_장 암환자의 재활
-과거에서 미래로

1 암재활의 역사

a. 미국과 유럽의 동향

재활의학 교과서에 암재활에 관한 독립된 장이 게재된 것은 1958년 출판된 Rehabilitation Medicine : A textbook on physical medicine and rehabilitation의 초판(저자 : Rusk HA, Mosby, USA)이었다. 그 시대 다른 교과서에는 암재활에 관한 구체적인 내용이 거의 없는 상황이었으며, 미국과 유럽에서도 일부분에 불과했다.

암환자의 재활에 대해서 의학계에서 논의된 것은 1965년 뉴욕대학에서 최초로 열린 암재활 컨퍼런스에서 Rusk 박사가 암 환자들을 위해서 서비스 스테이션이 필요하다고 말한 발언으로 생각된다. 그는 암환자는 다양한 욕구를 가지고 있으므로 이 분야에 대한 의료가 확립되어야 하고, 포괄적인 의료 조직이 필요하다고 말했다[1]. Clark 등은 암의료에서 예방 · 진단 · 치료와 함께 재활 또한 중요하다고 주장하고, 앞으로의 재활 의료 발전에 대한 중요성을 지적하였다[2].

1) 암재활의 체계화

그 후, 암치료에 대한 의학적 재활의 필요성이 널리 인식되고 체계화가 진행된 것은 1970년대이다. 1971년 미국에서는 암 대책을 위한 국가사업인 National Cancer Act가 제정되었고, 미국 NCI (National Cancer Institute : 국립암연구소)가 암재활에 관한 프로젝트를 시작했다. 이시대 미국은 재활의 필요성만큼 실제로 할 수 있는 재활치료에 대한 전문인력이 없었고, 이 문제를 해결하기 위해, 암을 전문으로 다루는 물리치료사나 작업치료사, 언어치료사 등이 양성되었고, 미국 내의 주요 대학이나 센터에는 'Reach to Recovery (유방암 수술 환자)', 'Lost Chord Club (후두적출환자)'과 같은 특정 기능장애에 대응하는 재활관련 프로그램이 설치되었다. 나아가서 재활에 관한 환자교육이나 재활을 필요로 하는 환자의 선별체계, 암치료팀에 대한 재활의학 전문의의 참여 등도 시작되었다. 1982년 미국의 조사[3]에 따르면, 1970년대 미국 주요 대학, 암센터에는 암재활 프로그램이 설치되었을 것이라고 추측하였다.

미국 유수의 암전문의료기관인 텍사스주 휴스톤에 위치한 텍사스대학 MD Anderson Cancer Center (MDACC)는 1960년대부터 재활의학과 전문의를 중심으로 암재활을 시행하였다. 1970년대에 재활의학과 전문의의 일시 부재로 중단되었지만, 1990년대부터 재개하였고, 현재는 완화의료와 재활부문이 치료의 한 기둥으로 자리매김하고 있으며, 4명의 재활의학과 전문의가 재활의학과 입원환자는 물론 타과 의뢰환자에 대한 대응, 외래진료 및 전기진단학적 검사를 실시하고 있다. 재활의학과에는 연간 400명이 넘는 입원환자가 있고, 환자 분포를 보면 약 30%가 뇌종양·척수종양, 나머지 70%가 비뇨기·폐·뼈·소화기·유방·두경부종양이며, 환자 중 2/3가 자택으로 복귀한다고 한다[4].

2) 암재활에 관한 전문서의 탄생

암재활에 관한 초기 전문서는 1972년에 출판된 Rehabilitation of the Cancer Patient (MD Anderson Hospital, Year Book Medical Publishers USA), 1978년에 출판된 Cancer Rehabilitation : An Introduction for Physiotherapists and Allied Profession (Downie PA, Faber and Faber, UK)을 들 수 있다.

그리고 1981년에 출판된 Rehabilitation Oncology (Dietz JH, John Wiley & Sons, New York, USA)에 치료목표(preventive, restorative, supportive, palliative), 치료시기(preoperative, postoperative, convalescence, posthospital)에 따라서 분류한, 암재활의 모델이 제창되어, 현재까지 계승되고 있다. 그 후, 오늘날까지 많은 서적이 출판되었는데, 최신 서적에는 2009년에 출판된 Cancer Rehabilitation (Stubblefield MD, O'Dell MW, Demos Medical Publishers USA)을 들 수 있다. 1,120페이지의 대작으로, 암재활에 관한 거의 모든 영역이 망라되어 있다. 현재는 재활의학[5], 암의료[6] 및 완화의료[7]에 관한 대부분의 교과서에도, 다른 치료 분야와 어깨를 나란히 하며 재활에 관한 장에 많은 페이지를 할애하고 있다.

3) 암재활에 관한 학술적 측면의 경과

또 학술적 측면에는 American Academy of Physical Medicine and Rehabilitation에서 1980년대에 subspecialty로 Cancer Rehabilitation Social Interest Group (SIG)가 형성되어, 회원사이트에서 암재활을 전문으로 하는 많은 의사의 연락처 일람이나 교육용 슬라이드를 열람할 수 있었다 (2008년에 종료). 또 Archives of Physical Medicine and Rehabilitation에서는 교육프로그램의 일환으로써, Cancer Rehabilitation의 총설이 정기적으로 게재되고 있다. 암전문학술지인 Cancer지에서는 2001년에 "Cancer Rehabilitation in the New Millennium"의 특집[8]이 기획되었으며, 2005년에는 Journal of Rehabilition Medicine지에 오스트리아로부터 "Cancer Rehabilitation"의 종설[9]이 게재되는 등, 미국과 유럽에서도 암재활에 주목하는 것을 알 수 있다.

b. 일본의 동향

1) 암재활영역을 둘러싼 현실

일본에서는 암 치료를 마쳤거나, 치료를 받고 있는 암 생존자가 1999년말에 298만 명이던 것이, 2015년에는 533만명에 이른다고 예측하였다(이른바 "2015년 문제")[10]. 즉 암이 '불치의 병'이었던 시대에서 "암과 공존"하는 시대가 되고 있다. 그러나 아직 일본에서는 암 자체, 또는 치료과정에 의한 신체장애에 적극적인 대응이 이루어지지 않고 있으며, 재활의학과 관련된 교과서에

표 1 암대책기본법

개요	암대책을 위한 국가, 지방공공단체 등의 책무를 명확히 하고, 기본적 시책, 대책의 추진에 관한 계획과 후생노동성에 암대책추진협의회를 설치할 것을 정한 법률
기본적 대책	1. 암의 예방 및 조기발견의 추진 · 암의 예방 추진 · 암검진의 질의 향상 등 2. 양질의 암의료의 확산 촉진 등 · 전문지식 및 기능을 가진 의사 · 의료종사자의 육성 · 의료기관의 정비 등 · 암환자의 요양생활의 질의 유지 · 향상 · 암의료에 관한 정보의 수집제공체계의 정비 등 3. 연구의 추진 등

〔e-Gov 전자정부의 종합창구 e-gov (http://law.g-gov.go.jp/announce/H18HO098.html)에서〕

는 최근까지 암재활에 관한 기술이 극히 한정되어 있다.

암치료에 관한 교과서에서도 암재활에 관한 해설이 거의 없는 것이 현실이다. 재활치료사 양성학교에서도, 암재활에 관한 계통강의나 실습이 거의 이루어지지 않고 있다. 미국, 유럽과 비교하여 그 대응이 늦어지는 것은 부정할 수 없는 사실이다.

이와 같은 현실 속에, 2002년 시즈오카현(静岡県) 시즈오카암센터는 암전문의료기관으로써 처음으로 재활의학과 전문의와 여러 치료사들로 구성된 시설로 개원하였다. 필자는 개원준비와 그 후 약 3년간, 임상에 종사해 오면서, 재활의학과로의 의뢰가 증가하면서 잠재적 수요의 크기를 몸소 실감하였다[11].

2) '암대책기본법'과 그 현실

2006년 6월에 제정된 '암대책기본법'에서는 기본시책으로, 암 예방 및 조기발견 추진, 연구의 추진 등과 더불어, 양질의 암의료의 확산(어디에서나 의료의 높은 질을 제공하는 것)의 촉진 등이 거론되었으며, 전문지식 및 기능을 가진 의사 · 그 밖의 의료종사자의 육성, 의료기관의 정비 등, 암환자의 요양생활의 질을 유지 · 향상을 하는 것이, 국가, 지방공공단체의 책무라는 점을 명확히 하였다(**표 1**)[12]. 병의 상태, 진행도에 맞추어 그 시점에서 최선의 치료나 의료를 받을 권리가 환자에게 있다고 명문화되어 있지만, 현실적으로는 "암난민"이라는 말로 대표하듯이, 의사나 병원에 따라서, 추천하는 치료법이 전혀 다르거나, 치료성적에 현격한 차이가 일상적으로 일어나고 있다. 후생노동성에는 "암대책추진협의회"가 설치되어, 국가나 지방공공단체 등, 행정면에서의 대응이 이제 겨우 시작단계이며, 치유를 목표로 한 치료부터 삶의 질을 중시하는 의료까지, 계속적인 지원을 해야 한다는 점에서, 지금 일본의 암진료는 아직까지 불충분하다고 할 수 있다[13].

3) 암환자의 삶의 질 향상을 위한 시책

암환자의 요양생활 질의 유지 · 향상을 위해서는 증상완화와 정신심리를 위한 완화의료, 신체활동을 하기 위한 충실한 재활이 필요하다. 그래서 2007년도에 후생노동성 위탁사업(실시 : 재단법인 라이프 플래닝센터)으로 암재활연수위원회가 발족되어, 암재활 전문의료진 육성을 목적으로, 암재활 연수워크숍이 시작되었다. 전국의 암진료 거점병원을 대상으로 시설마다 4명의 그룹(의사 · 간호사 · 재활치료사)으로 참가한다. 3년 동안 총 8회의 워크숍을 개최하여 500명이 넘게

표 2 암 환자 사회 복귀 요법료 대상환자

입원 중인 암 환자로, 다음의 어느 하나에 해당하는 환자를 말하며, 의사가 개별적으로 재활이 필요하다고 인정하는 환자이다.
1. 식도암, 폐암, 종격종양, 위암, 간암, 담낭암, 췌장암 또는 대장암 진단을 받고, 해당입원 중에 전신마취로 암치료를 위한 수술이 시행될 예정인 환자 또는 시행된 환자
2. 설암, 구강암, 인두암, 후두암, 그 밖에 경부림프절 절제술을 필요로 하는 암으로 입원하여, 해당입원 중에 방사선치료 또는 전신마취로 수술이 시행될 예정인 환자 또는 시행된 환자
3. 유방암으로 입원하여, 해당입원 중에 림프절절제술을 수반하는 유방절제술이 시행될 예정인 환자 또는 시행된 환자로, 수술 후에 견관절 운동장애 등을 일으킬 가능성이 있는 환자
4. 골연부종양 또는 암의 골전이에 대해서, 해당입원 중에 환지보존술 또는 절단술, 창외고정 또는 핀고정 등의 고정술, 화학요법 또는 방사선치료가 시행될 예정인 환자 또는 시행된 환자
5. 원발성 뇌종양 또는 전이성 뇌종양환자로, 해당입원 중에 수술 또는 방사선치료가 시행될 예정인 환자 또는 시행된 환자
6. 혈액암으로 해당입원 중에 화학요법 또는 조혈모 세포 이식이 시행될 예정인 환자 또는 시행된 환자
7. 해당입원 중에 골수억제제를 일으킬 수 있는 화학요법이 시행될 예정인 환자 또는 시행된 환자
8. 자택에서 완화의료 치료를 하고 있는 진행성 암 또는 말기암 환자로, 증상악화로 일시적으로 입원치료를 하고 있으며, 복귀를 목적으로 재활치료가 필요한 환자

[후생노동성 : 2010년도 진료보수개정에 있어서 주요개정항목에 관하여(http://www.mhlw.go.jp/bunya/iryouhoken/iryouhoken12/dl/index-003.pdf)에서]

참가하였고[14] 2010년도부터는 진료보수개정으로 '암환자 재활료'가 신규로 책정되어(후술), 재활의학과 관련된 학회 · 협회 합동으로 본 워크숍의 내용에 준한 연수를 시행하고 있다.

한편, 2007년부터 문부과학성에 의한 '암 전문가 양성 계획'이 대학교육의 활성화 촉진과 암의료를 담당할 의료인의 양성을 목적으로 시작되었다. 게이오기주쿠대학(慶應義塾大學)에서는 암 재활 전문가 양성을 중요시하여, 재활전문의 양성과정(박사과정), 재활치료사 양성과정(석사과정) 및 집중과정(단기집중연수)을 개강, 임상연수와 연구활동을 실시 중이다.

4) 의료 · 복지행정면의 동향

의료 · 복지행정면에서는 말기암이 간호보험의 특정질병으로 인정받게 되었고, 림프부종에 관하여 압박의류의 보험적용이나 림프부종 예방에 대한 진료보수산정이 가능해졌다. 그리고 2010년도 진료보수개정에서는 '암환자 재활료'가 신규로 산정 가능해졌다(표 2)[15]. 본 산정에서는 질환(=암)을 횡적으로 간주하여 장애에 초점이 맞추어져 있으며, 나아가서는 치료 후에 국한되지 않고 장애발생 전부터 재활을 할 수 있게 되었다는 점에서 획기적이다. 또 암의료 중에서 재활에 초점을 맞춘 돌파구가 되었다는 점에서도 의의가 매우 크다. 한편 호흡재활에서의 흡입용 호흡치료기의 취급(의료보험 미적용), 림프부종치료(진료보수의 산정 곤란), 후두 절제 환자의 대용음성치료(은방울모임 등 환자모임 주도), 완화의료병동에서의 재활(포괄의료로 진료보수는 산정할 수 없다) 등의 과제도 남아 있다.

5) 학술면의 동향

학술면의 동향에 관해서, **그림 1**에 일본 재활의학회 학술집회에서 악성종양(암)과 관련된 1988년 이후의 연제수의 추이를 나타냈다. 서서히 증가경향에 있지만, 최근 몇 년간의 증가가 눈부시다. 학술잡지에서의 원저논문이나 특집기사도 증가하고 있어서, 암이 재활의학에 있어서 주요한

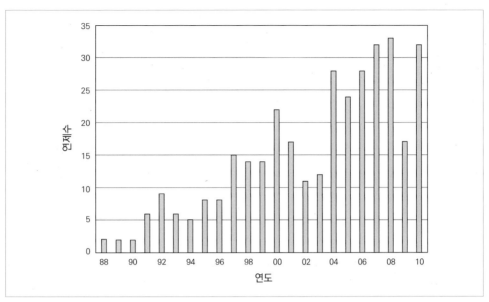

그림 1 일본 재활의학회 학술집회의 악성종양(암)과 관련된 연제의 추이

대상질환의 하나로 인식되고 있는 것을 알 수 있다.

향후, 암재활에 관한 질 높은 연구의 계획·실시를 추진해 가야 하지만, 현재, 후생노동과학 연구비 보조금으로써, '암재활 가이드라인을 작성하기 위한 시스템구축에 관한 연구(제3차대암 종합전략연구사업, 주임연구자 : 辻 哲也)' 및 '전국의 암진료 협조 거점병원의 활용이 가능한 지역협조 임상의료지침의 개발(암임상 연구사업, 주임연구자 : 谷水正人)'이 실시되고 있어서, 그 성과가 기대되는 바이다.

2 암재활의 필요성

1978년, Lehmann 등[16]에 의한 조사에서, 암환자 805명 중 438명에서 자가관리나 이동 등 재활에 관한 문제를 안고 있으며, 그것은 암의 종류에 상관없이, 뇌·척수, 유방, 폐, 두경부 등을 포함하여, 모든 종류의 암환자에게 생겼다고 보고되었다(그림 2). 문제점으로 가장 많은 것은 정신심리적 문제, 두번째는 전신 근력저하, 세번째는 일상생활동작(ADL)이 있다. 암 자체 및 치료의 부작용에 의해 어쩔 수 없이 장시간 누워있게 되면서, 부동증후군이 생기고, 일상생활동작에 지장을 초래하게 된다. Marciniak등[7]의 159명의 조사에서도 전신컨디션의 저하가 약 30%로 가장 빈도가 높은 문제였다.

Sabers 등[18]은 Mayo clinic에서 'Cancer Adaptation Team'의 8개월간의 활동을 통해서, 189명의 암환자를 대상으로 환자의 문제점을 조사했더니, 통증이 약 76%로 가장 많았으며, 의자에서 일어나기, 화장실 동작, 욕조 출입, 걷기나 계단도 거의 같은 정도였다고 보고하였다. Whelan 등 [19]은 수면, 통증, 피로, 걱정 관리, 교육, 일상생활동작에 대한 원조, 사회적 지원의 필요성을 보고하였다. Stafford 등[20]은 메디케어에 가입한 지역에 거주하는 고령환자 9,745명을 대상으로 한

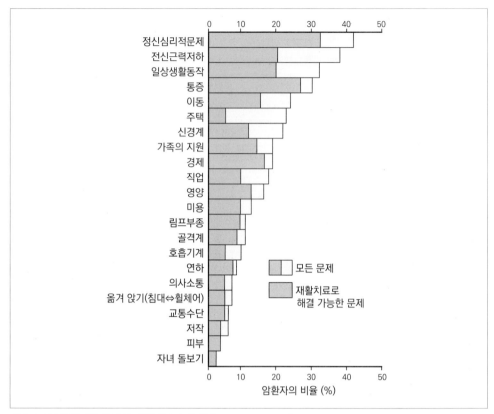

그림 2 악성종양 (암) 환자의 재활의료의 문제점
[Lehmann JF, DeLisa JA, Warren CG, et al : Cancer rehabilitation : assessment of need, development, and evaluation of a model of care. Arch Phys Med Rehabil 59 : 411, 1978에서 일부 개편]

조사에서, 약 1,600명의 암환자 문제점으로, 건강상태와 더불어, 걷기, 의자에서 일어나기, 가사나 쇼핑 등 일상생활동작의 어려움을 보고하였다.

암환자의 재활의학과 관련된 요구는 여러 가지로 다양하다. 이전에는 종양이 존재하는 해부학적 부위와 연관된 장해나 치료로 인한 부작용에 대한 문제가 주였지만, 최근 들어 피로, 통증, 사회적 지원의 부족과 같이 암환자에게 영향을 미치는 폭넓은 문제에 대해서도 초점이 맞춰지고 있다.

3 암재활의 효과

1969년 Dietz[21]는 재활 목적으로 Memorial Hospital for Cancer and Allied Diseases(뉴욕시)에 입원한 암환자 1,237명에 관하여, 목표설정을 회복(restoration), 유지(support), 완화(palliation)의 3가지로 분류하여 치료효과를 분석했더니, 80%의 환자에게서 각각의 목표에 따른 효과를 얻었다고 보고하였다. 그 후, 잠시 정체되었지만, 1990년대 이후에 재활의 효과에 관한 연구논문이 많이 발표되었다.

1) 암치료를 목적으로 입원 중인 환자에 대한 연구

Sabers등[18]은 암치료를 목적으로 입원 중인 189명의 환자를 대상으로, 재활치료의 효과를 바델지수(Barthel index) 및 Karnofsky Performance Status (KPS) Scale로 평가했더니, 두 지표 모두 유의한 개선을 얻었다고 보고하였다. Marciniak등[17]은 치료 이후 발생 기능 장애로한 입원 재활을 실시한 159명의 암환자를 입원시와 퇴원시의 FIM (functional independence measure, 독립기능 평가)의 운동항목을 비교시 유의한 개선을 얻었으며, 전이나 방사선치료의 유무는 영향을 미치지 않았다고 보고했다. 또 Cole등[22]은 마찬가지로 입원재활을 실시한 200명의 암환자를 입원시와 퇴원시의 FIM, 운동 및 인지항목으로 비교했더니, 운동항목은 유의한 개선이 확인되었고, 인지항목은 두개내종양과 완화적 재활목적 이외의 환자에게서 개선이 확인되었다고 보고하였다.

2) 말기암 환자에 대한 연구

말기암 환자에 관해서는 Yoshioka[23]는 호스피스에 입원 중인 말기환자 중, 일상생활동작에 장애가 있는 239명에 대해서, 바델지수(Bathel Index)의 옮겨 앉기(베드⇔의자), 이동항목으로 평가하여, 재활 치료 시작 시 12.4점, 일상생활 동작 훈련 후 도달한 최고점수가 19.9점으로 향상되었으며, 169명의 가족에 대한 설문에서는 호스피스케어에 대한 만족이 98%, 재활치료에서 78%를 나타냈다고 보고하였다.

3) 암종 · 재활 치료별 연구

암종, 재활 치료방법별 임상연구는 1970년대부터 1980년대에 시행된 임상경험례의 소극적 연구에서 일보 전진하여, 무작위 비교시험, 메타분석, 체계적 문헌고찰이 수없이 보고되어 왔다. 예를 들면, 항암제 치료 중이나 치료 후의 체력저하나 부작용의 경감에 대한 유산소운동(전신지구력운동)의 효과[24], 유방암수술 후 어깨의 거상장애에 대한 재활치료의 효과[25], 폐암 · 식도암의 수술 전 · 후 호흡재활의 호흡합병증 예방의 효과[26], 두경부암 수술 후의 재활 · 구강케어의 수술 후 합병증 예방, 경구섭취율, 입원기간에 대한 효과[27], 뇌종양(전이 포함) · 척수종양 · 척수전이환자의 신체장애에 대한 입원재활의 효과[28,29], 유방암 · 부인과암의 림프절 절제술 후의 상지나 하지림프부종의 예방이나 경감에 대한 압박요법 · 림프배액술의 효과[30], 두경부암의 경부 림프절 절제술 후의 부신경마비 발생의 메커니즘 및 어깨거상장애에 대한 재활치료의 효과[31] 등이다.

암재활치료에 관해서, 암종이나 치료별로 정리한 가이드라인은 American College of Sports Medicine (ACSM)에서 2010년에 발표한 가이드라인[32]뿐이었다. 이 책에서는 '암의 치료 중 · 후 특별한 관리가 동반되는 운동을 실시할 때에는 안전하다. 운동치료는 유방암 · 전립선암 · 혈액암 환자에게 체력 · 근력 · 삶의 질, 피로의 개선에 효과적이다. 재가 운동치료는 유방암환자에게 림프부종의 합병 유무와 상관없이, 안전하게 실시할 수 있다. 다른 암환자에 대한 운동 효과는 아직 확실하지 않으며, 암의 종류 · 병기, 운동의 양이나 내용에 관해서 좀 더 연구가 필요하다'고 기재되어 있다.

진행성 암 · 말기암에서는 미국 국립위생국(AHCRP)[33]이나 하버드대의 암통증 가이드라인[34]에 재활의 유효성이 있음을 보였으나, 근거 수준은 아직 낮은 수준이다. 또 림프부종에 관해서는 림프부종 프레임워크(일본을 포함한 국제공동연구팀)의 가이드라인[35]이나 림프부종 가이드라인[36]이 있다.

4 암재활-과거에서 미래로

미래에는 대학병원이나 일반 급성기병원, 지역의료에서도 암예방부터 호스피스단계에 이르기까지 여러 가지 병기에 있어서 암환자에 대한 재활의료의 필요성이 더욱 높아질 것이 예상된다. 암대책기본법이 제정되고, 암의 예방이나 치료뿐 아니라, 암환자의 삶의 질의 유지와 향상에 주목하게 되어, 암재활 전문가 연수 교육과정이 시작되었으며, 나아가서는 암환자 재활치료 수가를 산정할 수 있게 되는 등, 최근 들어 일본의 암재활이 크게 발전해 왔지만, 전국적으로 편차 없이, 질 높은 암재활의료를 제공하기 위해서는 인재육성, 치료의 질의 향상, 계발활동이 중요하다.

1) 인재육성

인재육성을 위해서는 의사, 암의료에 종사하는 간호사, 재활전문직(물리치료사, 작업치료사, 언어치료사)이 의료기관에서 암재활을 실천할 수 있고, 지도적 역할을 할 수 있는 인재를 육성해야 한다. 후생노동성 위탁 및 재활 합동위원회 주체 암재활치료연수를 모델로 하여, 앞으로도 연수활동을 더욱 진행해야 한다. 또 졸업 후 교육뿐 아니라 졸업 전 교육도 중요하다. 각 직종에서 암의료나 암재활에 관해서, 교육과정에 추가해야 할 것이다.

2) 치료의 질의 향상

치료 질의 향상을 위해서는 암의 종류 · 병기에 표준적인 재활 프로그램을 확립해 가야 한다. 그러기 위해서는 무작위 비교시험에 대표되는 질 높은 연구의 계획 · 실시를 추진하고, 프로그램을 지지하는 가이드라인을 작성하며, 여기에 근거한 임상진료지침을 개발하여, 재활 프로그램을 실제로 실행해 가야 한다.

3) 교육활동

교육활동은 재활이나 암의료와 관련된 학회 또는 협회 등의 학술단체나 각 지역의 암거점병원이 중심이 되어, 일반시민이나 의료관계자의 여러 가지 미디어를 활용한 교육(공개강좌, 강연회, 심포지움, 홈페이지, 서적, 신문, TV 등)이 요망된다. 또 림프부종의 케어, 인두적출 후의 대용음성치료, 암치료 후 사회복귀의 지원, 항암제나 방사선치료 후의 부작용, 말기암 환자의 재택케어 등, 암 그 자체 또는 암치료로 인한 여러 가지 후유증에 대해서, 의료시설과 환자 · 환자모임과의 정보교환이 가능한 체제를 만들어 가는 것도 시급한 과제이다[37].

문헌

1) Gerber LH : Foreword. In : Stubblefield MD, O'Dell MW (eds) : Cancer Rehabilitation, xiii-xv, Demos Medical Pub, 2009

2) Clark RL, Moreton RD, Healey Je, et al : Rehabilitation of the cancer patient. Cancer 20 : 839-845, 1967

3) Harvey Rf, Jellinek HM, Habeck RV : Cancer Rehabilitation. An analysis of 36 program approaches, JAMA 247 : 2127-2231, 1982

4) Kevorkian CG : The history of cancer rehabilitation. In : Stubblefield MD, O'Dell MW (eds) : Cancer Rehabilitation, pp3-10, Demos Medical Pub, 2009

5) Vargo MM, Riutta JC, Franklin DJ : Rehabilitation for patients with cancer diagnoses. In : Frontera WR (ed) : DeLisa's Physical Medicine and Rehabilitation, 5th ed, pp1151-1178, Lippincott Williams & Wilkins, 2010

6) Thomas DC, Ragnarsson KT : Principles of cancer rehabilitation medicine. In : Hong WK, Bast RC, Hait WN, et al(eds) : Cancer Medicine, 5th ed, pp971-985, BC Decker Inc, 2000

7) Fulton CL, Else R : Physiotherapy. In : Doyle D, Hanks GWC, Macdonald N (eds) : Oxford Textbook of Palliative Medicine, 2nd ed, pp819-828, Oxford University Press, 1998

8) Cheville A : Rehabilitation of patients with advanced cancer. Cancer rehabilitation in the new millennium. Cancer 92 (4 Suppl) : 1039-1048, 2002

9) Fialka-Moser V, Crevenna R, Korpan M, et al : Cancer rehabilitation. Particularly with aspects on physical impairments. J Rehabil Med 35 : 153-162, 2003

10) 山口 建 : 암생존자의 사회적 적응에 관한 연구, 2002년 보고서. 후생노동성 암연구조성금연구, 2002

11) 辻 哲也, 山口 建, 木村彰男 : 악성종양(암)의 재활치료 시즈오카(靜岡)암센터의 대응. 종합재활치료 31 : 843-849, 2003

12) e-Gov 전자정부의 종합창구 e-gov (http//law.e-gov.go.jp/announce/H18Ho098.html)

13) 辻 哲也, 里宇明元 : 암재활의 개요-암재활의 역사와 기본적 개념. 辻 哲也, 里宇明元, 木村彰男 (편) : 암재활, pp53-59

14) 辻 哲也 : 암환자의 요양생활의 유지와 향상을 도모하기 위한, 암재활연수워크숍에 관하여. 완화의료학 11 : 331-338, 2009

15) 후생노동성 : 2010년도 진료보수개정에 있어서 주요개정항목에 관하여 (http://www.mhlw.go.jp/bunya/iryouhoken/iryouhoken12/dl/index-003.pdf)

16) Lehmann JF, DeLisa JA, Warren CG, et al : Cancer rehabilitation : assessment of need, development, and evaluation of a model of care. Arch Phys Med Rehabil 59 : 410, 1978

17) Marciniak CM, Sliwa JA, Spill G, et al : Functional outcome following rehabilitation of the cancer patient. Arch Phys Med Rehabil 77 : 54-57, 1996

18) Sabers SR, Kokal JE, Girardi JC, et al : Evaluation of consultation-based rehabilitation for hospitalized cancer patients with functional impairment. Mayo Clin Proc 74 : 855-861, 1999

19) Whelan TJ, Mohide EA, Willan AR, et al : The Supportive care needs of newly diagnosed cancer patients attending a regional cancer center. Cancer 80 : 1518-1524, 1997

20) Stafford RS, Cyr PL : The impact of cancer on the physical function of the elderly and their utilization of health care. Cancer 80 : 1973-1980, 1997

21) Dietz JH Jr : Rehabilitation of the cancer patient. Med Clin North Am 53 : 607-624, 1969

22) Cole RP, Scialla SJ, Bednarz L : Functional recovery in cancer rehabilitation. Arch Phys Med Rehabil 81 : 623-627, 2000

23) Yoshioka H : Rehabilitation for the terminal cancer patient. Am J Phys Med Rehabil 73 : 199-206, 1994

24) Courneya KS, Friedenreich CM : Physical Activity and Cancer. Springer, 2010

25) 近藤国嗣 : 유방암-재활의 요점. 辻 哲也, 里宇明元, 木村彰男 (편) : 암재활, pp197-205, 금원출판, 2006

26) 辻 哲也 : 악성종양 (암) 의 수술전ㆍ후 호흡재활. 재활의학 42 : 844-852, 2005

27) 辻 哲也, 安藤牧子 : 구강암, 인두암의 수술전ㆍ후 재활. 鬼塚哲郎 (편) : 두경부암, 다직종팀을 위한 수술전ㆍ후 매뉴얼 4, pp234-261, Medical Friend사, 2006

28) 大田哲生 : 뇌종양, 뇌전이 재활의 요점. 辻 哲也, 里宇明元, 木村彰男 (편) : 암재활, pp82-93, 금원출판, 2006

29) 赤星和人 : 원발성 악성 골ㆍ연부종양, 전이성 골종양 재활의 요점. 辻 哲也, 里宇明元, 木村彰男 (편) : 암재활, pp269-276, 금원출판, 2006

30) 青木朝子, 辻 哲也 : 림프부종치료의 evidence. 완화의료 16 : 44-48, 2006

31) 辻 哲也, 田尻寿子, 市川Rumi子 : 경부곽청술 후. 鬼塚哲郎 (편) : 두경부암, 다직종팀을 위한 수술전ㆍ후 매뉴얼 4, pp276-298, Medical Friend사, 2006

32) Schmitz KH, Courneya KS, Matthews C, et al : American College of Sports Medicine roundtable on exercise guidelines for cancer survivors. Med Sci Sports Exerc 42 : 1409-1426, 2010

33) Weiger WA, Smith M, Boon H, et al : Advising patients who seek complementary and alternative medical therapies for cancer. Ann Intern Med 137 : 889-903, 2002

34) Weiger WA, Smith M, Boon H, et al : Advising patients who seek complementary and alternative medical therapies for cancer. Ann Intern Med 137 : 889-903, 2002

35) Lymphoedema Framework : Best Practice for the Management of Lymphoedema. International Consensus, MEP Ltd, 2006

36) 림프부종 진료 가이드라인 작성위원회 (편) : 림프부종 진료 가이드라인 2008년도판. 금원출판, 2009

37) 辻 哲也 : 암재활-현 상황과 앞으로의 전개. 재활의학 47 : 296-303, 2010

(辻 哲也)

I 암재활 총론

1. 암의 기초적 이해

1 암 발생률의 동향

1981년 이래, 암은 일본인의 사망원인의 제1위이다. '암의 통계 09'에 따르면, 2007년 암으로 인한 사망자수는 336,468례(남자 202,743례, 여자 133,725례)로, 연간 사망자수의 약 1/3에 이른다. 부위별로 보면, **그림 1**과 같이, 남성은 폐, 위, 간장, 결장, 췌장의 순으로 많고(결장과 직장을 합한 대장은 4위), 여성은 위, 폐, 결장, 유방, 간장의 순으로 많다(결장과 직장을 합한 대장은 1위)[1].

한편, 2003년에 새로 진단받은 암(암 발생수)은 641,594례(남자 372,374례, 여자 269,220례)이며, 부위별로 보면, **그림 2**와 같이 남자는 위, 폐, 결장, 전립선, 간, 직장의 순으로 많고(결장과 직장을 합한 대장은 2위), 여자는 유방, 위, 결장, 자궁, 폐의 순으로 많았다(결장과 직장을 합한 대장은 1위)[1], 남자는 폐, 대장, 전립선, 여성은 대장, 유방암이 증가되고 있다. 암의 발생률은 고령화와 더불어 해마다 증가하여, 2015년에는 암발생자수가 남자 554,000명, 여자 336,000명, 합계 약 890,000명으로 추정된다[2].

2 암이란?

a. 암의 종류

암은 혈액세포 유래, 상피세포 유래(상피세포암, 선암암종) 및 비상피성세포 유래(육종) 로 크게 분류된다. 혈액세포에서 기원한 것은 것에는 백혈병, 악성림프종, 골수종 등이 있다. 상피세포 암종에는 폐암, 유방암, 위암, 대장암, 자궁암, 난소암, 설암 등이 있으며, 육종에는 골육종, 연골육종, 횡문근육종, 평활근육종 등이 있다. 조혈기 유래 이외의 암종과 육종을 고형암이라고도 한다.

b. 암 발생 기전

사람의 신체는 수 십억 개의 세포로 이루어져 있다. 정상적인 상태에서는 세포가 지나치게 분열·증식하지 않도록 제어하고 있다. 그러나 일단 암에 걸리면, 생체의 세포가 통제력을 잃고 무제한으로 증식하므로 생체가 급속히 소모되어, 장기의 정상조직을 치환하거나 압박하여 기능부전을 일으키고, 전신에 전이되어 다수의 장기를 기능부전에 빠지게 하고 신체의 쇠약으로 죽음에 이르게 한다.

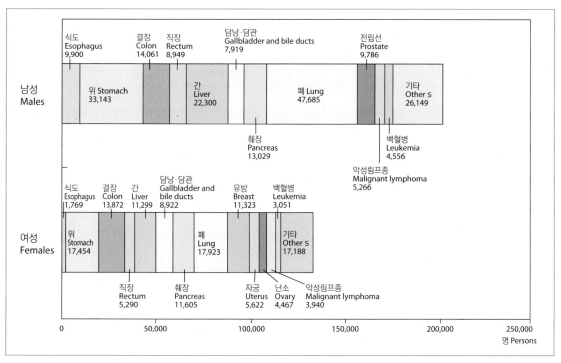

그림 1 부위별 암 사망자수(2007년)

〔암 통계편집위원회(편) : 암의 통계 '09. p12, 재단법인 암연구진흥재단, 2009에서〕

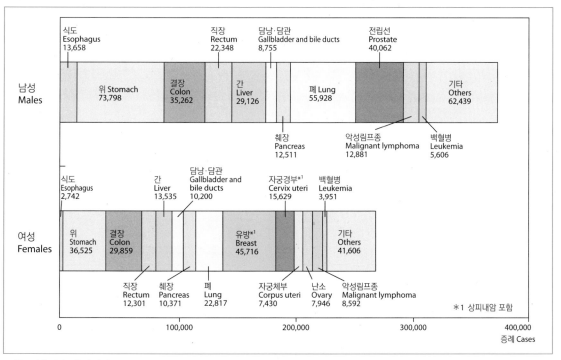

그림 2 부위별 암 발생자수(2003년)

〔암 통계편집위원회(편) : 암의 통계 '09. p15, 재단법인 암연구진흥재단, 2009에서〕

〈성별 주요 암종 암발생 현황, 남자, 2015년 Cancer incidence of common sites by sex, Male, 2015〉

단위: 명, %, 명/10만 명 Unit: cases, %, rate per 100,000

순위 Rank	암종 Site	발생자수 Cases	백분율 %	조발생률 CR	연령표준화발생률 ASR*
	모든 암 All cancers	113,335	100.0	445.2	301.2
1	위 Stomach	19,545	17.2	76.8	50.6
2	폐 Lung	17,015	15.0	66.8	42.9
3	대장 Colon and rectum	15,911	14.0	62.5	41.4
4	간 Liver	11,732	10.4	46.1	30.3
5	전립선 Prostate	10,212	9.0	40.1	25.5
6	갑상선 Thyroid	5,386	4.8	21.2	18.3
7	췌장 Pancreas	3,359	3.0	13.2	8.6
8	방광 Bladder	3,245	2.9	12.7	8.3
9	담낭 및 기타담도 Gallbladder etc.	3,220	2.8	12.6	8.1
10	신장 Kidney	3,134	2.8	12.3	8.6

*Age adjusted to the Korea standard population

〈성별 주요 암종 암발생 현황, 여자, 2015년 Cancer incidence of common sites by sex, Female, 2015〉

단위: 명, %, 명/10만 명 Unit: cases, %, rate per 100,000

순위 Rank	암종 Site	발생자수 Cases	백분율 %	조발생률 CR	연령표준화발생률 ASR*
	모든 암 All cancers	101,366	100.0	397.6	266.1
1	갑상선 Thyroid	19,643	19.4	77.1	66.3
2	유방 Breast	19,142	18.9	75.1	55.9
3	대장 Colon and rectum	10,879	10.7	42.7	23.3
4	위 Stomach	9,662	9.5	37.9	22.1
5	폐 Lung	7,252	7.2	28.4	14.7
6	간 Liver	4,025	4.0	15.8	8.4
7	자궁경부 Cervix uteri	3,582	3.5	14.1	10.8
8	담낭 및 기타담도 Gallbladder etc.	3,031	3.0	11.9	5.6
9	췌장 Pancreas	2,983	2.9	11.7	5.8
10	난소 Ovary	2,443	2.4	9.6	6.8

*Age adjusted to the Korea standard population

〈주요 암종 5년 상대생존율 추이, 남자 Trends in 5-year relative survival of common sites, Male〉

단위: % Unit: %

발생 순위 Incidence rank	암종 Site	발생기간 Period of diagnosis				
		'93-'95	'96-'00	'01-'05	'06-'10	'11-'15
	모든 암 All cancers	31.7	35.3	45.4	56.5	62.8
1	위 Stomach	43.0	46.9	58.4	68.7	76.3
2	폐 Lung	10.4	11.6	15.2	17.9	22.7
3	대장 Colon and rectum	55.3	59.0	68.5	75.4	78.0
4	간 Liver	9.9	12.9	20.3	28.1	34.1
5	전립선 Prostate	55.9	67.2	80.4	91.1	94.1
6	갑상선 Thyroid	87.2	89.5	96.0	100.1	100.6
7	췌장 Pancreas	8.8	7.3	8.4	8.1	10.3
8	방광 Bladder	70.0	74.8	77.5	78.8	77.8
9	담낭 및 기타담도 Gallbladder etc.	16.6	20.3	23.5	27.7	30.2
10	신장 Kidney	60.8	64.4	73.0	78.2	81.6

〈주요 암종 5년 상대생존율 추이, 여자 Trends in 5-year relative survival of common sites, Female〉

단위: % Unit: %

발생 순위 Incidence rank	암종 Site	발생기간 Period of diagnosis				
		'93-'95	'96-'00	'01-'05	'06-'10	'11-'15
	모든 암 All cancers	53.4	55.3	64.2	74.2	78.4
1	갑상선 Thyroid	95.4	95.9	98.7	99.9	100.2
2	유방 Breast	78.0	83.2	88.6	91.1	92.3
3	대장 Colon and rectum	54.2	56.8	64.3	70.8	73.6
4	위 Stomach	42.6	46.0	56.5	66.7	73.7
5	폐 Lung	14.2	16.2	20.1	25.8	35.8
6	간 Liver	13.6	14.2	20.9	28.1	32.2
7	자궁경부 Cervix uteri	77.5	80.0	81.4	80.5	79.9
8	담낭 및 기타담도 Gallbladder etc.	18.0	19.1	22.7	25.9	28.0
9	췌장 Pancreas	10.1	8.1	8.5	8.7	11.5
10	난소 Ovary	58.7	58.9	61.8	61.1	64.1

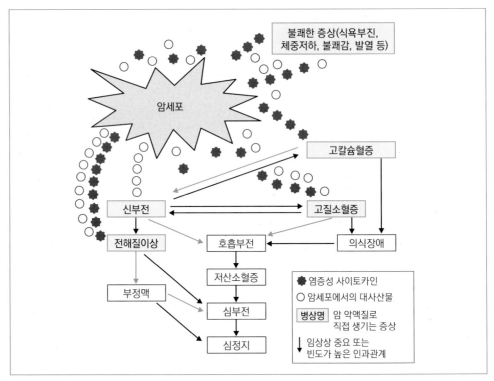

그림 3 암 악액질의 기전

〔渡邊純一郎 : 암의 기초적 이해, 암치료의 이해, 화학요법. 辻 哲也, 里宇明元, 木村彰男 (편) : 암재활, p18, 금원출판, 2006에서〕

암은 유전자의 구조 또는 기능발현의 이상을 일으키는 병이다. 정상 세포에서는 필요한 만큼 세포분열 · 증식을 하면, 그 증식이 정지되지만, 암세포는 유전자에 이상이 생긴 세포로, 정상 제어기구에서 벗어나서 무제한으로 증식을 반복한다. 그 기전에는 암유발을 촉진시키는 유전자의 활성화, 반대로 암유발을 억제하는 억제유전자의 불활성화가 기본이다.

유전자의 이상을 일으키는 발암의 원인에는 아세테이트나 담배연기에 포함된 여러 가지 발암물질의 섭취, 바이러스감염, 만성염증의 지속, 생활양식(식생활 등) 등, 여러 가지 요인이 복합하여 관여하는 것을 알 수 있다. 일부 암에서는 유전성의 가능성도 고려되고 있다.

c. 악액질(cachexia)

암이 진행되면 다발성 장기부전을 일으키며, 예를 들어 폐암이나 폐전이로 호흡기능이 저하되어 저산소혈증이 되거나, 간암이나 간전이로 인한 간성뇌증이나 뇌종양 · 뇌전이로 인한 의식장애 결과, 호흡순환동태가 불안정해짐으로써 죽음에 이른다.

다른 한편, 식욕 저하로 체중이 감소하고, 신체의 쇠약으로 죽음에 이르는 경우도 많다. 이 상태를 암 악액질(cachexia)이라고 한다. 암 악액질은 생명예후나 삶의 질에 막대한 영향을 미치며, 암 사망원인의 약 20%를 차지한다[3]. 그 기전을 **그림 3**에 나타냈다. 암세포의 대부분은 염증성 사이토카인이라는 호르몬유사물질을 생산한다. 이 물질들은 식욕의 저하, 무력감의 증강, 발열 등

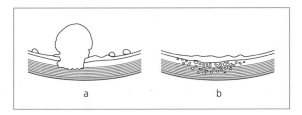

그림 4 침윤의 진행
a : 한 덩어리가 되어 증대, b : 흩어져서 진행

의 자각증상을 일으킨다. 또 직접적 · 간접적 영향으로 고칼슘혈증, 고질소혈증, 저나트륨혈증, 고칼륨혈증 등을 일으키게 되어, 의식장애를 초래하거나, 심기능 · 신기능에 영향을 주어, 결국에는 죽음에 이르게 된다[4].

3 암의 병태, 진행양식

암세포의 증식형태 · 진행양식에는 몇 가지 패턴이 있다. 암종이나 병기에 따라서 다른 성질을 나타내는 경우도 많다. 초기암에서는 자각증상도 없고, 치료의 침습도 적으며, 치료성적도 양호하다. 암의 임상병기가 진행됨에 따라 암세포수와 둘러싸인 장기의 수가 증가하여, 암 자체나 치료의 침습으로 여러가지 기능장애가 생기게 되어, 치료성적도 저하된다[5].

관강장기(장관, 요관, 담관, 기도 등)에서는 관강내에 암이 발생했을 때, 출혈과 통과장애가 문제가 된다. 장관에서는 장폐색, 요로에서는 수신증, 기도에서는 호흡곤란의 원인이 된다. 뼈인 경우에는 통증의 원인이 되는 경우가 많으며, 병적골절의 위험성이 높아진다.

a. 국소에서의 증대 침윤

암세포가 증식하여 세포수가 증가하면, 원발병소가 증대하여 정상조직을 침식해 간다. 이것을 침윤이라고 한다. 암세포간의 접착도가 높으면 한 덩어리가 되어 증대해 간다. 신장 · 간 · 폐 등의 실질장기에서는 종양의 윤곽이 원형종양으로 인식되는 경우가 많다(**그림 4a**). 또 소화관 · 방광 등의 관강장기에서는 내강으로 돌출하는 종양으로 성장하며, 수술로 적출이 용이하다.

다른 한편, 세포간의 접착이 약하여, 소수의 세포가 정상조직으로 뿔뿔이 흩어져서 퍼져가는 종류가 있다(**그림 4b**). 실질장기에서는 종양의 윤곽이 불명확하고, 관강장기에서는 내강돌출의 정도가 여러 가지이며, 주위장기로의 진전도 빠르다. 수술로 절제범위를 결정하기가 어려워 수술 성과도 좋지 않다. 위 종류의 진행양식은 그 극단적인 예이다.

b. 원격장기로의 전이

원발병소에서 미소혈관 · 림프관의 벽을 빠져나와 강내로 들어가면, 혈행성 · 림프행성, 전신으로 확대되어, 원격장기전이를 형성한다. 혈관이면 정맥환류로 들어가서, 심장을 경유하여 폐, 뼈 등으로 진전하는 경우가 많다. 질환에 따라서, 혈행성, 림프성으로 진행하기 쉬운 경우, 또는 양자의 성질을 가지는 경우가 있다.

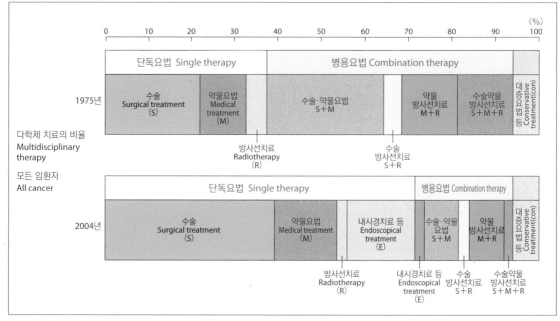

그림 5 암의 치료법(국립암센터 중앙병원, 1975년도, 2004년도의 비교)

〔암 통계편집위원회(편) : 암의 통계 '05. p27, 재단법인 암연구진흥재단, 2005에서〕

c. 강내파종

흉강이나 복강에서는 암세포가 각 장기를 둘러싸는 장막이나 피막을 관통하면, 그 밖에 있는 강내로 흩어지듯이 진행한다. 위암이나 난소암 등에 의한 복막파종, 폐암 등에 의한 흉막파종이 여기에 해당한다. 복수나 흉수의 저류로 고통이 생긴다. 수술요법이 효과가 없는 경우가 많아서, 항암제의 전신적 또는 강내 투여를 시행한다.

d. 동시성 또는 비동시성 다발

위암에서는 한 번 위를 부분절제한 후에 남은 위에 암이 재발하는 경우가 있다. 결장에서도 유사한 근치수술 후의 재발이 있다. 재발한 암세포가 첫 치료 시의 암세포의 파종으로 발병한 것인지, 완전히 다른 정상세포에서 새로 발생한 것인지 검토하고 있지만, 현시점에서는 양자일 가능성이 있는 것을 알 수 있다.

4 암치료의 이해

a. 수술요법

그림 5는 국립암센터(현 국립암연구센터)의 초진환자의 첫 치료법의 내역이다[6]. 현재도 이 수술요법이 흔히 적용되고 있다. 발생률이 높은 위암, 폐암, 대장암 등, 대다수의 고형암에서는 조

기에 발견된 경우 수술로 근치를 충분히 기대할 수 있으므로, 수술요법이 제1선택이 된다. 화학요법과 방사선요법은 다소 진행된 병기에 대한 병용요법, 또는 더욱 진행된 병기에 대한 연명효과를 기대하는 치료로 하는 경우가 많다. 예외는, 고령 또는 중증 동반질환으로 기대여명이 짧고, 암으로 사망할 가능성이 낮다고 추정되는 경우이다[5].

최근에는, 근치를 기대하면서도, 수술요법으로 침윤, 기능장애를 경감하기 위한 연구가 진행되고 있다. 그 대표적인 것은 소화기 암에 대한 내시경치료(절제), 흉강경이나 복강경 · 후복막경에 의한 내시경하수술의 진보이다. 또 화학요법이나 방사선요법 등을 병용한 통합적 치료를 함으로써, 절제범위를 더욱 작게 하거나, 장기기능을 보존하는 연구도 시행되고 있다.

b. 화학요법

1) 화학요법의 종류

종래의 화학요법은 '악성종양에 항암제를 사용하는 약물요법'이었는데, 현재는 유방암이나 전립선암에 내분비요법, 신장암이나 일부 백혈병에 인터페론요법, 일부 백혈병에 분화유도요법, 악성림프종이나 유방암에 단일항체요법, 폐암이나 일부 백혈병에 분자표적요법 등도 화학요법에 포함된다.

2) 효과의 기전

화학요법은 암세포를 직접적 또는 간접적으로 파괴 · 감소시켜서, 장기나 전신에 대한 부하(암 악액질)를 경감시킴으로써 효과가 나타난다. 이 과정에는 며칠부터 몇 개월의 시간이 걸리며, 여러 가지 부작용을 수반하는 경우가 많다. 화학요법은 치료 효과(종양의 축소)가 나타나도, 통증의 완화, 재발률의 저하, 연명효과, 암의 치유 등을 자각하는 데에 시간이 걸리므로, 환자에게 효과가 있는지 항상 확인하면서 대응해야 한다.

3) 화학요법의 효과

화학요법은 어느 암에 대해서나 같은 감수성을 나타내는 것이 아니며, 각종 암에 대한 화학요법의 효과는 ①치유, ②생존기간의 연장, ③증상의 개선으로 나누어진다. 항암제로 치유를 기대할 수 있는 것은 급성 골수성 백혈병, 급성 림프성 백혈병, 악성 림프종, 정소(고환)종양, 섬모암이다. 또 연명을 기대할 수 있는 암에는 유방암, 난소암, 소세포폐암, 대장암, 다발성 골수종, 방광암, 만성 골수성 백혈병, 골육종이 있으며, 증상을 개선할 수 있는 암은 연부조직종양, 두경부암, 식도암, 자궁암, 비소세포폐암, 위암, 전립선암, 췌장암, 신장암이 있다. 효과를 기대할 수 없는 암은 악성흑색종, 간암, 갑상선암이다[7].

4) 중증 부작용

화학요법에 의한 중증 부작용에는 신기능장애, 심기능장애, 간질성 폐렴이 있으며, 치명적인 경우도 있다. 신기능장애에는 백금화합물(시스플라틴 ; 브리플라틴® 등), 메토트렉세이트(메소트렉세이트®) 등이 알려져 있다.

심기능장애는 안스라사이클린계 약제인 독소루비신(아드리아신®)이나 다우노루비신(다우노

표 1 항암제와 구토작용

강 ↑	시스플라틴(Cisplatin, 브리플라틴® 등)
	고용량 사이클로포스파마이드(Cyclophosphamide, 엔독산®)
	카르보플라틴(Carboplatin, 파라플라틴®)
	사이클로포스파마이드(Cyclophosphamide, 엔독산®)
	시타라빈(Cytarabine, 키로사이드®)
	이리노테칸(Irinotecan, 칸프트® 등)
	독소루비신(Doxorubicin, 아드리아신®)
	에피르비신(Epirubicin, 파르모르비신®)
	에트포시드(Etoposide, 베프시드® 등)
	도세탁셀(Docetaxel, 탁소텔®)
	겜시타빈(Gemcitabine, 젬잘®)
↓	5-FU
약	빈크리스틴(Vincristine, 온코빈®)

마이신®) 등의 사용으로 나타난다. 울혈성 심부전은 약제에 의한 심근 미토콘드리아 장애, 축적성이며 불가역성이다. 독소루비신의 경우, 체표면적당 누적사용량이 450~500 mg을 넘으면 급속히 발생률이 상승한다. 심에코검사를 하여 심실박출계수를 확인하거나 약제의 누적사용량을 파악하여 위험을 줄일 수 있다[4].

간질성 폐렴은 화학요법제 그 자체로 인한 약제성 폐렴으로, 최근에는 게피티닙(Gefitinib, 이레사®)이 유명하다. 근본적인 치료법이 없고 중증화되기 쉬워서 치사율도 높다.

5) 빈도가 높은 부작용

높은 빈도로 생기는 부작용에는 오심·구토, 골수억제(백혈구감소, 혈소판감소, 빈혈), 말초신경장애, 근육통·관절통이 있다.

오심·구토는 항암제 투여 후, 수십분~수시간 이내에 나타났다가, 며칠~1주만에 경감되지만, 개인차도 크다. 대책에는 세로토닌 수용체 길항제(그라니세트론 ; 카이트릴® 등)의 투여나 식사내용을 개선한다. 항암제의 종류에 따른 구토작용의 강약을 **표 1**에 나타냈다[8].

골수억제에는 과립구 콜로니자극인자(G-CSF) 제제(필그라스팀(filgrastim) ; 그란(Gran)® 등)를 투여하거나 필요에 따라서 혈소판수혈·적혈구수혈이 시행된다.

말초신경장애는 탁센계 약제(파크리탁셀 ; 탁솔®, 도세탁셀 ; 탁소텔® 등)에서 빈도가 높으며, 투여 후 2~3주에 손가락이나 발바닥의 저림으로 나타난다. 축적성으로 치료횟수와 더불어 악화되는 경우가 많은데, 일반적으로 치료종료 후, 수개월~수년에 소실 또는 경감된다.

근육통·관절통은 탁센계 약제의 투여로, 수시간~2일 정도 나타났다가 며칠 이내에 소실된다.

c. 방사선치료

1) 방사선치료의 효과

방사선요법은 조직을 절제하지 않고 치료할 수 있다는 점에서, 환자수가 해마다 증가하고 있다. 2003년에는 전국의 726시설에서 약 15만 명이 치료를 받았다. 원발 부위는 빈도순으로, 폐·기관 21%, 유방 17%, 두경부 11%, 비뇨기 10%, 식도 7%, 뇌·척수 6%, 부인과 6%, 혈액·림프

6%, 위 · 장 5%, 간 · 담낭 · 췌장 4%, 피부 · 뼈 3%, 기타 2%, 양성질환 2%라고 보고하였다[9].

방사선치료의 효과는 ①치유, ②증상의 완화로 나누어진다. 치유를 목표로 하기 위해서는 병소에 충분한 선량을 조사해야 하는데, 중증 만기 합병증을 피하기 위해서는 한계선량 이하로 억제해야 한다. 단순분할조사에서는 1일 2Gy로 주 5회 조사하고, 합계 60~70Gy/30~35회를 하는 경우가 많다. 한편, 증상완화를 위한 치료는 가능한 빨리 목적을 달성해야 하며, 1회의 선량을 늘려서, 단기간에 치료를 완료하는 경우가 많다. 골전이에서는 1회 3Gy로 합계 30Gy/10회를 하는 것이 일반적이다. 최근에는 세기조절방사선 치료(Intensive Modulated Radiation Therapy, IMRT), 다분할조사, 중입자선치료, 양자선치료, 온열요법과 방사선요법의 병용도 주목받고 있다.

2) 정상조직에 대한 영향(급성반응)

방사선의 정상조직에 대한 영향은 발생시기에 따라서, 조사기간 중 또는 조사 직후에 발생하는 급성반응과 반년이후에 발생하는 만기반응으로 나누어진다.

급성반응에는 전신반응과 국소반응이 있으며, 모두 가역성이다. 전신반응인 방사선 숙취는 조사 후 초기에 나타나는 구역질, 식욕부진, 불쾌감 등 숙취 같은 소화기증상을 말한다. 전뇌나 복부의 넓은 범위를 조사한 경우에 일어나기 쉽다. 대증요법으로써 제토제를 투여하거나 수분을 보충한다. 한편, 국소반응에는 혈관의 투과성 항진으로 인한 뇌나 기도 등의 부종, 피부염, 구강인두점막의 장애, 소화관장애, 후두부종 등이 있다.

구강인두점막의 장애에서는 조사 초기부터 미각의 저하 · 소실이 보이며, 발적, 미란백태형성과 반응이 진행된다. 증상이 심해지면 통증, 식사섭취가 어려워진다. 구강인두를 양치 등으로 청결하게 유지하면서, 점막보호제(알긴산나트륨 : 알로이드G® 등), 진통제, 표면마취제(리도카인 : 키시로카인®) 등을 사용한다. 조사종료 후 몇 개월만에 회복된다. 후두부종을 악화시키지 않기 위해서는 조사 중에 발성을 삼가야 한다. 반회신경마비가 있는 경우에는 성문부가 좁아져서 기도협착을 일으키기 쉬우므로, 때로 기관절개가 필요하다[10].

3) 정상조직에 대한 영향 (만기반응)

만기반응에는 신경계(뇌괴사, 척수장애, 말초신경장애), 피하경결, 림프부종, 골(대퇴골두괴사, 늑골골절), 구강 · 타액선(구강내 건조증, 개구장애), 인두 · 후두장애 등이 있다. 만기반응은 불가역성으로, 회복이 어려우므로, 장애의 진행에 따른 대상적인 재활 접근이 필요하다[11].

뇌괴사는 조사부터 1년 이후에 발생한다. 임상적으로 종양의 재발과 감별이 어렵다. 경수나 흉수 조사 후, 탈수초성 변화로 레미떼 징후(Lhermitte's sign)가 발생하는 수가 있다. 이것은 조사종료 몇 개월 후에, 목을 숙였을 때에 등에서 하지까지 전기자극 같은 감각이 나타나는 것으로, 경수 조사례의 3.6%에서 볼 수 있지만, 저절로 소실되어 척수증으로 이행되지는 않는다[12]. 한편, 척수증은 반년 이후(평균 2년)에 발병한다. 하지의 근력 저하로 시작하여 최종적으로는 대마비에 이른다. 근본적인 치료법은 없고 예방이 가장 중요하다. 말초신경에 대한 영향으로는 유방암 조사 후의 상완신경총마비가 알려져 있다. 근본적인 치료가 어렵다.

두경부나 유방암수술 후의 조사 후에는 결합조직의 증생으로 피하가 경결되어 경부나 어깨운동이 제한을 받는다. 이것은 재활치료를 가능한 일찍 시작하는 것이 효과적이다[13].

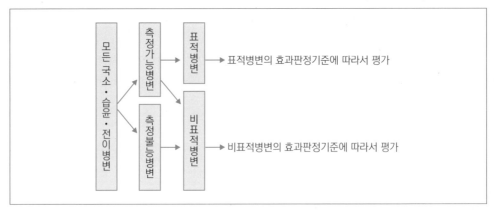

그림 6 RECIST (Response Evaluation Criteria in Solid Tumor) 에 의한 치료효과판정

[鳶巣賢一 : 암치료의 효과판정과 치료의 흐름. 辻 哲也, 里宇明元, 木村彰男(편) : 암재활, p36, 금원출판, 2006에서 일부 개편]

타액선 중에서도 귀밑샘에 일정 이상의 선량을 조사하면 구강건조증이 반드시 발생하며 회복이 어렵다. 또 조사 후 구강건조증이 진행되면, 구강위생에 문제가 생겨서 충치의 진행이 나타나므로, 구강위생의 지원이 매우 중요하다. 또 악관절 조사 후에 개구장애가 나타나는 수가 있어서, 조기부터 치료가 필요하다.

급성반응이 만연하여 부종이 계속되고, 연하곤란이나 쉰목소리가 나타나기도 한다. 종양의 잔존과 감별이 어려운 경우가 많다. 음식물을 삼킬 때 주의하고, 필요에 따라서 비디오투시 연하검사(videofluoroscopic examination of swallowing) 등을 하여 평가 및 대처법을 검토한다.

5 암치료의 효과판정

a. 생존기간(Time to Event)에 의한 치료효과의 판정

수술요법의 치료효과 판정은 재발이나 사망 등의 사건이 발생하기까지의 확률과 생존기간(Time to Event)으로 평가한다. 예를 들면 다음과 같은 것이 있다. 이 평가들은 수술요법 이외의 치료법으로도 이용된다[14].

① 무재발생존기간 : 재발(국소재발이나 원격전이)의 발생률이나 발생하기까지의 기간

② 무증상으로 지낸 기간 : 암에 기인하는 증상이 발생하기까지의 기간

③ 질환특이적 생존률 : 암에 의한 사망의 확률, 사망까지의 생존기간

④ 전생존률 : 모든 원인에 의한 사망의 확률, 사망까지의 생존기간

b. 종양반응평가(RECIST)에 의한 종양관해효과의 판정

고형암에 대한 화학요법, 방사선치료에 의한 종양관해효과의 객관적인 판정기준에는 '고형암의 치료효과판정을 위한 신가이드라인(Response Evaluation Criteria in Solid Tumors, RECIST guideline)'이 보급되어 있다. 일본에서는 일본임상종양연구그룹(Japan Clinical Oncology Group, JCOG)에 의한 일본어역 JCOG판이 널리 활용되고 있다. 종양반응평가 가이드라인에서는 **그림**

표 2 a 표적병변에 대한 종양관해효과의 판정기준(RECIST 규준)

완전관해(complete response : CR)	모든 표적병변의 소실. 표적병변으로 선택한 모든 림프절병변이 단경 10 mm 미만으로 축소되어야 한다.
부분관해(Partial response : PR)	기저 지름합에 비해서 표적병변의 지름합이 30% 이상 감소.
진행병변(progressive disease : PD)	경과 중 최소의 지름합에 비해서, 표적병변의 지름합이 20% 이상 증가. 또 지름합이 절대치에서도 5mm 이상 증가.
안정병변(stable disease : SD)	경과 중인 최소의 지름합에 비해서, PR에 해당하는 축소가 없고 PD에 해당하는 증대가 없다.

〔Eisenhauer EA, Therasse P. Bogaerts J, et al : New response evaluation criteria in solid tumours : Revised RECIST guideline (version 1.1). Eur J Cancer 45 : 228-247, 2009 및 RECIST v1.1 일본어역 JCOG판에서〕

표 2 b 비표적병변에 대한 종양축소효과의 판정기준(RECIST 규준)

완전관해(complete response : CR)	모든 표적병변의 소실 또는 종양마커의 정상화. 모든 림프절은 병변 종대로 간주되지 않는 크기(단경이 10 mm미만)가 되어야 한다.
비 CR/비 PD (Non-CR/Non-PD)	한 개 이상의 비표적병변의 잔존/또는 종양마커치가 기준치상한을 초과한다.
진행병변(progressive disease : PD)	기존의 비표적병변의 확실한 악화.

〔Eisenhauer EA, Therasse P. Bogaerts J, et al : New response evaluation criteria in solid tumours : Revised RECIST guideline (version 1.1). Eur J Cancer 45 : 228-247, 2009 및 RECIST v1.1 일본어역 JCOG판에서

6[14)]에 나타냈듯이, 치료시작 전의 모든 병변에 관하여 '측정가능병변'과 '측정불능병변'으로 나누어진다(RECIST v1.1 일본어역 JCOG판에서의 인용)[15)]. 측정가능병변이란 '적어도 한 방향에서 정확한 측정이 가능하며〔측정단면에서 최대지름(긴지름)을 기록한다〕, 또 다음의 어느 한 가지 크기 이상인 것'으로 정의하고 있다.

- CT에서 10 mm (CT의 슬라이스 두께는 5 mm 이하)
- 임상적 평가로써 캘리퍼스(caliper)에 의한 측정으로 10 mm (측경기로 정확히 측정할 수 없는 병변은 측정불능으로 기록)
- 흉부X선 사진에서 20 mm

다른 한편, 측정불능병변이란 '측정가능병변 이외의 모든 병변'이라고 정의한다.

치료효과를 측정하는 기준이 되는 '표적병변'은 '기저평가에서 2개 이상의 측정가능병변을 확인하는 경우, 모든 침윤장기를 대표한다. 합계가 최대 5개(각 장기당 최대 2병변)의 병변을 표적병변으로 선택하고, 이것에 관한 기저평가에서의 측정치를 기록한다(즉, 침윤장기가 1장기인 경우는 최대 2병변, 2장기인 경우는 최대 4병변을 기록한다)'고 설명되어 있다. 표적병변 이외의 모든 병변은 '비표적병변'이 된다. 표적병변과 비표적병변의 종양축소효과의 판정기준을 표 2에 정리하였다(RECIST v1.1 일본어역 JCOG판에서의 인용)[15)].

c. 치료에 의한 유해성평가

치료효과의 판정과 함께 유해성의 평가도 치료 지속 여부를 검토하는 중요한 기준이 된다. 국제적인 평가기준인 'National Cancer Institute—Common Toxicity Criteria for adverse Events v3.0 : NCI—CTCAE v3.0'의 일본어역을 이용할 수 있다[16)].

문헌

1) 암 통계편집위원회 (편) : 암의 통계'09. pp12-15, 재단법인 암연구진흥재단, 2009

2) 北川貴子, 津熊秀明, 味木和喜子 외 : 일본의 암이환의 장래예측. 富永祐民, 黑石哲生, 大島 明 외 (편) : 암통계백서, 조원출판, 1999

3) Tisdale MJ : Biology of cachexia. J Natl Cancer Inst 89 : 1763-1773, 1997

4) 渡邊純一郎 : 암치료의 이해, 화학요법. 辻 哲也, 里宇明元, 木村彰男 (편) : 암재활, pp17-26, 금원출판, 2006

5) 鳶巢賢一 : 암의 역학과 병태. 辻 哲也, 里宇明元, 木村彰男 (편) : 암재활, pp3-9, 금원출판, 2006

6) 암 통계편집위원회 (편) : 암의 통계'05. p27, 재단법인 암연구진흥재단, 2005

7) 국립암연구센터 내과 레지던트 (편) : 암 진료 레지던트 매뉴얼. 제5판, pp16-17, 의학서원, 2010

8) 嶋田 顯 : 1. 소화기증상과 그 대책-구내염 · 구역질 · 구토 · 식욕부진. 吉田修一 (감수) : 암화학요법의 유해반응대책 핸드북, 제4판, pp132-143, 선단의학사, 2004

9) 西村哲夫 : 암치료의 이해, 방사선요법. 辻 哲也, 里宇明元, 木村彰男 (편) : 암재활, pp27-33, 금원출판, 2006

10) 西村哲夫 : 암치료의 이해 I. 방사선요법, 임상재활 12 : 863-867, 2003

11) 辻 哲也 : 재활을 위한 위험관리. 辻 哲也 (편) : 실천! 암재활, pp17-22, Medical Friend사, 2007

12) Fein DA, Marcus RB Jr, Parsons JT, et al : Lhermitte's sign : incidence and treatment variables influencing risk after irradiation of the cervical spinal cord. Int J Radiat Oncol Biol Phys 27 : 1029-1033, 1993

13) O'Sullivan B, Levin W : Late radiation-related fibrosis : pathogenesis, manifestations and current management. Semin Radiat Onco 13 : 274-289, 2003

14) 鳶巢賢一 : 암치료의 효과판정과 치료의 흐름. 辻 哲也, 里宇明元, 木村彰男 (편) : 암재활, pp34-38, 금원출판, 2006

15) Eisenhauer EA, Therasse P, Bogaerts J, et al : New response evaluation criteria in solid tumours : Revised RECIST guideline (version 1.1). Eur J Cancer 45 : 228-247, 2009(RECIST v1.1 일본어역 JCOG판)

16) Japanese translation of common terminology criteria for adverse events (CTCAE), and instructions and guideline. Int J Clin Oncol 9 (Suppl 3) : 1-82, 2004

(辻　哲也)

2. 암재활의 개요

1 암재활은 왜 필요한가?

　　암은 인류를 괴롭히는 공통적인 최강의 적이라고 할 수 있는 질환으로, 일본에서도 질병대책상 가장 중요한 과제로써 대책이 진행되었으며, 조기진단·조기치료 등 의료기술의 진보와 더불어, 암 사망률이 해마다 감소되어, 현재는 적어도 암환자의 반수 이상이 치유되고 있다(**그림 1**)[1]. 일본에서는 암 치료를 마쳤거나 또는 치료를 받고 있는 암생존자가 2003년에는 298만 명이었지만, 2015년에는 533만 명에 이른다고 예측하고 있으며(이른바 "2015년 문제")[2], 암이 "불치병"이던 시대에서 "암과 공존"하는 시대가 되고 있다.

　　환자에게는 암 자체에 대한 불안이 당연히 크겠지만, 암의 직접적 영향이나 수술·화학요법·방사선치료 등으로 인한 신체장애에 대한 불안 또한 크다. 그러나 지금까지, 암 그 자체, 또는 그 치료과정에서 받은 신체적·심리적 손상에 대해서는 적극적으로 대응하지 않았다. 의료종사자도 환자도 암에 걸렸으니 어쩔 수 없다는 포기의 마음이 컸으리라 생각된다.

　　최근에는, 정보사회가 도래하면서 환자의 암에 대한 지식이 깊어지고, 의료에 대한 소비자의 지식이 커지면서, 환자와 보호자가 암 자체에 대한 치료뿐 아니라, 증상완화나 심리·신체적인 케어에서 요양지원, 직업 복귀 등의 사회적인 측면에도 관심을 가지기 시작했다. 그와 같은 상황 속에서, 의료진에게도 "암과 공존하는 시대"의 새로운 의료에 대한 바람직한 자세가 요구되고 있다[3].

2 암재활의 목적과 대상이 되는 장애

　　암재활의 목적은 "암과 그 통합적인 치료과정에서 받는 신체적 및 심리적인 여러 가지 제약에 대해서, 개개환자가 속하는 각 가정이나 사회로, 가능한 빨리 복귀할 수 있도록 유도하는 것"에 있다[4,5]. 즉, 암환자에게는 암의 진행 또는 그 치료과정에서, 인지장애, 연하장애, 발성장애, 운동마비, 근력저하, 구축, 마비나 신경인성통증, 사지장간골이나 척추의 병적골절, 상지나 하지의 부종 등 여러 가지 기능장애가 생기고, 그 장애로 인해서, 옮겨 앉기동작(베드⇔휠체어)이나 걷기, 자가관리를 비롯한 일상생활동작(activities of daily living : ADL)에 제한이 생겨서, 삶의 질이 저하하게 된다. 암재활에서는 이 문제들에 관해서, 2차적 장애를 예방하고, 기능이나 생활능력의 유지·개선을 도모한다.

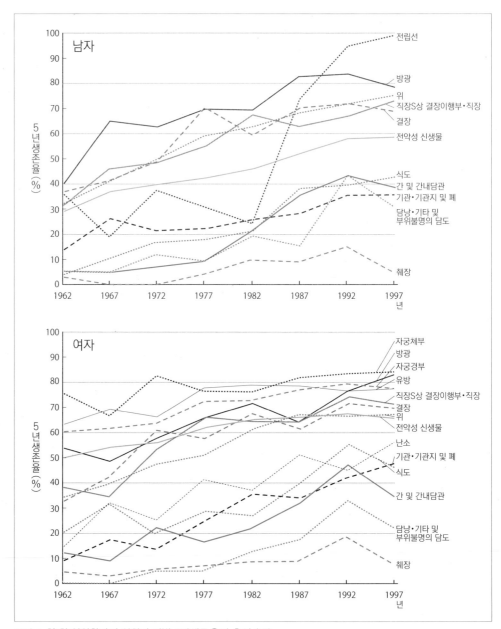

그림 1 첫 회 입원환자의 입원력 연별 5년생존율의 추이 (%)

〔암 통계편집위원회 (편) : 암의 통계 '05. 재단법인 암연구진흥재단, 2005에서〕

재활의료의 대상이 되는 장애를 **표 1**에 정리하였다. 암 그 자체로 인한 장애와 그 치료과정에서 생길 수 있는 장애로 크게 나누어진다[6].

기본적인 재활의 방침, 내용은 다른 원인으로 인한 장애와 마찬가지이며, 기능회복을 목표로 재활을 하는 것은, 암 이외의 환자와 그다지 차이가 없다. 단, 원질환의 진행에 수반하는 기능장애의 악화, 2차적 장애, 생명예후 등에 특별한 배려가 필요하다. 재활의료의 내용은 병기에 따라서, 예방, 회복, 지지 및 완화 재활로 크게 4단계로 나눌 수 있다(**표 2**)[6]. 어느 단계나 암재활 대

표 1 a 재활치료의 대상이 되는 장애의 종류(암 그 자체에 의한 장애)

1) 암의 직접적 영향	
골전이(장골·척추)	골전이를 초래하기 쉬운 원발 부위는 유방암, 폐암, 전립선암, 신장암 등이다. 호발부위는 척추, 골반골, 대퇴골, 늑골, 두개골이지만, 상지에도 생긴다. 골전이의 증상은 전이골의 통증이나 압박골절에 수반하는 신경증상 등이다. 장골에서는 갑작스런 골절이 발생하기도 한다
뇌종양(전이)	두개내 종양으로 두개내압진증상(두통, 구역질 등)과 종양이 침범하거나 압박한 부위의 뇌국소증상(편마비, 실조증, 실어증 등 고차 뇌기능장애, 뇌신경마비 등)을 나타낸다
척수·척추종양(전이)	척수전이는 폐암, 유방암, 전립선암으로 나타나기 쉽고, 대부분은 경막외 전이이다. 호발부위는 흉추 70%, 경추 10%, 요추·선골 20% 정도이다. 종양으로 인한 척수의 압박, 척추전이로 인한 척추의 불안정으로, 사지마비, 대마비, 신경인성 방광, 통증이 생긴다
종양의 직접침윤	소화기 암의 복막파종에 의한 다발신경병증, 폐암이나 유방암 등의 액와림프절전이에 수반하는 상완신경총마비, 제8경수, 제1흉수신경의 침윤에 의한 판코스트 증후군(Pancoast Syndrome) 등을 일으킨다. 소화기암이나 부인과암 등 복부암의 직접침윤으로 요천추신경총마비를 일으키기도 한다
통증	안정시·운동시의 통증은 암재활치료에 있어서 큰 저해인자로, 치료를 하기 위해서 통증조절이 잘 이루어지는지의 여부가 매우 큰 문제이다
2) 암의 간접적 영향(원격효과)	
암성 말초신경병증	원발 암에 의해서 생기는 말초신경병증의 종류(운동성·감각성·혼합성)가 다양하다. 감각장애(이상감각, 감각저하)나 운동장애(족하수 등의 운동마비)가 생긴다
악성종양수반증후군	아급성 소뇌변성증(paraneoplastic subacute cerebellar degeneration : PSCD). 말초신경염, 근육병증, 신경근접합부질환이 포함되는 소뇌변성증에 부수하는 실조증은 폐암, 유방암, 난소암에서 나타나기도 한다. 샤이드레거 증후군(Shy-Drager Syndrome)은 폐암(소세포암)에서 확인된다. 근위근의 근력저하(근육병증)는 염증성근염(피부근염), 카르티노이드근염, 스테로이드성 근육병증, 악액질에 의한 근력저하 등에 의한다. 피부근염환자에서는 높은 비율로 악성종양이 합병된다. 중증근무력증은 흉선종에 합병되고, 근무력증후군(Lambert-Eaton증후군)은 폐암(소세포암)에서 생긴다

(다음페이지에 계속)

상이 된다. 즉, 단순히 생존기간이 한정된 암환자의 기능 유지, 완화뿐 아니라, 예방이나 기능회복도 암재활의 큰 역할이다.

3 평가 방법

a. 신체기능평가

신체기능의 평가는 암재활의 효과평가뿐 아니라, 생존기간의 예측인자로도 중요하다[7]. 그러나 병적골절이나 운동마비 등의 기능장애 때문에 활동성이 제한을 받는 경우에는 설사 전신상태가 양호해도 낮은 등급으로 평가될 수 있어서, 신체기능평가 결과가 반드시 전신상태를 나타내는 아니라는 점에 주의해야 한다[8].

1) ECOG의 수행능력평가(Performance Status Scale)(표 3)

ECOG (Eastern Cooperative Oncology Group, USA)의 수행능력평가(Performance Status Scale[9]), 이른바 PS는 주로 화학요법 등 적극적 치료기의 전신상태를 평가하기 위해서, 일본의 암의료 현장에서 일반적으로 사용되고 있다. 평가척도는 5단계이며, 암환자의 전신상태를 간편하게 평가할 수 있다.

표 1 b 재활대상이 되는 장애의 종류(주로 치료과정에서 생길 수 있는 장애)

1) 전신성 기능저하, 부동증후군	
화학 · 방사선요법, 조혈줄기세포 이식	화학 · 방사선요법이나 조혈줄기세포 이식의 치료 중 · 후 환자에게는 치료에 수반하는 부작용이나 합병증 및 골수억제로 인한 격리에 의해서, 침상안정으로 부동 상태가 되는, 이른바 부동증후군에 빠지기 쉽다. 조혈줄기세포 이식 후에는 이식편대숙주병(graft-versus-host disease : GVHD)도 문제가 된다
2) 수술	
골 · 연부종양술후	환지보존술이나 사지절단술 등의 수술 후에는 운동장애나 일상생활동작 장애가 생기므로, 수술 후의 치료로 걷기치료나 의수 · 의족 등의 재활치료가 필요하다
유방암 수술 후	흉벽이나 액와 절개부의 통증과 어깨의 운동장애를 확인하고, 늑간신경을 절제한 경우에는, 상완후면~측흉부의 마비감, 감각장애도 나타난다. 액와림프절곽청이 시행된 환자는 액와부의 통증이나 경련으로 어깨를 들어올리기 어렵다
유방암 · 자궁암 · 난소암 수술 후 림프부종	액화림프절 절제술 후에는 환측 상지림프부종, 골반내 림프절 절제술 후에는 편측 또는 양쪽 하지림프부종이 생긴다. 치료하지 않고 방치하면, 부종이 서서히 악화되어 외모 뿐만 아니라 상지 기능 장애나 걷기장애가 생겨서 일상생활동작에 지장이 생긴다
두경부암 수술 후	설암을 비롯한 구강암 수술 후에는 혀의 운동장애 때문에, 구강기의 연하장애 및 구음장애가 확인된다. 중인두 부위의 암은 인두기의 연하장애가 생긴다. 또 후두암으로 인한 후두절제술 후에는 발성이 어려워져서 대용음성(전기후두 · 식도발성 등)이 필요하다
경부림프절 절제술 후	경부림프절 절제술로 흉쇄유돌근, 부신경이 합병 절제되면 승모근이 마비되어, 견관절의 굴곡 · 외전장애 · 익상견갑을 일으킨다. 증상으로 상지의 거상장애, 경 · 어깨뼈의 압박감을 수반하는 통증, 어깨결림이 생긴다. 보존적 · 선택적 경부림프절 절제술에서도 수술 중 조작 등으로, 부신경의 완전 또는 부분마비가 생길 수 있다
개흉 · 개복술 후	환자의 부동화로 인해 생긴 하측(하중측) 폐장애(dependent lung disease : DLD)나 개흉 · 개복술 후의 호흡기합병증의 경감에는 수술 전 · 후의 예방적 재활이 효과적이다
3) 화학요법·방사선요법의 부작용	
화학요법	항암제의 종류에 따라서 생기는 말초신경염의 종류(운동성 · 감각성 · 혼합성)가 다양하다. 감각장애(이상감각, 감각저하)나 운동장애(발처짐 등의 운동마비)가 생긴다[I -1. 암의 기초적 이해, **4**─c. 방사선치료의 항(p.18) 참조]
방사선요법	지연반응으로 신경계(뇌 · 척수 · 말초신경), 피부, 골 등 여러 가지 장기에 불가역성 장애가 생긴다[I -1. 암의 기초적 이해, **4**─b. 화학요법의 항(p.17) 참조]

표 2 암재활의 병기별 분류

> **(1) 예방적(preventive) 재활**
> 　암 진단 후, 초기에 시작하며, 수술, 방사선치료, 화학요법 전 또는 화학요법 후 바로 시행한다. 기능장애는 아직 없지만, 그 예방을 목적으로 한다
>
> **(2) 회복적(restorative) 재활**
> 　치료는 받았지만 잔존 기능이나 능력이 있는 환자에게 최대한의 기능회복을 목표로 시행하는 포괄적 치료를 의미한다. 기능장애, 능력이 저하된 환자에게 최대한의 기능회복을 도모한다
>
> **(3) 유지적(supportive) 재활**
> 　암이 진행하면서, 기능장애, 능력저하가 진행되는 환자에게 신속하고 효과적인 수단(예를 들면, 보조기구나 자기관리의 요령 교육 등)으로, 자기관리의 능력이나 이동능력을 증가시킨다. 또 구축, 근위축, 능력저하, 욕창과 같은 부종증후군을 예방하는 것도 포함된다
>
> **(4) 완화적(palliative) 재활**
> 　종말기 암환자의 요구를 존중하면서, 신체적, 정신적, 사회적으로 삶의 질이 높은 생활을 목적으로 하며, 온열, 저주파치료, 체위, 호흡보조, 유연성(relaxation), 각종 보조기구의 사용 등으로, 통증, 호흡곤란, 부종 등의 증상완화나 구축, 욕창의 예방 등을 도모한다

〔辻 哲也, 악성종양 (암), 千野直一 (편) : 현대 재활의학, 제3판, p494, 금원출판, 2009에서〕

표 3 ECOG의 Performance Status Scale (PS)

Score	정의
0	전혀 문제없이 활동할 수 있다 발병 전과 똑같은 일상생활을 제한 없이 할 수 있다
1	육체적으로 심한 활동은 제한을 받지만, 걷기가 가능하고, 가벼운 작업이나 앉아서 하는 작업을 할 수 있다 예 : 쉬운 가사, 사무작업
2	걷기가 가능하고, 자기 신변의 일은 모두 가능하지만 작업을 할 수 없다 하루의 50% 이상은 침대밖에서 지낸다
3	한정된 자기 주변의 일밖에 하지 못한다 하루의 50% 이상을 침대나 의자에서 지낸다
4	전혀 움직이지 못한다 자기 신변의 일을 전혀 하지 못한다 완전히 침대나 의자에서 지낸다

〔일본임상종양연구그룹 : National Cancer Institute-Common Toxicity Criteria (NCI-CTC Version 2.0, April 30, 1999). 일본어역 JCOG판-제2판, p29. 2001 에서〕

표 4 Karnofsky Performance Status (KPS) Scale

%	증상	보조의 필요, 불필요
100	정상, 임상증상 없음	정상 활동 가능, 특별한 도움을 필요로 하지 않는다
90	가벼운 임상증상이 있지만 정상 활동 가능	
80	상당한 임상증상이 있지만 노력하여 정상 활동 가능	
70	자신의 일은 하지만 정상 활동·노동은 불가능	노동 불가능, 가정에서의 요양 가능, 일상적인 행동의 대부분에 보조가 필요
60	자신에게 필요한 일은 하지만 때때로 보조가 필요	
50	질병상태를 고려한 간호 및 정기적인 의료행위가 필요	
40	움직이지 못하고, 적절한 의료 및 간호가 필요	자신의 일을 하는 것이 불가능, 입원치료가 필요, 질환이 급속히 진행되는 시기
30	전혀 움직이지 못하고 입원이 필요하지만 죽음이 임박한 것은 아니다	
20	매우 중증, 입원이 필요하며 적극적인 치료가 필요	
10	죽음의 시기가 임박하고 있다	
0	죽음	

(Yates JW, Chalmer B, McKegney FP : Evaluation of patients with advanced cancer using the Karnofsky performance status. Cancer 45 : 2221, 1980에서 일부 개변)

2) Karnofsky Performance Status (KPS) Scale (표 4)

1848년에 처음 보고된 평가법이지만, 현재도 ECOG와 더불어 세계적으로 널리 사용되고 있다[10]. 11단계로 채점하여, PS보다 상세한 평가가 가능하다. KPS와 PS는 변환이 가능하며, KPS 100%·90%는 PS 0, KPS 80%·70%는 PS 1, KPS 60%·50%는 PS 2, KPS 40%·30%는 PS 3, KPS 20%·10%는 PS 4에 해당한다[9].

결점으로는 고전적인 평가법이므로 현재 의료상황에 적합하지 않은 점이 있다는 것이다. 예를 들면, 30% 이하에서는 입원치료가 필요하다고 하지만, 현재 의료상황에서는 재택에서의 의료·간호를 선택하는 경우도 있으므로 충분히 고려하여, 평가에 감안한다.

표 5 Palliative Performance Scale (PPS)

%	이동	활동성	셀프케어	음식섭취	의식상태
100	정상	정상 질병 상태 변화 없음	자립	정상	정상
90	정상	정상 질병 상태 변화 약간 있음	자립	정상	정상
80	정상	정상(노력이 필요) 질병 상태 변화 약간 있음	자립	정상/저하	정상
70	저하	일반적인 일 어려움 질병 상태 변화 약간 있음	자립	정상/저하	정상
60	저하	취미나 가사 어려움 질병 상태 진행 상당히 있음	때로는 보조가 필요	정상/저하	정상/혼란
50	대부분 휠체어	어떤 작업도 어려움 광범위하게 질병 상태 진행	보조가 상당히 필요	정상/저하	정상/혼란
40	대부분 침대	어떤 작업도 어려움 광범위하게 질병 상태 진행	대부분 보조	정상/저하	정상/혼란/ 졸림
30	항상 침대	어떤 작업도 어려움 광범위하게 질병 상태 진행	모두 보조	저하	정상/혼란/ 졸림
20	항상 침대	어떤 작업도 어려움 광범위하게 질병 상태 진행	모두 보조	극히 소량	정상/혼란/ 졸림
10	항상 침대	어떤 작업도 어려움 광범위하게 질병 상태 진행	모두 보조	구강케어분	졸림/혼수
0	죽음	–	–	–	–

[Anderson F, Downing GM, Hill J, et al : Palliative performance scale (PPS) : a new tool. J Palliat Care 12 : 6, 1996에서 일부 개편]

표6 바델지수(Barthel Index)

평가항목	채점기준
식사	0 , 5 , 10
깨끗이 씻기	0 , 5
단정한 용모	0 , 5
옷갈아입기	0 , 5 , 10
배변관리	0 , 5 , 10
배뇨관리	0 , 5 , 10
화장실 동작	0 , 5 , 10
옮겨앉기동작 (침대⇔의자)	0 , 5 , 10 , 15
이동 (걷기 또는 휠체어)	0 , 5 , 10 , 15
계단	0 , 5 , 10
총득점 (완전독립)	100점

3) Palliative Performance Scale (PPS) (표 5)

위에서 기술한 KPS의 문제점을 고려하여, 현재의 의료상황과 모순되지 않도록 KPS를 수정한 것이다[11]. 소항목에는 이동 · 활동성 · 셀프케어 · 음식섭취 · 의식상태를 각각 평가하고, KPS와 마찬가지로 11단계로 채점한다. 호스피스 입원시에 213명의 환자를 채점한 보고에서는 점수가 10~70%까지 잘 분산하여 정규분포를 나타내었다. 신뢰성 · 타당성에 관한 검증도 이루어져서, 말기암 환자의 새로운 신체기능평가법으로 주목받고 있다.

b. 일상생활동작(ADL) 평가

암환자에게도 세계적으로 널리 사용되는 표준적인 일상생활동작평가척도인 바델지수(Barthel Index)[12]나 FIM (functional independence measure, 기능적 독립성 평가)[13,14]이 사용되고 있다.

1) 바델지수(표 6)

바델지수는 1965년에 개발된 이래, 국내외의 많은 연구에 사용되고, 현재도 간편한 일상생활 동작평가법으로 널리 사용되고 있다[12]. 완화의료의 영역에서는 Yoshioka[15]가 호스피스 입원 중인 종말기환자 중, 일상생활동작에 장애가 있는 239명에게 바델지수 옮겨 앉기(베드⇔의자), 이동 항목으로 평가하여, 재활 전의 점수가 12.4점, 일상생활동작치료를 하고 도달한 최고점수가 19.9 점이었다고 보고하였다.

표 7 기능적 독립성 평가(functional independence measure : FIM)

평가항목			채점기준		
운동항목	셀프케어	식사 단정한 용모 깨끗이 씻기 옷 갈아입기 · 상반신 옷 갈아입기 · 하반신 화장실동작	도움 불필요	7점 : 완전자립 6점 : 수정자립	
	배설관리	배뇨관리 배변관리	도움 필요	5점 : 감시 · 준비 4점 : 최소보조 3점 : 중등도보조 2점 : 최대보조 1점 : 모두 보조	
	옮겨 앉기(베드⇔의자)	침대 · 의자 · 휠체어 화장실 목욕 · 샤워			
	이동	걷기/휠체어 계단			
인지항목	의사소통	이해 표출			
	사회적 인지	사회적 교류 문제해결 기억			

〔千野直一 (감역) : FIM-의학적 재활을 위한 통일 데이터 세트 이용의 길잡이. 원서 제3판. p.48, 게이오기주쿠 대학(慶應義塾大学) 재활의학교실, 1997에서〕

2) 기능적 독립성 평가(FIM) (표 7)

운동항목 13항목과 인지항목 5항목으로 구성되며, 각 항목을 7단계로 평가한다. 인지항목이 있어서 고차 뇌기능장애, 정신심리적인 문제가 있는 경우도 좋은 적응이 된다. 돌봄부담감(burden of care)의 측정을 목적으로 하며, 일상생활에서 실제로 어떻게 하고 있는지 관찰 하여 채점한다[13,14]. 평가척도는 기존의 일상생활동작평가법보다 상세하면서, 각 항목의 최고점과 최저점 및 평정척도의 기준이 통일되어 있어서 평가하기 쉽다.

암의료영역에서는, 입원시와 퇴원시의 FIM 비교에서, 운동항목은 모든 환자에게서 개선이 확인되었고[16,17], 인지항목에 관해서도 두개내종양과 말기암에서 증상완화가 목적인 환자를 제외한 환자에게서 개선이 확인되었다고 보고하였다[17].

4 재활의 실제

a. 재활 프로그램의 계획

재활은 암 자체에 의한 국소 · 전신의 영향, 치료의 부작용, 임상이나 악액질에 수반하는 신체장애에 크게 좌우된다. 생명예후 등의 관점에서, 환자의 요구에 맞춘, 보다 구체적인 프로그램을 만들어가는 것이 대원칙이다[18,19]. 재활의료 전문의는 치료 계획을 파악하고, 환자의 안정도와 상태의 변화를 어느 정도 예측하면서, 재활 계획을 세워야 한다. 애초에 세운 재활 계획이 상태의 변화에 따라서 크게 변경되는 경우도 종종 볼 수 있다.

표 8 암종별 수술 전·후 재활 프로그램의 예

■ 수술 전 · 후의 호흡재활
- 식도암 : 개흉 · 개복술증례. 연하장애(반회신경마비, 수술 후 반흔 등 영향)에도 대응
- 폐암, 종격종양 : 개흉술증례
- 소화기계 암(위암, 간암, 담낭암, 대장암 등) : 개복술증례

■ 유방암 · 부인과암의 수술 전 · 후 재활
- 유방암 : 수술 후 어깨의 운동장애 예방, 액와림프절 절제술 후 림프부종의 예방, 조기발견 · 치료
- 자궁암 등 부인과암 : 골반내 림프절 절제술 후 림프부종의 예방, 조기발견 · 치료

■ 뇌종양의 수술 전 · 후 재활
- 원발성 · 전이성 뇌종양 : 수술 전후의 실어증이나 공간실인 등 고차 뇌기능장애, 운동마비나 실조증 등의 운동장애, 일상생활동작이나 걷기능력저하에 대응. 수술 후의 전뇌조사 · 화학요법

■ 두경부암의 수술 전 · 후 재활
- 설암 등의 구강암, 인두암 : 수술 후의 연하장애, 구음장애에 대한 접근
- 후두암 : 후두절제술 증례에 대한 대용음성치료(전기후두, 식도발성, 션트발성)
- 경부림프절 절제술 시행 후의 증례 : 부신경마비(어깨 · 어깨뼈의 운동장애)에 대한 재활

■ 골 · 연부종양의 수술 전 · 후 재활
- 환지보존술, 절단술 시행의 증례 : 수술 전의 목발걷기치료와 수술 후의 재활. 의족이나 의수의 제작
- 골전이(사지장관골, 척추, 골반 등) 증례 : 방사선치료 중 · 후의 재활. 수술 후의 재활

b. 재활의 진행법

재활의료팀은 의사, 간호사, 물리치료사, 작업치료사, 언어치료사, 의지 · 보조기 기사, 사회사업가, 임상심리사, 임상영양사 등으로 구성된다. 암전문병원에서는 재활의학과 병행하여 암에 대한 치료를 시행하는 경우가 대부분이며, 치료에 수반하는 여러 가지 부작용으로 재활치료가 중단되는 경우도 종종 볼 수 있다. 때로는 급성기 치료로 되돌아가는 경우도 있어서, 질병상태의 변화에 따른 유연한 대응이 필요하다. 재활 의료진은 암 치료 담당 주치의, 병동 의료진 등과 컨퍼런스 등을 통해서, 긴밀하게 의사소통을 하는 것이 중요하다.

수술이 목적인 환자에게는 재활의료팀의 수술 전부터의 적극적인 치료가 필요하다. 수술 전 환자는 수술 그 자체에 대해서는 물론, 수술 후의 장애에 관해서도 불안한 경우가 많으므로, 수술 전에 면담을 하여, 그 불안을 없앨 수 있다. 또 수술 전에 환자와 담당치료사가 면담하여, 수술 후 재활치료의 진행이나 필요성을 설명해 두는 것이 수술 후의 재활을 원활하게 진행하는 데에 도움이 된다[18,19]. 표 8에 원발병소별 수술 전후 재활 프로그램의 예를 정리하였다.

한편, 남은 수명이 6개월 미만인 말기암환자의 재활의료의 역할은 일상생활동작을 유지, 개선하여, 가능한 높은 수준의 삶의 질을 실현하는 데에 있다. 입원 목적(일시퇴원을 목적으로 하고 있는지의 여부)이나 예후(대개 월단위, 주단위, 일단위로 표시한다)를 충분히 인식하여, 환자의 필요에 맞춘 적절한 대응을 해야 한다. 치료전에는 건강해도, 이후에 환자의 상태가 급변하는 경우가 많으므로, 상태가 안정되어 있을 때에 신속한 대응을 한다.

c. 정신심리적 문제, 암 진단 통지의 문제

암환자는 정신심리적 문제를 안고 있는 경우가 많다. 재활치료가 심리적으로 좋은 효과를 가

져오는 경우가 많지만, 반대로 재활 치료실에서의 치료 중에 불안이나 초조감 등을 표출하거나, 의욕 저하 때문에 재활이 잘 진행되지 않는 경우도 있으므로, 필요에 따라서 정신종양과의나 임상심리사와 상담한다.

암 진단의 통지에 관해서, 특히 암전문병원에서는 '알릴 것인가 알리지 말 것인가' 하는 단계에서 이미 벗어나서, '어떻게 사실을 전달하고, 그 후 어떻게 환자를 대응하며 지지할 것인가' 하는 통지의 질을 생각하는 시기가 되고 있다. 그러나 일반병원에서는 아직 100% 통지에는 이르지 못하여, 그 대응에는 주의가 필요하다. 통지했는지의 여부는 재활 의료진이 재활처방을 내릴 때에 명기하고, 재활의료 팀원에게 철저히 이해시켜야 한다. 또 예를 들어 원발암인 유방암에 대해서는 알렸어도, 골전이나 뇌전이에 관해서는 알리지 않는 경우도 있으므로, 통지의 내용에 관해서도 주의한다[20].

d. 암치료에 수반하는 피로감, 운동능력저하에 대한 대응

수술 후나 방사선 · 화학요법 중인 암환자에게는 피로감이나 운동능력이 저하되는 경우가 많다[21]. 체력이 저하되는 직접적인 원인에는 종양세포나 종양과 관련된 사이토카인(Cytokine)에 의한 대사의 항진, 조직의 이화항진 등에 의한 소모를 들 수 있다. 또 치료의 부작용, 통증, 수면장애나 정신심리적 요인에 의해서 생기는 피로감이 신체활동을 제한하여 2차적으로 체력저하가 생기는 경우도 많다[22]. 암환자의 신체활동의 저하는 조기암이라도 대부분의 예에서 확인되므로, 치료법의 선택 · 생명예후 · 활동능력 · 삶의 질과 관련된 중요한 과제이다[23]. 체력의 유지 · 향상을 위해서는 치료의 부작용이나 저영양 · 통증과 같은 피로감을 유발하는 원인을 경감시키고, 신체활동을 유지하는 것이 중요하다. 암의 치료 중 · 후의 유산소운동 등의 신체적 재활은 근력 · 지구력 등의 근골격계 · 심폐 기능을 개선하여, 환자의 활동성이나 삶의 질 향상에도 좋은 영향을 미친다[24].

화학요법 등의 암치료 중 · 후에 중등도의 전신지구력치료를 정기적으로 하여, 심폐계 · 근골격계 기능의 개선뿐 아니라, 피로감의 감소 · 자신감과 자존감의 유지, 신체상의 개선, 삶의 질의 전체적인 향상이라는 정신심리면에 대한 효과도 보고되었다[22]. 체력의 개선이 피로감의 감소로 연결되어, 일상생활동작이 개선되고 자립생활을 할 수 있게 됨으로써 자존감이 향상되고, 활동범위가 확대되어 사회적 교류가 증가하면서, 삶의 질의 향상으로 연결되는 호순환으로 이어지게 된다[25].

최근에는 운동에 의한 면역기능의 개선이 주목받고 있으며, 암환자에게 전신지구력운동을 실시한 연구에서도 면역계의 활성화가 보고되었다[22]. 면역세포나 인자들의 활성화는 암세포를 억제하여 암의 발생을 억제하는 효과가 있는 것 외에, 암치료의 부작용을 경감시키는 등의 효과도 나타나고 있다[26]. 결장암(stage Ⅲ) 수술 후의 항암제치료 후의 환자를 대상으로 한 대규모연구에서, 운동시행군이 비시행군에 비해서 무병생존기간(disease free survival)이 유의하게 연장된 것을 나타내었다[27].

e. 위험 관리

재활을 진행하기 위해서, 전신상태, 암의 진행도, 암치료의 경과에 관해서 파악하고, 위험을

표 9 암환자의 재활의 중지기준

1. 혈액소견 : 헤모글로빈 7.5g/dL 이하, 혈소판 50,000/μL 이하, 백혈구 3,000/μL 이하
2. 골피질의 50% 이상의 침윤, 골중심부로 향하는 골미란, 대퇴골의 3 cm 이상의 병변 등이 있는 장관골의 전이 소견
3. 내장, 혈관, 척수의 압박
4. 통증, 호흡곤란, 운동제한을 수반하는 흉막, 심낭, 복막, 후복막으로의 침출액 저류
5. 중추신경계의 기능저하, 의식장애, 두개내압항진
6. 저 · 고칼륨혈증, 저나트륨혈증, 저 · 고칼슘혈증
7. 기립성 저혈압, 160/100 mmHg 이상의 고혈압
8. 110/분 이상의 빈맥, 심실성 부정맥

〔Gerber LH, Vargo M : Rehabilitation for patients with cancer diagnoses. DeLisa JA, Gans BM (eds) : Rehabilitation Medicine : Principles and Practice, 3rd ed, p1296, Lippincott-Raven, Philadelphia, 1998에서〕

관리하는 것이 중요하다[20]. **표 9**는 암환자가 안전하게 재활할 수 있는지의 기준이다[5]. 현실적으로는 이 소견을 모두 충족시키지 않아도 필요한 치료를 계속하는 경우가 많은데, 그 경우에는 재활처방 시에 운동부하량이나 운동의 종류에 관해서 상세한 지시나 주의사항을 명시하고 동시에, 치료시에 전신상태를 주의깊게 관찰하며, 문제가 있을 때에는 주저하지 말고 치료를 중단한다.

특히 진행성 암환자는 골전이에 의한 뼈의 취약성뿐 아니라, 심폐계의 기능저하, 빈혈, 사지의 근위축 · 근력저하, 체력 · 전신지구력저하 등에 의해서, 호흡곤란 등의 증상이 부족해도, 안정시나 운동시에 산소화가 저하되어 있는 경우를 흔히 볼 수 있으므로, 재활을 시행할 때, 치료사는 산소포화도측정기(Pulse Oximeter)를 휴대하고(1인 1대), 운동시의 산소화 상태와 심박수를 모니터하는 것이 위험 관리를 위해서 필요하다[20].

1) 골수억제

화학요법 중이나 방사선치료 중에는 골수억제를 일으킬 가능성이 있으므로, 항상 혈액소견에 주의를 기울여야 한다. 급성 백혈병 환자의 경우, 육안적인 출혈은 혈소판수 2만/μL 이상이면 드물고, 뇌내출혈은 혈소판수 1만/μL 이상이면 일으키지 않았다고 보고되어 있다[5]. 일반적으로 혈소판이 3만/μL 이상이면 운동에 특별한 제한이 없지만, 1~2만/μL에서는 유산소운동을 주체로 하고 저항운동은 시행하지 않는다. 1만/μL 이하인 경우에는 적극적인 치료를 시행해서는 안 된다. 강한 부하에서의 저항운동도 근육내나 관절내 출혈을 일으킬 수 있으므로 주의한다[5]. 한편, 헤모글로빈 수치는 10 g/dL 미만인 경우는 운동 전후의 맥박수나 동계, 호흡곤란에 주의한다[5].

또 백혈구가 감소하면 이감염성이 문제가 된다. 특히 호중구가 500/μL 이하인 경우는 감염의 위험이 높아서, 과립구 콜로니자극인자(granulocyte colony stimulating factor : G−CSF)나 예방적인 항생물질 투여, 클린룸관리 등 감염예방의 대책이 필요하다('I −1. 암의 기초적 이해' 참조).

2) 항암제 치료 중 · 후

화학요법 후에는 심폐, 근골계 기능 저하, 헤모글로빈 수치의 저하, 다량의 수분 저류 또는 심독성으로 인한 심기능의 경도저하 등의 원인으로, 안정시에 빈맥이 되는 경우가 종종 있다. 운동부하의 기준에 관한 과학적 검증은 아직 이루어지지 않았지만, 호흡곤란 등의 자각증상에 주

의하면서, 안정시보다 10~20 많은 심박수를 기준으로 조금씩 부하량을 증가시키는 것이 현실적이다.

안스라사이클린계 약제인 독소루비신(아드리아신®) 이나 다우노르비신(다우노마이신®)을 사용 중 또는 사용의 기왕이 있는 경우에는 심기능장애의 발현에 주의한다('Ⅰ-1. 암의 기초적 이해' 참조).

3) 혈전 · 색전증

진행된 암환자는 응고 · 섬유소 용해의 이상으로, 장기 침상안정과 함께 혈전 · 색전증을 일으킬 위험이 높다. 하지의 심부 정맥혈전(deep venous thrombosis : DVT)의 임상증후는 국소부종, 발적, 비복부의 통증, 열감, Homan징후(장딴지근육을 쥘 때와 발목관절을 발등쪽으로 굴곡시켰을 때 통증 발생)이다. 심부 정맥혈전은 혈액응고 표지자 이상(D-dimer의 높은 수치), 초음파검사, 조영CT 등으로 진단한다.

심부 정맥혈전으로 정맥계에 생긴 혈전이 색전으로 떨어져 혈류를 타고 운반되어, 폐동맥에 막혀서 폐색되면, 폐혈전색전증(pulmonary thromboembolism : PTE)이 생긴다. 색전으로 말초 폐동맥이 완전히 폐색되면 폐조직이 괴사되어, 폐경색을 일으킨다. 자각증상으로는 갑작스런 호흡곤란, 흉통, 기침, 혈담, 의식수준 저하, 두근거림, 빠른 호흡 등을 들 수 있다. 임상 징후로는 혈압저하, 빈맥, 서맥, 폐잡음, 청색증, 경정맥울혈 등을 확인하는데, 갑작스러운 쇼크로 발병하는 경우도 많아서 주의해야 한다. PTE의 진단에는 흉부CT, 폐혈류 · 폐환기 신티그래피, 심전도(우심부하), 동맥혈가스분석(저산소혈증), 흉부X선(부분적 투과성항진) 등을 한다. 확정진단은 폐혈류 신티그래피이다.

DVT가 발견되면, 와파린 경구 복용에 의한 항응고요법을 시작한다. 와파린이 유효농도에 이르는 데에 1.5~2일 정도 걸리므로, 그때까지는 헤파린의 정맥투여를 병용한다. 특히 위험이 높은 경우에는 하대정맥필터를 삽입하여, 폐색전증을 예방한다. PTE의 치료에는 항응고요법과 혈전용해요법, 및 남아 있는 심부 정맥혈전이 유리되어 새로운 폐색전을 일으키는 것을 예방하기 위한 안정이 필요하다. 하지마사지도 금기이다[28].

DVT, PTE의 예방에는 압박스타킹(하지를 압박하여 표재정맥으로 흐르는 혈액을 감소시키고, 심부정맥의 혈류량을 늘려서, 혈전형성을 억제한다), 간헐적 공기압박법(foot pump, 족저부를 반복적으로 압박하여, 정맥혈류를 유지한다), 족관절 능동운동(하지혈류 정체를 예방한다), 부동 기간의 단축 등을 들 수 있다.

또 암의 진행에 수반하여, 응고 · 섬유소 용해 이상이 생기는 경우에는 혈전이 다발하므로, 종종 다발성 뇌색전증이 된다. 와파린의 내복 등으로 재발을 예방하는데, 재발이 반복되어 기능저하가 진행되는 경우나 죽음에 이르는 경우도 적지 않다.

4) 골전이

골전이는 척추, 골반이나 대퇴골, 상완골 근위부에 호발하고, 초기증상으로 이환부위의 통증이 생기므로, 암환자가 사지, 체간의 통증을 호소하는 경우에는 항상 골전이를 염두에 두는 것이 중요하다. 초기에 병변을 발견하고 대처하지 않으면, 병적골절을 일으켜서, 걷기능력이나 일상

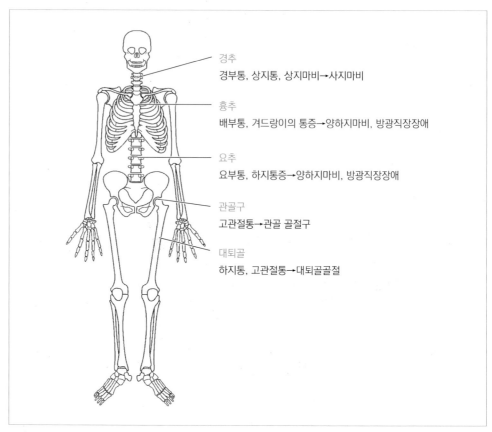

경추
경부통, 상지통, 상지마비→사지마비

흉추
배부통, 겨드랑이의 통증→양하지마비, 방광직장장애

요추
요부통, 하지통증→양하지마비, 방광직장장애

관골구
고관절통→관골 골절구

대퇴골
하지통, 고관절통→대퇴골골절

그림 2 골전이의 호발부위와 그 증상
〔片桐 浩久 : 원발성 악성 골 · 연부종양, 전이성 골종양, 辻 哲也, 里宇明元, 木村彰男 (편) : 암재활치료, p247, 금원출판, 2006에서〕

표 10 사지골전이의 병적골절의 위험도

점수	1점	2점	3점
1. 장소	상지	대퇴돌기 근방 이외의 하지	대퇴골 대퇴돌기 근방
2. 통증	경미	중등도	일상생활동작에 고도의 제한 있음
3. X선소견	골형성성	혼합성	골융해성
4. 크기(뼈지름의)	1/3 이하	1/3~2/3	2/3 이상

(8점 이상인 경우, 병적골절의 위험이 높으므로 예방적으로 내고정술을 권장하고 있다)
(Mirels H : Metastatic disease in long bones. A proposed scoring system for diagnosing impending pathologic fractures. Clin Orthop Relat Res 249 : 258, 1989에서 일부개편)

생활동작이 현저하게 저하된다(그림 2)[29]. 그러므로 암환자가 사지, 체간의 통증을 호소하는 경우에는 항상 골전이를 염두에 두고, 골신티그래피, CT, MRI, 단순X선 등의 검사로 그 유무를 체크한다.

　Mirels는 장관골전이를 장소, 통증, 타입(골융해성, 골형성성 등), 크기에 따라서 점수화하여 병적골절의 위험을 평가하였다(표 10)[30]. 또 Harrington의 절박골절의 정의를 표 11에 정리하였

2. 암재활의 개요 ● 37

표 11 절박골절 Harrington의 정의

1) 골피질의 전 둘레 50% 이상의 파괴
2) 적당한 국소요법에 상관없이, 체중 부하시의 통증이 지속, 증강, 재연
3) 대퇴골근위에서 병변의 지름이 2.5 cm를 넘거나 작은 대퇴돌기의 박리 있음

(高橋 滿 : 골 · 연부종양환자에 대한 수술 전 · 후 재활, 간호기술 51 : 1291, 2005에서 일부 개편)

다[31]. 이 정의에 해당하는 경우에는 방사선치료 중이나 수술로 골절예방을 위한 적극적인 치료가 필요하다. 또 고위험상태라는 점을 환자에게 충분히 이해시키고, 목발이나 보행기를 이용한 걷기을 교육한다. 경추, 상위흉추병변에는 경추장구, 하위흉추부터 요추병변에는 흉요추코르셋을 착용하게 하여, 통증완화 골절위험을 예방한다.

골전이에 대한 치료방침은 종양의 방사선 감수성, 골전이 발생부위와 환자의 예상되는 생명예후 등에 따라서 결정된다. 대부분의 경우에서 방사선 조사가 제1선택이 되는데, 대퇴골이나 상완골 등의 장관골 전이에서는 병적골절이 생기면 삶의 질이 현저히 저하되므로 수술대상이 되는 경우도 적지 않다. 수술은 환자의 예측되는 예후에 근거하여 결정된다[32]. 카타기리(片桐)의 예후예측표는 수술적응을 선택하는 데에 유용하다('Ⅱ-5-1, 골 · 연부종양, 골전이, 척수종양의 특징 · 치료 · 재활의 개요' p189 표 4 참조)[33].

재활의 내용은 골전이의 이환부위와 치료방법, 원인 암의 치료경과, 전신상태에 따라서 크게 다르지만, 재활의 목적은 절박골절상태에 있는 골전이를 조기에 파악하여, 골절을 예방하기 위한 기본동작 · 걷기치료 및 일상생활동작치료를 하는 것에는 차이가 없다. 적절한 대응을 하면 걷기나 일상생활동작이 향상될 가능성이 높은 환자에게 침상안정을 강요하거나, 병적골절의 위험이 높은 환자나 절박골절환자에게 하중을 줄이는 것을 교육하지 않고 그대로 방치하는 것은 삼가야 한다.

재활의료를 시행할 때는 전신의 골전이의 유무, 병적골절이나 신경장애의 정도를 평가하여, 골절의 위험을 인식하고, 종양전문인 정형외과의와 정보를 교환하면서, 치료프로그램을 편성한다. 재활치료는 시작하기 전에 환자와 가족에게 병적골절의 위험에 관하여 충분히 설명하고, 승낙을 얻어야 한다[34].

진행된 암환자에게는 종종 고칼슘혈증이 나타난다. 원인으로는 종양세포가 생산하는 부갑상선 관련 단백 등의 작용으로 인한 골흡수의 촉진, 신장의 칼슘재흡수의 촉진, 골전이에 의한 국소적인 골파괴 등을 들 수 있다. 고칼슘혈증 치료에는 파미드론산(Disodium pamidronate,아레디아®)이나 졸레드론(Zoledronic acid, 조메타®) 등의 비스포스포네이트계 약제가 사용되는데, 이 약제들은 골전이의 진행억제에도 효과적이다[32].

5) 흉수 · 복수

암으로 인한 흉막삼출로 흉수가 저류되어 있는 환자는 동작에 의해서 바로 동맥혈산소포화도가 내려가는 경우가 있다. 이와 같은 경우에는 가능한 적은 에너지로 동작을 수행할 수 있도록 교육해야 한다. 또 침대에서의 체위를 검토하거나, 환경을 정리하는 것도 효과적이다[20].

사지에 부종이 나타나는 환자에게 흉수나 복수가 저류되어 있는 경우에는 부종 압박이나 배액에 의해서 흉수나 복수가 악화되는 수가 있으므로 주의해야 한다. 이와 같은 경우에는 호흡곤란이나 복부팽만감의 악화, 동맥혈산소포화도의 저하 등에 주의하면서 대처해 간다. 특히 소변량이 적은 경우에는 신중하게 대응해야 한다.

흉수나 복수에는 이뇨제의 투여가 시행되는데, 저영양인 경우도 많으므로, 필요에 따라서 알부민제제도 투여한다.

6) 암 악액질

말기암 환자에게는 종종 식욕부진, 체중감소, 전신쇠약, 피로감 등이 나타나는데, 이와 같은 상태를 악액질(cachexia) 이라고 한다('Ⅰ-1. 암의 기초적 이해' 참조). 악액질의 특징은 지방조직뿐 아니라 골격근의 막대한 상실을 나타내는 것이다. 단순한 기아상태에서는 지방조직의 감소가 주이며, 골격근의 큰 상실을 수반하지 않는 것과 대조적이다. 이와 같은 병태를 초래하는 요인이 종래에는 영양학적 견지에서 식욕저하와 에너지소비의 증대에 있다고 생각했었는데, 단순한 영양보급으로는 악액질이 개선되지 않는다는 점에서, 영양실조의 원인에 사이토카인이나 종양 유래물질의 생산이 요인으로 존재한다는 것이 1990년대 후반경부터 주목받게 되었다. 즉, 암 악액질은 단순한 영양학적 이상이 아니라, 대사, 면역, 신경화학적 이상으로 일으키게 되는 병태라고 생각하게 되었으며, 관련된 사이토카인이나 종양 유래물질의 동정과 식욕, 지방, 근육 등에 대한 작용이 연구되고 있다[35].

골격근에 관해서는 종양괴사인자(tumor necrosis factor, TNF)나 인터류킨(interleukin, IL)-6 등의 사이토카인이 골격근의 단백분해를 증가시켜서, 골격근이 위축되어 근력이나 근지구력의 저하를 일으킨다는 것을 알게 되었다[35]. 또 치료에 수반하는 침상안정은 근골격계, 심폐계 등의 부동을 초래하고, 일상생활에 한층 더 제한을 받는 악순환에 빠지게 한다. 암의 진행에 따른 악액질의 악화는 피할 수 없지만, 피로에 주의하면서 가능한 자리에서 일어나서, 재활치료로 기능 유지에 힘써야 한다. 체력, 지구력이 부족한 환자에게는 짧은 시간 동안에 저부하의 치료를 자주 시행한다[20].

문헌

1) 암 통계편집위원회 (편) : 암의 통계 '05. 재단법인 암연구진흥재단, 2005
2) 山口 建 : 후생노동성 암연구조성금 암생존자의 사회적 적응에 관한 연구. 2002년보고서
3) 辻 哲也 : 암치료에서의 재활-장래와 앞으로의 과제. 辻 哲也 (편) : 실천! 암재활, pp223-225, Medical Friend사, 2007
4) Ragnarsson KT, et al : Principles of rehabilitation medicine. Bast RC, et al(eds) : Cancer Medicine, 5th ed. pp971-985, BC Decker Inc, 2000
5) Gerber LH, Vargo M : Rehabilitation for patients with cancer diagnoses. DeLisa JA, Gans BM (eds) : Rehabilitation Medicine : Principles and Practice, 3rd ed. pp1293-1317, Lippincott-Raven, Philadelphia, 1998
6) 辻 哲也 : 악성종양 (암). 千野直一 (편) : 현대 재활의학, 제3판, pp493-504, 금원출판, 2009
7) Viganò A, Dorgan M, Buckingham J, et al : Survival prediction in terminal cancer patients : a systematic review of the medical literature. Palliat Med 14 : 363-374, 2000
8) 辻 哲也 : 암재활 평가. 임상과 연구에 도움이 되는 완화의료의 accessment · tool. 완화의료 18 (증간) : 161-165, 2008
9) 일본임상종양연구그룹 : National Cancer Institute-Common Toxicity Criteria (NCI-CTC Version 2.0, April 30, 1999). 일본어역 JCOG 판-제2판, 2001
10) Yates JW, Chalmer B, McKegney FP : Evaluation of patients with advanced cancer using the Karnofsky performance status. Cancer 45 : 2220-2224, 1980

11) Anderson F, Downing GM, Hill J, et al : Palliative performance scale (PPS) : a new tool. J Palliat Care 12 : 5-11, 1996
12) Mahoney FI, Barthel DW : Functional evaluation : the Barthel Index. MD State Med J 14 : 61-65, 1965
13) 千野直一 (감역) : FIM-의학적 재활을 위한 통일 데이터 세트 이용의 길잡이. 원서 제3판. p.48, 게이오기주쿠대학(慶應義塾大学) 재활의학교실, 1997
14) 里宇明元, 園田 茂, 道免和久 : 뇌졸중 기능평가법 (SIAS), 기능적 자립도 평가법 (FIM)-SIAS와 FIM의 응용. 千野直一 (편) : 뇌졸중환자의 기능평가-SIAS와 FIM의 실제, pp17-139, 스프링거 · 페어락 도쿄, 1997
15) Yoshioka H : Rehabilitation for the terminal cancer patient. Am J Phys Med Rehabil 73 : 199-206, 1994
16) Marciniak CM, Sliwa JA, Spill G, et al : Functional outcome following rehabilitation of the cancer patient. Arch Phys Med Rehabil 77 : 54-57, 1996
17) Cole RP, Scialla SJ, Bednarz L : Functional recovery in cancer rehabilitation. Arch Phys Med Rehabil 81 : 623-627, 2000
18) 辻 哲也 : 악성종양의 재활. 千野直一, 安藤徳彦 (편집주간) : 내부 장애의 재활. 재활 MOOK14, pp88-97, 금원출판, 2006
19) 辻 哲也, 木村彰男 : 암재활의 실제. 辻 哲也, 里宇明元, 木村彰男 (편) : 암재활, pp445-450, 금원출판, 2006
20) 辻 哲也 : 재활을 위한 위험관리. 辻 哲也 (편) : 실천! 암재활, pp17-22, Medical Friend사, 2007
21) 辻 哲也 : Over view-암치료에 있어서 재활의 필요성. 임상재활 12 : 856-862, 2003
22) 村岡香織 : 암환자에 대한 전신지구력치료- 그 사고와 효과. 辻 哲也 (편) : 실천! 암재활, pp143-148, Medical Friend사, 2007
23) Schwartz AL : Physical activity after a cancer diagnosis : psychosocial outcomes. Cancer Invest 22 : 82-92, 2004
24) Fialka-Moser V, Crevenna R, Korpan M, et al : Cancer rehabilitation : particularly with aspects on physical impairments. J Rehabil Med 35 : 153-162, 2003
25) Coumeya KS, Mackey JR, Bell GJ, et al : Randomized controlled trial of exercise training in postmenopausal breast survivors : cardiopulmonary and quality of life outcomes. J Clin Oncol 21 : 1660-1668, 2003
26) Dimeo FC, Fetscher S, Lange W, et al : Effects of aerobic exercise on the physical performance and incidence of treatment-related complications after high-dose chemotherapy. Blood 90 : 3390-3394, 1997
27) Meyerhardt JA, Heseltine D, Niedzwiecki D, et al : Impact of physical activity on cancer recurrence and survival in patients with stage Ⅲ colon cancer : findings from CALGB 89803. J Clin Oncol 24 : 3535-3541, 2006
28) 辻 哲也, 里宇明元 : 부동증후군. 石神重信, 宮野佐年, 米本恭三 (편) : 최신 재활의학, 제2판, pp74-85, 의치약출판, 2005
29) 片桐浩久 : 원발성 악성골 · 연부종양, 전이성 골종양. 辻 哲也, 里宇明元, 木村彰男 (편) : 암재활, pp245-256, 금원출판, 2006
30) Mirels H : Metastatic disease in long bones. A proposed scoring system for diagnosing impending pathologic fractures. Clin Orthop Relat Res 249 : 256-264, 1989
31) 高橋 滿 : 골 · 연부종양환자에 대한 수술전 · 후 재활. 간호기술 51 : 1290-1293, 2005
32) 후생노동성 암연구조성금 암의 골전이에 대한 예후예측방법의 확립과 집학적 치료법의 개발반 (편) : 골전이치료 핸드북, 금원출판, 2004
33) 片桐浩久, 高橋 滿, 高木辰哉 : 전이성 골종양에 대한 치료체계-원발소 검색순서와 예후예측에 대한 전략. 관절외과 22 : 46-54, 2003
34) 辻 哲也 : 골전이통에 대한 대책-골전이환자의 케어. pain clinic 29 : 761-768, 2008
35) 赤水尚史 : 암 악액질의 병태. 정맥경장영양 23 : 607-611, 2008

(辻 哲也)

II 암재활의 실제

1. 뇌종양

1. 뇌종양의 특징 · 치료 · 재활의 개요

> **요 점**
> ① 뇌종양의 재활대상이 되는 장애는 뇌혈관장애로 인한 경우와 크게 다르지 않다.
> ② 뇌종양인 경우, 치료와 병행하여 재활이 시행되는 경우가 많으므로, 혈액 검사 결과와 몸상태의 변화에 주의해야 한다.
> ③ 악성 뇌종양이나 전이성 뇌종양에서는 생명예후나 기능적 예후를 고려하여 재활 프로그램을 설계해야 한다.

1 뇌종양의 진단과 분류

원발성 뇌종양의 발생빈도는 10만 명당 9.47명(구마모토현의 조사), 16.5명(미국의 조사) 등의 보고가 있어서[1], 빈도가 높은 질환이라고는 할 수 없다. 그러나 뇌종양으로 인한 편마비나 고차뇌기능장애는 환자의 일상생활동작(activities of daily living, ADL)이나 생활의 질(quality of life, QOL)에 막대한 영향을 미치므로, 재활의료가 하는 역할이 크다.

a. 뇌종양의 진단

1) 뇌종양의 증상

뇌종양의 증상에는 두개내압항진증상과 국소증상이 있다.

두개내압항진증상에는 두통, 구역질, 유두부종가 있으며, 두통은 이른 아침에 심한 것이 특징이다.

국소증상은 종양의 위치에 따른 신경증상이 나타난다. 운동영역 근방이면 운동마비가 나타나고, 소뇌교각부이면 청신경이나 3차신경 등의 뇌신경장애가 나타난다.

2) 뇌종양 검사[2]

뇌종양에는 CT, MRI 중 어느 것을 사용해도 진단이 가능하다. 그러나 MRI가 보다 상세한 정보를 얻을 수 있으며, 특히 터키안장내에 국한하는 뇌하수체 미세선종이나 내이도내에 존재하는 작은 청신경슈반세포종 등의 진단에는 CT보다 유용하다.

뇌종양을 확정 진단하기 위해서는 적출한 종양의 조직진단이 필요하지만, 실제로는 영상으로 조직진단을 추측할 수 있는 경우가 많다.

표 1 뇌종양의 분류

신경상피성 종양 : 성상세포 종양, 핍지교세포 종양, 뇌실막세포 종양 등
뇌신경 및 척수신경종양 : 슈반세포종, 말초신경초종 등
수막의 종양
악성 림프종과 조혈기 종양
배세포종양
터키안(鞍)부종양
낭포성병변
전이성종양

〔일본뇌신경외과학회, 일본병리학회 (편) : 임상 · 병리 뇌종양 취급규약-임상과 병리 컬러아틀라스. 제3판, pp88-92, 금원출판, 2010에서〕

MRI의 T2강조영상에서 종양부가 신호강도가 증가되는데, 주위의 뇌부종 부분도 신호가 증가되어 종양과 부종을 구별하기 어려운 경우가 적지 않다. 이와 같은 경우에는 조영 증강 CT나 조영 증강 MRI 검사가 유용하다. 종양은 조영증강이 증가되어 나타나지만, 부종은 낮은 조영증강을 보여서 감별이 가능하다.

종양의 악성도도 영상검사로 진단이 가능하지만, 최종적으로는 조직학적으로 진단한다.

b. 뇌종양의 분류

뇌종양은 **표 1**에 나타냈듯이 조직학적으로 8군으로 크게 나누어진다. 원발성 뇌종양 중에서 빈도가 높은 것이 수막종과 신경상피성종양(넓은 의미의 신경교종)으로 전 뇌종양의 반수 이상을 차지한다[1].

종양의 분류에서는 일반적으로 TNM (tumor, nodes and metastasis : 원발종양의 크기, 소속 림프절, 원격전이) 분류를 사용하는데, 뇌종양에서는 이 분류에 의한 grade와 악성도가 일치하지 않는 점이 있어서, 그다지 사용하지 않는다. 뇌종양에서는 임상적 악성도의 관점에서의 분류로 WHO의 grading가 일반적으로 사용된다. 임상적 악성도는 grade 1~4로 표현되며, grade 4쪽이 악성도가 높아서 예후가 불량하다. 신경교종(Glioma) 중에서 빈도가 높은 성상세포종(Astrocytoma) 예로 들면, 털모양 성상세포종(Pilocytic astrocytoma) grade 1, 미만성 성상세포종(Diffuse astrocytoma) grade 2, 역형성 성상세포종(Anaplastic astrocytoma) grade 3, 교모세포종(Glioblastoma) grade 4로 분류된다.

전이성 뇌종양은 사망한 암환자의 20~40%에서 보이며, 전이성 뇌종양을 합병한 암환자의 사망원인 중, 전이성 뇌종양에 의한 신경사가 30%에 이른다고 보고하였다. 이와 같이 전이성 뇌종양은 암환자의 예후에 막대한 영향을 미치며, 신경증상의 발생으로 일상생활동작 기능이 저하된다. 원발종양에서 가장 많은 것이 폐암으로 약 반수를 차지하며, 유방암, 신장암, 직장암, 위암이 뒤를 잇는다[3].

2 뇌종양의 치료

a. 두개내압항진이나 수두증[4]

두개내압 항진증에서는 먼저 뇌압을 낮추어야 한다. 고농도 글리세린 · 과당이나 D-만니톨

링거나 스테로이드제를 투여하며, 종양절제술이나 수두증 치료 등의 외과적 처치를 한다. 종양으로 인한 수두증은 종양절제술로 개선이 되지만, 긴급한 경우에는 종양절제술에 앞서 뇌척수액 배액술, 뇌실복강단락(shunt)술, 내시경적 제3뇌실개창술 등을 한다.

b. 원발성 뇌종양

원발성 뇌종양 치료의 기본은 수술요법이다. 종양이 악성이어도 적출에 의한 종양축소로 증상이 개선된다. 따라서 신경계 기능장애를 남기지 않고 삶의 질의 유지를 전제로 가급적 적출하는 것이 일반적이다.

그러나 악성신경교종은 침윤성으로 발육하므로 완전한 적출이 어려우며, 수술요법만으로는 재발을 잘한다. 수술 후에 방사선요법과 테모졸로미드 내복이 시행되는 경우가 많다. 성상세포종의 평균생존기간은 grade 1, 2에서 7~9년, grade 3에서 2~3년, grade 4에서 12~14개월이다[4].

c. 전이성 뇌종양

단발전이로 종양지름이 3 cm를 넘는 증례에서는 수술과 전뇌조사가 시행된다. 수술이 가능한 부위에서 신경증상이 심한 경우에는 3 cm 이하여도 수술의 대상이 될 수 있다.

종양지름이 3 cm 이하인 경우는 정위방사선치료가 가능하다. 다발전이라도 여러 개의 소병변이면, 정위방사선치료의 적응이 된다.

그러나 이 치료를 해도 전이성 뇌종양환자의 예후가 불량하여, 생존기간 평균치는 약 1년이다[3]. 전이성 뇌종양환자의 예후인자에는 일상생활동작의 상태[Karnofsky Performance Status (KPS) Scale로 평가], 원발암의 관리, 연령, 뇌 이외의 전이를 들 수 있다(그림 1)[5].

3 재활의 개요

재활의료의 대상이 되는 기능장애는 편마비, 고차 뇌기능장애, 연하장애 등이며, 뇌혈관장애로 인한 장애와 크게 다르지 않다. 따라서 재활의료의 기술적 면에서는 뇌혈관장애환자와 마찬가지로 대응하면 된다. 그러나 뇌종양환자에게는 뇌혈관장애환자와 다른 점도 있으므로 주의해야 한다.

앞에서 기술하였듯이 수술 후, 방사선요법이나 화학요법이 시행되는 경우가 많으므로, 그 치료와 병행하여 재활이 시행된다. 그 때문에 혈액검사결과나 몸의 상태가 변화하기 쉬우므로 주의가 필요하다. 골수억제로 빈혈이 진행되면 운동내용기능이 저하되므로, 적당한 생체징후를 확인하여 운동부하량을 조정한다. 또 백혈구감소가 진행된 경우에는 감염대책이 필요하다. 혈소판이 감소되어 30,000/μL 이하가 되면 저항운동을 삼가고, 10,000 μL 이하가 되면 적극적인 운동을 하지 않는 등의 고려가 필요하다.

또 악성 뇌종양에서는 예후를 고려해야 한다. 여기에서 말하는 예후는 생명예후와 기능적 예후의 양자를 가리킨다. 표 2 [6]는 1990~2004년에 국립암센터 중앙병원(현 국립암연구센터 중앙병원)에서 치료한 역형성 성상세포종 교모세포종 환자의 예후를 나타낸 것이다. 기능적 예후는 KPS로 평가한 일상생활동작을 지표로 삼고 있다. KPS 80은 그럭저럭 일상적인 사회생활이 가능

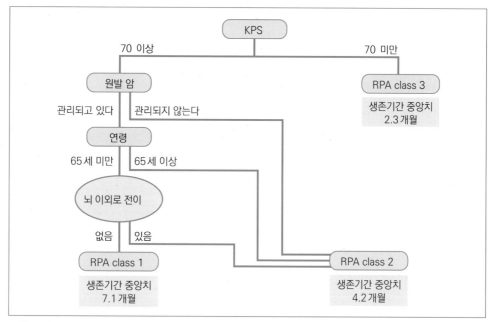

그림 1 전이성 뇌종양환자의 예후(recursive partitioning analysis : RPA)
[Gaspar L. Scott C, Rotman M, et al : Recursive partitioning analysis (RPA) of prognostic factors in three radiation therapy oncology group (RTOG) brain metastases trials. *Int J Radiat Oncol Biol Phys* 37 : 749, 1997을 일부 개편]

표 2 악성 신경교종의 생명 · 기능적 예후

(a) 역형성 성상세포종 생명 · 기능적 예후

초발시 KPS	생존기간 중앙치	KPS≥90인 기간	KPS≥80인 기간	KPS≥70인 기간	KPS≥60인 기간
90~100	54.6개월	24.2개월	40.3개월	52.0개월	52.5개월
80	21.8개월		10.4개월	20.3개월	20.7개월
70	8.8개월			1.3개월	4.6개월
30~60	8.5개월				

(b) 교모세포종의 생명 · 기능적 예후

초발시 KPS	생존기간 중앙치	KPS≥90인 기간	KPS≥80인 기간	KPS≥70인 기간	KPS≥60인 기간
90~100	20.7개월	12.9개월	16.9개월	17.3개월	22.1개월
80	15.5개월		5.9개월	9.4개월	10.2개월
70	15.3개월			3.5개월	9.9개월
30~60	5.5개월				

(成田善孝 : 치료방침의 변경포인트 · 재발종양의 치료. 암간호 12(4) : 430, 2007에서 허락을 얻어 개편하여 전재)

한 수준이지만, 초발 시에 KPS 80인 교모세포종 환자는 약 반년밖에 그 수준을 유지하지 못하고 일상생활동작 저하가 진행되는 것을 알 수 있다. 이와 같은 경우에는 전신상태나 본인 · 가족의 희망 등을 고려하여 재활의 목표를 설정한다.

문헌

1) 일본뇌신경외과학회, 일본병리학회 (편) : 임상·병리 뇌종양 취급규약-임상과 병리 컬러아틀라스. 제3판, pp8-11, 금원출판, 2010

2) 일본뇌신경외과학회, 일본병리학회 (편) : 임상·병리 뇌종양 취급규약. 제3판, pp12-53, 금원출판, 2010

3) 成田善孝 : EBM에 근거한 전이성 뇌종양의 치료. 암과 화학요법 32 : 463-467, 2005

4) 大平貴之 : 1. 뇌종양, 뇌전이, 1)특징·진단·치료의 요점. 辻　哲也, 里宇明元, 木村彰男 (편) : 암재활, pp71-81, 금원출판, 2006

5) Gaspar L, Scott C, Rotman M, et al : Recursive partitioning analysis (RPA) of prognostic factors in three radiation therapy oncology group (RTOG) brain metastases trials. Int J Radiat Oncol Biol Phys 37 : 745-751, 1997

6) 成田善孝 : 치료방침의 변경포인트·재발종양의 치료. 암간호 12(4) : 429-431, 2007

(田沼　明)

2. 편마비에 대한 접근

요 점

① 재활은 뇌혈관장애에 준하여 실시하는데, 종양의 증대에 따르는 여러 가지 장애의 중복, 방사선치료나 부종 감소 치료의 효과(스테로이드의 증감 등)에 따른 증상의 변화, 한정된 생명예후를 고려하여 뇌종양의 특징을 이해하고 치료에 임하는 것이 중요하다.

② 운동마비나 고차 뇌기능장애 등의 기능장애가 종양의 침윤에서 기인하는 것인지, 종양의 압박이나 부종에 의한 것인지, 종양절제술로 인한 것인지, 회복의 전망은 어떠한지 등을 주치의에게 확인한 후에 치료에 임하는 것이 중요하다.

③ 기능장애나 일상생활능력의 저하를 가지고 자택 퇴원하는 경우가 적지 않으므로, 가족에게 주변 환경의 조정, 사회 자원의 활용, 동작에 대한 교육을 하는 것이 중요하다.

1 뇌종양 재활의 목적과 평가

뇌종양증상에는 인지장애, 편마비 · 사지마비, 시공간인지장애, 감각장애, 구음장애나 연하장애가 있으며, 종양이 발생하는 부위에 따라서 다양한 증상을 나타낸다(**그림 1**)[1]. 또 종양의 악화나 치료의 상황에 따라서, 증상이 변하기 쉬운 것도 특징이다. 여러 가지 증상에 대한 대응이나 방침에 대한 지원에는 여러 직종이 참여하는 팀접근이 필요하다[1].

뇌종양증상이 3가지 이상 합병된 사람은 70~80% 정도, 5가지 이상 합병된 사람은 약 40%이라고 보고되어 있다[1]. 따라서 증상이 다양하면서, 중복되어 나타나므로, 여러 증상을 고려하면서 접근해야 한다.

a. 평가

뇌종양환자의 평가는 뇌혈관질환에 준하여 시행하는데, 병의 진행이나 치료 효과에 따라서 증상이 단기간에 변화하므로, 치료 현장에서 간편히 할 수 있는 평가를 중심으로 한다. 다음에 뇌종양환자에게 재활의료를 시행할 때에 유의해야 할 점을 설명하였다.

1) 정보수집

영상, 치료내용(치료의 종류와 스케줄 등), 의식장애나 뇌압항진증상, 경련발작 등의 재활에 영향을 미치는 증상의 유무 · 정도, 수술 후의 안정도, 대응방법 등.

2) 운동기능

운동마비, 실조, 근긴장, 관절가동역, 상지기능, 좌위균형, 기본동작, 옮겨 앉기(침대⇔의자), 걷기 등.

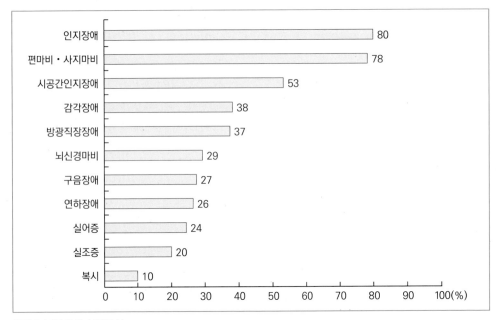

그림 1 뇌종양의 신경증상
종양의 발생ㆍ점거부위에 따라서 그 뇌의 작용을 장애하여, 다양한 증상을 나타낸다.
(Mukand JA, Blackinton DD, Crincoli MG, et al : Incidence of neurologic deficits and rehabilitation of patients with brain tumors. *Am J Phys Med Rehabil* 80 : 346-350, 2001에서)

3) 감각기능

감각기능이 단독으로 장애를 받는 경우도 있어서 필요에 따라서 평가한다.

4) 고차 뇌기능

뇌종양증상에는 고차 뇌기능장애가 높은 비율로 나타나고 있으므로[1], 운동기능으로 접근하는 경우에도 고차 뇌기능에 대한 배려를 빠뜨려서는 안 된다('Ⅰ-1-3 고차 뇌기능장애 및 섭식ㆍ연하장애에 대한 접근' p55 참조).

5) 일상생활동작(ADL), 도구적 일상생활동작(IADL)

신경증상이 있어서, 상세한 내용을 평가할 필요가 있는 경우에는 기능적 독립성 평가 (functional independence measure, FIM)이나 바델지수(Barthel Index, BI) 등으로 평가하는 경우가 많다. 전이성 뇌종양의 예후평가나 활동성을 대략 평가하는 데는 KPS (Karnofsky performance status, 'Ⅰ-2. 암재활의 개요' p27 **표 4** 참조)를 사용한다.

b. 목적 및 주의점

재활의 목적은 여러 가지 기능저하나 능력저하의 회복, 보상수단의 적용, 부동 예방, 일상생활동작, 도구적 일상생활동작의 유지ㆍ개선, 가족의 교육, 재택지원 등이다.

재활의료는 뇌혈관장애에 준하여 시행하는데, 뇌종양의 특징을 이해하고 치료에 임하는 것이 중요하다. 방사선ㆍ화학요법의 부작용(숙취, 불쾌감 등)의 발현에 주의하고, 치료를 하는 시간은 방사선치료 등의 치료일정을 배려하면서 계획한다.

c. 뇌종양의 치료 · 병기에 대한 이해

뇌종양 치료는 수술, 방사선요법, 화학요법, 면역요법 등이 있으며, 치료 시기도 진단 시부터 완치 가능한 시기 부터, 유지 · 완화기로 여러 가지이다.

운동마비 등의 기능장애는 치료의 효과나 병의 진행에 크게 영향을 미치므로, 치료 시작 전이나 경과 중에 기능예후를 주치의에게 수시로 확인하는 것이 중요하다. 예를 들면, 수막종처럼, 예후가 양호하여 장기에 걸쳐서 적극적인 재활이 가능한 경우도 있으며, 그 경우는 일반적인 뇌혈관질환의 재활에 준한다. 한편, 전이성 뇌종양인 경우는 원발병소의 원격전이이므로, 암병기 분류로는 병기 4기이다. 뇌전이의 치료가 효과가 있어도 근치를 기대할 수 있는 경우가 매우 적어서, 병소, 그 밖의 부위의 전이소의 상태에 따라서 일상생활동작이나 예후를 결정해야 한다.

환자의 뇌종양이 어느 정도의 악성도인지, 지금, 어떤 치료의 어느 시기에 있는지를 파악하고 치료에 임하는 것이 중요하다.

2 재활의료의 실제

a. 예방적 재활 : 개두술의 수술 전 · 후

개두술의 수술 전 · 후 재활의 목적은 수술 후의 합병증을 예방하고, 일상생활동작을 획득하는 것이다. 수술 전부터 개입하여, 수술 전 평가를 하고 동시에, 수술 후 재활의료의 내용을 설명한다. 수술 후에는 안정도에 따라서 거동을 진행하고, 특히 문제없이 걷기 · 일상생활동작을 할 수 있는 경우는 추적관찰을 종료로 하거나 또는 체력유지 · 개선목적으로 고정식 자전거 등 지구력 치료를 계속한다. 한편, 마비나 실조 등 운동장애가 있는 경우에는 회복적 재활로 연결한다.

b. 회복적 재활

회복기 재활의 목적은 여러 가지 기능저하나 능력저하의 회복, 보상수단의 적용, 생활능력의 유지, 가족의 교육, 재택지원 등이다. 방사선요법이나 화학요법 시행 중에 재활을 실시하는 경우는 피로, 무력감, 골수억제 등의 부작용이 적을 때에 치료를 하는 등의 배려가 필요하다. 뇌종양 증상으로 고차 뇌기능장애가 높은 비율로 나타나므로[1], 넘어질 위험성을 충분히 주의한다. 구체적인 접근내용은 뇌혈관질환에 대한 접근에 준하지만, 뇌 부종 치료나 방사선치료로 증상이 급격히 회복되기도 하므로, 적절히 프로그램을 수정한다.

상지가 완전마비인 경우는 뇌혈관장애인 경우와 마찬가지로, 마비측 상지의 관리 및 사용하던 손을 바꾸는 등 보상적 재활을 한다. 생명예후뿐 아니라, 기능장애에 관한 예후를 확인하고, 상지기능치료를 실시할 것인지, 보조도구 등을 사용할 것인지, 주로 사용하는 손을 바꿀 것인지 등을 결정한다. 뇌종양 치료에 의해서 일차적으로는 장애가 생기지만, 장기적으로는 개선되기도 하므로, 잠정적으로 '사용하지 않던 손'을 사용할 수 있게 하다가, 회복되면 본래의 손을 적극적으로 사용하게 하는 등, 기능치료와 대상적 접근을 병행하는 경우가 많다.

걷기치료는 마비나 고차 뇌기능 등에 관한 증상의 회복 전망을 주치의에게 확인한 후 치료에 임하는 것이 중요하다. 광범위한 종양절제로 생긴 중증 마비이면, 보장구 제작 등의 대상적인 접근을 하고, 경도마비이면 마비를 촉진시키면서 기능치료를 진행한다.

보장구 제작은 실용적인 걷기를 목적으로 할 것인지, 치료 목적으로 필요한 것인지, 목적에 관한 설명과 동의가 중요하다. 또 제작했어도 상태의 악화로 장기적인 보장구의 사용이 불가능한 경우도 있다는 것을 설명한 후에 환자 · 가족과 상담하여 결정한다.

악성도가 높고, 재발을 피할 수 없는 증례에는 조기의 사회복귀를 위한 재활 프로그램의 설계가 필요하다. 그 때에는 기능장애에 대한 재활뿐 아니라, 빠른 시간 내에 성과가 있는 대상적인 접근이 필요하다. 예를 들면, 사용하지 않는 손으로 글씨쓰기치료, 보조기구를 적용한 가사동작의 연습, 작업을 상정한 한쪽상지로의 컴퓨터조작치료, 학교와의 복학조정 등이다.

c. 유지적 재활

유지기 재활의 목적은 부동을 예방하고, 서서히 상실되어 가는 기능이나 활동성을 조금이라도 유지 · 개선하는 것이다. 이 시기에는 기능회복보다 상황에 따른 대상동작의 방법, 보조방법이나 가정에서 할 수 있는 재활 프로그램의 제시 등, 가족지도나 환경조정에 중점을 두고, 환자에게는 편안한, 가족에게는 부담이 적은 일상생활동작이나 도구적 일상생활동작을 실현할 수 있도록 해야 한다. 자택에서의 생활상황을 듣고, 필요물품의 구입, 방문보조, 방문목욕 등을 고려해야 한다.

운동마비가 있는 경우에는 근긴장의 이상이나 부동증후군에 따라서 관절가동역이 제한되는 경우가 많으므로 관절가동역 치료도 중요하다. 퇴원시에는 가족에 대한 교육도 한다.

기본동작은 능력의 개선을 목표로 하기보다는 평가나 유지가 주요 목적이 된다. 구역질을 하는 환자에게는 몸을 일으키는 동작을 반복하는 치료가 증상을 악화시킬 수 있으므로 주의해야 한다. 이러한 동작 보다는, 좌위에서 할 수 있는 운동이나 걷기 치료를 하도록 해야 한다.

걷기는 실용적이지 않은 상황에서도 걷기치료로 전신 운동을 촉진시키면서, 기본동작의 능력을 개선하거나 부동을 예방할 수 있다. 자택퇴원 후에도 가족의 보조로 화장실 걷기가 가능할 수 있으므로, 가능한 계속할 수 있도록 해야 한다.

d. 완화적 재활

뇌종양환자의 경우, 두개내압의 항진이나 확산으로 의식장애가 서서히 진행되어, 전반적인 정신활동이 저하되고, 종양의 증대로 운동마비나 연하장애, 실어증 등의 기능장애가 서서히 악화되는 경우가 많다. 가성 수준이 낮은 경우에는 환자 본인의 재활에 대한 바람을 청취할 수 없으므로, 가족의 의견을 헤아리면서, 담당의나 병동의료진과 상담하여, 재활 치료의 지속, 프로그램의 계획을 적절히 해야 한다.

기능치료를 할 수 있는 증례에는 계속하지만, 할 수 없는 경우에는 보다 지지적인 내용(관절가동역 치료나 좌위치료, 휠체어산책 등)으로 변경하고, 대상적인 재활, 현 상황을 가미한 일상생활동작교육을 실시한다. 심리지지적인 재활은 'III-8. 마음의 케어로써의 재활'(p330)을 참조하기 바란다.

표 1 자택복귀에 있어서 개호보험 이외의 서비스의 예(2009년도 시즈오카암센터)

복지용구의 렌탈 · 구입
휠체어 : 각 시읍면의 사회복지협의회, 시청 · 동주민센터의 무료렌탈
보조침대 : 복지용구업자의 유료렌탈
휴대용변기 : 전액 자기부담구입
복지차량 : 각 시읍면의 사회복지협의회의 유료렌탈
운전자원봉사 : 각 시읍면의 사회복지협의회가 자원봉사를 모집하고 있으므로, 복지차량을 예약할 때에 운전기사도 필요하면 의뢰가능
방문서비스
• 방문간호 : 의료보험으로 받을 수 있다
• 방문진료 : 의료보험으로 받을 수 있다
• 방문재활 : 의료보험으로 받을 수 있다
• 방문개호 : 전액자기부담
• 방문목욕 : 전액자기부담(자기부담으로 계약해 주는 사업소가 있는 경우)
등

e. 퇴원준비

일상생활동작에 보조가 필요한 상태에서 자택으로 퇴원하는 경우에는 자택을 상정한 일상생활동작평가 및 교육을 한다. 일상생활동작방법의 변경이 필요한 경우는 복지용구의 준비, 집안환경 개선, 가족의 보조방법이나 자택에서의 재활방법의 교육, 자택과 병원간의 이동방법의 검토(자가용인지 개호택시인지) 등, 준비가 여러 가지이다. 빈도가 높은 항목에는 이동, 목욕, 화장실 · 배설 관련동작, 침대 주변의 일상생활동작 등의 검토이다. 고차 뇌기능장애가 합병되어 있는 경우가 많으므로, 위험을 제거하는 준비가 필요하다. 남은 수명이 짧은 경우는 환자 · 가족의 희망을 배려하여, 자택으로 옮기는 타이밍을 놓치지 않도록 신속한 대응이 요구된다.

개호보험을 이용하는 경우, 개호보험의 대상이 되지 않는 40~64세인 환자에게는 "말기암" 이라는 것을 명기해야 해서[2], 신청을 주저하는 경우가 있다. 또 40세 이하인 경우는 말기라고 해도 개호보험을 신청할 수 없다. 그와 같은 경우에는 의료보험내에서 받을 수 있는 서비스의 이용이나 각 시읍면의 사회복지협의회와 상담하여 대응해야 한다(표 1).

f. 외래 추적 관찰

외래에서는 자택에서의 생활상황을 평가하고, 적절히 자택프로그램을 수정한다. 질병 상태의 진행에 따르는 기능장애의 악화로, 일상생활이 저하될 수 있으므로, 생활상황(일상생활동작, 가옥환경, 복지용구 사용상황 등)을 정기적으로 평가하고, 간호나 가옥환경 · 복지용구에 관해서 변경이 필요한 경우에는 적절히 교육한다.

g. 가정에서 할 수 있는 재활

운동마비나 중도의 경축, 발동성 저하로 사지의 수의성이 저하되어 있는 경우에는 적극적으로 관절가동역 치료를 실시해야 한다. 방법은 뇌혈관장애로 인한 운동마비에 준하여 하는데, 골전이의 유무에는 세심한 주의를 기울여야 한다. 관절가동역 치료 예를 그림 2에 나타냈다.

걷기능력의 유지는 일상생활동작이나 이동에 관해서, 삶의 질을 높게 유지할 뿐 아니라, 체력유지의 관점에서도 중요하다. 혼자걷기나 목발걷기가 가능한 경우는 걷기거리를 늘려서 능력의

하지 (다리)

고관절 · 무릎의 굴곡 · 신전(고관절의 구부렸다 펴기)

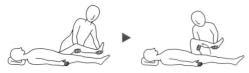

- 한 손은 무릎 아래를 잡는다
- 다른 한 손은 발뒤꿈치를 잡는다
- 무릎이 가슴을 향하도록 고관절과 무릎을 구부린다

고관절의 굴곡(straight leg raising, SLR : 하지직거상검사)

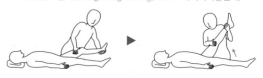

- 한 손은 무릎 조금 위에 댄다
- 다른 한 손은 발뒤꿈치를 잡는다
- 무릎을 편 채 다리를 들어 올린다

고관절의 내전 · 외전(다리를 밖으로 벌린다)

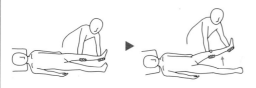

- 한 손은 무릎 아래를 잡는다
- 다른 한 손은 발뒤꿈치를 잡는다
- 무릎을 편 채 다리를 옆으로 벌린다

고관절의 내선 · 외선(고관절을 돌린다)

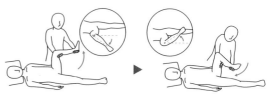

- 한 손은 무릎 아래를 잡는다
- 다른 한 손은 발뒤꿈치를 잡는다
- 고관절과 무릎을 직각으로 구부리듯이 들어 올린다
- 발뒤꿈치의 손을 자신에게 잡아당기고, 무릎을 안쪽으로 넣듯이 한다(내선)
- 반대로 무릎을 자신에게 잡아당긴다
- 발뒤꿈치를 안쪽으로 넣듯이 한다 (외선)

족관절의 배굴(발목의 구부렸다 펴기)

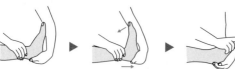

- 한 손으로 발뒤꿈치를 잡는다(이 때 팔은 발바닥에 닿도록 한다)
- 다른 한 손으로 발목을 눌러서 고정한다
- 팔로 환자의 발바닥을 누르면서 젖히게 한다
- 그와 동시에 아킬레스건을 잡아당긴다
- 발목을 누르고 있던 손을 발등으로 옮긴다
- 아래로 누르듯이 편다

족관절의 내반 · 외반(발바닥을 안팎으로 뒤집기)

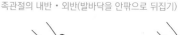

- 한 손으로 발끝을 잡는다
- 다른 한 손으로 발목을 눌러 고정한다
- 발목이 밖을 향하도록 비튼다(외반)
- 발바닥이 안을 향하도록 비튼다(내반)

상지 (팔 · 손 · 손가락)

굴곡(팔을 앞으로 올린다)

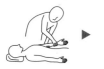

- 한 손으로 팔을 밑에서 잡는다
- 다른 한 손으로 손목을 위에서 잡는다
- 손바닥을 안쪽을 향하고, 팔꿈치를 편채 들어 올린다
- 더 들어 올려서, 손이 바닥에 닿게 한다 ※완전히 올라가지 않는 경우는 무리 하지 않는다. 또 마비되어 근육이 풀려 있는 경우는 직각 정도까지로 충분하다

외전(팔을 옆으로 올린다)

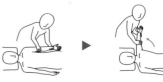

- 한 손으로 팔꿈치를 위에서 잡는다
- 다른 한 손으로 손목을 밑에서 잡는다
- 팔꿈치를 편 채 옆으로 벌린다 ※90° 이상 벌린경우, 손바닥을 위로 향하게 한다

그림 2 관절가동범위 운동 치료의 예 (골전이가 없는 경우의 일반적인 관절가동역 치료)　　(계속)
※골전이가 있는 경우는 의사와 상담한다.

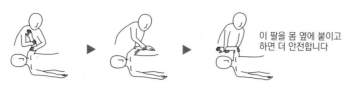

내회전・외회전(팔을 내측・외측으로 넘긴다)

이 팔을 몸 옆에 붙이고 하면 더 안전합니다

- 한 손으로 팔꿈치, 다른 한 손으로 손목을 잡는다
- 팔을 세운다(팔은 어깨와 수평이 되는 곳까지 벌리고 팔꿈치는 직각으로 구부린다)

- 손가락이 발쪽을 향하도록 넘긴다(내회전)

- 반대로 손가락이 머리쪽을 향하도록 넘긴다(외회전)

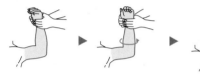
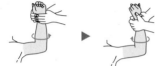

회내・회외(팔을 돌린다)

손・손가락의 굴곡・신전(손목・손가락을 앞뒤방향으로 신전)

- 양손으로 손목을 잡는다
- 환자의 손바닥이 얼굴쪽을 향하도록 팔을 세운

- 손바닥이 발쪽을 향하도록 돌린다 (회내)

- 손바닥이 머리쪽을 향하도록 돌린다 (회외)

- 한손으로 손목을 잡는다
- 다른 손으로는 손바닥을 잡는다

- 손목과 손가락을 뒤로 젖힌다

- 손목과 손가락을 앞으로 구부린다

편마비체조

어깨운동(혼자서 하는 방법)

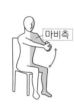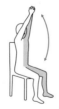

마비측

어깨 높이로 마비측을 편다

타월

- 무릎에서 어깨 높이까지 올린다

- 팔꿈치를 펴고, 어깨에서 위로 팔을 올린다

- 팔꿈치를 펴고 어깨 높이로 올리며, 마비측과 반대쪽으로 수평하게 몸통과 팔을 돌린다

- 팔꿈치를 펴고 인사하듯 타월을 앞쪽으로 민다

팔꿈치운동

마비측

- 탁자에 팔꿈치를 얹고, 팔꿈치를 폈다 구부렸다 한다

- 팔꿈치가 펴지는 쪽의 손으로 누르듯이 하여 마비측 손바닥을 위로 한다

- 손을 맞잡고 탁자 위에 팔꿈치를 붙이고, 건강한 쪽의 팔꿈치를 들어서, 마비측에 체중이 실리도록 손목을 손등 쪽으로 젖힌다

그림 2 (계속)

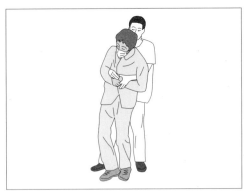 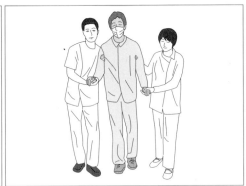

그림 3 보조걷기의 예

a : 1인 보조인 경우는 뒤에서 껴안듯이 부축하고, 무릎 꺾임이나 넘어지는 것에 주의한다.

b : 2인 보조인 경우는 양쪽에서 겨드랑이를 부축하고, 무릎 꺾임이나 넘어지는 것에 주의한다.

표 2 뇌종양환자의 수술 후 재활의 예

증례 : 40대 여성, 진단명 : 성상세포종(최종진단 : 우전두엽 교아종)	
경과 : 200X년 10월	경련발작으로 발병. 정밀검사에서 좌전두엽에 종양이 있어서, 개두술 실시. 수술 후 방사선 화화학요법 실시. 이후, 경과관찰
X + 4년 8월	재발, 개두술 실시. 이후, 경과관찰(마비는 없고 재활은 실시하지 않았다)
X + 5년 5월	영상평가로 재발을 확인하고, 3번째 개두술 실시. 수술 후, 우상하지마비가 나타나서, 물리치료(physical therapy, PT), 작업치료(occupational therapy, OT) 시작 주소 : 말하기가 힘들다. 혀가 잘 돌아가지 않는다 평가 : 경도 운동성 실어증(이해는 되는데, 적당한 말이 생각나지 않는다) 　　　우측 편마비 Brunnstrom stage (BRS) : 상지IV, 손가락IV, 하지V 　　　상지기능　　분리동작 가능한 수준 　　　기본동작　　일어나기는 구두지시로 가능 　　　일어서기　　가능하지만, 후방으로 중심이 기운다 　　　걷기　　　　작은 보조로 가능 　　　일상생활동작　독립수행, 작은 보조 치료프로그램 : 걷기치료, 상지기능치료, 일상생활동작치료
6월	혼자 걷기, 계단오르내리기, 일상생활동작자립으로 퇴원 혼자걷기 가능하여 PT 종료. OT는 육아 · 가사와 관련된 스피드를 요하는 교치동작(정교하고 치밀한 동작) 저하가 확인되므로, 외래 follow 계속
7월	경구 항암제(테모졸로미드) 시작
11월	우상지에 마비 발현, 정밀검사로 재발 진단
	치료방침 상담 · 남은 수명이 월단위~반년 · 방사선요법은 이전에 실시하여, 추가 치료는 실시 불가능 · 수술은 중증 마비를 일으킬 가능성이 높아서 재활이 필요하다 · 수술을 해도 금후 언어장애, 자발성 저하, 인지 저하, 의식　장애가 예상된다 · 가능한 자택에서 지내는 것이 목표 ＊상담 결과, 마비가 일어날 것을 이해하고 수술을 희망
12월	개두술 목적으로 입원. 의식청명, 언어장애 없음 입원시는 경도 우편마비가 있어도 혼자걷기 가능
같은 달	4번째 개두술 실시 수술 후, PT · OT 시작

표 2 (계속)

		평가 : 의식각성상태 청명 　　　중증 우편마비 BRS 모두 Ⅰ 　　　경부부터 상지에 걸쳐서 부동에 의한 통증, 불쾌감 있음 　　　기본동작　모두 보조, on elbow까지 보조하면 일어나기 가능 　　　좌위 균형　정적좌위가 가능, 전방으로 뻗는 동작을 할 때는 균형이 무너진다 　　　옮겨 앉기(침대⇔휠체어)　보조필요 　　　일어나기 · 서기　작은 보조로 가능 　　　일상생활동작　식사는 좌상지로 부분적으로 가능하지만, 그 이외는 거의 모두 보조 주소 : '걷고 싶다' '어깨가 결려서 힘들다' '부종이 걱정된다' '화장실에 혼자 가고 싶다' 재활 프로그램 : 　PT : 마비지의 관리, 비마비측의 근력강화, 기본동작연습, 옮겨 앉기(침대⇔휠체어)연습 등 　　　 본인의 걷기연습에 대한 의욕이 강하여, 장하지장구 제작. 걷기 연습 시작 　　　 ※보장구 제작은 기능예후, 목적과 중요도 등을 종합적으로 판단하고, 환자 · 가족과 상담한 후 결정한다 　OT : 마비지의 관리, 어깨결림, 부종 등의 증상완화. 조기 자택퇴원을 목적으로 대상적 재활을 실시 　　　 화장실 동작 치료, 옷 갈아입기 동작 치료 등의 일상생활동작치료
	30POD 43POD	경구 항암제(테모졸로미드) 시작 자택퇴원
		퇴원시의 상황　중증 우측 편마비. 그러나 어깨 결림, 부종은 개선 　　　　　　　　 마비측 관리습득, 휠체어 사용, 화장실 가기, 화장실 동작 자립 　　　　　　　　 걷기는 평행봉내 걷기 지켜보기 수준, T자목발걷기는 보조수준
	X+6年5月	완화기 경과 : 본원 퇴원 후 자택에서 가족과 지냈다. 그 동안 자택근처의 병원으로 통원하며, 재활을 실시 본원 퇴원 3개월 후 사망

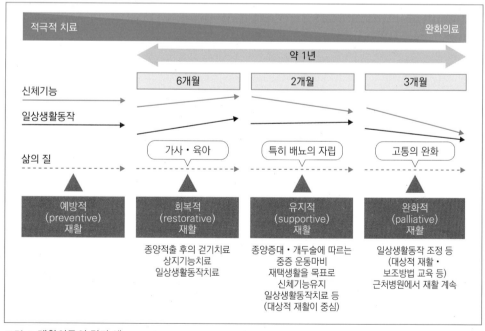

그림 4 재활의료의 경과 예

유지 · 개선을 도모하지만, 부축이 필요한 경우에는 1인 또는 2인이 부축하고 걷는다. 그 때는 무릎 꺾임이나 균형을 잃고 넘어지지 않도록, 몸통이나 겨드랑이를 잡는 것이 중요하다. 부축걷기의 예를 **그림 3**에 나타냈다.

3 증례 제시

회복 시부터 완화기까지 재활을 실시한 증례의 경과보고이다(**표 2**).

증례의 정리

시간적인 경과를 뒤돌아보면, 회복적 재활로써 접근할 수 있었던 것이 6개월, 유지적으로 접근할 수 있었던 것이 2개월, 지역에서 완화적으로 접근한 것이 대략 3개월이었다. 변화하는 상황을 파악하고, 뇌신경외과의와 예후를 상담하면서, 본인 · 가족의 의향을 확인한 후, 적절히 목표를 변경하였다(**그림 4**).

문헌

1) Mukand JA, Blackinton DD, Crincoli MG, et al : Incidence of neurologic deficits and rehabilitation of patients with brain tumors. Am J Phys Med Rehabil 80 : 346−350, 2001
2) 후생노동성 : 개호보험제도 개혁의 개요−개호보험법 개정과 개호보수개정 (http://www.mhlw.go.jp/topics/kaigo/topics/0603/dl/data.pdf)

(岡山太郎 · 田尻 寿子)

3. 고차 뇌기능장애 및 섭식 · 연하장애에 대한 접근

> ### 요 점
> ① 고차 뇌기능장애는 증상을 확인하고, 환자 및 주위사람에게 기능장애를 이해시키고, 동시에, 잔존기능을 살려서 효과적인 대상수단을 활용한다.
> ② 섭식 · 연하장애는 구강케어 및 간접치료를 확실히 하고, 음식형태, 자세, 한입량, 연하수기 등을 조절하여 안전하게 삼킬 수 있도록 기능의 개선을 도모한다.

1 고차 뇌기능장애에 대한 접근

뇌는 부위별로 기능을 담당하면서, 운동기능을 관리하거나, 감각정보를 받아들여서 처리하고 있다. 그와 동시에, 언어, 기억, 주의, 행위 등의 고차 뇌기능을 담당한다. 이 때문에 뇌종양(원발성, 전이성)으로 뇌가 손상되면, 종양의 부위에 대응하는 운동이나 감각장애뿐 아니라, 고차 뇌기능장애를 나타내기도 한다.

본 항에서는 임상적으로 빈도가 높은 고차 뇌기능장애인 실어증, 기억장애, 주의력장애, 수행기능장애, 실행(失行), 실인(失認)에 관하여 기술하였다.

a. 실어증

1) 실어증이란

실어증은 청력이나 시각장애 또는 의식장애나 인지증 등에 의한 언어장애와는 달리, 대뇌에 있는 언어중추의 손상으로 일어나는 언어장애이다. 언어중추는 대부분 좌대뇌반구인 실비우스구 주변에 위치하며, 말할 때의 어음을 생산하는 운동성 언어영역(Broca영역), 대화를 알아듣거나, 단어의 의미를 이해하거나, 또 얘기할 때의 어음을 선택하는 감각성 언어영역(Wernicke영역), 그리고 쓴 글자의 이해나 쓸 때의 문자를 선택하는 등의 문자언어의 처리에 중요한 역할을 하는 모이랑(angular gyrus)으로 형성되어 있다.

실어증에 걸리면 말을 듣고 이해하는 것이나 문자를 읽고 내용을 이해하는 것, 나아가서는 얘기하거나, 문자를 쓰거나 의사를 전달하는 것이 여러 정도로 장애를 받는다. 이와 같은 증상의 특징에 따라서 실어증은 몇 가지로 분류되어 있다(**그림 1**)[5]. 이 실어증의 분류는 개개환자의 증상의 특징을 이해하는 데에 도움이 되지만, 이것으로 증상의 원인이 되는 장애의 기전이나 치료법이 자동적으로 밝혀지는 것이 아니라는 점에는 유의해야 한다.

2) 검사

언어기능의 기반이 되는 의식수준이나 인지기능검사, 또 주의, 기억, 실행, 실인 등을 검사하여, 고차 뇌기능의 전체 상태를 파악한 후에, 실어증에 관한 검사를 진행한다. 실어증 검사에는

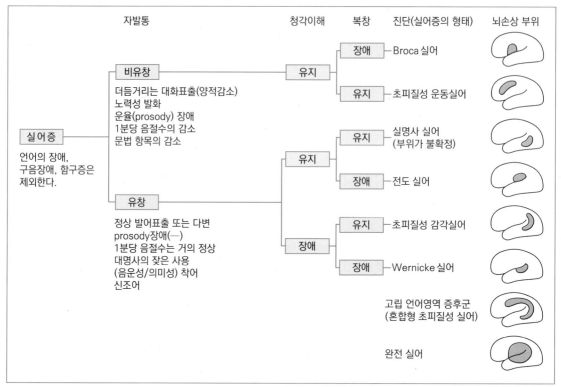

그림 1 실어증의 타입분류

주 1) 이 챠트의 사용은 오른손잡이 성인인 경우에 적용 가능하다.

주 2) 보다 상세하고 정확한 진단은 글씨쓰기나 독해 및 호칭의 검색을 실시한다.

[中村裕子 : 실어증. 일본언어요법사협회 (편) : 언어청각요법-임상매뉴얼, p43, 협동의서출판, 1992]

침상 실어증 간이 평가(①자연스런 대화에서의 이해력과 발어능력의 추정, ②물품호칭, ③물품을 사용한 조작명령, ④복창, ⑤간단한 받아쓰기와 독해 등)와, 상세한 검사에는 표준실어증검사(standard language test of aphasia, SLTA)와 WAB (the western aphasia battery) 실어증검사가 있다. 이와 같은 검사를 통해서 평가하고, 장애를 받는 언어기능 및 유지되고 있는 언어기능 등, 장애의 특징, 장애의 정도, 또 장애의 기전을 밝혀서, 치료의 내용을 결정한다.

3) 실어증에 대한 접근

실어증환자에 대한 접근은 의사소통이 비교적 어려운 중증례를 중심으로 기술하였다. 뇌종양 및 그에 수반하는 부종이 언어중추를 광범위하게 손상한 경우, 모든 언어기능이 장애를 받아서 언어에 의한 의사소통이 크게 제한을 받는다.

이와 같은 환자에게 접근할 때에 우선 중요한 것은 환자와 가족의 불안을 경감시키고, 잘못된 의사소통을 방지하기 위해서, 환자와 가족에게 실어증상의 특징에 관하여 충분히 설명하는 것이다. 다음으로 중요한 것은 일상의 최소한의 의사소통수단의 확보이다. 청각적 이해에 문제가 있는 경우에는 이해를 촉진시키는 방법으로 단어를 보이면서 천천히 얘기를 하는 등의 배려가 필요하다. 표출면에서는 의사를 전달하는 방법으로 듣는 사람이 '예', '아니요'로 대답할 수 있는 질문을 하거나, 단어를 보이며 손가락으로 가리키게 하는 것이 효과적이다. 또 의사 표현 수단으

표 1 기억의 기간에 따른 분류

단기기억	30초~몇 분 이내에 사라지는 기억 7개 정도의 소용량	
장기기억	일화기억	개인의 추억
	의미기억	지식
	절차기억	몸으로 기억하는 것의 절차 (how to)
	점화(priming)기억	무의식적으로 행해지는 기억 착각의 근원

로 몸짓, 그림그리기, 의사소통 노트 등을 활용한다. 그리고 이와 같은 의사소통수단을 사용하여, 가능한 많은 의사소통을 하는 체험을 축적하여, 의사소통의 의욕을 높이는 것이 중요하다.

b. 기억장애

1) 기억장애란

생물의 행동은 기본적으로 전부 기억에 의지하고, 행동·인지능력은 기억능력에 의지하고 있다고 일컬어지듯이, 기억은 가장 기본적인 인지능력이다. 기억은 '사건, 지식, 행위, 절차여부를 불문하고, 모든 체험을 뇌가 처리할 수 있는 형태로 부호화(encode)하여, 저장(store)하고, 꺼내는(retrieve)기능의 총체'라고 정의된다.

기억은 유지하고 있는 기간의 길이에 따라서, '단기기억'과 '장기기억'으로 분류된다(표 1). 단기기억은 30초~몇 분 정도의 기억으로, 예를 들면 전화번호부를 보고 번호를 일단 암기한 후 전화를 거는 경우처럼, 필요할 때에 필요한 만큼 일시적으로 유지하는 기억이다. 단기기억에 비해 유지하는 기간이 긴 것이 장기기억이며, 이것은 또 몇 가지 타입으로 분류되고 있다. 예를 들면, 초등학교 시절의 운동회나 소풍의 추억처럼, 과거에 경험한 사건에 관한 기억을 '삽화기억'이라고 한다. 한편, '의미기억'은 혈관에 동맥, 정맥, 모세혈관이 있듯이 개인의 경험이나 사건과는 관계없는 단어의 의미나 개념 등의 기억을 말한다. 또 장기기억에는 이 기억 외에 차의 운전이나 스포츠 등과 같이 반복함으로써 몸에서 기억하는 '절차기억'이 있다.

기억장애의 구체적인 증상에는 새로운 것을 기억하지 못하는 선행성 기억상실(발병 이후의 일에 관한 기억장애)과 옛날 일을 생각해 내지 못하는 역행성 기억상실(발병 이전에 관한 기억장애)이 있다. 비교적 흔히 볼 수 있는 것은 선행성 기억상실을 주체로 하여 역행성 기억상실을 수반하는 기억장애이다.

병소에는 해마와 측두엽, 간뇌, 전두엽기저부를 들 수 있다. 특히 중요한 것이 해마로, 기억의 사령탑 역할을 하고 있다. 해마는 광범위한 뇌영역과 결합함으로써, 여러 가지 정보를 수집하고, 통합하여 기억해야 할 중요한 것만을 취사선택해서, 측두엽 등의 기억저장고로 보낸다.

2) 검사

기억장애에 대한 주요검사를 표 2에 정리하였다. 이 검사에서 얻은 정보를 토대로, 기억장애의

표 2 기억장애의 조사

전반성 기억검사	• 웨슬러기억검사(Wechsler memory scale-revised, WMS-R)
시각성 기억검사	• Benton 시각기명검사 • Rey-Osterrieth의 복잡도형 테스트
언어성 기억검사	• Auditory Verbal Learning Test • 미야케(三宅)식 기명검사
절차기억검사	• 하노이의 탑
일상기억검사	• 일본판 일상기억체크리스트 • 일본판 리버미드 행동기억검사(the Rivermead behavioral memory test, RBMT)

특징을 밝혀서, 원인질환, 연령, 발병부터의 기간, 직업 등도 고려한 후에 접근방법을 생각하는 것이 바람직하다.

3) 기억장애에 대한 접근

접근은 우선 장애받는 기억기능 그 자체를 개선할 목적으로, 기억해야 할 대상이나 사항을 기명하고, 상기하는 과제를 반복해서 연습한다. 그 때, 비교적 유지되는 것이 많은 절차기억을 이용하면 된다. 또 희로애락의 감정인 정동을 낳는 편도체의 활동은 해마에 영향을 주어 기억을 촉진시킨다는 점에서, '즐겁다', '슬프다' 등의 정동과 관련하여 기명할 수 있도록 과제를 검토한다. 또 소리 내기, 글씨 쓰기, 사람에게 설명하기, 그림 그리기 등을 해 본다. 또한 건강인이 평소 이용하는 어조 맞추기 등의 활용도 효과적이다.

이상과 같은 기억장애 자체에 직접 접근하는 방법으로 개선이 어려운 경우는 환자 본인이 기억하는 대신에 메모리노트, 스케줄표, 전자수첩, 휴대전화 등을 이용한다. 또 지갑이나 안경 등 자주 사용하는 것은 놓는 장소를 정해두거나, 책상이나 옷장 서랍 등에 라벨을 붙여서 무엇이 어디에 있는지 알 수 있게 하는 환경조정도 비교적 심한 기억장애환자나 증상이 진행되는 환자에게 효과적이다.

c. 주의력 장애

1) 주의력 장애

긴 대화나 복잡한 내용의 문장을 이해하거나, 사고나 행위가 수미일관성을 가지고 유효하게 성립하기 위해서는 이들 대상에 주의를 기울여야 한다. 또 무엇인가를 인지하거나 기억하기 위해서도, 주의력은 중요한 역할을 한다. 그런 의미에서 주의력은 모든 고차 뇌기능의 토대가 되는 것이다.

주의력은 단일기능이 아니라, 다음과 같은 몇 가지 기능으로 구성되어 있다.

①초점주의력 : 외부로부터의 자극에 적절히 대응할 수 있다.

②지속주의력 : 휠체어를 지속적으로 밀거나 독서를 장시간 계속하는 데에 필요한 것으로, 선택한 자극에 주의를 계속 기울이는 기능.

③선택주의력 : 인파속에서 지인을 찾거나, 슈퍼마켓 등의 많은 상품에서 목적 상품을 찾아내는 것과 같이, 많은 자극 속에서 필요한 자극을 선택하여, 거기에 주의를 집중하는 기능.

④교대주의력 : TV를 보고 있어도 말를 걸면 그쪽에 관심을 기울여서 대응할 수 있듯이, 일정

표 3 뇌손상자의 주의력 평가척도
(Ponsford and Kinsella's Attentional Rating Scale)

not at all	전혀 확인할 수 없다	0점
occasionally	가끔 확인할 수 있다	1점
sometimes	자주 확인할 수 있다	2점
almost always	거의 언제나 확인할 수 있다	3점
always	항상 확인할 수 있다	4점

1) 조는 듯하며, 활력이 없어 보인다
2) 금세 피곤하다
3) 동작이 느리다(마비로 인한 영향은 제외하고 평가한다)
4) 말에 대한 반응이 느리다
5) 두뇌적 내지 심리적인 작업(계산 등)이 느리다
6) 말하지 않으면 어떤 일도 계속하지 못한다
7) 장시간(약 15초 이상) 허공을 물끄러미 바라보고 있다
8) 한 가지 일에 주의를 집중하기가 어렵다
9) 금세 주의가 산만해진다
10) 한 번에 2가지 이상의 일에 주의를 기울이지 못한다
11) 주의를 잘 기울이지 못하여 실수를 한다
12) 무엇인가 할 때에 세세한 부분을 빠뜨린다(잘못한다)
13) 차분하지 못하다
14) 한 가지 일에 오래(5분 이상) 집중하여 몰두하지 못한다

* 3) : 마비가 있는 경우에는 그 신체부위의 동작 장애는 제외 또는 빼고 평가한다
* 4) : 및 5) : 실어 및 인지증이 있는 경우에도 포함하여 평가한다

[先崎 章, 枝久保達夫, 星 克司 외 : 임상 주의력 평가척도 신뢰성과 타당성 검토. 종합재활 25(6): 567-573, 1997]

한 자극에 주의를 기울이면서, 필요에 따라서 더 중요한 자극에 유연하게 주의를 전환하는 기능.

⑤분할주의력 : 차의 운전처럼 복수의 자극에 동시에 주의력을 배분하는 기능.

이상과 같은 주의의 기능은 제각기 독립된 것이 아니라, 서로 밀접하게 관련되어 있다.

2) 검사

복수 기능으로 구성되어 있는 주의는 전두엽, 두정엽, 기저핵, 시상, 뇌간그물체 등과 관련된 신경회로망의 손상으로 여러 가지 장애를 받는다. 주의력 장애의 평가는 우선 일상생활활동 등의 관찰에서 시작된다. 이 때, **표 3**에 나타낸 일상생활활동에서의 주의력 장애의 평가표를 활용하면 도움이 된다[15]. 다음에 관찰에서 얻은 정보를 토대로, 어떤 주의력 장애를 고려할 것인가를 정리한 후에, **표 4**에 있는 검사를 선택한다. 이와 같은 평가에서, 주의력 장애의 특징을 확실히 하고, 접근해 간다.

3) 주의력 장애에 대한 접근

접근은 우선 다른 고차 뇌기능장애와 마찬가지로, 환자 본인과 가족에게 주의력에 장애가 있는 점, 그것으로 인해서 일상생활에서 일어나기 쉬운 문제에 관하여 설명하고, 주의력 장애에 대한 자각을 격려한다. 그 후에 어떻게 대처하면 되는지에 관해서 구체적인 방법을 제시한다. 예를 들면, 침대 옆에서 얘기할 때는 TV를 끄거나 문을 닫고, 옆 침대와 보이지 않도록 커튼을 치는

표 4 주의력 장애 검사

시각 주의력검사	• 글자지우기검사(letter cancellation test) • 기호잇기검사(trail making test) • 스트룹검사(Stroop test) • 가나히로이 테스트 • WAIS—III(Wechsler adult intelligence scale third edition)의 부호문제
청각 주의력검사	• 등속 타고(打叩)테스트 • 수연산 • Audio Motor Method • PASAT (Paced auditory serial addition test)
종합적 주의력검사	• 표준 주의력 검사법(clinical assessment for attention : CAT)

등의 환경을 조성한다. 또 얘기뿐 아니라 문자나 그림을 사용하여 시각적으로도 강조하여 전달한다. 휴대전화나 팔목시계의 알람기능을 활용하여 스케줄에 관해서 주의를 환기시킨다. 집중할 수 있는 시간이 짧은 경우에는 적절히 휴식을 취하는 배려도 필요하다.

주의력 장애 자체의 개선을 목표로 하는 접근에는 최근, attention process training (APT)이 주목받고 있다. APT는 주의기능을 유지, 선택, 교대, 분할의 4가지로 나누어, 장애받는 기능을 집중적으로 치료한다. 예를 들면, 지속주의력 장애에는 여러 개의 숫자 중에서 정해진 숫자만 지우는 '글자 지우기 검사', 선택주의력 장애에는 글자 지우기 검사의 과제에 사선이나 격자모양을 그려 넣은 투명한 셀룰로이드를 위에 얹은 과제 등을 실시한다. 또 환자가 자신에게 주의를 하도록 하는 전략대치법이 있다.

d. 수행기능장애

1) 수행기능장애란

수행기능은 목적이나 목표가 있는 일련의 활동을 효과적으로 하는 데에 필요한 기능이다. 이 기능은 사람이 사회적 · 자립적 · 창조적 활동을 하는 데에 매우 중요한 기능으로, 언어, 기억, 행위, 인지 등의 고차 뇌기능을 제어하여 통합하는 기능이다. 수행기능은 ①목표의 설정, ②계획의 입안, ③목표를 향해서 계획을 실천하는 것, ④효과적으로 행동하는 것(자기감시능력, 자기수정능력)이라는 4가지 요소로 구성되어 있다.

수행기능은 언어장애나 뇌종양 등으로 인해서 전두엽 속 전두전영역이 손상되면 장애가 나타난다. 전두전영역은 기억과 깊이 관련되는 해마와 마찬가지로, 광범위한 뇌영역과 결합되어 있어서 손상을 입으면 다양한 증상을 나타낸다. 주요증상은 유연성, 계획성, 판단력, 능동성, 감수성의 저하이다. 즉, 의도적으로 계획적인 행동이 어려워지므로, 지금까지 그다지 경험한 적이 없는 상황에서는 계획적으로 행동하지 못하고, 즉흥적으로 행동하게 된다. 또 자기 행동의 결과를 올바로 평가하지 못한다. 따라서 행동을 적절히 수정하기도 어렵다. 또 목표를 장기적으로 유지하고, 그것을 향해서 행동을 적절히 조정하지 못할 뿐 아니라, 목표와는 관련 없는 일에 행동이 좌우되는 경우도 적지 않다. 그 밖의 증상에는 외부자극에 그만 유혹되어 버린다(도구의 강박 사용), 외부자극에 대한 반응이 저하된다(주의산만), 습관적인 행동에 끌려 다닌다, 상황에 따라 대응하지 못한다(보속), 스스로 적극적으로 동작을 시작하지 못한다, 능동적인 기억탐색능력(예

표 5 수행기능장애 검사

개념 · 세트의 전환	• Wisconsin Card Sorting Test • 수정 스트룹 검사(modified Stroop test)(part B) • 기호잇기검사(trail making test)(part B)
stereotype의 억제	• go／no go 과제
복수 정보의 조직화	• 하노이의 탑 • 미로과제 • 팅커토이 검사(Tinker toy test)
유창성	• 유창성평가(fluency test)
언어에 의한 행동의 억제	• 도박과제(gambling task)

: '가'로 시작하는 말을 가능한 많이 한다)의 저하, 복수정보나 과제를 동시에 처리하지 못한다, 계열동작을 구성하지 못한다, 타인의 기본을 헤아리지 못한다, 등이 있다.

2) 검사

수행기능장애검사는 전두전영역의 장애로 다양한 증상을 일으키게 되는 점에서, **표 5**에 나타낸 여러 가지 검사가 있다.

3) 수행기능장애에 대한 접근

수행기능장애에 대한 접근에서 우선 중요한 것은 겉으로 나타나지 않는 장애이므로, 본인은 본래 가족이나 주위사람에게 이해받기 어렵고, 때로 수행기능장애에 기인하는 문제를 환자 본인의 성격 문제로 간주하며, 환자를 차갑게 대하거나 꾸짖는 경우가 적지 않다는 것이다. 이와 같은 문제를 방지하기 위해서는 환자와 가족에게 증상을 설명하고, 환자에 대한 심리면에서의 지지가 중요하다. 그리고 수행기능장애의 개선을 목적으로 하는 접근에서는 인지 · 사고과정의 유연성이나 추상성을 개선할 목적으로, 예를 들면 '시'로 시작하는 단어, 특정한 카테고리(타는 것, 스포츠, 채소 등)에 속하는 단어, 특정한 물품(옛날신문, 빈통 등)의 사용법을 가능한 많이 알려준다. 또 신문기사의 요약이나 제목붙이기 등을 한다.

e. 실행증
1) 실행증이란

실행증은 지시받은 행위의 내용을 이해하고, 그 행위를 실행하려는 의욕도 있으나, 운동장애나 감각장애가 없거나 경미함에도 불구하고, 잘 수행하지 못하는 장애이다. 그리고 다른 고차 뇌기능장애에 비해서, 같은 행위라도 의식적인 상황이 자연스런 상황보다 증상이 쉽게 나타나는 '의도성과 자동성의 해리'가 큰 장애이다.

실행증은 증상이 발생하는 신체부위나 행위의 대상 유무 및 종류에 따라서 몇 가지로 분류된다. 즉, 습관적 · 상징적인 행위(예 : 안녕, 이리 온 이리 온, 군인의 경례 등)나 물품이나 도구사용의 몸짓 및 조작(이닦기, 자물쇠 채우기 등)이 서툴고 어색한 관념운동실행, 여러 개의 물품을 사용한 계열적 행위(성냥으로 초에 불을 붙이는 것 등)에서 실행순서를 잘못하는 관념실행이 있다. 이것은 모두 좌반구손상에서 나타나며 실어증이 합병되는 경우가 많다. 관념운동실행은 두 정엽 또는 전두엽병소에서 일어나며, 관념실행은 측두, 두정, 후두접합부 등의 후방병소에서 일 어나는 경우가 많다. 그 밖에는 젓가락의 사용이나 단추 끼고 빼기 등, 주로 손과 손가락행위가 서툴러지는 사지운동실행이 있다. 이것은 중심 앞 이랑 또는 중심 뒤 이랑의 병소에 의해서 일어 나며, 병소의 반대측 상지에 나타난다. 또 혀내밀기, 혀차기, 헛기침 등 입의 동작이 어려워지는 구부(口部)안면실행이 있으며, 이것은 좌반구 전방부의 병소에서 일어난다.

2) 검사

실행의 종합적인 검사법에는 표준 고차 동작성 검사가 있다. 또 WAB실어증검사의 일부에 실 행검사가 있다.

3) 실행에 대한 접근

실행에 대한 접근은 우선 실행은 환자 본인뿐 아니라 가족도 알기 힘들다는 점에서, 그 존재 와 일상생활에서 생기기 쉬운 문제에 관하여 이해를 하는 것이 중요하다. 그리고 일상생활에 필 요한 행위나 도구사용 등을 반복연습한다. 또 여러 개의 물품을 조작하는 복잡한 계열적 행위는 전동화된 도구(전동치솔, 전기면도기 등)를 사용하거나 단순한 행위로 치환하고, 또 순서를 작은 단계로 나누어, 그것을 언어화하여 단계적으로 실행하도록 한다.

f. 실인증
1) 실인증이란

실인증이란 예를 들면, 시각이라는 하나의 감각을 통해서 제시한 대상물을 인지하지 못하는 장애이다. 따라서 시각 이외의 감각양식을 통하면 대상물을 인지할 수 있다. 실인증에는 감각양 식에 따라서, 시각실인증, 청각실인증, 촉각실인증 등이 있다. 또 잘 알고 있는 사람의 얼굴을 알지 못하는 안면실인증과 같은 특정한 카테고리에 속하는 실인도 있다. 다음에 비교적 흔히 볼 수 있는 편측 공간무시에 관하여 기술하였다.

(1) 편측 공간무시

편측 공간무시는 대뇌반구 손상의 반대측 자극에 주의를 기울이지 못하는 증상으로, 대부분 우반구 손상 후에 일어나는 좌반측 공간무시이다. 왼쪽의 식사를 남기거나, 이동할 때에 왼쪽 물 건에 부딪히는 등, 일상생활에서 큰 장애가 된다. 병소는 두정엽, 후두엽 내측면 외에 전두엽에 서 일어나기도 한다. 기본적 검사법에는 BIT 행동성 무시검사 일본판이 있다.

편측 공간무시에 대한 접근은 검사과제를 통해서 편측무시를 확인시킨 후에, 왼쪽에 항상 주 의를 기울이도록 구두로 지시하거나, 일정간격으로 울리는 알람을 치우고, 좋아하는 물건이나 돈, 또는 손자 등 소중한 사람의 사진을 놓으며, 환자 자신이 왼쪽 상지를 건강한 쪽 손으로 어루 만지는 것도 좋다. 또 휠체어에서 침대로 이동할 때에 왼쪽 브레이크의 잠금이나 발받침대를 올 리지 않은 경우에는, 왼쪽 브레이크나 발받침대에 노란색 테이프를 붙여서 눈에 띄게 하거나, '좌우 브레이크, 발받침대 OK'라고 자신의 행동을 언어적으로 확인하도록 치료한다.

표 6 인두기에서의 흡인의 방어기능

1. 인두폐쇄	① 후두거상 ② 후두개하강 ③ 후두전정폐쇄(후두개 기부 비후 · **피열연골** 전방경사 · 가성대 폐쇄) ④ 성문폐쇄
2. 연하압상승	① 구강인두폐쇄(설근부와 인두후벽의 접촉) ② 비인강폐쇄 ③ 후두폐쇄 ④ 인두후벽수축
3. 식도입구부 열림	① 후두거상 ② 윤상인두근이완

표 7 인두기에서의 주요 문제점

	원인
연하반사의 지연 및 장애	① 하악 · 구순폐쇄부전 ② 혀의 음식덩어리 보내기 장애 ③ 연하반사를 야기시키는 감각수용기 장애, 등
연하 후 음식덩어리 인두내 잔류	① 후두개 반전장애(후두개곡 잔류) ② 후두 거상부전 또는 윤상인두근 이완부전으로 인한 식도입구부 열림장애(조롱박오목 잔류) ③ 인두내압 상승부전, 등
후두침입 및 흡인	① 연하반사지연 ② 후두폐쇄부전 ③ 성문폐쇄부전 ④ 식도입구부 열림장애, 등

2 섭식 · 연하장애에 대한 접근

1) 섭식 · 연하장애란

　　뇌종양 및 그것에 대한 외과적 치료 등으로 섭식 · 연하에 관여하는 뇌신경(3차신경, 안면신경, 설인신경, 미주신경, 설하신경)이 직접적 또는 간접적으로 손상되면 섭식 · 연하장애가 일어난다. 또 뇌종양이 진행됨에 따라서 의식이나 전신상태가 저하되는 경우에도 섭식 · 연하장애가 생긴다. 뇌종양이 원인인 섭식 · 연하장애는 뇌혈관장애로 인한 것과 마찬가지로, 음식의 전송로의 형태 그 자체의 이상이 아니라, 전송기능에 문제가 생긴 동적 연하장애이며, 병태 및 접근도 뇌혈관장애로 인한 섭식 · 연하장애와 공통점이 많다.

　　섭식 · 연하장애의 증상은 주로 섭식 · 연하과정인 선행기, 준비기, 구강기, 인두기에 나타나는데, 여기에서는 흡인과 결부되는 인두기 증상을 중심으로 기술하였다. 인두기는 연하반사가 야기되어, 음식덩어리를 인두에서 식도로 보내는 과정인데, 중요한 것은 흡인을 방지하는 기능이 작용하여 안전하게 연하시키는 것이다(**표 6**). 이 기능의 일부가 손상되면 흡인의 위험이 높아진다. **표 7**은 인두기에 흔히 볼 수 있는 증상과 그 원인이다.

표 8 섭식 · 연하장애의 평가

1. 주의깊은 관찰 　　숨 막힘의 유무, 기침의 유무, 목소리의 질, 구음 등 2. 신경심리학적 검사 　　의식수준, 고차 뇌기능 3. 선별검사 　• 반복 삼키기 검사 　　30초 동안에 두번 이상 할 수 있으면 정상 　• 물마시기 검사 　　물을 1 mL → 1.5 mL → 5 mL → 10 mL → 15 mL → 공기 　　→ 찻잔 · 컵 순으로 마시게 한다 　• 청색염료 검사 　　기관절개, 캐뉼라를 장착하고 있는 환자에게 실시 　• 경부청진법 4. 정밀검사 　• 내시경적 연하검사, 비디오투시 연하검사 등

표 9 신체기능평가

신체소견	• 영양상태, 탈수, 발열, 호흡 · 순환동태, 위장증상 • 구강 · 인두점막의 상태(오염, 건조, 궤양, 염증), 구취 • 치아(의치의 적합, 우치), 치육(출혈, 종창)
임상검사	흉부X선, CT, MRI, 백혈구, 빈혈, 알부민, CRP
신경학적 소견	• 의식수준, 고차 뇌기능 • 뇌신경 　3차신경 : 교근, 구강 · 혀의 지각 　안면신경 : 안면의 운동, 미각 　설인 · 미주신경 : 인두 · 연구개운동, 후두거상, 발성, 미각, 인두의 지각 　설하신경 : 혀의 운동 • 구음장애, 구강 · 인두의 반사, 호흡관리, 운동마비, 지각장애

2) 검사

　　검사는 경구섭취의 시작이나 섭식조건의 확정, 치료방법을 결정하기 위해서, 가능한 빠른 단계에서 해야 하므로, 베드사이드에서도 실시 가능한 항목부터 시작하고, 필요에 따라서 연하내시경이나 비디오투시 연하검사(videofluoroscopic examination of swallowing)로 진행한다(표 8, 9). 이와 같은 검사를 통해서, 섭식 · 연하장애의 기전을 해부학적, 생리학적으로 확인하여, 접근방법을 결정한다. 예를 들면, 비디오투시 연하검사 등에서 흡인이 확인되는 경우는, 왜 흡인하는지, 어떻게 하면 흡인을 방지할 수 있는지를 흡인의 방어기구(표 6)에 비추어 해부학적, 생리학적으로 밝혀 간다.

3) 섭식 · 연하장애에 대한 접근

　　섭식 · 연하장애에 대한 접근에는 구강관리, 간접치료, 직접치료, 흡인성폐렴의 예방, 가족지도 · 환경조정으로 크게 나눈다.

(1)간접치료

　　간접치료는 섭식 · 연하와 관련된 기관에 음식을 사용하지 않고 자극을 주거나, 운동을 하게 하여, 간접적으로 장애를 받는 기능을 개선하는 치료이다. 여기에는 먹기 전에 하는 준비체조적

표 10 간접연하치료의 내용

1. 섭식 · 연하기능 전반에 대한 치료	경부 · 어깨운동, 유연성(relaxation) 등
2. 구강기장애에 대한 치료	① 하악운동치료 ② 구순협부운동치료 ③ 설운동치료(설스트레칭, 설첨 · 설배거상치료) ④ 구음치료, 등
3. 인두기장애에 대한 치료	① 목의 아이스마사지 ② 후두거상치료 ③ 호흡치료 ④ 발성치료 ⑤ 해수치료 ⑥ 윤상인두근의 열림(멘델존법) ⑦ 풍선확장법, 등

인 치료도 포함한다. 또 직접치료에 앞서 대체자세나 대체연하법을 습득하는 치료이기도 하다. 또 직접치료를 시작한 후에도 계속 하고, 연하 단계의 향상을 위해서 중요하다. 간접치료는 음식을 사용하지 않는 치료이므로, 타액 등의 분비물이 흡인될 위험이 없으면, 경구섭취가 불가능한 중증증례에서도 실시할 수 있다. **표 10**에 간접치료의 내용을 정리하였다. 각 치료의 상세한 내용은 'Ⅱ-2-2, 섭식 · 연하장애, 발성장애에 대한 접근' p88을 참조하기 바란다.

(2)직접치료

　　직접치료는 음식을 사용하는 치료로, 남아 있는 기능을 효과적으로 활용하여 가능한 흡인이나 음식덩어리의 인두내 잔류를 줄이면서 먹게 하여, 섭식 · 연하기능을 개선하는 것이다. 또 장애를 받는 기능을 보충하기 위해서, 음식물의 형태, 자세, 한입섭취량, 연하수기(반복삼킴, 번갈아 삼킴, 노력삼킴 등), 보조방법 등을 검토하며 섭식하는 보상적 치료도 포함된다.

(2)-1 치료 시작의 기준

　　직접치료는 음식을 사용한 치료로 흡인으로 인한 폐렴이나 질식의 위험이 따르므로, 치료 시작을 위해서는 다음의 기준을 충족해야 한다.

　　①의식수준이 청명하거나 각성[Japan coma scale (JCS) : 1행]하고 있을 것. 또 각성 수준의 변동이나 쉬피로성에도 주의한다.

　　②전신상태가 안정되어 있을 것. 즉, 맥박, 혈압, 체온, 호흡상태 등이 안정되어 있을 것, 및 C반응성 단백(CRP) · 백혈구 · 경피적 동맥혈산소포화도(SpO_2) 등의 검사결과가 안정되어 있는지를 확인한다.

　　③타액을 삼킬 수 있고, 타액의 구강내 잔류로 인한 다량의 침흘림이 없으며, 또 인두내 잔류로 인한 타액의 흡인으로 숨 막힘이나 습성 쉰목소리가 없을 것. 또 잦은 흡인을 필요로 하지 않는 것도 중요하다.

　　④구강내가 청결해야 한다.

(2)-2 섭식 · 연하치료의 진행법

　　섭식 · 연하치료의 진행법은 의식수준의 저하나 전신상태가 불안정한 경우는 구강케어와 간접치료를 중심으로 한다. 의식수준이나 전신상태가 개선되어 직접치료의 시작 기준을 충족시키는 단계가 되면, 구강 관리 및 간접치료에 추가하여, 검사 · 평가를 토대로 흡인의 위험이 가장 적은 안전한 섭식조건을 설정하고, 직접치료를 시작한다.

(2)-3 음식형태

안전한 섭식조건의 설정에는 우선, 어떤 음식형태로 시작하는지를 검토한다. 섭식·연하장애자의 대부분은 연하반사 지연, 연하 후 음식덩어리의 인두내 잔류가 보이므로, 인두내를 천천히 흘러서 잘 확산되지 않는 페이스트상 또는 젤리상으로 시작한다.

(2)-4 자세

자세는 식도가 기관보다 뒤에 있다는 해부학적 관계 때문에, 몸을 뒤로 기울인 자세가 흡인을 일으키지 않아 안전하다고 하지만, 앉은 자세가 오히려 안전할 수가 있으므로 주의해야 한다. 체간후경위의 각도는 30°, 45°, 60°로 환자의 증상에 맞추어 정한다. 목은 앞으로 구부린 상태가 연하반사를 일으키기 쉬워서 잘 흡인되지 않는 자세이다. 목을 앞으로 구부리면 후두개가 넘어지면서 후두개곡의 공간이 넓어져서 음식물이 쉽게 저류되어, 연하반사도 잘 일어나게 된다. 또 경부 전굴위에서는 시선이 아래로 향하므로 여분의 자극이 잘 들어오지 않게 되어, 연하의 의식화에도 효과적이다. 또 경부에서는 음식물의 식도입구부의 통과에 좌우차가 있는 경우나 연하 후에 음식물의 인두내 잔류가 있는 경우에는 목 회전과 전방 굴곡 자세가 인두내 잔류제거에 효과적이다. 목 회전과 전방 굴곡 자세는 음식물의 식도입구부의 통과에 좌우차가 있는 경우는 통과가 나쁜 측으로 목을 돌리면서 전굴한다. 또 연하 후에 음식물이 인두 내에 잔류하는 경우는 좌우로 목을 돌려서 전굴한다. 또 처음부터 돌리면 흡인하는 수가 있으므로, 처음에는 정면에서 연하한 후에 돌리면 된다.

(2)-5 한입량

한입량은 너무 많으면 인두내 잔류가 많아져서 흡인의 위험이 높아지고, 너무 적어도 연하반사가 잘 일어나지 않으므로, 환자의 연하능력에 맞추어 조정한다.

(2)-6 삼킴법

삼킴법은 음식물의 인두내 잔류가 보이는 경우에는 반복삼킴, 노력삼킴, 멘델슨법 등을 한다. 또 반복삼킴을 할 때에 2회째 이후에 연하반사가 잘 일어나지 않을 때는 0.5~1 mL 정도 극소량의 냉수나 젤리를 사용한 번갈아 삼킴이 효과적이다. 흡인의 위험이 높은 경우에는 성문폐쇄삼킴, 후두폐쇄삼킴, 노력삼킴 등을 한다.

(2)-7 치료의 실제

실제로 직접치료를 하려면, 우선, 구강내를 청결하게 적신 상태로 하며, 흡인을 방지하기 위해서 구강인두의 아이스마사지나 극소량의 냉수 등으로 반복해서 연하반사를 일으킨 후에 시작한다. 치료 중에는 항상 환자의 표정, 호흡상태, 목소리의 질, 경부청진에 의한 호기의 상태, 숨막힘이나 헛기침의 유무, SpO_2의 수치 등에 세심한 주의를 기울인다. 그리고 기본적으로 걸쭉한 물이나 젤리 등을 1일 1회, 20~30 mL 정도의 섭취로 시작하고, 생체신호에 문제가 없는 것을 확인한 후에, 이른바 연하식Ⅰ(대부분의 경우 젤리식)을 1일 1식부터 시작하며, 단계적으로 연하식 및 식사횟수를 늘려가면서, 자세나 음식형태 등의 섭식조건을 올린다.

흡인성폐렴의 예방에는 흡인하면 반드시 폐렴이 되는 것이 아니라, 흡인의 양 및 내용, 흡인물의 객출력, 체력 및 면역력 등이 영향을 미치므로, 치료에 수반하는 흡인을 최소로 줄여야 한다. 구강을 관리하고 위식도역류를 예방하여 흡인을 방지한다. 객출력이나 체력 및 면역력을 높여서 방어기능을 활성화하는 등의 대책을 세워야 한다.

　가족교육 · 환경조정도 중요하며, 가족교육에 관해서는 예를 들어, 환자 본인 및 가족에 게 비디오 삼킴 투시 검사 영상을 보여주고, 연하장애를 정확히 이해하게 하여, 식사보조의 장면 등에서 적절히 대응하도록 교육한다. 또 환경조정은 환자가 먹는 것에 집중할 수 있는 환경이나 식기의 선택(작고, 평편하고, 얇고, 잡기 쉬운) 등을 고려한다.

　마지막으로, 뇌종양 악화로 섭식 · 연하기능이 저하되는 수가 있으므로, 식사장면을 주의 깊게 관찰하고, 생체신호을 체크하며, 필요하면 비디오 삼킴 투시 검사 등을 실시하여 평가하면서, 연하기능의 상태에 맞춘 안전한 섭식조건을 설정하는 것이 중요하다.

문헌

1) 辻 哲也 (편) : 실천 ! 암재활. Medical Friend사, 2007
2) 辻 哲也, 里宇明元, 木村彰男 (편) : 암재활. 금원출판, 2006
3) 本田哲三 (편) : 고차 뇌기능장애의 재활. 제2판, 의학서원, 2010
4) 일본언어요법사협회 학술지원국전문위원회 실어증계 (편) : 언어치료사를 위한 실어증치료가이던스. 의학서원, 2000
5) 中村裕子 : 실어증. 일본언어요법사협회(편) : 언어청각요법-임상 매뉴얼. p.43, 협동의서출판, 1992
6) 鹿島晴雄, 種村 純 (편) : 알기 쉬운 실어증과 고차 뇌기능장애. 영정서점, 2003
7) 佐野洋子, 加藤正弘 : 뇌가 언어를 되찾을 때-실어증 카르테에서. NHK Books, 일본방송출판협회, 1998
8) 鹿島晴雄, 加藤元一郎, 本田哲三 : 인지재활. 의학서원, 2004
9) 出鳥 重, 河村 滿 : 신경심리학의 도전. 신경심리학 컬렉션, 의학서원, 2000
10) 出鳥 重 : 신경심리학 입문. 의학서원, 1985
11) 石合純夫 : 고차 뇌기능장애학. 의치약출판, 2003
12) 出鳥 重, 早川裕子, 博野信次 외(편) : 고차 뇌기능장애 마에스트로시리즈①-기초지식의 에센스. 의치약출판, 2007
13) 鈴木孝治, 早川裕子, 種村留美 외(편) : 고차 뇌기능장애 마에스트로시리즈③-재활평가. 의치약출판, 2006
14) 鈴木孝治, 早川裕子, 種村留美 외(편) : 고차 뇌기능장애 마에스트로시리즈④-재활개입. 의치약출판, 2006
15) 先崎 章, 枝久保達夫, 星 克司 외 : 임상적 주의평가 스케일의 신뢰성과 타당성 검토. 종합재활 25 : 567-573, 1997
16) 藤島一郎 : 뇌졸중의 섭식 · 연하장애. 金子芳洋, 千野直一 (감수) : 섭식 · 연하재활, 의치약출판, 1998
17) Logemann JA, Kahrilas PJ, Kobara M, et al : The benefit of head rotation on pharyngoesophageal dysphagia. Arch Phys Med Rehabil 70 : 767-771, 1989
18) Logemann JA (저), 道 健一, 道脇幸博 (감역) : Logemann 섭식 · 연하장애. 의치약출판, 2000
19) Murrary J : Manual of Dysphagia Assessment in Adults. Singular Publishing Group, INC., San Diego, London, 1999

(羽飼富士男)

2. 두경부암

1. 두경부암의 특징 · 치료 · 재활의 개요

요점

① 두경부암의 약 90%는 지나친 흡연, 음주습관, 구강 비위생으로 인한 한 편평세포암종이며, 동일 관강계의 다발 병소를 종종 볼 수 있다.

② 두경부암 수술 후에는 구강기관이나 인두, 후두의 해부학적 구조가 크게 변하므로, 재활치료 시에는 두경부영역의 기능적 해부 및 수술 방법에 대하여 숙지한 후 환자별 기능 장애 따른 재활 목표를 수립해야 한다.

③ 두경부암 치료 후의 장애에는, 구강암 · 인두암수술 후의 구음 · 연하장애, 후두절제술 후의 발성 장애, 방사선치료 후의 연하장애 등이 있다. 치료 전이나 치료 후 조기 재활치료를 통하여, 흡인성 폐렴의 예방, 원만한 경구섭취나 의사소통수단의 확립, 후유장애에 대한 환자의 불안을 경감시키는 것이 환자의 삶의 질 향상에 큰 역할을 한다.

④ 경부림프절 절제술 후에는 부신경의 손상으로 승모근의 완전 또는 부전마비를 일으키고, 어깨 쳐짐, 익상견갑, 견관절 굴곡 · 외전의 가동영역제한, 어깨의 통증이 발생하고, 이차적 견관절의 염증이나 구축이 진행되어, 환자의 삶의 질이 저하될 수 있으므로, 재활의 역할이 크다.

두경부암은 두부, 안면, 경부에 생기는 악성종양의 총칭이다. 쇄골 · 흉골보다 상부에서 두개저까지의 범위이지만, 중추신경계(뇌 · 척수) 및 안와내에서 발생하는 악성종양은 제외한다. 두경부암은 일본의 암환자의 약 5%를 차지한다[1]. 부위별로 보면, 비강 · 부비강 6.9%, 상인두 3.8%, 중인두 12.1%, 하인두 16.3%, 구강 35.8%, 후두 25.0%, 타액선 0.1% 이하였다(두경부 악성종양 전국등록 2001년도)[2].

두경부암의 약 90%는 편평상피암이며, 성별은 남성에게 많다[2]. 발암의 요인으로는 흡연, 음주, 구강 비위생 등을 들 수 있다. 편평상피암은 흡연이나 음주 등의 장기간 노출이 원인인 경우가 많아서, 동일 관강계 광역발암을 종종 볼 수 있다.

임상증상은 각 암의 발생부위 및 인접장기로의 침윤, 경부림프절전이에 의한 증상이 주로 나타난다. 기도의 증상에는 코막힘 · 코피(부비강암, 상인두암), 쉰목소리(초기 후두암, 진행된 하인두암), 식도의 증상에는 구강내의 통증(구강암), 인두의 이물감이나 통증(중인두암, 하인두암)이 많다.

또 두경부암은 초진시에 경부림프절전이가 있는 경우가 많으며, 경부의 멍울을 주소로 의료기

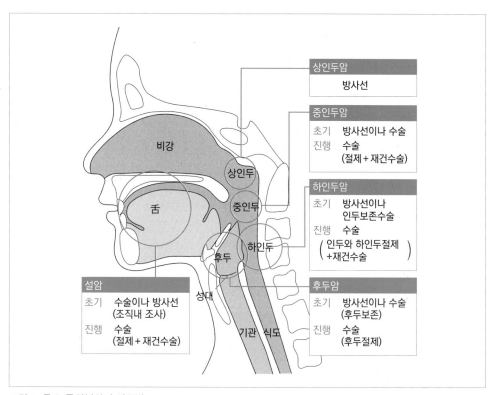

그림 1 주요 두경부암과 치료법
치료법은 일반적인 기준이며, 암의 진행도나 부위 등에 따라서 여러 가지 선택이 있다.

관을 찾는 경우를 종종 볼 수 있다.

1 두경부암의 진단

원발 암의 대부분은 시진이나 후두경의 검사로 진단한다. 그 후, 조직형을 결정하기 위해서 조직검사를 한다. 원발 암의 진행범위의 평가는 CT나 MRI로 한다. 경부림프절전이의 평가는 촉진 및 초음파, CT 등으로 한다.

앞에서 기술하였듯이, 두경부암에는 동일 관강계 다발 병소가 많으므로, 지나친 흡연, 음주력이 있는 환자의 경우 인두암, 후두암 등 다른 두경부영역의 암의 유무를 주의하여 관찰하고, 폐 CT, 식도 · 위내시경을 반드시 한다[3].

2 두경부암의 치료

근치치료의 방법에는 수술, 방사선치료 및 방사선과 항암제의 동시병용요법의 3가지가 있다(**그림 1**).

a. 방사선치료

후두암 중에서도 특히 성문암은 경부림프절전이, 원격전이를 일으키는 경우가 적어서, 조사부

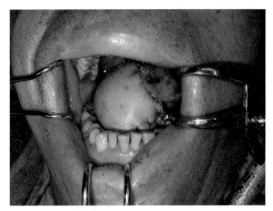

그림 2 혀 절제술, 유리복직근 피판술 후

위도 후두에 국한하여 시행하며, 쉰목소리의 회복도 기대할 수 있어서, 방사선치료의 가장 좋은 적응이다. 초기암이면 근치율이 높다.

상·중인두암에는 저분화형 편평상피암이 많아서, 방사선치료의 효과가 높다. 경부림프절전이도 방사선치료만으로 소실되는 경우가 많다. 한편, 하인두암은 2 cm 이내이면 방사선치료만으로 근치를 기대할 수 있다[3].

b. 수술

방사선치료만으로 근치가 불가능한 암이 대상이 된다. 구강암, 중인두암 중에서도 중~고분화형 편평상피암, 진행된 하인두암, 진행된 후두암, 선암인 갑상선암·타액선암 등을 들 수 있다.

1) 설암

구강암의 약 60%를 차지하는 설암은 방사선감수성이 적어서, 대부분의 경우, 수술단독으로 치료한다. 혀의 반절제까지는 식사나 대화에 큰 지장을 초래하지 않는다. 또 절제범위가 커지면, 구강저근군까지 절제해야 하므로, 유리복직근 피판 등을 사용한 재건술이 필요해지는데, 혀 전절제술을 하여도 후두를 통해서 대화가 가능하다. 단, 혀의 가동성이 제한을 받아 명료도가 낮아서, 수술 후 재활이 필요하다(**그림 2**).

2) 후두암

초기암에서는 방사선치료로 근치를 기대할 수 있지만, 방사선치료 후의 재발이나 방사선치료에 대응하지 않는 경우에는 수술의 적응이 된다. 후두 전방에 종양이 국한되어 있는 증례는 후두부분절제의 좋은 적응이다[3]. 성대의 전방을 갑상연골째 절제하고, 경부의 피부로 창상을 일단 후두피부쪽으로 구멍을 내어 몇 개월 유착시킨 후, 국소마취하에서 후두피부루를 폐쇄한다. 성대는 온존하여, 발성이 가능하다.

후두부분절제가 불가능해진 진행성 암에서는 후두전절제술을 한다. 후두전절제술에서는 영구기관절개술을 통하여, 식사와 기도가 독립된 경로가 되고, 성대는 절제되어 발성장애가 생긴다(**그림 3**).

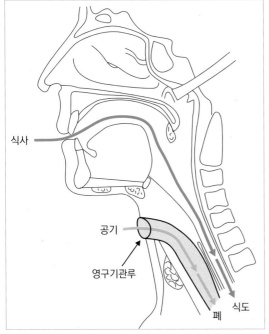

그림 3 후두전적술 후

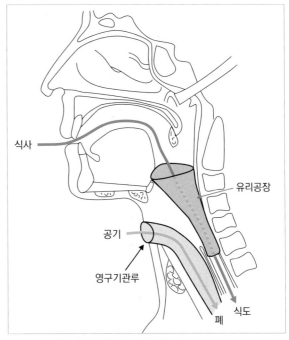

그림 4 하인두 후두 경부식도전절제술 후

3) 하인두암

초진 시에 후두까지 진행되어 있는 있는 진행성 암이 많으므로, 하인두 전절제술에 추가하여 인두전절제술이 필요한 경우가 많다. 영구 기관삽관술을 통하여, 식사와 기도가 독립된 경로가 되고, 성대는 절제되어 음성소실이 된다. 또 배측(背側)의 하인두점막까지 절제하므로, 식사의 경로에 장경 10 cm 정도의 결손이 생기게 된다. 결손 부위에는 절제한 소장을 단단문합한다(**그림 4**). 소장의 미세혈관 문합도 필수이다. 이 수술식을 하인두 후두 경부식도전절제술이라고 한다.

c. 방사선과 항암제의 동시병용요법

상악암에서는 귀 앞부분의 얇은 관자동맥에서 종양으로 들어가는 상악 동맥에 튜브를 유치하고, 항암제를 국소로 흘려보내면서 방사선치료를 한다. 이 때, 수술도 병용하는 경우가 많다.

후두암이나 하 · 중인두암은 수술의 적응이 되지만, 합병증 등으로 수술이 어려운 경우나 환자가 암의 근치보다 후두보전술을 강하게 희망하는 경우에 실시한다[3].

3 재활의 개요

두경부암의 치료는 암의 진행도나 부위에 따라서 다양하다. 초기암은 방사선치료로 근치되기도 하지만, 진행성 암은 확대절제가 필요하며, 절제범위나 절제부위에 따라서, 유리복직근피판, 유리전완피판, 유리공장피판 등에 의한 동시재건이 시행된다. 편측 또는 양측 경부림프절곽청도 시행되는 경우가 많다.

수술 후에는 구강기관이나 인두, 후두의 해부학적 구조가 크게 변화하여, 연하장애나 구음장애, 후두전절제술 후의 발성장애, 경부림프절곽청 후의 부신경마비 등, 여러 가지 기능장애가 생긴다. 수술 후에 방사선치료를 하는 경우에는 타액의 감소, 구강이나 인두의 점막염, 미각저하 등으로 연하기능이 악화될 수 있다. 또 경부림프절 절제술 부신경이 손상되면, 승모근이 마비되어, 견굴곡 · 외전장애나 익상견갑이 생긴다[4].

안면의 결손, 기관절개공 등의 심미적인 문제와 함께, 사회 참여가 제한되기 쉽고 생명예후나 기능장애 때문에 불안이나 우울상태에 빠지기 쉬운 점에 주의하는 등 포괄적 접근이 요구된다.

4 구강암 · 중인두암 수술 전 · 후

a. 장애의 개요

설암을 비롯한 구강암수술 후에는 혀의 운동장애 때문에 음식물의 저작, 형성, 인두로의 이송이라는 구강기의 연하장애 및 구음장애가 확인된다. 혀의 반 이하의 절제로, 절제범위가 혀에 국한되어 있어서, 혀 절제면을 단순 봉합한 경우에는 연하 · 구음장애가 가볍게 발생한다.

한편, 혀의 반 이상이 절제된 경우에는 복직근피판 등으로 재건이 시행되는데, 혀에 의한 이송이 음식물의 형성으로 장애를 받게 되고, 잔존혀와 구개가 접촉하지 않아서, 음식물을 통제할 수가 없다. 절제범위가 혀에 국한되어 있는 환자는 인두나 후두의 기능이 유지되고 있어서, 연하장애 발생의 위험성이 낮으므로, 액체나 유동식상태인 것은 경부를 후방으로 기울여 중력을 사용하면서 인두로 보내게 된다(dump and swallow)[5].

구음장애는 혀의 절제범위가 커질수록 혀의 부피가 작아지고, 그 움직임도 제한되어, 발어 · 발화명료도가 저하된다. 타액이 저류되면 명료도가 더 저하되고, 인두까지 절제범위가 미쳐서, 개비음(開鼻聲 : 날숨이 코로 빠져서 나는 소리)이 현저해지면 명료도가 더욱 저하된다.

구강저의 부분절제술뿐이면, 하악골변연절제를 병용하는 경우라도, 혀의 운동성이 유지되고 있어서 기능장애가 극히 경도이다. 한편, 구강저전방부의 복합수술(하악구역절제, 설부분절제, 경부림프절 절제술 등과의 합병)에서는 재건의 방법, 혀의 절제범위, 설골상근군의 절단의 유무에 따라서 섭식 · 연하장애의 정도가 여러 가지이다.

한편, 중인두에는 해부학적으로 상벽(연구개, 구개수), 전벽(설근, 후두개곡), 측벽(구개편도, 전 · 후구개궁), 후벽(인두후벽)이 포함되어 있어서, 암이 중인두에 미치면, 종양의 절제범위, 재건 방법, 설골상근군의 절단의 유무에 따라서, 비인강폐쇄부전, 후두거상의 장애나 식도입구부의 개대부전 등 여러 가지 인두기의 장애가 생겨서, 연하장애를 일으킨다. 음식물이 인두를 통과하려면 설근과 인두벽의 협조운동이 필요하므로, 설근의 작용이 중요하다. 설전절제술과 조금이라도 설근이 남아 있는 경우의 연하나 구음장애의 정도에는 큰 차이가 있다[6].

b. 수술 전 · 후 재활의 흐름

그림 5는 수술 전 · 후 재활의 흐름이다. 수술 전에는 여러 직종의 다학제 컨퍼런스를 통하여, 예정수술식이나 수술 후의 기능장애를 검토한다. 수술 전 진찰과 평가를 한 후, 재활의학과 전문의는 수술로 상실한 기능이나 장애가 예상되는 기능, 기능회복의 가능성이나 한계, 수술 후 재활의 진행방법에 관해서 설명한다. 언어치료사(speech therapist, ST)는 섭식 · 연하기능 및 구음기

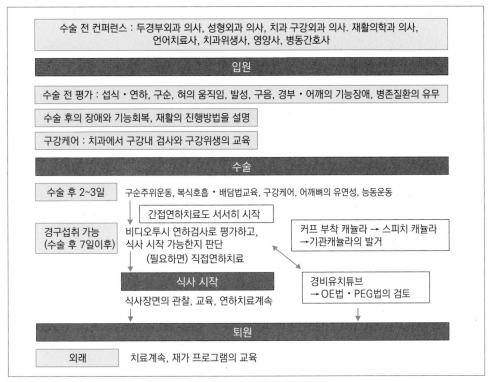

그림 5 구강암 · 중인두암의 (연하장애에 대한) 수술 전 · 후 재활

능에 관해서 수술 전 평가를 하고, 수술 후의 구체적인 재활 내용을 설명한다[7].

수술 후에 가능한 조기부터 시작하여, 수술부위의 상태에 맞추어 치료를 진행한다. 수술 후 7일 정도가 되면, 수술부위의 상태도 가라앉아서 경구섭취도 가능해지므로, 비디오투시 연하검사 (videofluoroscopic examination of swallowing)를 시행하여, 경구섭취가 가능한지를 판단한다.

기관캐뉼라(특히 커프 부착 캐뉼라)는 연하시 후두거상을 제한하여, 연하에 불리한 요인이 될 수 있으므로, 가래의 양이 줄어, 호흡상태가 안정되고, 수술 부위 부종도 줄어들어서 상기도의 협착으로 인한 질식의 위험이 없어지면, 기관캐뉼라는 커프 부착 캐뉼라에서 스피치 캐뉼라로 변경하고, 가급적 신속히 발거한다.

수술부위의 배액관 제거 · 봉합사 제거가 끝날 무렵에는 더욱 적극적인 재활이 가능하다. 이 시기에는 식사의 형태가 아직 일반식이 아니지만, 주요 영양섭취의 수단으로 경구섭취를 하는 경우가 많다. 그러나 연하장애가 중증으로 흡인성폐렴의 위험 때문에 직접 연하치료까지 식사를 시작하지 못하거나, 식사를 하더라도 섭취량이 부족한 경우에는, 주요 영양섭취의 수단으로 경구섭취가 가능한지, 또 어느 정도 기간이 필요한지 판단해야 한다.

비디오투시 연하검사 소견에서 연하기능의 상태나 수술 후의 치료경과에 따라 기능예후를 예측하고, 주요 영양섭취의 수단으로써 경구섭취만으로 가능해지기까지 시간이 걸릴 것으로 예측되는 경우에는 간헐적 경관영양법 [간헐적 구강식도경관영양법(intermittent oro-exophageal tube feeding : OE법) 등], 또는 경피내시경하 위루술(percutaneous endoscopic gastrostomy : PEG법) 중에서 선택한다.

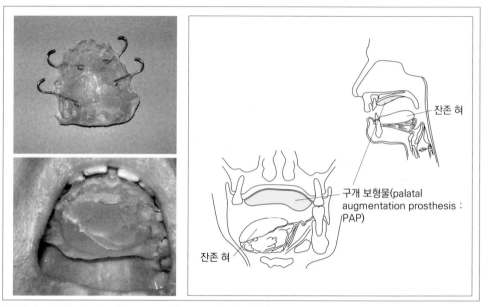

그림 6 구개 보형물(palatal augmentation prosthesis : PAP)

 구음이나 연하장애의 개선을 목적으로 하는 구개 보형물(palatal augmentation prosthsis, PAP)(**그림 6**)이나 연구개거상장치(palatal lifting prosthesis, PLP)등의 치과보철장치도 기능향상에 큰 역할을 하므로, 그 적응에 관해서 치과 · 구강외과의와 상담한다. 이 보철물은 연하나 구음에 나쁜 버릇이 생기기 전, 즉 수술 후 4~6주 이내에 제작할 것을 권장한다[5].

 퇴원 전에 연하장애나 구음장애가 잔존하는 경우에는 외래에서 재활을 계속한다. 연하장애는 회복 가능성이 있으므로 외래에서도 비디오투시 연하검사를 정기적으로 하여, 음식형태의 향상이나 걸쭉한 식사의 필요성, 자세나 한입량 등의 대상수단을 재검토한다.

 구음장애는 혀의 반 이상(특히 전적이나 아전적)을 절제한 환자일수록 치료를 거듭해야 한다. 특히 복직을 희망하는 경우에는 앞으로의 대략적인 회복의 전망(어느 정도까지 구음기능이 회복되는지, 어느 정도 기간이 걸리는지)을 설명한 후에, 환자와 서로 의논하면서, 치료횟수나 기간, 목표를 설정하여 치료에 임한다.

c. 재활의료의 효과

 수술 전이나 수술 후 조기부터의 재활의 개입은 흡인성 폐렴을 예방하면서 원활하게 경구섭취를 확립하고, 발화의 기능을 향상시키는 등 의사소통의 능력을 향상시키는 데에 중요한 역할을 담당하고 있지만, 두경부암의 치료 후의 경과에 관해서는 연하장애나 발화장애의 회복에 필요한 치료 내용이나 치료기간을 결정하기 위한 충분한 근거는 아직 없다.

 구강 · 인두의 편평상피암수술 후의 발화나 섭식 · 연하장애의 발생률에 관해서는 독일의 다기관 임상연구를 통한 대규모 조사의 연구 결과가 있다[8]. 근치술 후 6개월 이상 경과한 3,894명의 환자에게 설문지를 발송하여, 1,334명(34.3%)의 회신을 받았다. 평가에는 암환자의 삶의 질의 표준 평가척도인 EORTC QLQ-C30 및 QLQ-H & N35 (the European Organization for Research and Treatment of Cancer, Core 30 questionnaire 및 head & neck cancer module)를 사용하였다. 수술 후부터의 평균기간은 43.6개월(표준편차 33.6개월), 발화의 장애는 851명(63.8%), 연하장애는 1,006명(75.4%)으로 높은 비율로 확인되었다. 또 방사선요법의 병용, 진행된 병기 및 구강저암에서는 장해의 발생률이 더 높아서 한층 더 주의가 필요하다는 것을 나타냈다.

한편, 시기에 따른 변화에 관해서는 스웨덴과 노르웨이의 다기관연구의 보고가 있다[9]. 357명의 두경부암환자(구강 · 인두 · 후두 · 코 · 동(洞) · 타액선 등)에게 치료 시작 후(수술, 방사선요법, 화학요법, 무치료) 1, 2, 3, 6, 12개월에 설문조사를 실시했다. 12개월 후에는 280명이 생존하였고, 그 중 218명에게서 회신을 얻었다(78%). 평가에는 독일의 조사와 마찬가지로, EORTC QLQ-C30 및 QLQ-H & N35를 사용하였다. 결과, 여러 가지 치료로 점수는 악화되었지만, 그 후에는 서서히 개선되어, 1년 후에는 거의 치료 전의 상태로 회복되었다. 그러나 구강내의 감각, 구강건조증 및 성기능에는 장애가 남았다. 또 암의 진행도와 부위는 삶의 질에 영향을 미치는 중요한 인자이며, 인두암에서는 전반적으로 삶의 질이 가장 저하되어 있었다.

또 수술 후 합병증의 예방은 경구섭취와 재활을 효과적으로 실시하는 데에 중요하다. 오오타(太田)는 한 사람의 성형외과의가 실시한 두경부암 재건수술에서, 수술 전 구강케어가 없는 병원에서는 합병증이 63.6%(누공성형 5례, 수술부위 감염 7례, 피판괴사 3례, 폐렴 3례, 기타 3례) 발생한 반면, 수술 전 구강케어프로그램이 있는 병원에서는 16.1%(누공성형 3례, 수술부위 감염 3례, 기타 3례)로 감소되었으며, 경구섭취 시작일은 각각 40.2일에서 10.6일, 재원일수도 72.4일에서 25.6일로 현저하게 감소하여, 구강케어가 수술 후 합병증 예방에 중요한 인자이며, 적극적으로 두경부암 치료에 개입할 필요성이 있는 것을 나타냈다[10].

5 후두암 · 하인두암 · 경부식도암 수술 전 · 후(후두절제 · 인후두 경부식도절제술)

a. 장애의 개요

후두절제 · 인후두 경부식도절제술 후에는 성대가 제거되어 버리므로 성대를 음원으로 한 보통 발성을 할 수 없게 되어, 음성이 소실된다.

기관과 식도가 완전히 분리되어 있어서 경구섭취로 흡인의 위험성은 없지만, 특히 유리공장으로 이식한 경우에는 장관의 연동운동의 상태에 따라서 이식부에서 정체되어 버리거나, 문합부가 협착되어, 경구섭취가 잘 진행되지 않는 수가 있다.

또 냄새를 맡지 못한다, 코를 풀지 못한다, 국물을 마시지 못한다, 뜨거운 음식을 식히기 위해서 불지 못한다 등과 같이 배에 힘을 줄 수 없어서 힘을 쓰지 못하게 된다. 또 흡기는 비강이라는 가습필터를 거치지 않고 직접 기관으로 들어가서, 기관이 건조하기 쉽다[11].

b. 수술 전 · 후 재활의 흐름

1) 대용음성치료

대용음성에는 전기식 인공후두, 파이프식 인공후두, 식도발성 및 션트발성이 있다. 각각의 동력원, 원음과 이점 · 결점을 **표 1**에 나타냈다[11].

표 1 대용음성의 종류와 그 비교

	동력원	원음	이점	결점
전기식 인공후두	전기 에너지	부저음	• 습득이 쉽다 • 수술 후 조기부터 사용할 수 있다	• 기계적이고 변화 없는 단조로운 소리 • 한손으로 잡는다
파이프식 인공후두	호기	고무막의 진동	• 습득이 비교적 쉽다 • 음성명료도가 좋다	• 기구가 눈에 띈다 • 불결한 느낌이 든다 • 한손으로 잡는다
식도발성	토기 (吐氣)	새 성문의 진동	• 억양이 있는 음성을 낸다	• 습득의 난이도가 높다 • 습득에 요하는 시간·노력이 크다 • 습득할 수 있는 기술의 차가 크다
션트발성 (기관식도루, 氣管食道瘻)	호기	새 성문의 진동	• 습득이 비교적 쉽다 • 억양이 있는 음성을 낸다 • 명료도·발화속도 양호	• 수술이 필요 • 타액의 흡인, 흡인성폐렴의 위험 • 누공 주위의 감염 위험

(佐藤武男 : 식도발성법-후두적출환자의 재활. p41, 금원출판, 1993에서 일부개편)

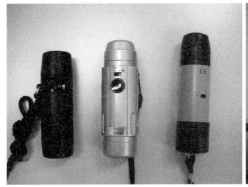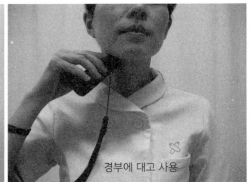

경부에 대고 사용

그림 7 전기식 인공후두

(1)전기식 인공후두

전기식 인공후두(**그림 7**)는 스위치를 켜면 원음이 되는 부저음이 울리고, 이 원음을 경부피부에서 설근을 향해서 전도한다. 입 모양을 모음 '아'처럼 하면, 부저음의 '부–'가 '아–'라는 음성이 된다. 습득이 용이하여, 수술 후 조기의 의사소통수단으로 실용적으로 사용되는 경우가 많다. 기계적이며 단조로운 음성, 한 손으로 잡는 점이 결점이다.

(2)파이프식 인공후두

파이프식 인공후두(**그림 8**)는 인공후두의 호기 도출 끝을 기관구에 압착시키고, 튜브의 구강 끝을 입술로 구강내에 삽입하여, 기관루와 구강을 파이프로 연결하고, 그 파이프 중간에 대용음성이 되는 고무막을 사용한 것이다. 동력원은 호기이며, 호기에 의해서 고무막을 진동시켜서 '부–'라는 원음을 발생시키고, 구강, 인두, 비강 등의 공명·구음기관으로 전도된다. 습득이 비교적 용이하지만, 기구가 눈에 띄고 불결한 느낌이 들며, 한 손으로 잡아야 한다.

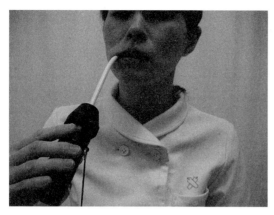

그림 8 파이프식 인공후두

(3)식도 발성

식도발성은 식도내로 흡수한 공기를 내쉬며, 하인두부에 있는 새 성문(가성문)을 진동시켜서 원음을 만들어, 구강, 인두, 비강 등의 공명 · 구음기관에 전달한다. 새 성문(가성문)은 pharyngo—esophageal segment (PE segment)라고도 하며, 후두전적시에 식도점막을 봉합한 후에 양측 하인두수축근을 정중봉합함으로써 형성된다. 식도발성은 억양이 있는 음성을 명료하게 발성할 수 있고, 기구도 사용하지 않는 뛰어난 방법이지만, 습득의 난이도가 높은 것이 난점이다.

식도발성의 습득이 어려운 원인의 하나로, 발성에 사용하는 공기의 양이 적은 것을 들 수 있다. 건강인은 1회 환기량이 400 mL 정도이며, 폐활량에 상당하는 양까지 사용할 수 있다. 한편, 식도에 흡입할 수 있는 공기양의 상한은 150 mL 정도이며, 실제로 식도발성을 할 때에는 상한까지 공기를 흡입하지 않고 말이 끊기는 부분에서 재빨리 공기를 들이마신다. 따라서 적은 양의 공기를 어떻게 효율적으로 잘 사용하여 발성하는지가 식도발성의 포인트이다[12].

특히 인후식절제술 환자는 유리공장이식으로 식도의 형태가 변화되어 있어서, 협착부위에 의한 진동음을 얻기 힘들고, 또 암의 재발도 많아서 습득이 어렵다.

(4)션트발성

션트발성에는 기관식도루(氣管食道瘻)를 이용하는 방법과 기관인두루(氣管咽頭瘻)를 이용하는 방법이 있는데, 기관식도루에 한 방향판인 인공성대(Provox®2, 아토스메디칼사, 스웨덴)를 삽입하는 방법(**그림 9**)이 수기가 비교적 간단하고 흡인도 적어서 주류를 이루고 있다[13]. 삽입에는 수술이 필요하지만, 비교적 간단한 수기로 가능하며, 게다가 흡인 등 합병증의 위험성이 낮다. 션트발성은 폐에서의 호기를 구동원으로 하므로, 충분한 양의 공기를 이용할 수 있으며, 식도발성보다 습득이 용이하다.

구미에서는 션트발성이 대용음성의 주류를 이루고 있지만, 일본에서는 취급하는 의료기관이 아직 많지 않다. 수술비용이나 부속품의 정기적인 구입 등으로 비용부담이 큰 것이 결점이지만, 금후 일본에서도 대용음성의 하나로 보급되기를 기대한다.

(5)수술 전 · 후 재활

그림 10은 대용음성에 관한 수술 전 · 후 재활의 흐름이다. 수술 전에는 구강기관의 운동에 문제

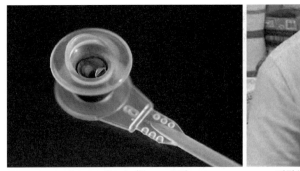

voice prosthesis (Provox® 2)   기관식도루로 Provox® 2가 삽입되어 있다

그림 9 션트발성

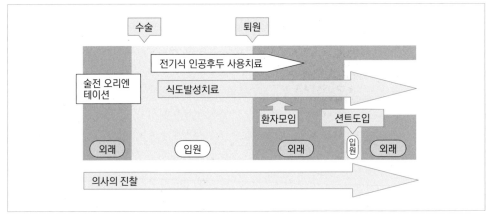

그림 10 대용음성치료의 흐름

가 없는지를 체크하고 동시에, 후두절제로 인한 음성소실의 불안이 크므로, 수술 전에 전기식 인공후두와 식도발성을 소개하여, 필담 이외에 의사소통을 하는 수단이 있다는 것을 이해하게 한다.

수술 후에는 우선 전기식 인공후두의 사용치료부터 시작하여, 퇴원 시에 간단한 일상회화는 전기식 인공후두로 하는 것을 목표로 한다. 어느 정도 능숙해지면 식도발성치료를 시작하는데, 개시하기 전에 치료를 할 의사를 확인한다. 습득에 시간이 걸리므로, 퇴원 후에 외래치료로 이행하여 계속한다. 식도발성이 어려운 경우에는 션트발성을 소개하고, 인공성대 삽입을 희망하는지 상담한다.

2) 경구섭취

바륨에 의한 식도조영검사로, 수술부위에서의 누출이 없는지 확인한 후, 수술 후 7일째부터 경구섭취를 시작한다. 주식은 5분죽, 부식은 잘게 썬 음식부터 시작한다. 전죽 한입크기, 쌀밥 한입크기로 진행한다. 기관과 식도가 분리되어 있어서, 흡인의 위험성이 없지만, 특히 유리공장으로 이식한 경우에는 장관의 연동운동의 상태에 따라서, 이식부에서 정체되어, 삼키기 어려움을 호소하거나 비강으로 수분이나 먹은 음식이 역류하는 수가 있다. 그 경우에는 먹는 속도나 한입량의 조정, 걸쭉함의 조정으로 대응한다[6].

또 설근부에 조직주름(위후두개)이 형성되어, 연하시에 구덩이가 생겨서, 음식물이 잔류하기도 한다. 이 경우의 대처법은 위후두개의 외과적 절제이다.

또 하인두부에 종양이 진전되어 있는 예에서는 하인두점막을 광범위하게 절제하므로 식도입구부에 반흔조직에 의한 협착부가 형성되어, 큰 음식물이나 점도가 높은 음식물의 통과에 장애가 생기기 쉽다. 또 하인두 후두 경부식도전적술을 시행하여 유리공장이 재건되어 있는 경우에는 식도와 공장의 문합부에 협착이 생길 수 있다. 이 경우에는 식도 확장술로 협착부를 확장시킨다.

일반적으로 수술 후 1~2개월 이내에 수술 전과 같은 내용의 식사를 할 수 있게 되는데, 위에서 기술한 위후두개나 식도입구부의 협착으로 연하장애를 일으킬 수 있으므로, 인두부의 음식잔류감을 호소하는 경우나 음식물의 역류가 보이는 경우에는 비디오투시 연하검사나 내시경검사 등을 시행하여 적절히 대처한다[12].

3) 기관루의 케어

기관루를 보호하고 청결하게 유지하기 위해서, 기관루에는 항상 기관루 거즈를 붙인다. 겨울철에는 건조하기 쉬우므로, 네브라이저로 가습하고, 기관루에서 기관의 1~2 cm에 연고를 도포한다. 가래의 객출시에는 기관루를 손가락이나 티슈로 뚜껑을 하여, 호기압을 높인 후에 가래를 객출하면 효과적이다.

c. 재활의료의 효과

일본에서는 후두적출자의 식도발성치료를 환자모임에 일임하는 경우가 많아서, 치료경과를 장기간 조사한 보고가 적지만, 식도발성의 습득률은 후두절제술에서는 대략 6할 정도로 보고 있다[14]. 한편, 하인두 후두 경부식도절제술에서는 재건재료가 유리공장인 것이 명기되어있는 예를 보면, 竹生田등[15]이 5%(44례 중 2례), 가와바타(川端)등[16]이 14%(84례 중 12례)라고 보고하였다.

칸다(神田)등[17]은 후두전적술 및 하인두 후두 경부식도전적술을 하고, 수술 후 4개월 이상 식도발성치료를 실시한 39명의 환자에 관해서 수술식별로 식도발성의 결과를 비교했더니, 식도발성 습득률이 후두절제술 48%, 하인두 후두 경부식도절제술 33%이며, 인사나 단어수준의 식도발성을 습득하기까지의 기간은 후두전적술 약 2~3개월, 하인두 후두 경부식도절제술 약 10~11개월로 나타났다.

습득기준이나 조사대상자가 일률적이지 않아서 비교하기가 어렵지만, 후두절제술과 비교하면 하인두 후두 경부식도절제술에서의 습득률이 낮은 비율인 보고가 많다. 그 이유는 관강장기에서 통모양으로 인두가 재건된 하인두 후두 경부식도절제술인 경우에는, ①유리공장과 인두의 봉합부, ②유리공장의 연동운동으로 생기는 협착부, ③두경부를 외부에서 손가락으로 눌렀을 때에 생기는 인두협착부가 새 성문이 되는데, 이것은 하인두수축근이 없어서 효과적인 음성획득이 어렵다고 보고 있다[18].

미국의 2년간의 연구[19]에서는 전기식 인공후두가 55%로 가장 널리 사용되고 있고, 이어서 션트발성이 31%, 식도발성이 6%이며, 비음성적 의사소통을 하는 환자가 8%였다. 이 보고에서 수술 후 1개월의 시점에서는 전기식 인공후두와 션트발성을 이용하는 환자가 각각 85%와 2%였지만, 2년 후에는 각각 55%와 31%가 되었다. 이 보고가 나타낸 바와 같이, 구미에서는 전기식 인공후두와 함께 션트발성이 대용음성수단의 제1선택으로 널리 보급되어 있다. 션트발성은 후두적출이 본래부터 하인두 후두 경부식도전적술이어도 그 습득이 용이하다는 점에서, 식도발성과 함께 이상적인 발성법의 하나로, 일본에서도 앞으로 보급되기를 예상한다.

6 두경부암에 대한 방사선치료 중·후

a. 장애의 개요

두경부암에 구강이나 인두영역의 방사선치료가 시행되면, 타액선이 치료부위에 포함되어, 타액의 유출량이 감소되고, 구강건조감이나 점막염에 의한 통증이 생긴다. 그 결과, 혀의 운동이 서툴러져서, 인두로의 이송이 늦어지고, 연하반사의 유발도 지연된다. 미각도 저하되어, 맛을 즐길 수 없게 된다[20].

인두부가 치료부위에 포함되어 있는 경우에는 인두의 수축능력이나 후두의 거상량이 저하되고, 후두개곡이나 조롱박오목에 음식물의 저류·잔류나 흡인의 원인이 된다.

타액선의 분비저하는 치료종료 후에도 지속된다. 또 치료부위의 모세혈관이 손상되어 국소의 혈류량이 저하되고, 치료종료 후에도 몇 년간 지속되며, 조직이 섬유화되어 섭식·연하장애가 치료종료 후에 악화되는 경우도 많다[6].

b. 재활의 흐름

구강이나 인두영역의 방사선치료를 받는 환자는 조직의 섬유화를 예방하기 위해서, 가능하면 방사선치료 시작 전부터 혀, 인두, 후두의 관절가동역 치료를 교육하고, 자립치료로 1일 2회의 치료를 치료 중과 치료종료 후에 하는 것이 필요하다.

또 치료 중이나 치료종료 후라도, 연하장애를 호소하면, 비디오투시 연하검사 포함한 연하를 평가하여, 알맞은 식사시의 연하 요령이나 음식물의 형태, 자세를 교육한다.

타액선의 분비저하에는 인공타액이나 수분으로 구강내나 인두를 촉촉하게 하고, 실내가 건조하지 않게 하는 등의 대증요법을 한다.

c. 재활의 효과

Nguyen등[21]은 진행된 두경부암에서 방사선화학요법을 받은 환자 55명의 섭식·연하장애의 상황을 평가했더니, 8명에서 흡인성 폐렴이 발병(치료 중 3명, 치료 후 5명)하고, 5명은 사망, 2명은 호흡부전이 되었다. 또 25명(45%)은 3개월 이상의 경관영양을 필요로 하는 중도의 연하장애가 생겼고, 대부분의 환자에게서 치료 중에 체중감소를 확인하였다. 또 비디오투시 연하검사를 실시한 33명 중, 12명(36%)에게서 무증상흡인을 확인하였고, 13명(39%)은 경구섭취와 함께 보조적인 경관영양을 필요로 했다. 결론적으로, 방사선화학요법 중·후의 연하장애는 대부분의 환자에게 생긴다는 점에서, 안전한 영양섭취를 위해서는 비디오투시 연하검사의 평가와 재활치료가 유익하였다.

두경부암의 방사선치료 중·후의 연하장애에 관해서는, 그다지 관심을 가지지 않는 것이 현

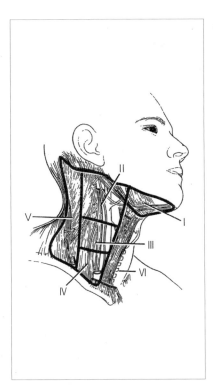

그림 11 경부림프절의 level분류와 경부림프절 절제술 종류

1. 근치적 경부림프절 절제술(radical neck dissection, RND)
  곽청은 level Ⅰ~Ⅴ의 모든 영역에서, 흉쇄유돌근, 부신경, 내경정맥이 합병절제된다. 경동맥, 미주신경, 설하신경, 설신경, 안면신경 하악연지, 횡격신경, 완신경총은 보존된다.

2. 보존적 경부림프절 절제술(modified radical neck dissection, MRND)
  RND와 마찬가지로 곽청은 level Ⅰ~Ⅴ의 모든 영역이지만, 흉쇄유돌근, 부신경, 내경정맥 등의 1개 이상의 림프절 이외의 구조물을 보존하는 것이다.

3. 선택적 경부림프절 절제술(selective neck dissection, SND)
  RND에 의해서 절제되는 level Ⅰ~Ⅴ 중, 1개 이상을 보존하는 것. 절제 영역에 따라서 다음의 4종류로 분류된다. 흉쇄유돌근, 부신경, 내경정맥은 보존된다.

  3-1. 상부 견갑설골 림프절 절제술(supraomohyoid neck dissection, SOHND) 견갑설골근이 내경동맥과 교차하는 부위에서 위쪽으로 level Ⅰ, Ⅱ, Ⅲ을 절제하는 것

  3-2. 후측방 경부림프절 절제술(posterolateral neck dissection, PLND)
    level Ⅱ, Ⅲ, Ⅳ, Ⅴ 및 후두아래, 이개후부림프절군을 절제하는 것.

  3-3. 측경부림프절 절제술(lateral neck dissection, LND)
    level Ⅱ, Ⅲ, Ⅳ를 절제하는 것.

  3-4. 전경부림프절 절제술(anterior compartment neck dissection, AND)
    level Ⅵ을 절제하는 것.

(Robbins KT, Medina JE, Wolfe GT, et al : Standardizing neck dissection terminology. Offical report of the Academy's Committed for Head and Neck Surgery and Oncology. *Arch Otolaryngol Head Neck Surg* 117 : 602, 1991에서 일부 개편)

표 2 경부림프절 절제술 후 어깨 증상의 발생률과 수술식별 비교

	게재연도	증례수	관찰기간	SND (선택적 림프절절제술)	MRND (보존적 림프절절제술)	RND (근치적 림프절절제술)
Leipzig [24]	1983	99	6개월	31% (11/36)	36% (10/28)	60% (21/35)
Pinsolle [25]	1997	127	1년	39% (16/41)	77% (36/47)	92% (36/39)
Cheng [26]	2000	21	6개월	29% (2/7)	56% (5/9)	100% (5/5)

실이지만, 수술 전 · 후와 마찬가지로 재활의 필요성은 크다.

7 경부림프절 절제술

a. 장애의 개요

1) 수술법에 따른 장애의 발생률

경부림프절은 영역(level) 별로 6군으로 분류된다[22]. level ⅠA의 아래턱 하림프절군과 level Ⅵ의 기관전 · 후두전림프절군은 좌우양측을 포함하지만, 그 밖의 림프절군에는 좌우가 있다[23]. 경부림프절 절제술은 널리 사용되는 AAO-HNS (American Academy for Otolaryngology-Head and Neck Surgery) 분류에 따르면, **그림 11**과 같이 분류된다.

표 2에 나타냈듯이, 어깨 증상의 발생률을 근치적 경부림프절 절제술(radical neck dissection, RND), 보존적 경부림프절 절제술(modified radical neck dissection, MRND) 및 선택적 경부림프절 절제술(selective neck dissection, SND)의 3군을 비교한 3논문[24-26]에서 SND가 31~39%로 가

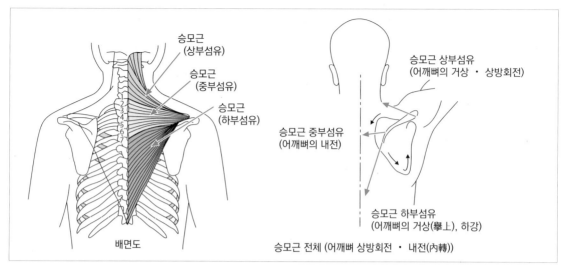

그림 12 승모근의 해부와 기능

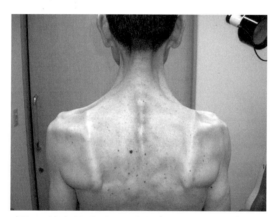

그림 13 부신경손상, 승모근마비로 인한 익상견갑

장 낮았고, 이어서 MRND가 36~77%, 가장 높았던 것이 RND에서 60~100%였다[27].

부신경이 절제되는 RND에 비해서, 부신경이 보존되는 MRND 및 SND에서는 발생률이 경감하지만, 여전히 일정한 비율로 장애가 발생하는 것은 왜일까[5]. 그 이유로, 수술 중 신경의 견인이나 압박, 전기메스에 의한 신경장애, 위에 기술한 승모근 상부 섬유지배인 부신경의 작은 가지 등 의도하지 않은 신경의 절제나 수술 후의 출혈, 혈종, 드레인 흡인, 감염 등이 고려되며, 수술 중 시야를 넓히기 위해서 견인기로 장시간 견인하여, 신경절단은 일어나지 않지만 부신경의 손상으로 인한 신경축삭의 장애가 생긴다고 보고 있다[27,28].

2) 어깨 증후군

승모근은 상부·중부·하부섬유로 이루어지는 큰 근육으로, 어깨뼈의 고정이나 회전을 담당한다. 승모근의 상부섬유는 어깨뼈의 거상, 상방회전, 중부섬유는 어깨뼈의 내전, 하부섬유는 어깨뼈의 하강에 작용하며, 전제적으로 어깨뼈를 상방회전 또는 내전시킨다(그림 12).

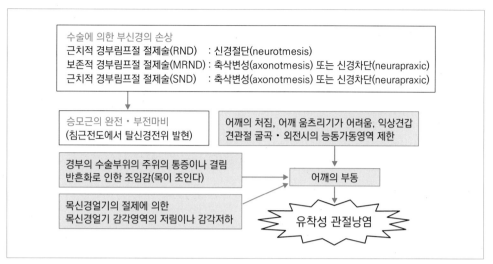

그림 14 경부림프절 절제술 후 어깨증후군의 발병기전(shoulder syndrome)

경부곽청으로 부신경이 장애를 받으면 승모근에 마비가 생기고, 안정시에 견갑골이 하강, 외측으로 외전, 이른바 익상견갑을 관찰할 수 있다(**그림 13**). 운동시에는 견관절의 거상(굴곡 및 외전운동) 제한이나 어깨 들어올림의 제한이 나타나며, 경부나 어깨뼈의 둔통·불쾌감을 호소하는 경우가 많다.

또 경부의 수술부위 주위의 통증이나 저림, 반흔화로 인한 조임감(목이 조이는 느낌)은 수술 후에 종종 나타나는 증상이다. 또 목신경얼기가 절제된 경우에는 목신경얼기 감각영역(후두부, 이개（耳介)의 후부 및 이하선(耳下腺) 부근, 측경부 및 전경부, 쇄골의 상하 및 어깨)의 저림이나 감각저하도 생긴다.

그 상태에서 어깨뼈와 견관절에 적절한 대응이 이루어지지 않고, 전혀 움직이지 못하는 상태가 지속되거나, 반대로 무리한 운동으로 견관절복합체의 균형이 무너져버리면, 2차적인 견관절의 염증이나 구축 [이른바 유착성 관절낭염(adhesive capsulitis)]에 의한 견관절 굴곡 · 외전 · 내회전의 수동 관절가동역의 제한이나 통증, 견갑 주위나 경부의 통증과 근긴장항진으로 인한 결림이 추가되고, 경부에서부터 어깨부에 걸쳐서 통증이나 저림, 운동장애가 혼재된 복잡한 증상을 나타내어, 환자의 삶의 질이 크게 손상되는 요인이 된다. 이 증상들은 경부림프절 절제술 후에 생긴 부신경마비의 특징적 소견으로 "어깨 증후군(Shoulder Syndrome)"이라고 한다(**그림 14**)[29,30].

임상적 평가로는 견관절의 수동 및 능동 관절가동역(굴곡, 외전, 내선, 외회전), 어깨뼈의 거상의 좌우비교, 승모근의 근위축(좌우비교나, 쇄골상와의 함몰을 체크한다)의 유무, 견갑골 내측연과 척주 거리의 좌우비교가 유용하다. 또 승모근 마비의 중증도나 회복의 정도를 평가하는 데에는 침근전도검사가 유용하다[28-30].

b. 재활의 흐름

경부림프절 절제술이 시행된 경우, RND에서는 부신경절제로 인한 신경절단이 필수적이다.

표 3 경부림프절 절제술 수술 전·후 재활의 목적

1. 통증이나 저림, 어깨뼈의 결림 등의 증상완화
2. 부동에 의한 2차적 유착성 관절낭염 또는 잘못된 운동이나 일상생활동작으로 인한 통증, 어깨 관절가동역 제한의 예방
3. 승모근 이외의 어깨뼈의 근육에 의한 대상(RND)
   승모근 마비의 회복을 촉진시키고(MRND/SND), 어깨의 운동장애 개선

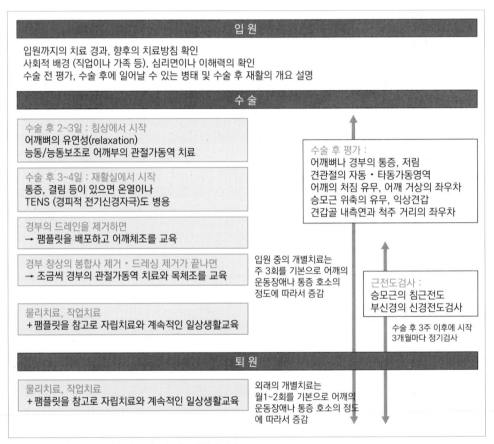

그림 15 경부림프절 절제술의 수술 전·후 재활의 흐름

또 앞에서 기술하였듯이 부신경이 온존되는 MRND나 SND에서도 부신경의 손상으로 신경축삭의 장애가 생기고, 승모근이 마비되는, 어깨 증후군이 발생할 수가 있어서, RND뿐 아니라, MRND나 SND 수술 후환자에게도 재활이 필요하다.

경부림프절 절제술 후 재활의 목적을 **표 3**에 정리하였다. 경부림프절 절제술 후 어깨의 통증 등의 증상이나 운동장애는 수술 후 조기에는 부신경마비와 관련하여 나타나지만, 반년 이후에는 어깨뼈의 근력저하나 부동으로 인한 구축에서 생긴 2차적 장애에 의한 경우가 커서, 수동운동의 개선이나 관절의 섬유화를 예방하기 위한 조기부터의 재활이 어깨 기능의 회복과 삶의 질의 향상에 크게 기여한다[7].

그림 15는 재활의 흐름이다. 수술 후 초기에는 배액관이나 수술부위에 주의하면서 견관절이나

어깨 부위의 능동 · 능동보조운동에서 관절가동역 치료나, 어깨 부위의 결림이나 통증 완화를 위한 유연성 운동부터 시작한다. 배액관이 제거되고, 경부 창상의 봉합사 제거 · 드레싱 제거가 끝나면, 경부의 능동 및 수동 관절가동역 치료도 조금씩 시작한다. 이후는 수술부위의 상태나 근전도소견을 참고하면서, 부신경마비나 자각증상의 정도에 따른 치료를 입원 및 외래에서 한다.

부신경이 완전마비 상태에서 수의성이 확인되지 않는 경우에는, 계속해서 어깨주위나 경부의 온열, 어깨 · 어깨뼈 · 경부의 능동 · 능동보조 및 수동 관절가동역 치료를 한다. 특히 승모근 마비로 어깨뼈 내전(승모근 중부섬유, 대·소 능형근, 광배근이 작용)보다 외전(대흉근, 소흉근, 전거근이 작용)이 상대적으로 강해져서, 견갑골 내측면이 척추에서 떨어지고, 그 결과, 어깨부의 외전근군(대흉근, 소흉근, 전거근)이 근육이 단축되어, 통증의 원인이 될 수 있으므로, 그 근육들의 신장치료가 중요하다[29,30].

또 회전근개(rotator cuff : 극상근, 극하근, 소원근, 견갑하근)근육들의 근력강화훈련으로 견갑상완관절의 지지가 강해져서, 결과적으로 어깨뼈가 안정될 수 있다. 세라밴드를 이용하여 견관절의 내회전, 외회전 및 외전운동을 한다.

승모근 중부섬유와 함께 어깨뼈의 내전근들인 대 · 소 능형근과 광배근, 승모근 상부섬유와 함께 어깨뼈의 거상에 작용하는 어깨올림근(Levator scapulae) 및 어깨뼈의 상방회전에 작용하는 전거근을 사용하는 적극적인 근력강화훈련이 이론적으로는 어깨뼈의 내 · 외전의 균형개선에 효과적이다[29,30].

MRND나 SND의 경우에는, 근전도 소견에서 근수축에 따른 운동단위가 발현하거나 육안적으로 승모근에서 근수축이 확인되는 부분마비 경우에는 근전도 바이오피드백이나 어깨를 움츠리는 운동으로 승모근의 근수축을 촉진시켜서 근력을 강화한다. 탈신경된 근육은 피로하기 쉬우므로, 치료강도나 횟수에 유의하여, 다음날 피로나 통증이 남지 않을 정도로 한다.

퇴원 후, 경과가 순조로워 직장으로 복귀하거나, 가사동작을 하게 되면, 일상적으로 상지에 가해지는 부담이 증가하므로 승모근 마비를 보상하기 위해서, 다른 어깨나 어깨뼈 주위근의 보상적인 과도한 사용으로, 통증이 생길 수 있으므로 주의하도록 교육한다.

c. 재활의료의 효과

Remmler 등[31]에 의하면, RND와 MRND 수술 후의 신체 진찰에서, 승모근의 근력이 RND에서는 저하되고, 침근전도 소견에서는 신경 축삭 손상을 의미하는 탈신경전위를 확인하였으며, 그 후 회복이 보이지 않았다고 한다. 한편, MRND에서는 수술 후 3개월까지는 저하되었지만, 6개월에 회복되기 시작하여, 12개월에는 거의 수술 전 수준으로 회복되었다. 승모근의 침근전도는 수술 후 3개월까지 반수 이상의 환자에게서 탈신경전위가 보였지만, 승모근 근력 회복에 따라서 6개월에 감소하기 시작하여 12개월에 소실되었다. 이 점에서, MRND에서는 수술로 승모근의 지배신경인 부신경의 손상에 의해 축삭손상이 생겼지만, 그 후, 신경재생으로 회복되었다고 생각된다.

경부림프절 절제술 후 재활의료의 중요성에 관해서는 많은 논문에 게재되어 있지만, 재활을 실제로 시행한 후, 효과를 평가한 연구가 거의 없다. Salerno 등[32]은 SND 후의 환자 60명을 재활시행군과 비시행군으로 나누어, 수술 후의 어깨증상과 기능을 비교하였다. 재활은 수술 후

15~30일에 시작, 입원 중에는 주 3회, 퇴원 후에는 외래에서 재활을 시행하였으며, 평균 97일간 계속되었다. 내용은 견관절의 수동 관절가동역 중심의 치료였다. 결과는 수술 후 1개월에서는 양군에 유의차가 없었지만, 수술 후 6개월에서는 재활시행군이 비시행군에 비해 유의하게 견관절의 능동·수동 관절가동역, 통증 및 작업이나 여가에서 활동성이 뛰어났다.

McNeely 등[33]은 더 강도가 높은 운동의 유효성을 보고하였다. 무작위 비교 대조군 실험에서 RND 및 MRND 후의 환자 52명을 무작위로, 표준치료와 점증저항운동치료를 실시하는 대조군의 2군으로 나누어, 주 3회의 재활을 3개월 실시한 후, 어깨의 기능이나 증상을 비교하였다. 표준치료군에서는 어깨부 및 상지의 근군(능형근·승모근 중부섬유, 어깨올림근·승모근 상부섬유, 상완이두근, 상완삼두근, 삼각근, 대흉근)에서 능동·수동 관절가동역 치료와 스트레칭 및 가벼운 부하(1~5 kg) 또는 세라밴드를 이용한 근력증강치료를 실시했다. 한편, 점진적저항운동치료군에서는 능동·수동 관절가동역 치료와 스트레칭과 함께, 10~15회 근력증강치료를 2세트 실시했다. 또 강도는 최대근력의 25~35%의 강도에서 시작하여, 어깨 증상에 주의하면서, 치료기간 종료시에는 최대근력의 60~70%의 강도가 되도록 점증했다. 그 결과, 점진적저항운동치료군에서는 표준치료군과 비교하여, 상지근력·지구력, 견외전·외회전 관절가동역 및 자각적인 어깨의 통증이나 어깨의 관절가동역 장애의 유의한 개선이 확인되었다.

상지근력의 증가, 어깨뼈의 지지 향상을 목적으로 한 견갑 주위 근군의 적극적인 저항운동이 유효성을 나타내고 있지만, 경부림프절 절제술 후에는 부신경마비로 어깨부의 균형이 무너진 상태이므로, 적절한 치료를 하지 않으면 반대로 어깨에 고통을 줄 우려가 있다는 점에 충분히 주의하며, 치료를 실시해야 한다.

문헌

1) 암 통계편집위원회 (편) : 암의 통계 '8. 재단법인 암연구진흥재단, 2008
2) 국립암연구센터 내과 레지던트 (편) : 두경부암. 암진료 레지던트 매뉴얼. 제5판, pp222-232, 의학서원, 2010
3) 鬼塚哲郎 (편) : 두경부암-특징·진단·치료의 요점. 辻 哲也, 里宇明元, 木村彰男 (편) : 암재활, pp94-102, 금원출판, 2006
4) 辻 哲也 : 암에 의한 연하장애. Overview. 里宇明元,, 藤原俊之 (감수) : Case study 섭식·연하재활 50증례에서 배우는 실천적 접근, pp174-177, 의치약출판, 2000
5) Logemann JA (저), 道 健一, 道脇幸博 (감역) : Logemann 섭식·연하장애. 의치약출판, 2000
6) 辻 哲也 : 두경부암. 재활의 요점 (구음·연하장애, 발성장애). 辻 哲也, 里宇明元, 木村彰男 (편) : 암재활, pp127-136, 금원출판, 2006
7) 辻 哲也, 安藤牧子 : 구강암, 인두암의 수술전·후 재활. 鬼塚哲郎 (편) : 두경부암, 다직종팀을 위한 수술전·후 매뉴얼 4, pp234-261, Medical Friend사, 2006
8) Suarez-Cunqueiro MM, Schramm A, Schoen R, et al : Speech and swallowing impairment after treatment for oral and oropharyngeal cancer. Arch Otolaryngol Head Neck Surg 134 : 1299-1304, 2008
9) Bjordal K, Ahlner-Elmqvist M, Hammerlid E, et al : A prospective study of quality of life in head and neck cancer patients. Part II :Longitudinal data. Laryngoscope 111 : 1440-1452, 2001
10) 太田洋二郎 : 암치료에 의한 구강합병증의 실적조사 및 그 예방법에 관한 연구. 후생노동성 암연구보고집, 2003
11) 佐藤武男 : 식도발성법-후두적출환자의 재활. pp31-52, 금원출판, 1993
12) 田沼 明 : 후두암, 하인두암, 경부식도암 (후두적출, 인후두경부식도절제술)의 수술전·후 재활-수술 후의 기능장애와 재활의 개요. 鬼塚哲郎 (편) : 두경부암, 다직종팀을 위한 수술전·후 매뉴얼 4, pp262-275, Medical Friend사, 2006
13) 大森孝一, 兒嶋久剛 : 진동부에서 본 후두적출 후의 대용음성-문헌적 고찰. 이비임상 83 :945-952, 1990
14) 小林範子 : 식도음성의 치료. 음성언어의학 39 : 456-461, 1998
15) 竹生田勝次,, 西島 渡, 臼居洋行 외 : 공장유리이식에 의한 하인두경부식도 재건. 두경부종양 17 : 122-126, 1991
16) 川端一嘉, 鎌田信悦, 高橋久昭 외 : 유리공장에 의한 하인두 경부식도 재건. 두경부종양 17 : 122-126, 1991

17) 神田 亨, 田沼 明, 鬼塚哲郎 외 : 수술식에 의한 식도발성 치료경과의 차이-후두전적술 후와 하인두 후두 경부식도전 적술 후의 비교. 언어청각연구 5 : 152-159, 2008

18) 岩井 大 : 두경부종양술 후의 기능회복 후두적출 후의 음성획득 션트. 이비인후과 · 두경부외과 79 : 211-220, 2007

19) Hillman RE, Walsh MJ, Wolf GT, et al : Functional outcomes following treatment for advanced laryngeal cancer. Part Ⅰ-Voice preservation in advanced laryngeal cancer. Part Ⅱ-Laryngectomy rehabilitation : the state of the art in the V A System. Research Speech-Language Pathologists. Department of Veterans Affairs Laryngeal Cancer Study Group. Ann Otol Rhinol Laryngol Suppl 172 : 1-27, 1998

20) 都丸哲也 : 두경부암. 재활의 요점 (구음 · 연하장애, 발성장애). 辻 哲也, 里宇明元, 木村彰男 (편) : 암재활, pp103-126, 금원출판, 2006

21) Nguyen NP, Moltz CC, Frank C, et al : Dysphagia following chemoradiation for locally advanced head and neck cancer. Ann Oncol 15 : 383-388, 2004

22) 村上泰 : 림프절암 전이. 기관 · 식도 · 경부, CLIENT21 No.16, pp354-370, 중산서점, 2001

23) Robbins KT, Medina JE, Wolfe GT, et al : Standardizing neck dissection terminology. Official report of the Academy's Committee for Head and Neck Surgery and Oncology. Arch Otolaryngol Head Neck Surg 117 : 601-605, 1991

24) Leipzig B, Suen JY, English Jl, et al : Functional evaluation of the spinal accessory nerve after neck dissection. Am J Surg 146 : 526-530, 1983

25) Pinsolle V, Michelet V, Majoufre C, et al : Spinal accessory nerve and lymphatic neck dissection. Rev Stomatol Chir Maxillofac 98 : 138-142, 1997

26) Cheng PT, Hao SP, Lin YH, et al : Objectivecomparison of shoulder-dysfunction after three neck dissection techniques. Ann Otol Rhinol Laryngol 109 : 761-766, 2000

27) van Wilgen CP, Dijkstra PU, van der Laan BF, et al : Shoulder complaints after nerve sparing neck dissections. Int J Oral Maxillofac Surg 33 : 253-257, 2004

28) Tsuji T, Tanuma A, Onitsuka T, et al : Electromyographic findings after different selective neck dissections. Laryngoscope 117 : 319-322, 2007

29) 辻 哲也 : 경부곽청. 鬼塚哲郎 (편) : 두경부암, 다직종팀을 위한 수술전 · 후 매뉴얼 4, pp276-298, Medical Friend 사, 2006

30) 辻 哲也 : 두경부암. 재활의 요점 (경부림프절곽청술 후). 辻 哲也, 里宇明元, 木村彰男 (편) : 암재활, pp137-164, 금원출판, 2006

31) Remmler D, Byers R, Scheetz J, et al : A prospective study of shoulder disability resulting from radical and modified neck dissections. Head Neck Surg 8 : 280-286, 1986

32) Salerno G, Cavaliere M, Foglia A, et al : The 11th nerve syndrome in functional neck dissection. Laryngoscope 112 : 1299-1307, 2002

33) McNeely ML, Parliament MB, Seikaly H, et al : Effect of exercise on upper extremity pain and dysfunction in head and neck cancer survivors : a randomized controlled trial. Cancer 113 : 214-222, 2008

(辻 哲也)

2. 섭식 · 연하장애 , 발성장애에 대한 접근

요 점

섭식 · 연하장애, 발성장애

① 수술 전의 평가, 정보를 수집하면, 재활 의료진과 환자가 수술 후의 치료내용을 구체적으로 이해할 수 있다.

② 수술 전 치료를 하여 환자의 수술 후 치료에 대한 이해를 깊게 할 수 있으며, 수술 후 치료의 시행이 원활하게 진행된다.

③ 수술 후는 수술부위의 감각이 둔해지므로, 촉각, 시각, 청각의 피드백을 이용하여 치료하면 원활하게 진행할 수 있다.

④ 방사선치료 중 · 후에도 follow를 계속함으로써 단기간에 변화하는 증상에 맞춘 재활을 할 수 있어서, 흡인 등의 위험을 경감할 수 있다.

섭식 · 연하장애

① 조기거동(early ambulation) 하여 간접적인 치료(구강케어, 기침치료 등)을 함으로써 수술 후의 직접치료의 시행을 원활하게 할 수 있다.

② 적절한 비디오투시 연하검사(videofluoroscopic examination of swallowing)로 평가하여, 개개환자에게 맞는 상세한 치료프로그램을 계획할 수 있다.

③ 간헐적 경관영양법을 적용하여 조기퇴원이 가능하다(적응례에 관해서).

④ 외래에서 평가 · 치료를 계속하여 보다 안전한 경구 · 영양섭취수단을 확립할 수 있다.

발성장애

① 입원 중에도 대용음성치료를 시작하여, 수술 후 조기에 대용음성에 의한 의사소통 수단을 마련할 수 있다.

두경부암의 수술 전 · 후에는 수술 후의 기능장애을 최소화하고, 합병증을 예방하여 원활하게 회복하는 것을 목표로 하며, 관련과 의사(이비인후과, 성형외과, 치과 · 구강외과, 재활의학과 등), 간호사, 언어치료사(speech-language-hearing therapist, ST), 관리영양사, 치과위생사 등에 의한 포괄적 접근이 요망된다.

예를 들면, 연하치료시에는 간호사, 영양사, ST가 협조하면서 진행해 간다. 병동에서의 자립치료시에는 치료를 할 수 있는지, 치료방법이 자기위주로 되어 있지 않은지, 적절한 횟수로 하고 있는지 등을 병동간호사가 체크하고, 그 정보를 토대로 ST가 치료내용의 재확인과 프로그램의 수정이 필요한지 등을 검토한다. 또 섭취칼로리에 입각한 음식형태 등을 영양사와 협조하면서 검토한다. 이와 같이 여러 직종이 항상 협력하여 접근하는 것이 중요하다.

1 설암, 중인두암의 수술 전 · 후 접근(표 1)[1-5]

표 1 설암 · 중인두암의 수술 전 · 후 접근

시기	목적	방법 · 내용
수술 전	• 연하와 관련된 여러 기관의 운동 확인 • 불안의 경감 • 수술 후 치료의 시행을 원활하게 한다	**평가** • 구강기관의 운동범위와 구음의 확인 • 스크리닝검사(반복타액연하테스트, 개정 수음테스트) • 경부 운동 **정보수집** • 예상되는 수술식이나 사회적 배경 등을 집담회, 의무기록에서 정보수집 **재활내용** • 수술 후 치료의 흐름 설명, 연하방법 체험
수술 후 초기 (수술 후 2 · 3일째~)	• 타액 흡인으로 인한 폐렴 예방 • 위험관리(배액관, 기관캐눌라, 경관 등)	**평가** • 수술내용(절제범위, 신경절제의 유무, 피판이식의 유무, 기관절개 등) **재활내용(침상재활→재활치료실 치료)** ① 구강케어(그림 1) ② 기침치료 ③ 구강기관의 운동 ④ 아이스마사지(그림 2)
경구섭취가 가능해진 시기 (수술 후 7일째~)	• 재건부를 포함한 연하기관의 기능개선 • 흡인의 예방	**평가** • 비디오투시 연하검사 **재활내용(재활실에서의 치료)** ① 구강기 치료 ② 인두기 치료 　멘델슨법이나 숨참기연하 등 연하패턴의 연습을 적극적으로 한다 ③ 경부의 신장치료(스트레칭) (그림 7) ④ 구음치료 ⑤ 직접치료 　비디오투시 연하검사 결과에 근거하여 치료를 진행한다 **(자세, 음식형태, 한입량, 연하방법)** 　설암술 후→연하식, 중인두암술 후→젤리부터 시작하는 경우가 많다
그 후 (수술 후 2주째~)	• 경구섭취 또는 경관영양에 의한 영양섭취의 확립	**평가** • 비디오투시 연하검사 • 스크리닝검사 **재활내용** ① 간접치료, 직접치료를 한다 ② 연하장애가 중증인 경우, 간헐적 경관영양이나 위루(胃瘻)를 검토한다 ③ 보철물의 제작
퇴원 후(외래)	• 자택에서의 원활한 영양섭취의 확립, 사회복귀, 직장 복귀에 맞는 접근	**평가** • 스크리닝검사 • 필요에 따라서 비디오투시 연하검사 **재활내용** ① 대상수단의 평가나 간헐적 경관영양법을 계속하다가 퇴원한 경우는 자택에서도 입원시와 마찬가지로 세팅할 수 있는지를 평가한다 ② 경구섭취에 의한 영양섭취수단이 확립되지 않은 경우, 적절한 비디오투시 연하검사로 평가하고, 개선 정도에 맞추어 치료내용을 변경한다 ③ 구음치료의 계속

a. 수술 전의 대응

1) 수술 전 평가

섭식·연하기능 및 구음기능에 관한 수술 전 평가를 한다. 구강기관의 운동범위의 평가와 연하기능의 스크리닝검사를 하여, 수술 전의 연하장애의 유무를 체크한다. 최대 개구거리를 계측하여 수치화해 두면, 수술 후 개구치료의 지표가 되어 유용하다. 턱, 입술, 혀, 연구개 운동시의 좌우차나 운동범위의 제한 유무를 확인하고, 회화 상태와 '바' '타' '카' 의 발음에서 구음장애의 유무를 평가한다. 혀 등에 통증이 있는 경우에는 무리하지 않는 범위에서 한다. 경부곽청으로 수술 후에 운동이 제한될 수 있으므로, 경부의 운동제한의 유무도 확인한다.

2) 정보수집 : 치료력이나 예정수술식 등

과거의 치료력이나 예정수술식에 관하여 집담회나 의무기록에서 정보를 수집한다. 정보를 수집함으로써, 다음에 기술하는 수술 후 치료의 흐름에 관하여 보다 구체적으로 설명할 수 있다.

3) 수술 후 재활의 흐름에 관하여 설명

치료에 대한 환자의 불안을 경감시키고, 수술 후의 재활을 이미지할 수 있도록, 수술 후 재활의 흐름에 관해서 구체적으로 설명한다. 예를 들면, 수술법이 혀 절제술전, 유리복직근 피판이식, 양측 경부곽청이 예정된 경우는, 수술 후 재건된 혀가 움직이지 않으므로 남은 혀의 운동을 가능한 유도하는 연습을 하거나, 예상되는 연하장애에서 경구섭취를 지속할 수 있도록 설명한다. 그리고 경부전굴이나 반복삼킴, 숨참기연하 등, 수술 후에 시행할 연하방법 등을 실제로 체험하게 한다. 수술 후, 갑자기 연하방법을 교육하면, 이해할 때까지 시간이 걸리겠지만, 수술 전에 체험해 두면 수술 후의 치료가 원활하게 진행된다.

b. 수술 후 초기의 대응 : 수술 후 2 · 3일째~

1) 침상 재활

수술부위의 상태에 따르지만, 수술 후 2~3일째부터 침상 재활을 시작한다. 수술 후 초기에는 수술부위의 배액관, 기관캐뉼라, 비위관, 말초나 중심정맥에서의 정맥주사 등의 관들에 주의하면서 치료한다. 수술부위의 상태도 안정되어 있지 않으므로, 주치의나 간호사와 연락을 취하면서 한다. 수술내용의 정보수집과 함께 가능한 침상 기울기의 각도, 구강내는 스폰지브러시 등으로 어디까지 닿는지, 경부는 어느 정도 움직여도 되는지(전후굴, 회전, 측굴) 등을 확인한 후 치료를 시작한다.

(1)구강케어

치료로 하는 내용은 주로 구강케어와 구강기관의 운동, 연하반사 유발치료이다. 우선 설암의 구강케어는, 부분절제에서는 절제된 끝(가제가 붙어 있다)을 삼가고, 유리피판이식술 후에는 잔존혀와 피판의 봉합부를 삼간다. 방법은 뺨이나 구개의 점막을 스폰지브러시로 닦듯이 케어하고(**그림 1**), 혀는 수술부위 이외의 설면을 가볍게 닦는다. 끈적거리는 타액을 제거하는 것만으로 구강기관의 운동이 쉬워진다. 중인두암에서는 구강내의 수술조작이 적으므로, 제대로 구강케어를 한다. 구강케어는 매회 치료 초에 하면, 이후의 치료프로그램이 원활하게 진행된다.

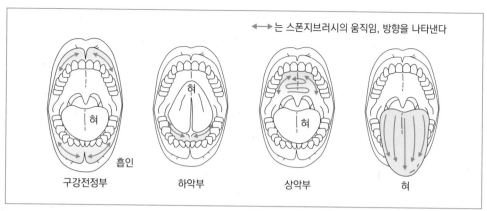

← 는 스폰지브러시의 움직임, 방향을 나타낸다

구강전정부 흡인 / 하악부 / 상악부 / 혀

그림 1 스폰지브러시의 구강케어

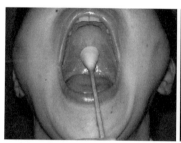 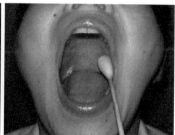

그림 2 인두의 냉마사지

(2)기침치료

설암 · 중인두암 모두 절제범위가 크면 기관절개를 시행하므로, 수술 후에는 타액의 고임 등으로 가래가 많다. 그 때문에 기침치료로 가능한 객담배출을 할 수 있도록 격려하는 것도 치료내용의 중요한 포인트가 된다. 복직근 피판이식이 시행되면, 수술 후 잠시 동안 복부통이 수반되므로, 베개를 복부로 감싸듯이 안으면서 기침시키면 통증이 적어진다. 구강케어와 해수치료는 병동간호사와 협력하여 병동에서도 적극적으로 하도록 한다.

(3)구강기관의 운동

이어서, 구강기관의 운동을 한다. 설암수술 후인 경우는 개구폐구운동이나 구순의 돌출 옆으로 당기기, 구순폐쇄운동, 볼 부풀리기 등, 혀 이외의 기관의 능동운동을 한다. 혀의 운동은 가동성의 유무를 확인하는 정도로 그친다. 중인두암수술 후에는 혀의 운동을 포함한 구강기관의 운동을 적극적으로 한다.

(4)냉마사지

이 시기는 아직 연하반사가 잘 일어나지 않아서, 타액이 기관으로 고여 흡인하는 경우도 많다. 그 때문에 가능한 범위에서 연하반사를 격려하여 연하동작을 반복하게 한다. 방법에는 인두의 냉마사지(**그림 2**)를 하여 연하반사를 유발한다. 그러나 설암 · 중인두암 모두 피판이식술을 시행하면 개구제한이 생겨서 연구개까지 냉면봉이 잘 들어가지 않는다. 그 경우는 수술부위 이외의 닿는 부분, 잔존혀나 협점막, 구개의 전방에 자극을 가한다. 수술 후 바로는 구강이나 인두의 감

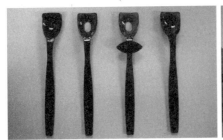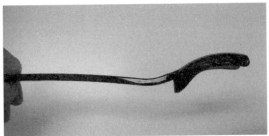

그림 3 혀운동의 치료기기(오랄라이트(Oralite)®)

각이 저하되어 언제 연하반사가 일어났는지 환자가 모르는 경우가 많으므로, 언제 일어났는지를 매회 피드백하는 것도 중요하다. 연하반사가 일어난 후에 침을 흡인할 수도 있으므로, 적절히 스스로 객담하고, 필요에 따라서 흡인하도록 한다.

2) 재활치료실에서의 치료

수술 후 경과가 순조로우면, 거동의 목적도 겸하여 5일째부터 재활치료실에서 치료를 시작한다. 수술 후 초기이므로 가능한 치료프로그램이 적지만, 자리에서 일어남으로써 가래의 객출을 촉진시키고, 생활의 사이클을 조정할 수도 있다. 수술 후 초기에 시작할 때의 주의점에는 치료시에 수술부위 통증을 호소하거나, 수술부위 부근의 침출액, 출혈을 확인했을 때는 치료를 중지하고, 바로 간호사, 주치의에게 보고한다. 또 가래가 많아서, 호흡곤란을 호소하는 경우도 있으므로, 경피적 동맥혈산소포화도(SpO_2)를 수시로 확인한다.

c. 경구섭취가 가능해진 시기의 대응 : 수술 후 7일째~

1) 비디오투시 연하검사

수술 후 7일째가 되면 수술부위의 상태도 가라앉으므로, 경구섭취가 가능하다. 비디오투시 연하검사를 하여, 경구 섭취가 가능한지를 판단한다. 이 시점에서는 아직 기관캐뉼라 삽입하에서 검사하는 경우도 종종 있다. 비디오투시 연하검사에서 평가하는 주요 포인트는 흡인 유무의 확인이다. 만일 흡인을 확인한 경우에는 증상흡인(사레들림)인지 무증상 흡인(사레들림 없음)인지가 중요포인트이다. 경구섭취가 가능하다고 판단한 경우에는 자세나 음식형태(예 : 젤리가 좋은지, 걸죽한 것이 좋은지 등), 연하방법(반복삼킴이나 경부회전 등)을 검토하고, 직접치료을 시작한다.

2) 간접연하치료

(1)구강기의 치료

혀 아전절제술인 경우에는 간접연하치료로 남은 혀의 운동을 적극적으로 한다. 남은 혀는 입술 밖으로 내밀기가 어려우므로, 거울을 사용하여 시각적으로 움직임을 피드백하거나, 혀운동을 위한 기기(그림 3)를 이용하여 혀로 꽉 누르거나 밀어 올리는 운동을 한다. 가동부의 혀가 절제되어 있는 경우에도 설근부운동이나 다른 구강기관의 운동을 크게 함으로써 연하나 구음이 개선된다. 설근부 운동을 위해서는 목이 메는 발성(가래를 뱉으려고 할 때 내는 소리)을 한다.

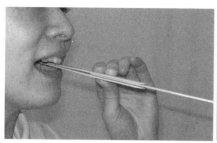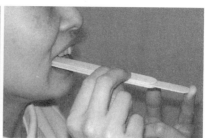

그림 4 설압자를 사용한 개구치료

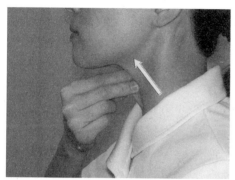

그림 5 멘델슨법
갑상연골 양끝을 잡고, 비스듬히 위로 턱의 끝을 향해서
들어올린다.

구강기관운동에서는 우선 입을 크게 벌리게 한다. 개구제한이 심한 경우는 설압자를 2~3장 사용하여 **그림 4**와 같이 건측에서 물게 한다. 무는 갯수를 서서히 늘려서 개구를 촉진시킨다. 주의점은 전치로 하지 않고, 건측에서 하는 것이다. 설압자 만큼 개구가 가능해지면 금속제나 목제 개구기로 이행하여, 개구범위를 좀 더 확대한다.

개구가 어느 정도 가능해지면 저작치료도 할 수 있다. 저작은 턱운동뿐 아니라, 혀나 구순운동도 된다. 방법에는 가제를 직접 물거나, 껌이나 오징어 등을 거즈로 감싸서 저작하게 한다. 가제로 감싸면 흡인을 예방할 수 있다. 또 구순의 돌출 옆으로 당기기, 폐쇄와 파열('파'음 등)을 한다.

중인두암수술 후에서도 설근부를 절제하면 혀의 움직임이 저하되므로, 혀운동도 포함한 간접치료를 한다.

(2)인두기 치료

후두거상운동의 촉진이나 성문폐쇄운동 등을 한다. 후두거상운동의 촉진에는 멘델슨법을 사용한다. 이 시기는 두부의 종창이나 저림이 남아 있어서 후두가 어느 정도 거상하는지가 명확하지 않으므로, **그림 5**처럼 도수적으로 갑상연골의 거상을 보조하거나, 거울을 사용하여 시각적인 피드백을 하거나, 표면 근전 바이오피드백(**그림 6**)으로 시각적 · 청각적 피드백을 하여 치료한다. 또 흡인이 많은 시기이므로, 숨참기연하를 습득하는 것도 중요하다. 숨참기연하의 포인트는 반드시 숨을 참은 채 연하하고, 그대로 헛기침까지 하도록 설명하는 것이다. 숨을 참고 연하

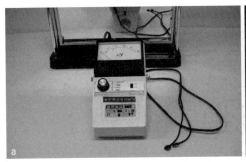
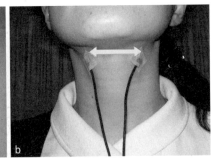

그림 6 표면 전기자극 바이오피드백
a : 전극에 크림을 도포하고, 목적위치에 테이프로 붙인다
b : 갑상연골보다 위에 약간 폭이 있게 붙인다

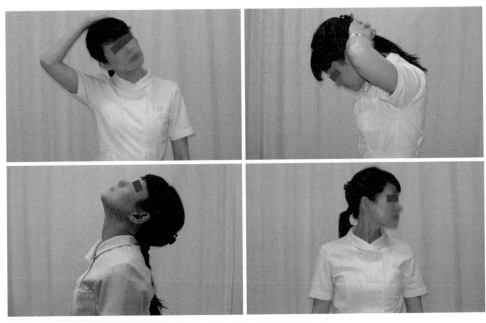

그림 7 경부의 자가 스트레칭

한 후에, 숨을 들이마시고 나서 헛기침을 하는 수가 있는데, 이 때에 만일 타액이 인두에 머물러 있는 경우, 연하 후에 숨을 들이마실 때에 타액이 기관으로 유입되어서, 오히려 흡인이 일어나는 수가 있으므로 주의해야 한다.

(3)경부의 스트레칭

연하와 관련된 여러 기관이 집중하는 경부의 유연성을 위해서, 경부의 스트레칭을 적극적으로 한다. 이 시기는 자동뿐 아니라, 수동적인 스트레칭도 할 수 있다. 혼자서도 할 수 있도록 교육한다(**그림 7**).

(4)구음치료

간접연하치료의 일환으로 구음치료도 적극적으로 한다. 양순음('파', '바', '마')은 설암, 중인두 암수술 후 모두 장애를 잘 받지 않는 음이다. 치음('다', '타', '사' 등)은 혀의 전방이 재건되어 있는 경우는 가능한 턱을 폐쇄하고 나서 힘껏 입을 벌려 발음하면 소리가 가까워진다. 특히 '사' 음

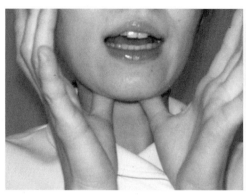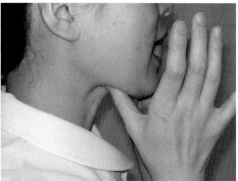

그림 8 연구개음의 연습

은 숨의 마찰음을 강조하면 현저히 개선된다. 연구개음 ('ㄱ', 'ㄲ', 'ㅋ', 'ㅇ')인 '카'는 혀의 절제 범위가 크면 어려워진다. 연구개음은 거울에서의 피드백이 어려운 음이므로, 외부에서 도수적으로 안쪽 혀의 거상을 보조한다. 목을 앞으로 숙이고, 턱아래를 밀어올려서(**그림 8**) 발음하면 소리가 명료해지므로, 이것을 반복해서 청각적 피드백을 해서 연습한다.

(5) 직접연하치료

경구섭취가 가능하다고 판단한 경우에는 직접연하치료를 시작한다. 직접치료의 내용(자세, 음식형태, 한입량, 연하방법)은 비디오투시 연하검사의 평가에 근거하여 검토하고, 흡인하지 않고 치료할 수 있는 세팅으로 하는 것이 중요하다.

설 아전절제술 · 전절제술인 경우에는 직접치료로 처음에는 수분이 걸죽한 것(죽 상태)을 사용하는 경우가 많다. 자세는 뒤로 기울인 자세 45~60°, 경부전굴에서, 한입량은 2~3 mL씩 섭취한다. 반복삼킴이나 숨참기연하는 거의 전례에서 한다. 식도입구부의 열림에 좌우차가 있는 경우는, 통과장애가 있는 쪽으로 목을 돌려서 연하시킨다. 치료 중의 사례들림은 물론이지만, 젖은 쉰목소리나 환자가 호소하는 잔류감, 연하음(비강으로 빠지는 소리 등)에 주의하여 진행한다. 발열, 가래의 증감, 혈액소견(C 반응성 단백 : CRP, 백혈구)을 체크하는 것도 중요하다. 목메임이나 젖은 쉰목소리, 이상한 연하음이 많을 때는 한입량을 줄이고, 뒤로 기울인 자세의 각도를 줄이며(30°까지), 반복 삼킴의 횟수를 늘리면서 상태를 본다. 그래도, 목메임, 젖은 목소리가 확인되는 경우는 치료를 중단하고, 기침이나 흡인배출로 흡인물을 확실히 객출한다.

직접치료 후에는 2, 3일 단위로 연하기능이 개선되는 경우가 많으며, 직접치료도 목막힘이나 젖은 목소리가 줄어들면, 한입량을 1 mL단위로 늘리고, 연하횟수도 늘려서 치료를 진행한다. 어느 정도 치료가 진행되면, 비디오투시 연하검사로 재평가한다. 재평가하는 시기는 수술부위의 종창의 경감, 본인의 자각(구강내나 인두의 감각이 나타났거나 타액을 쉽게 삼키게 되었을 때 등)이나 직접치료의 섭취량의 증가, 섭취시간의 단축, 숨막힘의 감소 등일 때이다. 수술 후 2~3주 사이에 재평가를 하는 경우가 많다. 재평가에서도 자세, 음식형태, 한입량, 연하방법에 관해서 검토한다. 이 결과에 따라서 경구섭취가 본격적으로 시작되는 경우가 많다. 자세는 뒤로 기울인 자세(검사에서 평가한 적절한 각도), 음식형태는 페이스트(paste)식, 한입량은 약 5 mL 정도, 반복삼킴이나 연하 후의 기침, 필요에 따라서 목을 돌려서 섭취한다.

표 2 병동에서의 식사시에 주의할 점

1. 몸의 각도, 연하방법이 통일되어 있는가 　　매번 의료진간에 같은 목소리로 인사할 수 있는가 2. 연하식의 점도가 통일되어 있는가 　　걸죽한 정도가 너무 진하거나 흐리지 않은가 3. 음식형태는 적당한 것이 나오고 있는가 　　잘못된 음식형태가 나오지는 않는가, 약의 복용법이 올바른가, 한입량은 적절한가 4. 언제나 적절한 식사환경에 있는가 　　TV 등을 보면서 식사하지 않는가 　　가족 · 의료진이 지나치게 대화를 하고 있지 않는가 5. 익숙해져 있는가 　　환자, 의료진 모두 연하방법 등의 세팅이 시간의 경과와 더불어 애매해져 있지 않은가

표 3 식사장면의 관찰포인트

1. 후두가 움직이는가 2. 구강에서 흘리지 않는가 3. 구강내에 음식이 남아 있지 않은가 4. 콜록거림 · 목메임은 없는가 5. 심한 기침은 하지 않는가 6. 음식형태에 따라서 목메임 등의 변화가 있는가(물 등으로 목이 메기 쉽다) 7. 목소리의 변화는 없는가(젖은 쉰목소리) 8. 섭취속도가 일정한가(의료진의 눈이 있을 때와 없을 때) 9. 식사에 집중하고 있는가 10. 식사시간은 어떤가 11. 피로감은 있는가 12. 음식물 잔류감이 있는가 13. 식후에 가래가 증가하는가

중인두암수술 후의 직접치료의 흐름도 마찬가지이다. 치료에 사용하는 음식형태가 연하식이 아니라 젤리가 되는 경우가 많은 점이 다르다.

(6)병동에서의 식사장면을 관찰

병동에서의 식사시에 주의할 점을 **표 2**에, 식사장면의 관찰포인트를 **표 3**에 정리하였다. 무증상 흡인(사레들림 없음) 경우는 외견상 흡인을 알기 어려우므로, 젖은 목소리나 폐잡음에 세심한 주의를 기울여야 한다. 사레들림이 없어도 식사 중 · 후의 가래의 증가, 목이 그르렁거리지 않는지, SpO_2의 일시적인 저하의 유무 등이 흡인의 지표가 되므로, 이 점에 주의하여 관찰한다. 또 연하식의 점도나 기울인 자세의 각도 등이 통일되어 있는지를 확인한다. 연하식은 실제로 만들 것을 견본으로 제시하거나, 100 mL에 스푼 2숟갈 등으로 알기 쉽게 표시한다. 자세는 각도계를 제작하거나, 침대 난간에 표시를 하여 매회 안정된 세팅을 제공한다

(7) 연하식

연하식의 단계는 시설에 따라서 다르지만, 대개 제1단계는 젤리식, 제2단계는 페이스트식, 제3단계는 전죽, 잘게 썬 연하식으로 한다. 식사의 형태는 주로 구강기 장애이면 믹서식, 인두기 장애이면 젤리식의 형태부터 시작하는 경우가 많다. 혀 아전절제술이나 전절제술에서 인두까지 유리피판이 미치고, 구강기와 인두기 모두 장애를 받는 경우에는 그 장애의 정도에 따라서, 음식

형태는 믹서식이나 믹서식에 점도 증강제를 부가하거나, 묽은 젤리를 사용한다. 그 경우에는 관리영양사와 협력하면서, 그 때마다 연하기능에 맞는 음식형태의 식사를 개별적으로 제공한다.

d. 그 후의 대응 : 수술 후 2주째~

1) 기능예후의 판정 : 주요 영양섭취 수단의 검토

수술 후 약 2~3주에는 식사의 형태가 아직 일반식이 아니지만, 주요 영양섭취의 수단이 경구섭취인 경우가 많다. 그러나 혀 전절제술이나 아전절제술으로 연하장애가 중증인 경우에는 흡인의 위험 때문에 식사를 시작하지 못하는 경우도 종종 있다. 이 시기에는 수술부위의 경과가 순조롭고, 방사선치료 등의 후치료가 예정되어 있지 않으면 퇴원을 검토하므로, 주요 영양섭취의 수단으로 경구섭취가 입원 중에 가능한지, 만일 가능하다면, 금후 어느 정도의 기간치료가 필요한지 판단해야 한다.

수술식이나 수술 후의 경과, 환자의 연령, 수술 전의 연하기능의 상태 등, 여러 가지 요인이 영향을 미치므로 정확히 판단하기가 어렵지만, 비디오투시 연하검사 소견에서 연하기능의 상태나 수술 후의 치료경과에서 기능예후를 확인하며, 주요 영양섭취의 수단이 경구섭취만으로 가능해질 때까지, 2주 이상 걸릴 것이 예측되는 경우에는 경관영양을 병용하면서 퇴원하고, 이후에는 외래에서 재활을 한다.

2) 간헐적 경관영양법, 경피내시경적 위루술

코위영양관의 장기유치는 환자자신도 불쾌하고 보기에도 좋지 않으며, 비인강의 손상이나 자극으로 분비물이 증가하거나, 인두의 미각을 저하시키고, 위식도역류의 원인이 되므로, 경관튜브를 식사때마다 구강내 또는 경비에서 삽입하는 간헐적 경관영양법(간헐적 구강식도경관영양법(intermittent oro-esophageal tube feeding : OE법 등), 또는 경피내시경적 위루술(percutaneous endoscopic gastrostomy, PEG법) 중에서 선택한다.

간헐적 경관영양법을 적용할 때는 비디오투시 연하검사로 삽입시의 위치를 확인한다. 특히 식도에서 유치하는 간헐적 경관영양법 경우는 식도의 연동을 확인할 수 있어서 유용하다. 위치가 결정되면 표시를 해 둔다. 확인 후, 병동에서 처음 하는 경우는 재활의학 의사의 지도하에 간호사, 언어치료사도 참가하여 순서를 확인하면서 한다. 확인사항은 삽입이 구강인지 비강인지이며, 튜브삽입의 길이(표시의 위치), 삽입된 것을 청진기로 확인할 때에 식도에서 들리는지 위에서 들리는지이다. 의료진, 환자 모두가 이러한 사항을 확인하고 동일하게 이해해야 안전하게 치료를 진행할 수 있다.

외래에서 재활을 계속하면, 얼마간 시간이 경과하면 주요 영양섭취를 경구로 가능하리라 예상되며, 환자의 이해력에 문제가 없는 경우에는 간헐적 경관영양법을 우선 시도한다. 한편, 주요 영양섭취의 수단으로 장래에 경구섭취가 어려운 경우나 튜브 삽입시에 구토반사가 심하여 간헐적 경관영양법을 받아들이지 못하는 경우에는 PEG법을 선택한다.

퇴원에 즈음에서는, 식사 형태에 관해서 담당영양사가 영양교육을 한다. 또 자택에서 식사시의 자세, 1회량이나 속도 등과 함께 대상수단이나 간접연하치료, 구음치료의 자택 프로그램은 언어치료사나 병동간호사가 교육한다.

3) 보철물의 제작

구음이나 연하장애의 개선을 목적으로 보철물(palatal augmentation prosthesis, PAP)이나 연구개거상장치(palatal lifting prosthesis, PLP) 등의 치과보철장치의 제작도 고려한다. 이 보철물들은 연하동작이 나쁜 버릇을 획득하기 전, 즉 수술 후 4~6주 이내에 제작해야 한다. 보철물은 구강외과에서 제작하고, 장착시의 구음이나 연하상태는 언어치료사가 평가하며, 수정을 하면서 완성한다.

PAP는 혀의 절제범위가 큰(25% 이상)환자나 설하신경마비환자에게 적응이 된다. 혀의 움직임이 좋지 않으면, 혀와 구개가 접촉하기 어렵지만, Ⅱ-2-1. **그림 6**(p74)에 나타냈듯이 PAP를 장착함으로써 혀와 구개가 잘 접촉하게 되어, 경구섭취시 음식물의 이송이나 내보내는 효율이 향상되며, 구음에도 개선이 보인다.

PLP는 연구개의 운동마비가 있는 환자에게 연구개를 거상할 목적으로 사용된다. 연구개가 크게 절제된 환자에게는 구개전색자(palatine obturator)를 사용하기도 한다.

e. 퇴원 후 외래에서의 대응

연하작용, 구음장애가 잔존하는 경우에는 퇴원 후에도 외래에서 재활을 계속한다. 연하장애에는 발열이나 가래, 기침의 유무, 체중, 자택에서의 식사섭취(양이나 목메임의 유무)에 관하여 청취한다. 또 자세의 세팅이나 적절한 음식형태의 선정, 걸쭉한 식품의 사용 등 대상수단을 정확히 하고 있는지의 평가, 간헐적 경관영양법을 계속하다가 퇴원한 경우는 자택에서도 입원시와 마찬가지로 세팅이 시행되고 있는지를 평가한다.

선별검사는 수시로 하지만, 외래에서도 필요하면 비디오투시 연하검사를 정기적으로 하여, 연하장애의 개선에 따른 음식형태의 변경이나 사용하는 대상수단을 수정한다.

구음장애에서 혀의 반절 이상(특히 전절제나 부분절제)인 환자에게는 치료를 더욱 반복해야 한다. 최종적으로 장애가 남기 쉬운 음에는 치음인 '타', 설타음인 '라', 연구개음인 '카'가 많다. 치료에서는 보상구음의 습득이나 대화속도의 조절을 주체로 한다. '타'의 보상구음은 앞에서 기술한대로 턱의 개폐를 크게 사용한다. 또 윗 앞니와 아랫입술에서 접촉하여 대상하는 방법도 있으며, 이것은 혀 (아)전절제술인 경우에 유효한 방법이다. '라'는 설첨부가 절제되면 명료도가 상당히 저하된다. '라'라고 발음하기 전에 조금 음을 늘려서 '(우-)라'라는 식으로 발음하여 음에 접근한다. '카'의 보상구음은 앞에서 기술한 대로이다.

외래진료에서는 사회적 배경도 충분히 고려한다. 복직을 희망하는 경우에는 구음장애나 연하장애에 관한 앞으로의 회복 전망을 설명한 후에, 환자나 그 가족과 서로 잘 대화하여, 치료횟수나 기간, 목표를 설정하고, 치료에 임한다. 복직의 시기나 배치전환, 퇴직 등 환자의 생활설계에 영향을 미치므로 중요하다.

2 후두절제술(후두암, 경부식도암)의 수술 전 · 후 접근(표 4)[6]

표 4 후두절제술의 수술 전 · 후 접근

시기	목적	방법 · 내용
수술 전	• 구음장애의 유무 • 대용음성에 대한 이해를 깊게 한다 • 불안의 경감	**평가** ① 구강기관 · 경부의 운동범위 확인 ② 발화명료도의 확인 **정보수집** ① 지적기능의 평가, 예정수술식의 확인 **재활내용** ① 수술 후 치료의 흐름 설명 ② 식도발성 · 션트발성의 설명(Ⅱ-2-1, p78 그림 9 참조) ③ 전기식 인공후두의 사용(그림 11)
수술 후 2 · 3일째~	• 전기식 인공후두의 적용	**평가** ① 수술내용의 정보수집 ② 구강기관의 운동범위의 평가(하악연지의 마비 유무 포함) **재활내용** ① 구강 주위의 운동, 구음연습('바' '카'음 등) ② 전기식 인공후두의 접착법, 사용법을 다시 교육
수술 후 4 · 5일째~	• 전기식 인공후두의 습득	**재활내용** ① 전기식 인공후두의 사용치료 접착법이나 기관루노이즈를 억제한다. 간단한 문자를 얘기한다
수술 후 1주째~ (경부드레싱제거)	• 전기식 인공후두의 습득 • 식도발성의 적용	**재활내용** ① 전기식 인공후두의 사용치료 ② 식도발성치료를 시작. 공기섭취법을 습득한다(그림 13)
수술 후 2주째	• 전기식 인공후두의 사용 • 식도발성의 습득	**재활내용** ① 전기식 인공후두로 일상회화를 한다. 치료실뿐 아니라, 병동에서도 사용한다 ② 식도발성의 공기섭취법을 습득하여, 발성으로 연결한다. 모음발성부터 발성지속을 연장하여, 단어~단문으로 연결한다
퇴원 후	• 대용음성의 일반화 • 션트발성의 검토 • 사회참가	**재활내용** ① 전화나 처음 만난 사람과 대용음성으로 얘기해 본 결과 확인 ② 식도발성치료를 약 6개월 계속해도 발성이 어려운 경우는 션트발성을 고려한다(두경과 또는 이비인후과의의 진찰). 환자모임의 참가도 권장한다

a. 수술 전

1) 수술 전 평가

구강기관의 운동기능에 관하여 수술 전 평가를 한다. 혀와 입술의 운동범위가 양호하면 문제없다. 실제 구음장면에서 음의 왜곡과 경부운동을 동시에 확인한다. 만일 기왕에서 혀 아전절제술 등을 한 경우는, 특히 구음의 왜곡을 확실히 확인해야 한다. 발화명료도가 2(때때로 알 수 없는 말이 있다)수준이면, 수술 후의 대용음성치료를 진행할 수 있지만, 3(대화의 내용을 알고 있으면 알 수 있다)수준 이상의 명료도 저하를 확인하는 경우는 대용음성의 적용이 어려운 경우가 많다.

2) 정보수집

기왕에서 뇌졸중 등이 있어서, 인지 저하가 의심스러운 경우, 인지 기능 검사를 한다. 대용음성치료는 기기의 조작이 필요하거나, 트림을 자신의 의지로 자유롭게 조절하는 새로운 신체의 사용법을 습득해야 하므로, 인지기능에 문제가 있는 경우, 수술 후 치료가 원활하게 진행되지 못할 수도 있기 때문이다. 예정된 수술식도 확인한다(후두전적술, 인두·후두·식도절제술, 경부 림프절 절제술의 유무 등).

3) 수술 후 재활의 흐름에 관하여 설명

치료에 대한 환자의 불안을 경감하고, 술후의 재활을 이미지하기 위해서, 수술 후 재활의 흐름을 설명한다. 특히 식도발성, 션트발성(Ⅱ-2-1, p78 **그림 9** 참조)에 관해서는 실제로 습득한 환자의 비디오를 함께 보고, 발성하는 모습을 가능한 구체적으로 이미지할 수 있게 한다. 식도발성에 관해서는 습득에 시간이 걸리는 점, 발성의 질이나 습득여부는 개인차가 있다는 점을 전달해 두어야 한다.

전기식 인공후두에 관해서는 조작법(음량, 피치조정)을 설명한 후에 실제로 사용하게 한다. 사용시의 포인트는, ①경부의 평면에서, 턱뼈를 피한 턱아래의 교점 부근에 댄다(Ⅱ-2-1, p76 **그림 7** 참조), ②호기를 사용하지 않고 구음동작만으로 크게 발음하며, 속도는 너무 느리지 않게 하는 것이 중요하다. 그 다음에 성명이나 단어, 간단한 회화를 하게 한다. 대부분의 환자는 이 때에 호기와 함께 발성하는데, 수술 후의 노이즈로 연결되므로, 가능한 호기를 사용하지 말고 구강기관의 운동을 크게 하여, 확실히 구음할 수 있도록 연습하면 수술 후 전기식 인공후두적용이 원활하다.

b. 수술 후 초기의 대응 : 전기식 인공후두의 사용치료

재활을 시작하기 전에 시행된 수술법을 확인해 둔다.

수술 후 2, 3일째에는 구강기관의 운동범위를 평가한다. 때때로, 경부림프절 절제술의 영향으로 하악 모서리신경이 마비되어 아랫 입술 운동이 제한되는 수가 있다. 구음에 크게 영향을 미치지 않지만, 아랫입술 내림운동을 하면 된다. 또 양순음('바'), 설타음('라'), 연구개음('카')을 연습하여, 가능한 구강내에서 확실하게 소리를 내도록 한다.

4, 5일째가 되어, 의사로부터 수술부위의 안정을 확인하면 전기식 인공후두의 사용치료를 시작한다. 인공후두를 경부에 대고 사용하는데, 수술 후, 환자의 대부분은 경부의 감각이 없어서, 닿은 감각을 느끼지 못하여 당황하는 경우가 많으므로, 거울을 사용하거나 경부를 만지는 등의 피드백을 한다. 수술부위 부근의 종창이 현저하여 음이 잘 공명되지 않는 경우는 뺨에 대거나(Ⅱ-2-1, p76 **그림 7** 참조), 구강내에서 튜브로 소리를 흡수하여 연습한다(Ⅱ-2-1, p77 **그림 8** 참조). 그 순서를 **그림 10**에 나타냈다.

처음에는 모음으로 구음을 크게 할 것과 기관루 잡음(생리적 구조로 구음하면 아무래도 폐에서 호기가 나와서, 영구기관루에서 '슈–'하는 잡음이 나온다)를 억제하면서 구음할 것을 의식하게 한다. 그리고 단어로 똑같은 연습을 한다. 모이 많은 어휘를 선택하는 것이 환자도 청각적으로 피드백하기 쉽다. 발음이 순조로우면 시작 1일째에 단어에서 간단한 단문까지 회화가 가능하다. 진동음을 대화가 연결되는 지점에서 중단하면 보다 자연스러운 대화로 들리게 할 수 있다. 또 '입의 움직임'을 의식하여, 기관루 잡음을 줄이도록 한다.

전기식 인공후두는 후두절제술 후의 발성장애로 신체장애자 수첩이 교부되어 있으면, 보조기구로 신청할 수 있다. **그림 11**은 절차순서이다.

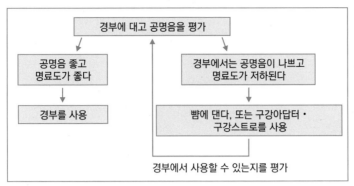

그림 9 전기식 인공후두의 적용순서

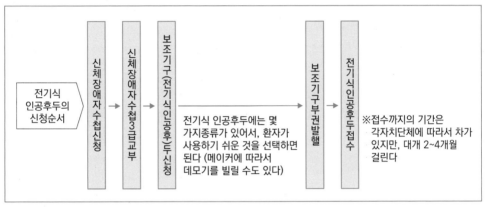

그림 10 보조기구의 신청절차

C. 수술 후 1주~퇴원 : 식도발성치료

수술 후 수술부위도 안정되고, 경구섭취도 순조롭게 진행되면 전기식 인공후두의 치료를 하면서, 식도발성치료를 진행한다. 식도발성치료는 우선, 공기흡입법에 관해서 연습을 반복한다. 주입법, 흡인법, 흡기주입법, 연하법이 있다. 여기에서는 흡기주입법을 예로 들어, 시행방법을 설명하였다.

폐흡기과 동시에 입술을 강하게 닫고, 혀를 구개로 힘껏 밀어붙인다. 이 운동으로 구강내의 공기가 한꺼번에 인두로 밀리게 된다. 그리고 공기가 구강에서 식도로 흡입되면 크래킹 잡음(갈라지고 지지직거리는 소리)가 들린다. 크래킹 잡음이 생기면 바로 발성하도록 한다. 어느 정도 힘 있게 '아-' 하고 발성한다. 공기흡입에서 주의해야 할 것은 공기를 '삼킨다'고 착각하는 경우가 많은 것이다. 공기를 삼켜버리면 식도에서 위로 재빨리 공기가 이동하게 되고, 그것을 역류시켜서 발성하려면 큰 힘이 필요하여, 힘을 주게 된다. 발성이 되면, 이것을 반복한다. 발성이 가능해진 후의 흐름을 **그림 12**에 나타냈다.

발성이 공기를 흡입할 때마다 나오게 되면, '아' 소리를 의식적으로 길게 한다. 발성이 안정되면 5모음, 모음이 어두에 오는 단어를 연습한다. 단어는 2음절에서 서서히 음절수를 많게 하여

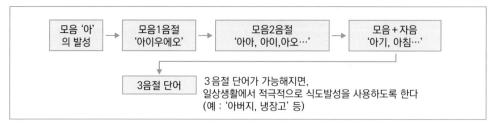

그림 11 식도발성치료의 진행법

5~6음절 정도의 단어까지 연습한다. 다음에 짧은 단문을 연습한다. '비가 또 온다'는 5음절이므로 단어를 애기할 수 있으면 가능하다. '머리가 아프다' 등은 '머리가/아프다'라고 중간에 공기를 흡입하고 연습하며, 서서히 공기를 흡입하는 사이를 짧게 한다. 또 기관루 잡음이 생기는 경우가 많으므로 이것을 가능한 억제하도록 연습한다. 방법은 기관루 앞에 손을 대고 호기가 어느 정도 나오는지를 피드백한다. 또 발성이 그다지 나오지 않는 시기에 무리하게 내려고 하여 구강섭어(口腔囁語 : 구강내에서 혀가 구개에 접촉하여 울리는 소리)가 생기는 나쁜 습관을 기르지 않도록 주의하여 진행한다.

하인두 후두 경부식도절제술인 경우, 치료의 진행법은 후두절제술의 경우와 똑같지만, 이식된 공장부분에서 새 성문(협착부위)이 만들어지지 않는 수가 있다. 이 경우, 공기흡입은 간단히 가능하지만, 발성은 새 성문의 진동을 얻기가 어려워서 잘 나오지 않게 된다. 이 때는 경부의 전면을 손가락으로 조금 눌러서 외부에서의 압박으로 새 성문을 만들어 발성한다. 위치나 압박의 강도는 개체차가 크므로, 각 증례에 맞는 방법을 몇 번이고 시도해 보는 것이 중요하다. 또 전기식 인공후두의 사용은 최적의 음량과 피치가 되도록 적당히 조절한다. 예를 들면, 치료시에는 개인실이므로 그다지 음량을 올리지 않아도 명료하지만, 거리로 나와 사용하는 경우, 환경소음이 커서, 전기식 인공후두의 음량을 올려야 한다.

d. 외래치료

전기식 인공후두의 사용법은 입원 중에 대부분 습득할 수 있다. 단, 경부의 종창이 현저한 증례에서는 입원 중에 생각대로 소리가 나오지 않는 수가 있으므로, 외래에서 경부 종창의 상태를 보고, 소리가 잘 공명하는 곳을 찾도록 교육한다. 또 가정내나 옥외, 전화에서 사용했을 때 생각대로 사용할 수 있었는지를 확인하고, 음량이나 피치의 수정이 필요한 경우는 교육한다(예 : 옥외에서는 음량을 올린다, 감정적으로 얘기하여 대는 위치가 어긋나 있지 않은가, 전화에서 기관루 노이즈가 커지지 않았는가 등).

식도발성치료는 입원 중에 하던 내용을 반복해서 한다. 자립치료가 중심이 되므로, 자택에서의 치료법을 외래에서 하게 하여, 공기흡입이나 발성시에 나쁜 버릇이 생기지 않았는지 확인하며, 필요에 따라서 수정한다(예 : 공기를 삼켜버린다, 발성시에 너무 힘을 주어 기관루 잡음이 커진다 등).

또 전국에 후두절제 환자단체가 있어서, 식도발성교실 등의 활동을 하고 있으므로, 정보를 제공하여 참가를 권유한다.

　　식도발성이라고 하면 매우 어려운 것으로 받아들이기 쉬운데, '트림'을 자신의 의지로 조절하는 치료이므로, 그다지 어렵게 생각하지 않도록 설명한다. 전기후두와 달리, 치료가 장기간이 되는 경우가 많으므로, 초조해하지 말고 집중할 수 있도록 조언하는 것도 중요하다.

　　또 반년 정도 치료를 계속해도 전혀 발성하지 못하는 경우는 식도발성의 습득이 어려울 수 있다. 이런 경우는 두경과의에게 션트발성의 적응을 검토하게 한다. 션트발성은 수술 후, 당일 발성하므로 치료가 필요 없지만, 발성시 경부의 각도나 억제법 등에 언어치료사가 필요하기도 하다.

③ 방사선치료 중 · 치료 후의 접근(표 5)[6]

a. 설 · 중인두암

표 5 방사선치료 중 · 치료 후의 접근

시기	목적	방법 · 내용
치료중(전반)	• 흡인을 예방하기 위한 연하방법을 습득한다	**재활내용** ① 연하기관의 운동 ② 인두기를 중심으로 연하치료 ③ 증례에 맞는 연하방법도 습득한다 ④ 치료의 영향으로 연하장애가 악화될 수 있는 것을 설명
치료중(후반)	• 치료의 부작용의 경과 를 보면서 연하기능의 유지에 힘쓴다	**평가** 비디오투시 연하검사 **재활내용** ① 경부의 운동 ② 보습을 중심으로 구강케어 ③ 가능한 범위에서 인두기의 연하치료을 계속 ④ 연하기능에 맞추어 음식형태, 자세, 연하방법를 변경한다
치료 후 약 1개월	• 치료의 부작용 경감과 기능회복을 목적으로 적극적인 치료를 한다	**평가** 비디오투시 연하검사 **재활내용** ① 흡인의 징후를 체크 ② 인두기의 연하치료 ③ 연하기능의 변화를 평가하고, 치료내용, 음식형태, 자세, 연하방법을 재검토한다

1) 치료 전반

　　이 시기는 치료에 의한 점막의 염증 등의 영향이 적으므로, 경부운동이나 구강기관의 운동 등, 가능한 연하기관의 운동을 격려한다. 또 치료 후반에 악화될지도 모르는 연하장애에 대비하여, 특히 인두기에 대한 치료, 멘델슨법, 숨참기연하나 혀돌출연하를 적극적으로 한다. 필요에 따라서 목돌리기 등의 연하방법도 확실히 습득할 수 있도록 연습을 반복한다. 이 시기는 아직 증상이 나타나지 않아서, 치료의 영향으로 악화될 수 있다는 점 등을 전달하고, 치료의 필요성에 관해서 설명한다. 치료빈도는 입원 중이면 주 1회 정도로 경과를 관찰한다.

2) 치료 후반

　　서서히 치료의 영향이 나타나기 시작하며, 연하장애가 악화될 수 있는 시기이다. 두경부암인 경우, 경부로의 방사선치료가 주이므로, 경부운동은 통증이 나타나지 않는 범위에서 능동운동을 중심으로 한다. 구강기관의 운동은 가능한 적극적으로 하게 한다. 타액의 분비량이 저하되어 구갈이 현저한 경우는 인공타액이나 구강내 보습용 젤을 치료 전에 사용한다.

이 시기는 인두나 후두점막의 염증이 진행되어 운동장애가 생기거나, 감각저하로 무증상 흡인이 생길 수 있다. 그 때문에 인두기에 대한 치료가 중요하다. 단, 점막염증으로 통증이 생겨서 치료를 진행하지 못하는 경우도 많다. 통증이 심한 경우는 경구섭취도 중단하는 수가 있다. 경구섭취가 중단된 경우는 여러 차례에 걸쳐서, 연하반사 유발치료를 하여 연하의 의식화를 계속적으로 한다.

또 인후두에 부종이 생긴 경우는 무리하게 경구섭취를 진행하면 위험할 수 있다. 이 시기는 특히 경구섭취 또는 직접치료시의 흡인의 징후(젖은 쉰목소리, 사레들림, 발열, 가래의 증가)에 주의하고, 비디오투시 연하검사 평가를 한다. 치료의 빈도는 늘려가지만(3회~매일/주), 환자의 부담도 고려하여 조정한다.

3) 치료종료 후 약 1개월

치료 후 한동안은 치료의 영향이 계속되므로, 연하장애가 악화된 증례에서는 흡인을 일으키기 쉽다. 계속 치료를 하면서, 흡인의 징후를 관찰한다. 점막염의 정도를 보면서, 서서히 인두기에 대한 치료도 늘리도록 한다. 특히 숨참기연하와 멘델슨법은 반드시 치료한다. 또 필요에 따라서 비디오투시 연하검사로 평가하고, 치료내용, 음식형태의 선정, 자세나 연하방법 등이 적절한지 검토한다.

b. 후두암

설 · 중인두암의 방사선치료의 경과와 마찬가지이다. 역시 치료 후반부터 종료 후 한동안은 발성하지 못하거나, 발성시에 통증을 수반하는 경우가 많아진다. 그 때문에 연습의 빈도가 점막염이 시작될 때까지는 2회/주 정도로 하면서, 경과를 본다. 통증이 경감되면, 치료빈도를 늘리거나 자기연습량을 늘려서, 발성지속의 연장이나 대화시간을 늘리는 등 적극적으로 시도해 간다.

4 가정(외래)에서 할 수 있는 재활

a. 설 · 중인두암

1) 경부, 어깨운동

자기스트레칭을 중심으로 한다('Ⅱ-2-2-1. 설암, 중인두암의 수술 전 · 후 접근' p89 참조). 산책 중이나 목욕 중 · 후에 하면 효율적으로 스트레칭을 할 수 있다.

2) 경구섭취시의 세팅

입원 중, 뒤로 기울인 자세로 경구섭취를 하던 경우, 자택에서도 똑같은 세팅을 한다. 그러나 리클라이닝 침대가 없는 경우가 많아서, 자세의 세팅에 검토가 필요하다. 60° 기울인 자세인 경우, ①의자와 테이블 : 기울인 의자의 이용, 또는 의자에 얕게 앉아서 등받이에 확실히 기댄다,

②바닥 : 좌식의자를 사용하거나 벽을 등받이 대신으로 하여 리클라이닝 자세를 취하는 세팅을 한다.

3) 구음치료

섬세한 음의 치료는 언어치료사의 치료프로그램을 토대로 하며, 실제 생활에서 활용할 수 있는지를 가정에서의 일상회화에서 평가한다. 예를 들면, 가족이 안심하고 발화속도가 빨라지는 경향이 있거나 외출장소에서 말을 처음 시작할 때 타액이 머물러 있어서 구음이 명료하지 않은 점 등의 문제가 생긴다. 그러한 문제가 어떤 장면에서 나왔는지를 참고로 외래치료를 진행한다. 특히 발화속도의 조절은 효과가 바로 나타나는 반면 잊어버리기 쉬우므로, 가족들도 본인에게 적당히 조언하도록 교육한다. 또 전화에서는 발화속도가 필연적으로 느려져서 구음치료로도 효과적이므로, 가족간이나 지인과의 전화를 적극적으로 하게 하는 것도 좋다.

b. 후두암
1) 경부의 스트레칭

경부의 유연성을 위해서, 경부의 운동치료를 자택에서도 할 수 있도록 교육한다(**그림 7**).

2) 대용음성의 피드백

전기식 인공후두, 식도발성 모두 매일 조금이라도 연습하고, 사용하는 것이 중요하다. 전기식 인공후두는 가정에서 사용할 때에는 대는 위치가 어긋나기 쉽거나, 그만 감정이 고조되면 기관루 잡음이 생기므로, 가족에게 좋은 소리가 나고 있는지 피드백을 하게 하는 것이 중요하다. 또 구음치료와 마찬가지로, 전화를 사용하는 것도 좋은 치료가 된다.

3) 식도발성

교육받은 발성법을 자택에서 혼자 연습하는 형태가 대부분이다. 목욕 중이나 누운 자세에서는 발성이 잘 되는 케이스가 있으므로, 발성이 잘 나오지 않을 때는 여러 가지 자세를 시도해 본다.

문헌

1) 溝尻源太郎, 熊倉勇美 (편) : 구강 · 중인두암재활-구음장애, 섭식 · 연하장애. 의치약출판, 2000
2) 道 健一, 道脇幸博 (감역) : Logemann 섭식 · 연하장애. p162, 의치약출판, 2000
3) 植松 宏 (감수) : 세미나 이해할 수 있다 ! 섭식 · 연하재활 1. 평가법과 대처법. 의치약출판, 2005
4) 藤島一郎, 柴本 勇 (감수) : 동영상으로 알 수 있는 섭식 · 연하재활. 중산서점, 2004
5) 藤島一郎 : 뇌졸중의 섭식 · 연하장애. 제 2판, 의치약출판, 1998
6) 安藤牧子, 辻 哲也 : 두경부암 환자의 수술전 · 후 재활. 간호기술 51 : 986-992, 2005

(安藤牧子)

3. 경부림프절 절제술 후의 부신경마비에 대한 접근

요 점
① 경부림프절 절제술시에 부신경이 절제되어 있는 경우, 부신경마비가 생기므로, 견관절의 구축예방 · 대상근의 근력증강치료 등의 어깨의 재활을 실시한다.
② 경부림프절 절제술시에 부신경이 보존되어 있는 경우에도 일시적으로 부신경마비가 생기는 수가 많으므로, 생활교육을 포함한 어깨의 재활을 실시해야 한다.

두경부림프절 절제술에서는 부신경이 절제되는 경우와 보존되는 경우가 있다. 부신경이 절제되는 경우뿐 아니라, 보존되는 경우라도, 수술침습으로 일정기간, 부신경이 마비되는 경우를 종종 볼 수 있다. 부신경의 지배근인 승모근은 상부 · 중부 · 하부섬유로 이루어지는 큰 근으로, 어깨뼈의 회선이나 고정(상방회전 · 내전 · 하강)을 담당하는 기능적으로 중요한 근이므로, 승모근이 마비되면 여러 가지 장애가 생긴다. 자각증상에는 어깨가 올라가지 않는다, 어깨가 결려서 괴롭다, 어깨주위가 아프다 등을 들 수 있다. 타각적인 증상에는 안정 시에 승모근 마비로 어깨가 위축되어 홀쭉해진 것처럼 보인다. 운동 시에는 견갑상완 리듬이 소실되고, 견관절의 거상(외전 · 굴곡)이나 어깨 움츠림(어깨뼈 들어올림)이 제한을 받는다. 또 견갑골이 외측으로 이동해서 후방으로 돌출하는, 이른바 익상견갑(wining scapula)을 확인하기도 한다. 일상생활동작에서는 후두부를 만지거나 목 뒤로 스카프나 가제끈을 묶는 동작이 어려워진다.

두경부암 환자의 경우, 발성장애로 인해 의사소통이 어려운 경우가 많아서, 부신경마비로 인한 증상이 간과되기 쉽다. 그 때문에, 환자의 적극적인 호소가 없어도 의료팀이 적극적으로 개입해야 한다.

1 보존적 · 선택적 경부림프절 절제술(MRND · SND) : 일시적인 부신경마비로 조만간 회복이 전망되는 경우 (표1)

표 1 경부림프절 절제술 후 재활의 흐름

시기	방법 · 내용
수술 전	수술 전 평가(재활의학과 전문의 · 물리치료사 또는 작업치료사) ① 수술 후에 일어날 수 있는 병태 및 수술 후 재활의 개요 설명(p108 **그림 1**, p109 **표 2** 참조) ② 수술 전 평가(p109 **표 3** 참조) : 사회적 배경, 기왕력, 심리, 이해력, 자각증상, 타각적 소견

수술 후
3~5일째~
  경부 배액관
  유치 중
	수술 후의 재활 시작(재활의학과 전문의 · 물리치료사 또는 작업치료사)
	프로그램 : 침상 또는 재활치료실에서
	① 관절가동범위 치료 : 견관절 능동 또는 능동보조운동(굴곡 · 외전 90° 정도까지)
	② 통증완화 : 어깨부에 대한 마사지(수술부위 주위는 삼간다)
	③ 일상생활동작 · 도구적 일상생활동작, 작업 등 생활상의 주의점 ; 팔을 늘어뜨리지 않도록 한다. 상지에 대한 부담(무거운 것 들기 등)을 삼가는 등의 설명(p108 **그림 1**, p109 **표 2** 참조)

표 1 경부림프절 절제술 후 재활의 흐름(계속)

경부 드레인 없음	프로그램 ; 재활실에서 ① 관절가동역치료 : 어깨부(어깨 움츠림, 어깨 돌리기, 날갯짓)의 능동운동(p110 **그림 2** 참조), 견관절 수동운동(굴곡 · 외전 · 내선 · 외회전) (p111 **그림 3** 참조) ② 신장치료(스트레칭) : 대흉근(과긴장이나 단축을 일으키기 쉽다) (p111 **그림 4** 참조) ③ 견관절의 안정성 확보 : 회전근개(Rotator Cuff) 의 근력증강치료(p112 **그림 5** 참조)
경부 배액관 없음 (수술부위가 가라 앉은후)	프로그램 : ① 경부의 능동운동 시작 ② 자가치료의 설명 · 실시(팸플릿 활용) ③ 일상생활동작 평가 ; 어려운 일이 있는지, 머리빗기 · 머리감기를 할 수 있는지, 윗옷을 갈아입을 수 있는지, 높은 곳이나 옆에 있는 것을 잡으려 할 때 손이 올라가는지 등 ④ 대상근의 근력증강치료(부신경이 절제된 경우) ; 어깨뼈 내전근, 어깨뼈 거상근(대 · 소 능형근, 광배근, 앞톱니근, 어깨올림근 등, p114 **그림 6** 참조)
퇴원 후 승모근마비가 회 복되지 않은 시기	외래에서 추적관찰 계속 ① 통증완화 ② 승모근마비의 회복 평가(p109 **표 3** 참조), 어깨의 관절가동역(중력이 없는 자세에서 능동 · 수동) 치료 등 ③ 퇴원 후의 생활에 따른 일상생활동작, 도구적 일상생활동작 교육, 자택 프로그램 재교육
승모근마비가 회 복된 시기	프로그램 : 위의 프로그램에 추가 ① 승모근에 대한 중력에 저항하는 자세에서의 근력증강치료나 바이오피드백 시작
기준을 충족하면, 재활종료	

* 승모근마비의 회복은 근전도소견이나 시진 · 촉진으로 판단한다.

a. 수술 전

수술 전에 재활의학전문의가 진찰하고, 경부림프절 절제술 후에 일어날 수 있는 병태나 재활의 필요성 · 흐름에 관한 개요를 설명한다. 부신경을 절제할지의 여부가 불분명한 경우도 있지만, 수술 전에 설명함으로써, 수술 후에 일어날 수 있는 증상에 대한 이미지를 갖게 하여, 수술 후의 불안을 경감시킨다. 부신경이 보존된 경우에는 수술 후에 생기는 승모근마비가 일시적(반년~1년 정도)[1]이며, 조만간 회복될 수 있다는 점과 회복되는 동안에 관절의 구축(견관절에 관여하는 근이나 관절이 딱딱해지는 것) 등의 부동증후군을 예방하여, 신경 회복에 대비하는 점 등을 설명한다.

수술 전 평가에는 사회적 배경(직업, 가사, 육아 등의 필요성의 유무 등), 기왕력(견질환의 기왕 유무), 심리, 이해력, 자각증상, 타각적 소견을 평가한다. 평가방법의 예를 **표 3**에 정리하였다. 양측 경부림프절 절제술이 시행되는 경우는 수술 후 좌우 차를 비교할 수 없으므로, 수술 전에 확인해 두면 마비의 발현 상황을 판단하기 쉽다.

수술 후 재활 프로그램의 내용(**표 1**)이나 일상생활에서의 주의점(**표 2**)을 수술 전에도 간단히 설명한다.

b. 수술 후

1) 경부 주위의 배액관 유치 중

수술 후 3~5일째부터 상태에 따라서 침상 또는 재활치료실에서 치료를 시작한다. 이 시기는 대부분의 환자가 경부 배액관 삽입 중이고 수술부위의 상태도 불안정하므로, 시작할 때에는 의사나 병동간호사로부터 정보를 수집하여, 금기사항이나 안정도를 확인해 둔다.

1. 배액관 제거 후 (각 5~10회, 1일 2세트))

① 어깨의 올렸다 내리기 　　□ 누운자세 　□ 앉은자세

□안쪽에 손으로 수술한 쪽의 팔꿈치 아래를 받치고 , 어깨를 움츠립니다

□통증 등이 없으면, 팔꿈치 아래를 받치지 않고 어깨를 움츠립니다

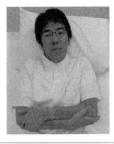

② 어깨 돌리기 　　□ 누운자세 　□ 앉은자세

□어깨를 앞뒤로 천천히 돌립니다
　어깨를 뒤로 돌릴 때는 팔꿈치가 뒤의 침대에 닿도록 크게 돌립니다

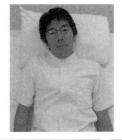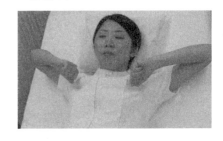

③ 날갯짓운동 　　□ 누운자세 　□ 앉은자세

□머리 뒤에서 손가락을 깍지 끼지 못할때는 무리하지 말고, 우선 귀 옆에 손을 댑니다

□머리 뒤에서 깍지를 끼고, 천천히 팔꿈치를 오무렸다 폈다 합니다

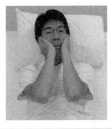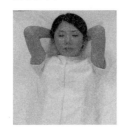

④ 팔 올리기 운동 　　□ 누운자세 　□ 앉은자세

□양손을 깍지 끼어, 천천히 위로 올립니다

□통증 등이 없어서, 쉽게 할 수 있으면 한손만 올립니다

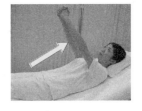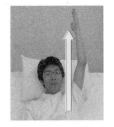

⑤ 팔 옆으로 벌리기 운동 □ 누운자세 　□ 앉은자세

□양손을 몸통 옆에 붙인 상태에서, 팔을 침대(바닥)에서 떨어지지 않도록 옆으로 벌리고, 머리 위에서 손을 모읍니다

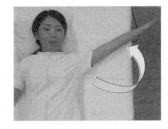

⑥ 대흉근의 스트레칭 　　□ 누운자세 　□ 앉은자세

□날갯짓운동, ③의 팔꿈치를 벌린상태에서 5~10초 유지합니다

□팔을 대자로 벌리고 손바닥이 위로 향한상태에서 5~10초 유지합니다

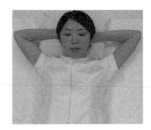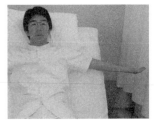

2. 배액관, 드레싱 제거 후 수술부위의 상태가 가라앉은 후 합니다 : 앉아서 하는 체조 (각 5~10회, 1일 2세트)

- 1.의 운동에 추가합니다
- 목운동을 할 때는 치료사와 함께 조심스럽게 합니다
- 목운동 (특히 목을 뒤로 젖히는 동작 · 갸웃거리는 동작) 은 무리하지 말고, 가능한 범위에서 합니다

① 목을 좌우로 돌린다

② 목을 좌우로 갸웃거린다

③ 목을 앞으로 숙인다 · 뒤로 젖힌다 (조심스럽게 실시)

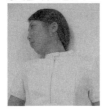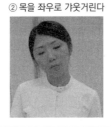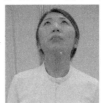

그림 1 경부림프절 절제술 후에 하는 어깨 · 목체조와 설명례

표 2 일상생활의 주의점(부신경 보존, 재건의 경우)의 설명례(팸플릿)

수술 후에 나타날 수 있는 어깨증상	• 수술 후 일시적으로 어깨가 잘 움직이지 않는 경우가 있다. 원인은 어깨를 움직이는 일부 근육이 잘 움직일 수 없게 되었기 때문인데, 일시적인 증상이며, 조만간 회복된다. 회복될 때까지 어깨의 움직임을 유지하거나, 통증을 일으키지 않도록 예방하는 것이 중요하다. 주의 : 부신경이 절제된 경우는 승모근마비가 회복되지 않으므로, 보상근의 근력을 적극적으로 증가시키는 재활을 한다고 설명한다
일상생활에서 주의할 점 (수술측)	• 무거운 물건을 들지 않는다 　좋은 예 : 어깨에 매는 가방, 허리 가방 등의 이용, 수술하지 않은 손으로 물건 들기, 쇼핑 카트의 이용 • 팔을 내리지 않도록 유의한다 　좋은 예 : 주머니에 넣고 걷는다, 양팔을 몸 앞으로 모은다, 넓적다리 위에 베개를 놓고 그 위에 손을 얹는다, 식사시 · TV 감상 시 등은 테이블이나 쿠션 위에 손을 얹어서, 어깨에 가해지는 무게를 분산한다 • 어깨~경부를 차갑게 하지 않는다 　좋은 예 : 스카프, 목도리 등의 이용, 방한복 등의 상의 이용 • 팔에 부담이 가는 체조 · 동작을 삼간다 　좋은 예 : 체조할 때는 윗팔을 움직인다, 앉은 상태 또는 반대측 팔로 아기를 안거나 잡는다, 빨래 건조대의 높이를 낮게 한다, 머리를 감을 때는 머리를 숙이고 한다
삼가할 점	• 일상생활동작 : 슈퍼마켓의 바구니 들기, 아기 안기, 장시간의 컴퓨터 조작, 애완견 산책 (끈으로 잡아당기는 경우), 팔을 휘둘러 세탁물의 주름 펴기 등 • 기타 : 팔 괴고 눕기, 덤벨 등을 이용한 체조, 팔을 힘껏 들어올리기 등

표 3 수술 전 · 수술 후 평가의 예

평가항목	방법	승모근 마비인 경우
자각증상	발성장애가 있는 경우는 예측되는 증상에 대해서, Yes, No로 대답할 수 있도록 배려한다	어깨가 올라가지 않는다, 어깨가 결려서 괴롭다, 어깨가 아프다 등
신체 진찰 　승모근 · 근위축	시진, 촉진	승모근의 근위축은 수술 후 잠시 경과한 후 발현
견갑골 위치 　안정시, 운동시	척추에서의 거리 계측 　· 좌우차가 있는가	수술측이 바깥방향으로 이동, 운동시에 더 현저
관절가동역 　능동 　수동		능동외전운동장애 　외전시에 상지는 다소 전방으로 이동하는 경향 능동굴곡운동장애
견갑골상방회전의 유무	견관절의 능동 외전운동을 지시	수술측 : 능동운동 시에 상방회전이 소실
익상견갑의 유무	견관절의 능동 외전운동을 지시	수술측 : 안정시에도 나타나지만 능동운동시에 현저
일상생활동작		상의 갈아입기와 머리감고 빗기가 어려움 등
도구적 일상생활동작		세탁물 널기, 높은 곳으로 뻗기 어려움, 직장의 복귀상황 등

　우선, 어깨의 2차성 구축, 유착성 관절낭염을 예방하기 위한 견관절의 능동 및 능동보조 관절가동역 치료부터 시작한다. 관절가동역 치료는 배액관 삽입부에 주의하면서, 굴곡 · 외전방향으로 90° 정도 움직이는 범위에서 그치고, 각 방향 5~10회를 1일 1세트 정도 한다. 견갑골 상완관절와보다 상완골두가 다소 전방으로 이동해 있는 경우는 관절의 가동술(Mobilization)이나 외회전운동 등으로 관절 배열을 교정한다. 수술 후의 안정이나 운동제한에 의한 부동 때문에 생기는 어깨나 어깨부의 결림 · 통증을 완화하기 위해서, 견갑골 주위의 마사지도 필요에 따라서 한다.

　또 환자교육용 팸플릿을 사용하여, 수술 후 재활 프로그램의 내용(**표 1**)이나 상지에 대한 부

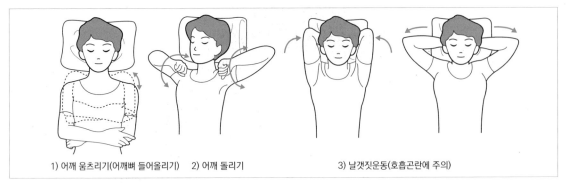

1) 어깨 움츠리기(어깨뼈 들어올리기)   2) 어깨 돌리기   3) 날갯짓운동(호흡곤란에 주의)

그림 2 배액관 제거 후의 운동
어느 것이나 주로 견갑골 주위근의 순환을 촉진시킨다.
[辻 哲也 : 두경부암. 재활의 요점(경부림프절 절제술 후). 辻 哲也, 里宇明元, 木村彰男 (편) : 암재활, p159 그림 17, 금원출판, 2006에서 일부 발췌]

담을 삼가는 일상생활에서의 주의점 등(**표 2**)을 구체적으로 설명하였다. 예를 들면, 일어날 때에 두부를 굴곡시키는 (일으키기) 것이 어려울 수 있으므로, 누운 자세에서 일어날 때는 일단 측와위로 한 후 일어나거나, 건측 상지로 두부를 들어 올린 후 일어나는 방법 등으로 경부에 부담이 가지 않게 일어나는 방법을 교육한다. 또 목신경 얼기가 절제되어, 귓바퀴~목 · 어깨에 걸쳐서 감각 이상이나 저림이 확인되는 경우에는 수염을 깎는 동작을 할 때 거울을 보면서 하는 등 다른 감각기능을 이용하게 하여, 외상에 주의하도록 설명한다.

2) 경부 주위의 배액관 제거 후

배액관이 제거되면, 어깨부의 능동운동(어깨 움츠림, 어깨 돌리기, 날갯짓운동, **그림 2**)[2] 및 견관절의 수동운동(굴곡 · 외전 · 내회전 · 외회전)을 시작한다. 몸의 상태를 고려하면서 각 방향 5~10회를 1일 2세트 정도 한다. 어깨를 움츠리는 운동이나 어깨의 굴곡 · 외전운동은 승모근 마비가 중증일 때에 선 자세나 앉은 자세에서 시작하면, 상지의 무게로 승모근에 과도한 부담이 가해지거나, 보상동작(견관절외전일 때에 외전근을 사용하지 않고, 대흉근 등에서 팔을 전방으로 올려서 외전운동처럼 보이게 하는 등)이 생겨버려서, 과용으로 인한 통증이 생길 위험이 있으므로, 상지에 중력을 가하지 않는 바로누운자세(**그림 3-1**)에서 능동보조운동부터 시작하고, 승모근의 회복상태에 따라서, 서서히 부하를 늘려간다. 단, 연하문제로 사례가 자주 나타나는 경우는, 60° 정도의 뒤로 기울인 자세(**그림 3-2**)가 고통 없이 실시할 수 있는 경우가 많다.

또 승모근의 근력이 저하된 상태에서 상지를 과도하게 거상하면, 대흉근의 대상운동으로, 과긴장이나 단축이 일어나서 통증이 생길 수 있으므로, 대흉근의 신장치료(스트레칭)을 한다(**그림 4**)[2]. 가슴을 펴고, 팔꿈치를 뻗은 채 어깨는 90° 정도의 외전위를 유지하고, 가능하면 외회전을 추가한다. 이른바 침대 상와위로, 대자로 눕는 상태이다. 뻗은 범위는 가벼운 통증을 느낄 정도로 그치고, 반동을 이용하지 말고 천천히 펴서, 최종가동영역에서 수십 초(15~20초) 유지하게 한다.

견관절의 안정성 · 고정성의 유지 · 향상을 목적으로 회전근개(Rotator Cuff)의 근력증강치료도 가능하면 적절히 한다(**그림 5**). 특히 외회전 방향의 능동 보조운동으로 관절배열을 교정하면서 한다. 저항운동을 하는 경우에는 세라밴드의 강도를 약한 것에서 서서히 강한 것으로 부하를

1. 바로누운자세(굴곡 · 외전 · 내회전 · 외회전)

● 굴곡(수동운동)

● 외전(수동운동)

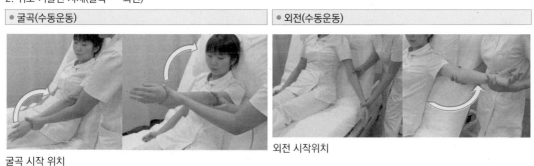

● 외전에서의 내회전(수동운동)

● 외전에서의 외회전(수동운동)

※견외전에서 내회전 · 외회전운동할 때, 통증이나 보상동작이 나타나는 경우는 상완을 몸쪽에 붙여서 하는 방법으로 한다

2. 뒤로 기울인 자세(굴곡 · 외전)

● 굴곡(수동운동)

● 외전(수동운동)

굴곡 시작 위치

외전 시작위치

그림 3 배액관 제거 후 · 드레싱 제거 전 견관절 관절가동역 치료의 예
사레들림이 심한 시기는 뒤로 기울인 자세에서 하면 호흡곤란이 적은 상태에서 할 수 있다.
팔꿈치와 손목을 가볍게 잡고, 환자의 능동운동을 보조하도록 한다.

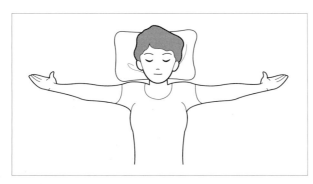

그림 4 대흉근의 신장치료
가슴을 펴고, 팔꿈치를 뻗은 채 어깨를 90° 정도의 외전위를 유지하고, 가능하면 외회전한다.
[辻 哲也 · 외 (편) : 암재활, p160 그림 17, 금원출판, 2006에서 일부 발췌]]

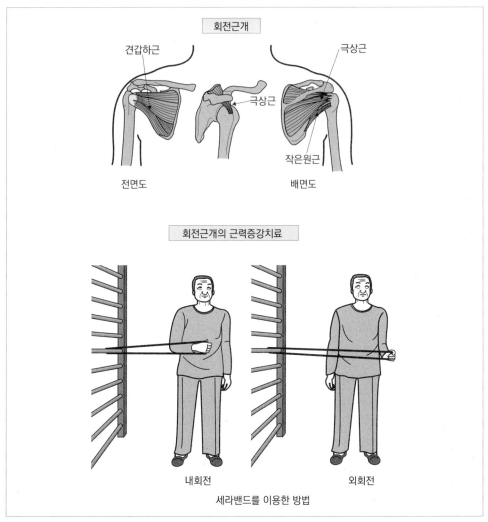

그림 5 견갑상완관절의 안정성을 높이는 운동

• 어깨의 회전근개(극상근, 극하근, 작은원근, 견갑하근)의 근력증강치료를 한다. 특히 외선운동을 중심으로 한다..
• 세라밴드를 이용한 방법
  견내회전, 외회전운동을 할 때는 운동방향으로 움직일 때도, 되돌아갈 때도 천천히 한다. 1세트 5~10회 정도를 1일 2~3
  세트 실시하는 것이 바람직하다. 그러나 통증이 나타나는 경우는 세라밴드의 강도나 매듭으로부터의 거리 등으로 부하량
  을 조절하여, 통증이 나타나지 않을 정도의 부하량으로 한다.
• 견관절에 부담이 커서, 보상동작이 나타나는 경우는 저항을 가하지 않고 능동운동만으로 한다.

늘려 간다. 되돌아갈 때(원심성 수축이 일어날 때)도 천천히 한다. 몸의 상태를 보면서 각 방향
5~10회를 1일 2~3세트 정도 한다.

승모근의 순환장애나 대흉근의 과부하로 인한 통증에는 온열요법을 실시한다.

3) 경부 주위의 배액관 제거 후(수술부위가 가라앉은 후)

경부에 수술 부위의 봉합사와 드레싱을 제거하고, 수술부위의 상태가 가라앉으면 경부운동을
시작한다. 측굴(두부를 좌우로 기울인다), 회전(두부를 좌우로 향한다), 전후굴(두부를 앞뒤로

기울인다)을 능동운동으로 한다. 이 때, 과도한 후굴은 삼간다. 또 재건술에 수반하여 혈관문합이나 신경봉합이 시행되는 경우도 있으므로, 수술부위(문합측)와 반대측에 대한 과도한 신전이나 회전은 삼가도록 한다. 경부운동시에는 압수용기 반사로 현기증 등이 일어날 수 있으므로, 상태를 보면서 천천히 실시하고, 서서히 횟수를 늘려간다. 상태가 안정되면, 환자교육용 팸플릿(**그림 1**)을 잘 활용하여, 자립치료도 교육하고, 퇴원 후에도 자택 프로그램을 시행하도록 격려한다.

c. 퇴원 후

1) 근전도소견이나 시진 · 촉진으로, 승모근 마비의 회복을 확인하지 못한 시기

퇴원 후 조기에 직장으로 복귀하는 경우나 가사 · 육아 등이 필요한 경우는 상지에 부담이 가거나 통증이 악화될 가능성이 높으므로, 주의해야 한다. 퇴원 후에도 계속해서 견갑골 주위근의 관절가동역치료를 하도록 하고, 어깨 주위근의 근력균형을 조절하면서, 과도하게 부담이 가지 않는 가사 · 육아 · 작업의 방법을 제안한다. 통증의 유무, 어깨부의 기능을 평가하고, 어깨에 대한 부담을 고려하여 자택에서의 재활(**그림 1**), 생활을 교육하고 검토해야 할 점 등을 적절히 조정한다 (**표 2**).

2) 통증이 감소되고, 근전도소견이나 시진 · 촉진으로, 승모근마비의 회복이 확인되는 시기

근전도소견이나 육안적으로 승모근에서 근수축이 확인되고 부분마비 상태가 되면, 뒤로 기울인 각도를 서서히 올려서, 단계적으로 상지에 대한 중력을 늘려간다. 근전도 바이오피드백으로 승모근의 근수축을 유도하며, 근력강화를 도모한다. 탈신경근은 피로하기 쉬우므로, 치료강도나 횟수에 유의하여, 다음날 피로나 통증이 남지 않을 정도로 한다. 단, 완전한 회복에는 시간이 걸리므로, 일상생활에서도 조금씩 부하를 가하면서, 계속적인 배려를 한다.

d. 재활종료의 기준

부신경이 보존된 경우에는 마비가 회복되고, 다음의 조건을 충족시킨 경우에 종료한다.
①자각증상(어깨부나 경부의 통증)의 소실
②임상소견의 개선(승모근 마비로 인한 증상이나 2차성 유착성 관절낭염, 구축 등)
(③필요하면 근전도소견에 의한 부신경손상으로 인한 승모근 마비의 회복)

2 근치적 경부림프절 절제술(RND) : 부신경이 절제되어, 재생을 기대할 수 없는 경우

근치적 경부림프절 절제술로 부신경이 절제되어 재건이 이루어지지 않은 경우에는, 부신경의 회복을 기대할 수 없어서, 승모근의 장애가 영속되므로, ①견관절구축 예방, ②견갑상완관절의 얼배열을 교정하여, 안정성을 높인다, ③보상근의 근력증가를 목표로 한다. 환자에게는 보상근의 강화로 어깨의 외전 · 굴곡운동을 가능한 범위에서 개선해야 한다고 설명한다.

재활 프로그램은 보존적 · 선택적 경부림프절 절제술의 경우와 마찬가지로, 환자교육용 팸플릿(**그림 1, 표 2**)을 활용하여, 어깨부(**그림 2**)나 견관절의 관절가동역치료(**그림 3**), 대흉근의 신장치료(**그림 4**)을 한다. 단, 승모근은 유감스럽게도 회복을 기대할 수 없으므로, 보상 · 협동근을

보상 · 협동근의 예

	작용	보상 · 협동근
승모근 상부섬유	어깨뼈 들어올림	어깨올림근
승모근 중부섬유	견갑골의 내전	대 · 소 능형근
		광배근
	상방회전	앞톱니근

⇨ 치료자가 저항을 가하는 방향　　⇶ 환자가 힘을 주는 방향

● 어깨올림근 저항운동
(견갑골이 전방으로 변위되지
않도록 주의한다)

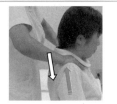

● 능형근운동

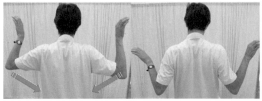

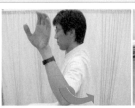

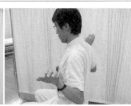

※좀 더 부하를 가할 때는 전완회외위에서 실시하면 된다　　시작위치　　운동종료 후의 위치

● 앞톱니근 저항운동

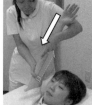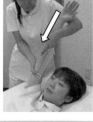

● 앞톱니근 자가운동(세라밴드에 의한 저항운동)

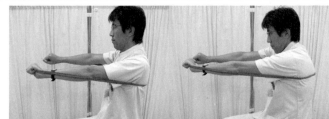

● 광배근 저항운동

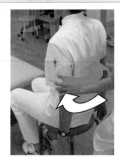

● 광배근 : 어깨신전, 내전, 내선; 자립운동(세라밴드에 의한 저항운동)

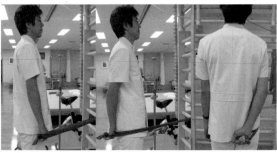

시작위치　　　종료위치　　　종료위치(뒤)

그림 6 승모근의 보상 · 협동근 근력증강치료
• 각 운동을 1세트 5~10회, 1일 2~3세트 실시한다.
• 기본적으로 치료사가 운동방향을 확실히 유도하면서 한다. 또 부하를 가하는 경우에는 통증 등을 일으키지 않도록, 저항력을 조절하면서 신중히 실시한다.

확실히 단련해야 한다고 전달한다. 따라서 회전근개(Rotator Cuff)의 근력증강치료(**그림 5**)을 지도하고 동시에, 도수저항운동이나 세라밴드를 이용하여, 승모근과 같은 움직임을 하는 보상 · 협동근의 근력증강치료(**그림 6**)을 한다. 잘못된 방법(과도한 운동부하) · 자세에서의 운동은 반대로 그 근육의 통증 등이 발현 · 증가하게 되므로, 치료시에 적절히 수정 · 교육한다. 능형근 등, 근력운동으로 의도적으로 힘을 주는 것이 어려운 근육에서는 근전도 바이오피드백을 이용하면 의식하기 쉽다.

퇴원 후에 직장으로 복귀하는 경우나 가사 · 육아 등이 필요한 경우는 상지에 부담이 가서 통증이 악화될 가능성이 높으므로, 과도하게 부담을 가하지 않는 일상생활동작, 가사 · 육아 · 작업의 방법을 제안한다. 또 외래에서도 통증이 나타나지 않는지, 관절가동역이 악화되지 않는지 등을 평가하고, 환자교육용 팸플릿(**그림 1, 표 2**)을 사용하여, 자택에서의 재활방법과 생활상의 주의점 등을 확인 · 재교육한다. 어깨부나 견관절의 자기관리(관절가동역유지, 통증의 경감이나 관리, 자가치료나 일상생활상의 주의점 습득 등)가 가능해지면 일단 종료한다.

3 림프부종에 대한 접근

양측 경부림프절 절제술 후에 근치적 방사선요법을 받은 환자는 두경부에 부종이 생길 가능성이 높아지며[3], 사지의 부종과 달리 이른 아침에 가장 현저한 것이 특징이다[4]. 안면이나 경부에 부종이 발생한 경우는, 머리의 위치가 심장보다 높은 자세를 더 오래 하는 등의 자세를 교육하고, 수술부위가 가라앉으면 안면근운동에 의한 근의 자세운동이나 두경부의 도수 림프배액술을 교육한다[3-5]. 단, 방법을 잘못하면 자가 배액법에 의해 오히려 악화되는 수가 있으므로, 신중하게 교육해야 한다.

4 가정(외래)에서 할 수 있는 재활

기본적으로 입원 중에 교육한 운동프로그램을 능동운동을 중심으로 실시하도록 교육한다(**그림 1, 5**, 필요에 따라서 **그림 6**). 자택에서 무거운 것을 들거나 팔을 들어올리는 경우는 승모근이나 대흉근에 통증이 생길 수도 있으며, 외래에서는 통증이 나타나지 않는지, 승모근이나 대흉근에 과도한 부담을 가하지 않는지를 확인한다. 부신경의 회복상황에 따라서, 능동운동을 중력이 없는 자세에서 중력을 받는 자세에서 운동으로 단계적으로 변경한다.

5 끝으로

두경부암의 경부림프절 절제술에 의한 승모근의 마비 상태는, 수술 후 초기에는 승모근의 위축이 그다지 현저하지 않다는 점에서, 원인 없는 어깨 주위 통증으로 받아들여지기 쉽다. 또 발성장애를 수반하는 경우도 드물지 않아서, 증상을 상세히 표현하기가 고통스러운 경우도 많으리라 예측된다. 환자의 고통을 이해하고, 조기에 해결로 유도하기 위해서, 평소 직접 눈에 띄지 않는 견갑골의 움직임을 이해하는 등, 환자의 승모근 마비의 병태를 바르게 이해하는 것이 중요하다.

문헌

1) 鬼塚哲郎, 海老原充, 飯田善幸 외 : 부신경을 보존한 경부곽청술에 있어서 승모근 마비의 경시적 회복. 두경부암 34 : 67-70, 2008
2) 辻 哲也 : 두경부암. 재활의 요점 (경부림프절 곽청술 후). 辻 哲也, 里宇明元, 木村彰男 (편) : 암재활, pp137-164, 금원출판, 2006
3) Twycross R. Jenns K. Todd J (편), 李羽倭文子, 志真泰夫, 丸口misae (역) : 림프부종-적절한 케어의 지식과 기술. p293, 중앙법규출판, 2003
4) 佐藤佳代子 (편) : 림프부종의 치료와 케어. pp96-99, 의학서원, 2005
5) 辻 哲也, 田尻寿子, 加藤Rumi子 : 경부곽청술의 수술전·후 재활. 鬼塚哲郎 (편) : 두경부암, 다직종팀을 위한 수술전·후 매뉴얼 4, pp276-298, Medical Friend사, 2006

(田尻寿子·辻 哲也)

3. 유방암 · 부인암

1. 유방암의 특징 · 치료 · 재활의 개요

요 점
① 유방암의 수술 전 · 후 재활의 목적은 어깨운동장애나 2차장애(유착성 관절낭염)의 예방 · 개선, 림프부종의 예방 · 조기발견 · 치료를 하여, 일상생활동작을 향상시켜서, 조기의 사회복귀를 도모하는 것이다.   ② 유방암 수술 후 조기부터의 치료는 장액종(Seroma)이나 배출관에서의 배출량을 증가시킬 염려가 있으므로, 신중하게 해야 한다.   ③ 림프부종의 발병을 예방하기 위해서 비만의 예방, 부종의 조기증상의 이해와 대응책, 감염방지대책이 중요하다.

유방암은 여성에게 발병하는 대표적인 암이다. 일본여성의 생활습관의 변화로 유방암의 이환률은 증가되고 있다. 2003년에 새로 진단받은 부위별 암발생자수에서 유방암이 여성에서 제1위이다[1]. 5년 생존율이 비교적 높고, '암과 공존'하면서 생활하는 기간도 길어서, 후유증이나 사회복귀에 대한 대책이 중요하며, 재활의 역할이 크다.

유선은 유방암의 발생모지인 유관계(乳管系)와 소엽계(小葉系) 및 그 지지조직으로 구성된다 (그림 1)[2]. 분포역은 위쪽은 쇄골하부에서 삼각근 · 대흉근부위, 바깥쪽은 액와에서 광배근 외연, 복측(腹側)은 유방하연 부위, 안쪽은 흉골 중앙까지로 광범위하다. 유방암의 대부분은 유방의 유두유륜부를 중심으로 한 팽륭부분에 발생한다.

원발암 수술 후에는 주로 액와림프절 곽청에 수반하는 환측 상지의 운동제한이나 림프부종, 광범위한 피하나 근막박리에 의한 운동장애, 감각장애, 유방 변형 등이 생기며, 신체적 · 심리적 손상이 생긴다. 또 환측 유방이나 주위의 피부, 액와에서 쇄골상의 림프절로의 국소재발에 의해서, 환측 상지의 신경장애 · 통증 · 고도의 림프부종 · 피부궤양 등의 증상을 일으킨다.

한편, 원격재발에서는 장간골이나 척추의 골전이가 주병변인 경우와 골 이외의 폐 · 뇌 · 간 등의 원격전이가 주병변인 경우가 있다[2].

1 유방암의 진단

유방암은 유방내의 응어리로 자각되는 경우가 많다. 진행되면, 유방 외관의 변화나 궤양형성 · 출혈 등을 일으킨다.

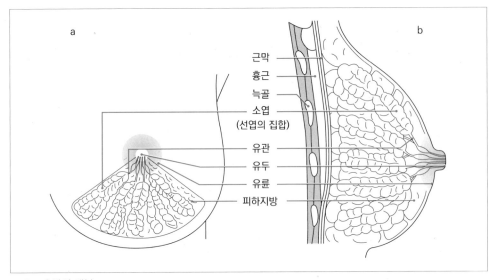

그림 1 유방의 해부
a : 유방 정면도, b : 유방 단면도

표 1 유방암의 병기('유방암 취급규약' 제15판을 간략화)

병기 0	비침윤암
병기 I	종류가 2 cm 이하로, 림프절전이가 없는 것
병기 IIA	종류 : 2~5 cm로 림프절전이 없음, 종류 : 2 cm 이하로 림프절전이 있음
병기 IIB	종류 : 5 cm 이상으로 림프절전이 없음, 종류 : 2~5 cm로 림프절전이 있음
병기 IIIA	종류 : 5 cm 이상으로 림프절전이 있음, 종류의 크기에 관계없이 흉골방 림프절전이나 전이액와림프절이 주위에 고정된 것
병기 IIIB	피부 또는 흉벽으로 침윤하여, 림프절전이는 무~흉골방 림프절전이나 전이액와림프절이 주위에 고정된 것
병기 IIIC	종류의 크기 · 침윤 정도는 상관없지만, 병기 III B보다 림프절전이가 진행된 것(쇄골상 · 하 림프절, 흉골방 림프절)
(염증성)	병기분류에는 들어가지 않지만, 종류가 확인되지 않고, 피부의 미만성발적, 부종, 경결. 예후는 병기IV에 해당
병기IV	발견시에 골 · 폐 · 간 · 뇌 등의 원격전이를 수반하는 것

[内田惠博 : 유방암. 특징 · 진단 · 치료의 요점. 辻 哲也, 里宇明元, 木村彰男 (편) : 암재활, p192, 금원출판, 2006에서]

　　유방암의 진단은 선별검사(실제로 병변이 있는지의 확인)와 확인검사(병리진단이나 영상에 의한 병변의 범위 추정)로 시행된다. 선별검사는 자각증상(응어리, 유두의 분비, 유방의 통증 등)이 있는 경우나 건강인에게 실시한다. 촉진, 맘모그래피(mammography), 초음파검사가 일반적이다. 확인검사에는 세포진, 침생검, MRI, CT 등을 실시한다.

　　표 1은 유방암의 병기이다[2]. 림프절전이와 원격전이(폐 · 간 · 뼈 · 뇌 등)를 검색하고, 암의 발견시점에서 어느 정도 진행되었는지 추정하고, 치료방침을 결정한다. 전이의 진단에는 종양마커, PET, CT, 골신티그래피(scintigraphy) 등을 사용한다.

표 2 병기별 유방암의 치료방침

병기	치료방침
병기0 (비침윤암)	소범위인 것은 부분절제뿐. 광범위한 것에는 감시림프절 생검＋유선전절제 또는 유방절제술 등이 시행된다.
병기Ⅰ과Ⅱ	수술 전에 림프절전이가 확인되었거나 또는 감시림프절 생검에서 전이가 양성인 경우에는 액와림프절곽청을 시행한다. 유방에 대해서는 부분절제의 적응이 확대되고 있다. 종류가 크고, 부분절제에 적합하지 않은 경우는 수술 전에 항암치료로 크기 감소를 시도한다.
병기Ⅲ	대부분의 경우, 수술 전에 항암제치료를 하고, 수술로 유방절제술＋림프절곽청을 실시한다. 국소재발을 관리하기 위해서 광범위한 림프절곽청이 시행되어, 수술 후의 기능장애의 정도도 커진다.
염증성 유방암	원발암으로 치료가 어렵다. 수술 전의 항암제치료, 수술, 수술 후의 항암제치료, 방사선치료를 병용하는 복합치료를 하지만, 재발이 많다.
병기Ⅳ	수술은 하지 않는다. 항암제치료에 반응하지 않고, 종양에서의 출혈이나 종양괴사로 인한 감염이 있는 경우에는 예외적으로 수술을 하기도 한다. 치료의 주체는 항암제나 방사선치료 등의 복합치료이다.

[内田惠博 : 유방암. 특징 · 진단 · 치료의 요점. 辻 哲也, 里宇明元, 木村彰男 (편) : 암재활, pp194-195, 금원출판, 2006을 토대로 작성]

② 유방암의 치료

치료는 원발암에 대한 초기치료(수술)와 재발암에 대한 치료(항암제, 방사선치료 등의 복합치료)로 나누어진다.

a. 초기치료

원발암은 암조직이 남지 않게 하면서 최소한의 침습적 수술로 암을 제거한다. 유방절제와 부분절제의 생존률 비교연구 결과에서, 부분절제의 적응이 확대되고 있다.

한편, 림프절 절제는 이전에는 국소관리를 목적으로 실시되었지만, 최근에는 주위의 림프절전이(액와 · 쇄골하 · 쇄골상 · 흉골방 림프절 등)와 전신전이가 때로는 관련되기도 하고, 또 때로는 동시에 개별적으로 일어난다고 생각하게 되어, 감시림프절 생검이 시도되었다. 즉, 감시림프절 생검에서 림프절전이가 음성이면 액와림프절 절제술을 생략한다. 병기별 치료방침을 **표 2**에 정리하였다[2].

b. 재발치료

국소재발, 림프절재발, 골 · 뇌 · 간 · 폐 등의 전이에 호르몬요법, 항암제치료, 방사선치료, 수술 등을 병용한 복합치료를 한다.

c. 유방재건술

유방의 재건에는 유방암 수술 후 즉시 유방을 재건하는 단일 단계 재건과, 수술 후 일정한 기간이 경과한 후 재건하는 2단계 재건이 있다. 유방재건에 이용하는 것에는 인공물과 자가조직이 있다[3].

인공물을 사용하는 경우에는 처음에 조직확장기(tissue expander)를 삽입하고, 조금씩 생리식

표 3 유방암 수술 후 견관절의 운동장애의 원인과 기전

원인	장애의 기전
수술 후 통증에 의한 부동	수술 후에는 수술부위의 통증이 있어서 불안감이 생기고, 견관절의 수의운동이 감소, 수동운동에서도 통증악화의 불안 때문에 가동영역이 제한된다
연부조직의 유착 (반흔구축)	수술부위의 치유과정에서 수술 후 2~3주에 연부조직의 단축이 일어나 반흔구축이 시작되며, 3개월 정도 지속된다. 그 사이, 어깨운동이 제한되고, 흉부의 압박·흉통이 생기는 수가 있다. 어깨 외전 90°에서는 내전위와 비교하여 장력이 증가한다
피판간 장력	원발암은 피부를 포함하여 절제되므로, 피부에 여유가 없으면 피부 양끝의 피판을 장력이 생긴 상태에서 피부를 봉합한다. 무리하게 봉합하면, 피부괴사나 수술부위 벌어짐을 초래하여, 창부의 반흔구축이 중증이 된다
겨드랑이 당김	액와림프절 절제술 후에는 겨드랑이의 수술부위가 당기게 되어서 견관절에 운동장애가 생긴다
겨드랑이 물갈퀴 증후군(Axillary Web Syndrome, AWS)	수술 후 2~3주에, 수술침습에 의해서 상완이나 액와부의 표재에 있는 정맥이나 림프관에 생긴 혈전이나 섬유화 때문에, 전흉부나 액와·상완부에서 전완방향으로 노끈모양으로 섬유다발이 만져지고, 조임이나 통증이 생겨서 팔을 들어올리기가 어려워진다. 이것을 AWS라고 한다

염수를 주입, 조직확장기를 부풀리면서 피부를 편다. 조직확장기 삽입 후 3개월 이상 경과하여, 피부가 충분히 펴지면, 인조유방(생리식염수백 또는 실리콘백)으로 교체하여 유방을 재건한다. 자가조직인 경우(근피판)에는 광배근이나 복직근을 사용한다.

유방재건술 후에도 어깨의 기능장애가 생길 수 있으므로 재활이 필요하다. 또 복직근피판에는 복압이 가해지지 않는 동작도 교육한다. 일반적인 유방암 수술 후의 대응보다도 신중히 해야 하므로, 어깨의 운동시작 시기나 방법에 관해서는 성형외과의에게 확인하면서 개별적으로 대응한다.

3 재활의 개요

a. 수술 후의 기능장애

수술 후에는 수술부위의 통증과 견관절의 운동장애가 생긴다. 또 액와림프절 절제시에 상완늑간신경을 절재한 경우에는 상완 후면~측흉부의 저림감이나 감각장애가 나타나서, 겨드랑이에 뭔가 끼어 있는 느낌이라고 표현하는 환자가 많다

특히 장애를 받는 운동은 어깨의 외전과 굴곡이다. 제한의 정도는 일반적으로 외전이 크다. 이 운동에 관여하는 신경이나 근육은 수술로 절제되지 않아서, 운동장애의 주요 원인은 연부조직의 장애나 동작시의 통증이다. 표 3에 견관절의 운동장애의 원인과 기전을 정리하였다. 이 원인으로 어깨의 부동이 계속되면, 2차적 견관절의 염증이나 구축, 이른바 유착성 관절낭염(adhesive capsulitis)에 의한 견관절의 운동장애나 통증이 생겨서, 회복하려면 장기간 재활치료를 해야 한다(그림 2).

액와림프절 절제술을 시행한 환자는 액와부의 통증이나 조이는 느낌으로 어깨의 거상이 어렵게 된다. 최근에는 감시림프절 생검을 실시하는 경우가 많은데, 85명의 유방암환자를 대상으로, 감시림프절 생검만을 한 49명과 액와림프절 절제술을 한 36명을 비교했더니, 수술 후의 운동장애가 전자 45%, 후자 86%, AWS (axillary web syndrome)의 발생률은 전자 20%, 후자 72%로 모두 유의한 차를 나타내어, 감시림프절 생검이 수술 후 장애의 경감에 기여한다고 보고되어

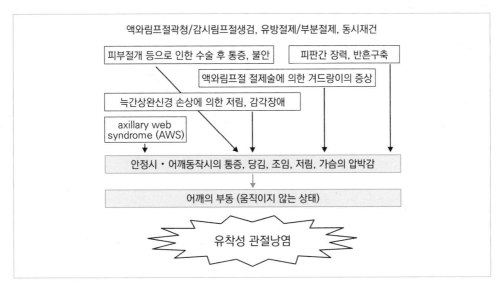

액와림프절곽청/감시림프절생검, 유방절제/부분절제, 동시재건

피부절개 등으로 인한 수술 후 통증, 불안

피판간 장력, 반흔구축

액와림프절 절제술에 의한 겨드랑이의 증상

늑간상완신경 손상에 의한 저림, 감각장애

axillary web
syndrome (AWS)

안정시 · 어깨동작시의 통증, 당김, 조임, 저림, 가슴의 압박감

어깨의 부동 (움직이지 않는 상태)

유착성 관절낭염

그림 2 어깨의 부동으로 인한 이차 장애의 기전

표 4 유방암의 수술 전·후 재활의 목적

1) 어깨운동장애(어깨의 외전 · 굴곡 제한) · 통증의 예방 · 개선
2) 이차장애(유착성 관절낭염) 의 예방 · 개선
3) 림프부종의 예방, 조기발견 · 치료
4) 일상생활동작이나 도구적 일상생활동작의 향상
5) 빠른 사회복귀(직장 · 육아 · 가사 등)

있다[4].

또 림프절 절제술을 실시한 유방암환자 148명에서 20° 이상의 관절가동범위 제한이 12%의 증례에서 나타났지만, 수술 후부터의 기간이나 수술방법(유방절제, 부분절제)에 따라서 차이를 확인하지 못했다[5]. 전흉부의 연부조직절제보다 액화부의 피부절개가 운동제한에 크게 영향을 미치므로, 액와림프절 제거술 후에는 어깨의 운동장애에 특히 주의해야 한다.

b. 수술 전 · 후 재활의 목적과 흐름

유방암의 수술 전 · 후 재활의 목적을 **표 4**에 나타냈다. 또 **그림 3**은 수술 전 · 후의 재활의 흐름이다. 수술 전에는 수술식을 고려한 후, 수술 후에 일어날 수 있는 기능장애 및 수술 후의 치료프로그램을 설명하고, 이것을 예방, 개선하기 위해서 어떤 점에 주의해야 하는지를 환자에게 충분히 이해시켜야 한다.

수술 후 관절가동역 치료 시작시기에 관해서, Shamley 등[6]은 관절가동역 치료 시작시기에 관한 12논문 중, 조건을 충족한 6논문을 메타분석하고, 치료조기시작군과 지연군을 비교했더니, 수술부위의 배액관의 배액량 · 견관절 관절가동역 · 입원기간에는 차이가 없지만, 장액종(Seroma : 조직이나 장기 내에 장액이 축적되어 생기는 종창. 유방암 수술 후 액와에 생기는 것은 액와림프절 절제술에 의한 림프액 저류)의 형성은 치료조기시작군에서 유의하게 많았다. 또 코크란 리뷰(Cochrane Systematic Review)에서도 관절가동역 치료의 시작시기에 관한 10개의 논문을 메타

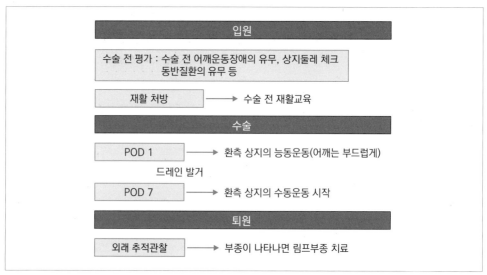

그림 3 유방암 수술 전후의 재활의 흐름

분석하여, 수술 후 초기부터 치료를 실시한 군(수술 후 1~3)에서는 치료시작이 지연된 군(수술 후 1주)보다 단기적으로는 견관절 굴곡의 관절가동범위가 크게 개선되었지만, 배액관의 배액량이 유의하게 증가하고, 배액관 유치기간도 더 길었다[7]. 따라서 수술 후 초기부터의 치료는 신중하게 고려해야 한다.

액와림프절 절제술이 시행된 경우에는 수술부위의 배액관을 제거하기까지(수술 후 6일경)는 원칙적으로 능동 관절가동역 치료만 하고, 굴곡 $90°$, 외전 $45°$까지 허가한다[8]. 배액관 제거 후에는 특별한 제한이 없고, 온열을 병용하여 통증을 완화시키면서, 적극적으로 수동/능동 관절가동역 치료를 한다[9].

c. 수술 전·후 재활의 치료효과

재활 치료의 효과에 관하여, 115명의 유방암 수술 후(유방절제＋액와림프절 절제술) 환자를 대상으로 한 무작위비교시험에서, 수술 후에 물리치료를 한 치료군이 전혀 치료를 하지 않은 대조군에 비해, 퇴원 시(수술 후 약 10일째)의 견관절의 관절가동역이 유의하게 개선되었다는 보고가 있다[10]. 또 65명의 유방암 수술 후(부분절제＋액와림프절 절제술) 환자를 대상으로 한 무작위비교시험에서, 물리치료를 실시한 치료군이 환자에게 책자를 주고 관절가동역 치료를 자립적으로 실시한 대조군에 비해서, 어깨의 외전각도가 수술 후 3개월에 $14°$, 24개월에 $7°$의 유의한 차를 확인했다[11].

코크란 체계적 문헌 고찰(Cochrane Systematic Review)에서는 위에 2개의 논문을 포함한 6개의 논문을 메타분석하여, 수술 후의 운동프로그램이나 물리치료가 어깨의 관절가동역의 개선에 유용하다는 것을 나타냈다. 또 그 치료가 림프부종의 발병을 증가시키지 않는다고 결론지었다[7]. 향후에는 효과적인 운동프로그램의 방법이나 치료기간, 통증, 근력 등의 개선효과에 관해서도 밝혀내야 한다.

유방암 수술 후 7~10일에 퇴원하므로, 어깨운동장애가 퇴원 시에도 남아 있는 경우를 종종 볼 수 있다. 그대로 방치하면 유착성 관절낭염이 생기므로, 어깨 관절가동범위가 개선되기까지, 재활의학과 외래에서 계속해서 대응해야 한다.

또 그 시점에서 어깨 관절가동범위가 거의 정상이라도, 수술 후 2~3주에 나타나는 AWS(표 3)나 수술부위의 치료과정에서 나타나는 반흔구축(표 3) 또는 방사선치료로 인한 영향 등으로, 늦게 어깨기능의 장애가 나타나는 수가 있다. 그 때에는 방치하지 말고, 신속히 재활의학과 진료를 받도록 퇴원 시에 설명하는 것도 중요하다.

d. 방사선치료의 영향

방사선의 정상조직에 대한 영향은 발생시기에 따라서 조사기간 중 또는 조사 직후에 발생하는 가역성 급성반응과 반년 이후에 발생하는 부가역성 만기반응으로 나누어진다.

급성반응으로 조사부의 피부염을 일으키고, 통증이나 조이는 느낌으로 어깨운동이 제한을 받으며, 견관절 운동장애가 악화될 가능성이 있으므로 주의한다.

한편, 만기반응에서는 신경장애, 피부의 섬유화 · 경결, 폐렴, 골절 등을 일으킬 수 있다. 특히 축삭변성 주체의 신경장애, 이른바 방사선 신경병증(radiation neuropathy)은 일단 발병하면 서서히 악화되어, 운동마비가 진행, 근육에 의한 펌프작용도 소실되어 림프부종의 악화를 일으킨다. 발병은 지발성이며, 조사 후, 몇 년이 지나서 발병하는 경우도 많다. 운동마비는 불가역성으로 회복이 어려우므로, 마비의 정도에 따른 보장구 활용, 대상수단을 검토한다.

유방절제술 환자 75명을 대상으로 한 연구에서는, 수술과 방사선치료를 병용한 경우에는 수술뿐인 경우와 비교하여, 평균 15개월 후에 어깨의 굴곡 · 외전의 관절가동역제한과 내회전근력이 저하되었다고 보고하였다[12].

e. 림프부종의 예방

일본유방암학회는 유방암 수술 후의 림프부종에 관해서, 문진과 의무기록에 근거한 전국 앙케이트조사를 실시했다. 유방암 수술 후에 재발이 없는 1,379명의 데이터를 대상으로, 환측이 건측에 비해서 1 cm 이상 큰 경우를 림프부종의 발병, 2 cm 이상을 중증이라고 정의했을 때, 림프부종은 1,379명 중 702명(50.9%)에서 발병하여, 매우 높은 비율이라는 것이 밝혀졌다[13]. 이 중, 경증이 53.4%, 중증이 46.6%로, 수술 후부터 발병까지의 기간이 평균 3.9년이었다. 절제범위로 보면, 액와림프절 절제, 수준 1 이상에서는 54.0%로 림프부종이 발병했지만, 감시림프절 생검에서도 34.1%가 발병하여, 생검뿐인 경우에도 림프부종에 대한 주의가 필요하다는 것을 나타냈다[13].

수술 후 림프부종의 발병 위험인자는 아직까지 명확하게 밝혀지지 않았지만, 액와림프절 절제(제거된 림프절 수), 액와에 대한 방사선치료, 수술 후의 수술부위 감염, 배액기간, 운동부족, 비만 등이 영향을 미친다고 보고되었다[14]. 예방교육에는 표 5에 나타냈듯이, 비만, 부종의 초기증상의 이해와 대응책, 감염방지대책이 중요하다.

한편, 림프 배액술과 압박스타킹이나 붕대치료 등의 압박요법이 예방에 유용하다는 증례는 없다. 따라서 수술 후에 림프부종의 예방에 필요하다는 이유로, 림프배액술이나 압박요법을 모든 환자에게 교육하고, 시행을 의무화하는 것은 큰 고통이 되므로 해서는 안 된다[15].

표 5 림프부종의 발병 위험을 최소화하기 위한 일상생활의 주의점

- 피부나 손톱을 자주 손질한다.
- 적정체중을 유지한다.
- 균형있는 식사를 한다.
- 꽉 끼는 하의, 의복, 손목시계, 장신구를 착용하지 않는다.
- 위험이 있는 팔이나 다리에 외상을 만들지 않는다.
- 극심한 추위, 더위를 피한다.
- 효과가 높은 선크림이나 방충제를 사용한다.
- 예방적 압박스타킹이 처방된 경우, 착용한다.
- 운동, 위험이 있는 팔 다리를 거상을 한다.

주) 위의 항목이 림프부종의 위험을 경감시킨다는 확실한 증례는 없지만, 상식적인 접
근을 반영한 것이다. 이미 림프부종이 있는 환자의 악화를 예방하는 데에도 도움
이 된다.
(Lymphoedema Framework : Best Practice for the Management of Lymphoedema : An
International Consensus. p5, MEP Ltd, London, 2006에서 일부 개편)

표 6 림프부종 지도관리료

1. 보험의료기관에 입원 중인 환자로, 자궁악성종양, 자궁부속기 악성종양, 전립선
   악성종양 또는 액와부 절제를 수반하는 유선악성종양 수술을 한 것에 대해서, 해
   당수술을 한 날이 속한 달 또는 그 전달 또는 다음 달 중에서, 의사 또는 의사의
   지시에 근거하여 간호사 또는 물리치료사가 림프부종의 중증화 등을 억제하기
   위한 지도를 실시한 경우에, 입원 중 1회에 한해서 산정한다.
2. 해당 보험의료기관 입원 중에 림프부종 지도관리료를 산정한 환자로, 해당보험
   의료기관에서 퇴원한 것에 대해서, 해당보험의료기관에서 퇴원한 날이 속한 달
   또는 그 다음 달에 림프부종의 중증화 등을 억제하기 위한 지도를 다시 실시한
   경우에, 1회에 한해서 산정한다.

(후생노동성 : 2010년도 진료보수개정에 관해서. 2. 2010년도 진료보수개정에 있어서 주요개정항
목에 관해서. p128, 2010 http://www.mhlw.go.jp/bunya/iryouhoken/iryouhoken12/dl/
index-003.pdf에서))

수술 후 환자와 그 파트너 및 간호인에게는 림프부종이 어떤 것이며, 왜 위험한지, 림프부종의
발병 위험을 최소화하기 위해서는 어떻게 해야 되는지, 초기증상(소매 둘레나 반지 등이 꽉 낀
다, 팔의 묵직함·땅김·팽만감·뻣뻣함 등)을 이해시킨다[13]. 또 수술 전부터 상지 둘레를 줄자
로 계측하고, 퇴원 후에도 자택에서 정기적으로 둘레를 재는 습관을 가지도록 교육한다. 그리고
초기증상이나 둘레가 증가(수술 전보다 1 cm 이상 증가)한 경우에 어느 의료기관을 수진하면 되
는지에 관해서도 설명한다.

또 2010년도 진료보수개정에서 림프부종 지도관리료(100점)로써, 표 6[16])과 같이 입원 중 및 외
래에서 각각 1회씩 진료보수를 산정할 수 있게 되었다.

문헌

1) 암 통계편집위원회 (편) : 암의 통계 '09. 재단법인암연구진흥재단, 2009
2) 內田惠博 : 유방암. 특징·진단·치료의 요점. · 哲也, 里宇明元, 木村彰男 (편) : 암재활, pp189-196, 금원출판,
   2006
3) 岩平佳子 : 유방재건의 분류. 岩平佳子 (편) : 유방재건술-스페셜리스트의 모든 수기. pp14-15. 남산당, 2005
4) Leidenius M, Leppänen E, Krogerus L, et al : Motion restriction and axillary web syndrome after sentinel node
   biopsy and axillary clearance in breast cancer. Am J Surg 185 : 127-130, 2003
5) Ernst MF, Voogd AC, Balder W, et al : Early and late morbidity associated with axillary levels I ~ III dissection in

breast cancer. J Surg Oncol 79 : 151－155, 2002

6) Shamley DR, Barker K, Simonite V, et al : Delayed versus immediate exercises following surgery for breast cancer : a systematic review. Breast Cancer Res Treat 90 : 263－271, 2005

7) McNeely ML, Campbell K, Ospina M, et al : Exercise interventions for upper－limb dysfunction due to breast cancer treatment. Cochrane Database Syst Rev 16 : CD005211, 2010

8) Gerber LH, Valgo M : Rehabilitation for patients with cancer diagnoses. DeLisa JA, Gance BM (eds) : Rehabilitation Medicine : Principles and Practice, 3rd Ed, pp1293－1317, Lippincott－Raven, Philadelphia, 1998

9) 近藤国嗣 : 유방암. 재활의 요점. 辻 哲也, 里宇明元, 木村彰男 (편) : 암재활, pp190－205, 금원출판, 2006

10) Wingate L, Croghan I, Natarajan N, et al : Rehabilitation of the mastectomy patient : a randomized, blind, prospective study. Arch Phys Med Rehabil 70 : 21－24, 1989

11) Box RC, Reul－Hirche HM, Bullock－Saxton JE, etl al : Shoulder movement after breast cancer surgery : results of a randomised controlled study of postoperative physiotherapy. Breast Cancer Res Treat 75 : 35－50, 2002

12) Blomqvist L, Stark B, Engler N, et al : Evaluation of arm and shoulder mobility and strength after modified radical mastectomy and radiotherapy. Acta Oncol 43 : 280－283, 2004

13) 北村 薫, 赤澤宏平 : 유방암 수술 후 림프부종에 관한 다시설 실태조사. 임상간호 36 : 889－893, 2010

14) Lymphoedema Framework : Best Practice for the Management of Lymphoedema : An International Consensus. p5, MEP Ltd, London, 2006

15) 辻 哲也 : 후생노동성 위탁사업 '림프부종 연수' 의 대처. 임상간호 36 : 918－923, 2010

16) 후생노동성 : 2010년도 진료보수개정에 관하여. 2. 2010년도 진료보수개정에 있어서 주요개정항목에 관하여. p128, 2010(http://www.mhlw.go.jp/bunya/iryouhoken/iryouhoken12/dl/index－003.pdf)

(辻 哲也)

2. 유방암의 수술 전 · 후 재활

<table>
<tr><td colspan="2" style="text-align:center">요 점</td></tr>
<tr><td colspan="2">

① 배액관 삽입 중에는 이깨 운동을 조심해서 실시한다.

② 수술 후 초기에 어깨의 관절가동역이 양호해도, 수술부위의 반흔화로, 후에 관절가동범위가 악화되는 수가 있으므로, 수술 후 2~3개월은 재활을 하도록 교육한다.

③ 액와림프절 절제술을 실시하는 경우는 수술 전 · 후에 림프부종이 중증화되지 않도록 예방 · 발견 · 조기 대응의 방법을 교육한다.

④ 액와림프절 절제술을 실시하는 경우에는 수술 전 · 후에 상지의 둘레를 재어, 둘레변화에 의한 림프부종의 발생 유무를 판단한다.
</td></tr>
</table>

1 유방 절제/유방 부분절제+액와림프절 절제술 후의 경우

표 1 유방암의 수술 전·후 재활(유방 절제/유방 부분절제, 액와림프절 절제)에서의 목적 · 평가 · 재활의 내용

시기	목적	평가 · 재활의 내용
수술 전 평가와 설명	• 상지기능, 부종발병위험의 확인 • 불안의 경감	**정보수집 · 평가** • 기본적 사항(사용하는 손, 수술측, 어깨질환 등 기왕의 유무)과 사회적 배경(직장의 유무, 가사나 자녀양육의 필요성) · 취미 등 • 어깨 관절가동역, 사지근력, 둘레(그림 1) • 치료내용의 설명
수술 후 1단계: 배액관 삽입 중 (수술 다음날부터 시작)	• 체간의 대칭성 유지 • 부종, 상지구축의 예방 • 위험관리(배액관 삽입부 혈종, 수술부위의 벌어짐 방지)	**정보수집 · 평가** • 수술내용(액와림프절 절제의 정도), 배액관 삽입의 유무, 유방재건술의 유무 • 체간의 비대칭성, 통증, 상지부종의 유무 **재활의 내용(그림 2)** ① 심호흡, 손가락의 굴신, 수관절의 굴신 · 요척굴, 회내 · 회외, 팔꿈치의 굴신 ② 어깨 관절가동역 치료는 굴곡 90°, 외전 45°의 범위에서 통증이 나타날 때까지(능동운동중심) ③ 림프부종의 병인과 병태 · 치료방법의 개요 · 피부관리 · 압박, 압박한 상태에서 운동. 도수 림프배액술. 림프환류를 촉진시키기 위한 일상생활의 방법을 지도한다. 단, 도수 림프배액술, 예방적 압박치료의 효과에 대한 근거는 현재 없으므로 강요하지 않는다(참조http://www.ipc.or.jp/reha/greet04.html)
수술 후 2단계: 배액관 제거부터 퇴원까지	• 어깨 관절가동역의 개선 • 부종예방 • 일상생활동작에 대한 대응 • 재택 프로그램 교육	**재활의 내용(그림 2)** ① 어깨 · 어깨 주변부의 온열(수술부위를 피해서 등부터 실시) ② 어깨 · 어깨 주변부의 적극적 관절가동범위 치료(능동 · 능동보조, 수동운동, 항중력운동, 날갯짓운동, 지속신장 등) ③ 일상생활동작의 상황을 확인하고, 필요에 따라서 방법을 교육(머리감기 동작이나 옷갈아입기 동작이 가능한지의 여부)

표 1 (계속)

퇴원 후	• 어깨 관절가동범위의 개선 • 부종예방 • **재택 프로그램 교육** • 생활장애의 확인	**재활의 내용** 2단계에 추가하여, 세탁물 널기나 이불 깔고 개기, 이불 널기, 운전 등이 가능한 지 등을 확인하고, 필요에 따라서 재택 프로그램을 한다. 관절가동역 제한이 심한 경우는 지속적인 신장의 수술부위를 확인하면서 한다

(田尻寿子, 市川rumi子, 辻 哲也 : 작업치료사의 역할. 辻 哲也, 里宇明元, 木村彰男 (편) : 암재활, p468 표 2, 금원출판, 2006에서 일부 개편)

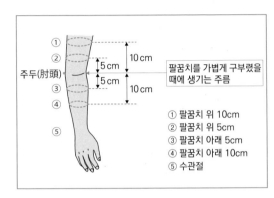

그림 1 상지의 둘레 계측방법의 일례
계측방법은 여러 가지 있지만, [림프부종 진료가이드라인 작성위원회 (편)] : 림프부종진료가이드라인 2008년도판. 금원출판, 2009 등 참조), 경시적인 변화를 평가하려면 계측점을 일정하게 해야 한다.

a. 수술 전 평가와 설명

　　수술 전에는 사전교육을 하여, 환자의 희망 · 불안의 유무, 사용하는 손 등을 확인하고, 어깨의 능동 · 수동 관절가동역 및 악력을 평가한다(필요에 따라서 도수근력 테스트에 의한 상지근력도 평가한다). 견관절은 나이나 스포츠외상 등으로 관절가동역 제한을 받기 쉬운 장소이므로, 견관절 주위염 등의 어깨 장애의 기왕력을 확인한다. 또 상지인 경우, 본래 사용하는 손과 사용하지 않는 손의 상지둘레에 차이가 있는 경우가 많아서, 수술 후 부종의 발병시에 좌우 어느 정도 차이가 나는지 판단하기 어려우므로, 수술 전에 상지의 둘레를 계측해 두는 것이 좋다(**그림 1**).

　　사회적 배경 · 역할에 관해서도 정보를 수집하고, 상지에 가해지는 부담의 크기를 확인해 두어, 수술 후 림프부종 예방을 위한 교육에 참고로 삼는다.

　　또 유방암 치료는 수술 후 유방의 상실이나 변형 등을 초래하거나, 림프부종이 생기는 등, 신체 형태의 변화를 수반한다. 그 때문에 환자는 수술 전부터 불안해하는 경우가 많으므로, 표정이나 행동, 심리적 측면을 평가하는 것도 중요하다.

b. 수술 후 1단계 : 배액관 삽입 중(그림 2)

　　배액관 삽입 중에는 근육 수축에 의한 배출작용으로 인한 부종예방효과를 기대하여 팔꿈치 · 손 · 손가락관절의 운동을 교육하거나, 부동에 의한 순환장애가 원인인 요통이나 어깨결림을 예방하기 위해서 병상에서 일어나도록 격려하고, 경부운동을 하도록 교육한다. 수술측 상지를 거의 움직이지 못하는 동안에는 옷을 갈아입을 때 수술측부터 소매를 빼고, 비수술측으로 옷을 벗는 동작 등을 교육한다. 머리감기는 경부를 앞으로 숙여서 하면, 견관절을 90° 이상 움직이지 않고 끝낼 수 있다. 재활을 실시하는 경우의 위험에는 수술부위의 벌어짐 · 재출혈 등이 있으며, 수술부위의 상황을 항상 확인하면서 실시한다.

재활을 하는 목적

  수술 후, 수술부위가 조이는 등의 영향으로, 팔이 잘 올라가지 않는 경우가 있습니다. 그 때문에 팔을 쉽게 올리기 위해서 재활을 해야 합니다.

배액관 제거 전

수술 후 1일째~

각 5~10회 (②~⑤) × 1일 2~3세트 A. 1~3일째 : 우선 팔을 아래로 편 상태에시 합니다 B. 4일째~ : 무리가 없으면 팔을 어깨 높이까지 올린 상태에서 합니다	
① 심호흡 5회 정도	
• 팔을 조금 옆으로 벌리면서, 천천히 코로 들이마 시고, 입으로 내쉽니다 • 손을 폈을 때, 가슴이 조이는 느낌이 들 수도 있 습니다. 그 때는 무리하지 않는 범위에서 합니다	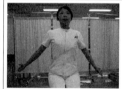
② 손가락 운동	
• 손가락을 꽉 쥐었다가 폈다가 합니다 • 손등이 부어오른 듯한 느낌이 들면, 손가락을 폈 다 오무렸다 합니다	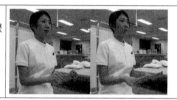
③ 손목 운동	
손목을 올렸다 내렸다 합니다(어느 한쪽 손목에 링 거바늘이 자입되어 있는 경우는, 그 손목의 운동은 삼갑니다)	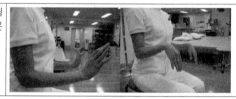
④ 손을 뒤집는 운동	
천천히 손바닥을 뒤집거나, 되돌립니다(어느 한쪽 손목에 링거바늘이 자입되어 있는 경우는 그 손목 의 운동은 삼갑니다)	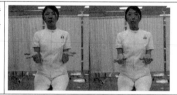
⑤ 팔꿈치의 구부렸다 펴기 운동	
천천히 어깨에 손을 얹듯이 팔꿈치를 구부렸다 폅 니다	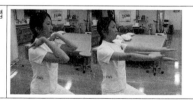

그림 2 수술 후에 하는 체조

⑥	목운동(각 3~5회 앉아서 합니다)	
	우선 천천히 목을 뒤로 젖힙니다. 이 때, 전완부에 옥죄이는 느낌이 들면, 목부분에 살짝 손을 대고 합니다 a. 목을 앞뒤로 움직입니다 b. 목을 좌우로 움직입니다	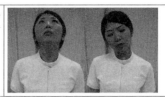
⑦	부종의 예방법	
	a. 팔운동 　②~⑤의 운동도 효과적입니다 b. 팔을 올린다 　무리하지 않는 범위에서, 오른쪽 그림처럼 손가락 끝을 조금 높게 하고 잡니다	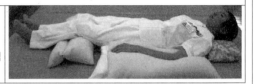

배액관 제거 후~

각 5~10회 (②~⑤) × 1일 2~3세트
※⑨~⑪은 막대나 신문지를 둥글게 말아서 막대모양으로 만든 것 등을 이용해서 합니다
※팔을 움직이는 기준은 겨드랑이나 팔이 조금 옥죄이는 곳까지 움직여서, 5~10초 유지하도록 합니다
※체조는 기상 후나 몸이 차가워져 있을 때에 하기보다 따뜻할 때(예 : 목욕 후)나 몸을 조금 움직였을 때(예 : 낮)에 할 것을 권합니다

⑧	어깨 운동	
	a. 어깨를 움츠립니다 b. 어깨를 앞뒤로 돌립니다	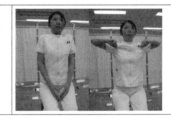
⑨	팔을 앞쪽으로 올리는 운동	
	막대를 어깨폭으로 들고, 팔꿈치를 편 채로 천천히 위로 올립니다	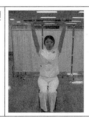
⑩	팔을 옆으로 어깨 높이로 들어서 돌리는 운동	
	막대를 어깨높이까지 들어올리고, 그대로 좌우로 움직입니다	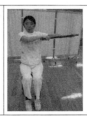

그림 2 (계속)

⑪	팔을 옆으로 올리는 운동	
	막대를 양손으로 잡고, 수술한 쪽의 팔을 옆으로 들어 올립니다. 이 때, 몸이 움직이지 않도록 가능한 몸의 바로 옆으로 팔을 벌리도록 주의합니다	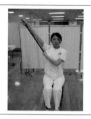
⑫	팔을 벌리는 운동(날갯짓운동)	
	a . 양손을 머리 뒤에서 깍지를 낍니다. 다음에 양 팔꿈치를 앞뒤로 움직여서, 가슴을 폈다, 움츠렸다 합니다 b . 가슴을 편 상태에서 가능한 유지합니다 ※통증이 있을 때는 목을 조금 구부리고 합니다	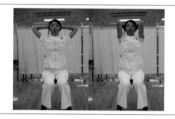

마지막으로 수술측 팔의 힘만으로 움직입니다. 양손을 동시에 움직여서, 움직이기 쉬움을 비교해 봅니다.		
①	팔을 앞으로 펴고, 천천히 올립니다 ※가능한 귀 근처까지 올리도록 의식하며 합니다	견관절 굴곡 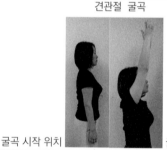 굴곡 시작 위치　　　　　굴곡 종료 위치
②	팔을 양쪽으로 벌립니다 ※어깨 높이가 되면 손바닥을 위로 향하게 하고, 귀 근처까지 올립니다	견관절 외전 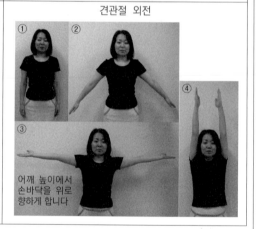 어깨 높이에서 손바닥을 위로 향하게 합니다

그림 2 수술 후에 하는 체조 (계속)

c. 수술 후 2단계 : 배액관 제거부터 퇴원까지(그림 2)

배액관을 제거하면, 적극적으로 관절가동역 치료를 한다. 등에 온열요법(핫팩)을 실시하는 (수술부위 바로 위는 피한다) 등, 통증을 완화한다. 관절가동범위 제한이 현저한 경우는 무리하지 않는 범위에서 지속신장을 하면 효과적이다.

d. 퇴원 후

퇴원시에는 재택 프로그램을 교육하고, 외래 수진일에 재택 프로그램의 실시상황을 체크한다. 수술 전의 관절가동역에 가까운 상태가 되고, 부종이 생기지 않은 상태에서 일상생활에 지장을 초래하지 않게 되면 병원의 추적관찰은 종료한다.

그러나 초기에 어깨의 관절가동역이 양호하다 해도 술후 2~3주경부터 수술부위의 반흔이 형성되거나[2,3], Axillary web syndrome[4,5](수술침습으로 상완이나 액와부의 표재에 있는 정맥이나 림프관에 생긴 혈전이나 섬유화)이 발생하여, 전흉부나 액와 · 상완부에서 전완방향으로 노끈 모양의 섬유다발이 만져지고, 같은 부위의 조임이나 통증이 생겨서 어깨를 들어올리기 어려워지는 수가 있다. 따라서 일단 관절가동범위가 개선된 후에도 수술 후 2~3개월 정도는 상지굴곡 · 외전운동 등의 재택 프로그램을 하도록 교육하는 것이 좋다.

유방을 전절제 또는 부분절제한 경우에는 신체 형태를 보정하기 위해서, 필요하면 전용 보정구(보정팩), 하의, 수영복을 소개한다. 보정팩, 하의, 수영복 등은 각종 메이커에서 판매하고 있다. 보정팩은 어깨패드의 대용법이나 간단히 제작하는 방법을 소개하기도 한다.

치유를 충분히 기대할 수 있는 경우라 해도, 환자는 재발 · 전이의 불안을 안고 있으며, 또 여성성의 상징인 유방에 관한 병이라는 점을 충분히 감안하여, 심리지지적인 배려를 잊지 않는 것이 중요하다.

2 유방재건술의 경우

조직확장기(tissue expander) 삽입술 및 유방재건술이 시행된 경우의 수술 후 재활의 주의점을 그림 3에 나타냈다[6-8]. 복직근 피판이식술이 시행된 경우, 자세의 변화나 체간기능이 약화되어 복부에 힘을 주며 일어나기가 다소 어려워지는 등의 변화도 있으므로[7], 수술직후에는 복부에 힘을 주지 않는 일어나는 동작, 일상생활동작의 주의점 등을 교육한다. 어느 경우나 수술담당의(유선외과의, 성형외과의)에게 안정도를 확인하면서 신중히 실시한다.

3 이차성 림프부종의 예방

유방암 수술 후 이차성 림프부종의 발병빈도는 10% 정도로 추측하고 있다[9]. 림프부종이 발병하면, 외견의 변화나 상지의 무게, 관절의 움직임이 힘들어지는 자각증상이 나타나게 되어, 삶의 질의 저하 요인이 된다[10,11]. 중증화되어 버린 부종은 개선이 어려운 경우가 많아서, 예방 · 조기발견이 중요하다. 특히 장시간의 수작업이나 무거운 것을 드는 일에 종사하거나, 아기 안기 등 육아 중인 사람은 부종이 발병할 가능성이 높으므로, 적극적인 교육을 실시한다.

부종예방을 위해서 교육내용의 예를 그림 4에, 일상생활상의 주의점을 그림 5에 나타냈다. 한편, 림프부종을 두려워하여 활동성이 심하게 저하되면, 근력이나 삶의 질이 저하되므로, 활동과 휴식의 균형이 중요하다는 점을 설명한다. 그림 5, 6과 같은 환자용 팸플릿을 사용하여, 수술

수술식	생활이나 재활의 주의점
조직확장기 (tissue expander) 삽입술	• 수술 후 1주 동안은 대흉근이 과격하게 신장되지 않도록, 수술측 상지의 과도한 굴곡 · 외전 · 외선운동을 삼가고, 굴곡 · 외전 모두 90° 이내로 한다 • 확장기 사용 중에는 파손이나 위치가 어긋나지 않도록, 신체접촉을 일으키는 과격한 운동은 삼간다 • 확장기 사용 중에는 확장기의 파손이나 피부의 손상을 피하기 위해서 와이어가 들어가지 않은 브래지어를 착용한다
복직근 피판이식술	• 복직근의 한쪽을 흉부에 이식하므로, 복벽이 약해져서 복벽반흔헤르니아가 생길 수도 있으므로, 수술 후 초기에는 복부에 힘을 주지 않는 일어나는 동작을 교육한다. 〈복압을 가하지 않고 일어나는 예〉 ●측와위로 한 후, 팔꿈치의 신전력 등으로 일어나는 방법(①~④의 순서로 한다) 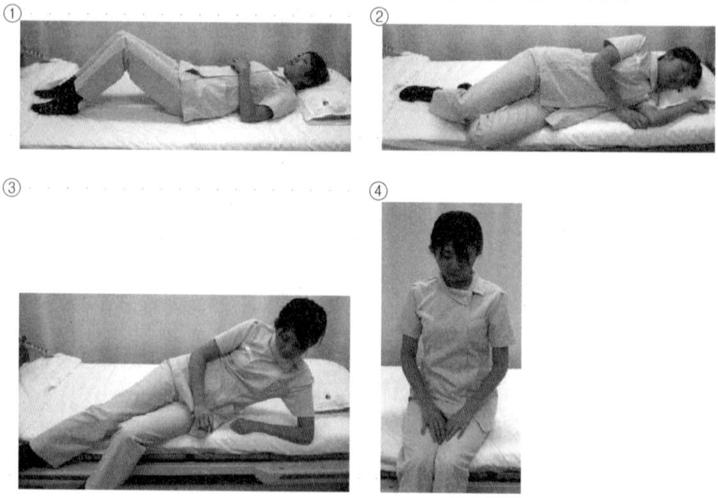 ●복압을 가하지 않고, 침대의 침상 기울임 기능을 이용하는 방법 등 • 복근의 근력이 저하되므로, 발사 후에는 단계적으로 복근을 포함한 체간근의 근력증강치료을 실시한다 • 복압이 가해지는 이불 들어올리기, 무거운 것을 드는 동작 등에서는 복벽반흔헤르니아를 방지하기 위해서, 복대나 거들을 착용할 것을 권한다
광배근 피판이식술	• 수술 후 1주간은 액와의 압박이나 어깨의 과도한 거상을 삼간다 • 수술부위 주위는 감각장애가 생기는 수가 있으므로, 온열요법의 시행에 각별히 주의한다
유방임플란트삽입술	유방임플란트의 어긋남을 방지하기 위해서 과격한 운동은 4주 정도 삼간다

그림 3 유방재건술 후 재활의 주의점

[田尻壽子 : 종양. 일본작업치료사협회 (감수), 菅原洋子 (편) : 신체장애. 개정 제3판, 작업치료학전서, p119. 협동의서출판, 2008에서 일부 개편]

전 · 후에 림프부종의 예방이나 치료방법에 관해서 설명 · 교육한다.

상지의 림프부종이 생긴 경우는 피부관리, 도수 림프배액술, 압박요법, 압박하에서의 운동요법을 기본으로 한, 이른바 복합림프부종치료(complex docongestive physical therapy : CDP)에, 림프환류를 촉진시키거나, 또는 저해하지 않는 일상생활교육을 추가한 복합적 치료를 실시한다 ('II-3-5. 림프부종에 대한 대응' p145 http://www.jpc.or.jp/reha/greet04.html 참조). 수술 후의 빠른 시기에는 특히 상완부에 부종이 나타나는 수가 많지만, 부종이 경도이면 통모양의 압박

방법
① 부종의 증상, 부종예방의 개요 설명
② 일상생활의 주의점 등의 생활교육(수술측 상지로의 부담이나 감염을 예방하기 위한 청결유지와 보습 등의 피부관리) (그림 5)
③ 근력의 펌프작용을 이용하거나 림프환류의 촉진을 위한 운동 　수술 후 상지를 장시간 하수하거나, 동일자세를 취할 때에는 손가락의 쥐었다 펴기나 팔꿈치의 구부렸다 펴기 등 상지의 가벼운 리드미컬한 운동을 정기적으로 한다
④ 상지에 부담을 가할 때에는 취침시나 휴식시, 수면을 방해하지 않을 정도의 범위에서, 수술측 상지를 경도 거상(15 cm정도 손가락 끝을 높게) 하도록 교육
⑤ 부종의 발견방법을 설명하고(상지의 무거움 등의 자각증상, 압박흔이나 주름의 유무 등), 발병시는 유방외과, 림프부종 외래, 재활의학과 등 림프부종과 관련된 과에서 수진하도록 설명한다
⑥ 부종의 자기평가방법 : 둘레를 정기적으로 계측하고, 부종의 출혈 유무를 자기평가한다. 부종의 징후에 관해서도 설명한다(p127 그림 1 참조)
⑦ 감염 발생시의 주의점 등을 교육한다

그림 4 유방암 수술 후(특히 림프절 절제술 후)의 림프부종 예방을 위한 교육내용

스타킹(튜브코트® : 알케어사, 테리네트® : 테르모사, Tg−soft® : 로만사)를 사용하여, 개선할 수 있는 경우도 많다. 급성감염(봉와직염, 림프관염)이 생긴 경우는 도수림프배액술나 압박요법을 중지하고, 빨리 병원 진료를 받도록 교육한다.

4 방사선치료의 부작용(급성반응, 만기반응)의 영향과 그 대처방법

　수술 후에 방사선치료를 시행한 경우에는 수술뿐인 경우와 비교하여 견관절 굴곡 · 외전가동 영역제한과 내회전근 근력저하가 생기기 쉽다고 보고되어 있다[2]. 따라서 방사선치료를 병용한 경우에는 수술 전 · 후뿐 아니라 방사선치료 시행 중에도 보다 주의깊게 대응해야 한다.

　유방방사선치료 중, 수술측 상지는 견굴곡위, 손바닥은 후두부에 위치하고, 어깨의 외전 · 외회전에 가까운 상태를 유지해야 하므로, 수술 후에 생긴 어깨의 관절가동역 제한이 중증이면 방사선치료를 계속할 수가 없다. 따라서 수술 후 어깨의 관절가동역을 개선하고, 관절가동역을 유지하는 것이 치료를 계속하는 데에 매우 중요하다.

　급성반응으로 홍반 · 피부박리 · 미란 등의 방사선피부염이 생기는 수가 있으므로[13], 적절히 피부의 상황을 확인한다. 일시적으로 관절가동역이 저하되는 수도 있는데, 피부증상이 가라앉을 때까지 핫팩 등의 온열요법을 중지하고, 피부에 과도한 긴장이 가해지지 않도록 배려하면서 관절가동역 치료를 계속한다. 상지나 수술측 체간에 부종이 생긴 경우는 림프부종에 대한 치료에 준하여 대응하는데, 피부증상이 나타나는 부위의 도수 림프배액술은 피하고 실시한다.

5 외래(가정)에서 할 수 있는 재활

　유방암 수술 전 · 후의 입원기간이 해마다 짧아지고 있어서, 조기에 사회참여가 가능해지고 있다. 그러나 수술 후 견관절의 운동시 통증이 남아 있는 경우는 세탁물을 널거나 운전 등에 영향을 미치는 경우가 많다. 세탁물을 너는 일의 반복이 좋은 재활이 된다고 설명하고 '참을 수 있는 범위에서의 방법'을 외래 등에서 교육하고, 적극적으로 실시할 것을 권한다.

림프부종 예방을 위한 생활상의 유의점

①피부관리
●손톱을 손질할 때에는 손톱을 너무 짧게 자르거나 속살까지 자르지 않도록 주의합니다.
●벌레에 물리지 않도록 조심합니다.
●정원손질이나 제초 등을 할 때에는 긴소매나 장갑 등을 착용합니다.
●애완동물에게 할퀴지 않도록 주의합니다.
●부종이 생긴 팔은 다모증이 되기 쉽지만, 무리하게 제모하지 마십시오. 하는 경우는 전기면도기 등 피부에 부담이 적은 것을 사용합니다.

②영양
●표준체중을 유지합니다.

③의복의 선택
●허리 등을 부분적으로 너무 조이지 않는 헐렁한 하의를 선택합니다. 브래지어의 끈도 느슨한 것, 폭이 넓은 것을 선택합니다.

④거상(림프부종이 생겼을 때만 한다)
●취침 시에 팔을 베개 등을 이용하여 심장보다 약간 높은 위치로 거상합니다.
●TV 시청시나 자동차 승차 시 등, 쿠션 등으로 팔을 심장에 가까운 높이로 거상합니다.

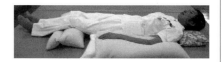

⑤육아
●영유아를 안는 경우는 무릎이나 쿠션으로 체중을 분산하도록 합니다.

⑥일
●무거운 것은 여러 차례로 나누어 듭니다.
●장시간 컴퓨터 작업을 하는 경우는 팔꿈치베개를 하여 손의 무게를 경감시키거나, 중간에 팔꿈치 굴신운동을 합니다.

⑦기타
●손가락이 붓기 시작하면, 반지는 즉시 빼고, 시계는 빼거나 헐거운 것으로 바꿉니다.
●채혈, 혈압측정, 주사 등은 가능한 부종이 적은 팔에서 합니다.
●안마 등의 일반적인 마사지는 부종 치료에는 삼가는 것이 바람직합니다.
●목욕, 온천이나 풀장에 관해서
  감염이 있을 때에는 기본적으로는 삼가는 것이 바람직합니다.
  감염이 없을 때에도 오랜 목욕이나 온도가 높은 탕에서의 목욕은 삼가는 것이 바람직합니다.

그림 5 유방암 액와 절제술 팸플릿

(시즈오카현(靜岡県) 시즈오카암센터 재활의학과 작성 팸플릿에서 일부 발췌)

차 운전에서는, 후진 시 등에 통증을 수반하는 수가 있어서, 승차시에 동작을 확인한 후, 운전을 재개할 것을 권합니다.

가정에서도 계속해서 할 수 있는 재활의 내용(**그림 2**)을 입원시부터 교육해 두면, 외래시에 원활하게 자립재활로 이행할 수 있다.

■기본원칙
• 피부의 표면에만 부드럽게 합니다. 또 의복 위에서가 아니라, 직접 피부 위에서 합니다.
• 손을 대는 법은 손바닥 전체를 피부에 밀착시킵니다.
• 도수 림프배액술은 매일 합니다. 횟수는 1일에 1~2회 정도가 기준입니다.

■주의점
• 림프 배액의 방향의 변경에 대해서는 담당의료인과 상담합니다.
• 피부의 이상 (발적, 열감, 상처 등) 이 있는 경우는 도수 림프배액술은 쉬고, 담당의사에게 상담합니다.
• 심부혈전증인 분은 일반적으로 도수 림프배액술은 하지 않습니다.

■도수 림프배액술의 순서
1. 어깨 돌리기 1. 복식호흡 3. 건강한 근처 림프절로 도수 림프배액술
4. 부종이 있는 팔의 도수 림프배액술

건강한 근처의 림프절 ;
오른쪽 팔에 림프부종이 있는 경우
• 왼쪽 겨드랑이의 림프절
• 오른쪽 다리 이음새의 림프절

건강한 근처의 림프절 ;
왼쪽 팔에 림프부종이 있는 경우
• 오른쪽 겨드랑이의 림프절
• 왼쪽 다리 이음새의 림프절
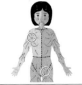

■도수 림프배액술의 실제 ※ 이 팸플릿에서는 부종이 오른팔에 있는 것으로 상정하고 소개합니다.

1. 어깨 돌리기

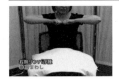

어깨를 크게 천천히
앞에서 뒤로
5회 돌립니다.

2. 복식호흡

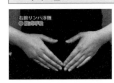

① 배에 양손을 댑니다.
② 숨을 내쉴 때는 배가 쑥 들
   어가게 합니다
③ 숨을 들이마실 때는 코에서 들이
   마시고, 배를 부풀립니다
④ 5회 합니다.

3. 건강한 근처의 림프절로 도수 림프배액

(1) 겨드랑이 아래의 도수 림프배액

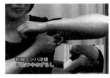

① 겨드랑이 아래에 손을 밀착시킵니다.
② 움푹 파인 속을 향해서 원을 그리듯이 10회 합니다.

(2) 전완부의 도수 림프배액 가슴 앞의 도수 림프배액을 합니다.

(2)-1 가슴 앞의 문지르기

① 오른쪽과 왼쪽 겨드랑이 ② 사진의 ①~③ 각 영역을 왼쪽 겨드랑이를 향해서 원을 그리듯이 5회
   사이를 3등분합니다   피부를 문지릅니다.

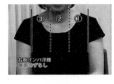
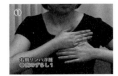
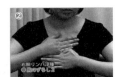
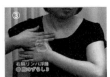

(2)-2 가슴 앞의 쓸어내리기

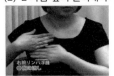
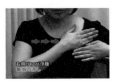

지금까지 도수 림프배액을
해 온 가슴 앞을 왼쪽 겨드랑이를 향해서
가볍게 5회, 피부를 문지릅니다.

그림 6 Self lymph drainage(자가 도수 림프배액술) : 상지편
(시즈오카현 시즈오카암센터 재활의학과의 환자용 팸플릿에서 일부 발췌) (참고 : http://survivorship.jp/)

문헌

1) 田尻寿子, 市川Rumi子, 辻 哲也 : 작업치료사의 역할. 辻 哲也, 里宇明元, 木村彰男 (편) : 암재활, pp466-474, 금원출판, 2006
2) 近藤国嗣 : 유방암. 재활의 요점. 辻 哲也, 里宇明元, 木村彰男 (편) : 암재활, pp197-205, 금원출판, 2006
3) 木下貴之 : 수술에 수반하는 통증-유방 절제 후 통증의 발생과 그 대책. 암환자와 대증요법 14 : 17-21, 2003
4) 内田惠博 : 유방암. 특징 · 진단 · 치료의 요점. 辻 哲也, 里宇明元, 木村彰男 (편) : 암재활, pp189-196, 금원출판, 2006
5) Moskovitz AH, Anderson BO, Yeung RS, et al : Axillary web syndrome after axillary sissection. Am J Surg 181 : 434-439, 2001
6) 中川雅裕, 淺野隆之 : 유방재건수술. 재활의가 알아두어야 할 수술식의 포인트 성형외과 (3). 임상재활 14 : 204-207, 2005
7) 田所美樹, 高森陽子, 南谷晶 외 : 복직근 피판에 의한 유방재건술 후의 체간기능치료. 일사립의대리요회지 21 : 26-29, 2004
8) 田尻寿子 : 종양. 일본작업치료사협회 (감수), 菅原洋子 (편) : 신체장애. 개정 제3판, 작업치료학전서, pp100-123, 협동의서출판, 2008
9) 辻 哲也 : 림프부종의 재활. 임상재활 13 : 1002-1011, 2003
10) Twycross R, Jenns K, Todd J (저) : 季羽倭文子, 志真泰夫, 丸口misae (역) : 림프부종-적절한 케어의 지식과 기술. 중앙법규출판, 2003
11) 田尻寿子, 辻 哲也 :유방암 · 자궁암수술 후의 속발성 림프부종 환자의 QOL. 작업치료 23 : 106, 2004
12) 田尻寿子, 北上美貴 : 림프부종. 이해하기 쉬운 암환자의 증상관리 16. expert nurse 22 :100, 2006
13) 西村哲夫 : 암치료의 이해, 방사선요법. 辻 哲也, 里宇明元, 木村彰男 (편) : 암재활, pp27-33, 금원출판, 2006

(田尻寿子 · 辻 哲也)

3. 부인암의 특징 · 치료 · 재활의 개요

요 점

① 부인암의 수술 전·후 재활(이하 재활)의 목적은 주로 림프부종의 예방과 조기발견·치료이다.
② 림프부종의 고위험군은 자궁경부암·자궁체부암으로 대동맥주위 림프절 절제술 및 수술 후 방사선치료를 받은 군이다.
③ 림프부종의 발병을 예방하기 위해서는 유방암 수술 후와 마찬가지로, 비만의 예방, 부종의 초기증상의 이해와 대응책, 감염방지대책이 중요하다.

자궁경부암·자궁체부암·난소암이 부인암의 3대 질환이다. 2003년에 새로 진단받은 암(암발생수)은 여성이 269,220례인데, 그 중에서 부인암이 31,005례(11.5%)로 여성의 암 중에서 약 1할을 차지한다. 그 내역은 자궁경부암 15,629례(약 5.8%), 자궁체부암 7,430례(약 2.8%), 난소 7,946례(약 3.0%)이다('Ⅰ-1. 암의 기초적 이해' p13 **그림 2** 참조).

부인암 수술에서는 림프절 절제술이나 인접하는 다른 골반내장기와의 해부학적 관계에 의해서, 하지의 림프부종이나 방광, 장관의 기능장애가 생기는 수가 많다. 어느 장애나 삶의 질을 저하시키는 큰 문제이다[1]. 재활은 주로 림프부종의 예방과 조기발견·치료와 관련된다.

1 부인암의 진단

초기 자궁경부암은 무증상으로, 집단검진이나 다른 질환으로 부인과를 수진했을 때에 검사에서 발견되는 경우가 많다. 진행기에는 부정형 출혈 등이 초기증상이 된다. 반대로, 자궁체부암에서는 부정형 출혈로 발견되는 경우가 많다. 한편, 난소암은 부인과 특유의 증상이 부족하여, 복부팽만감이나 하복부통으로 내과를 수진했다가 복수저류나 난소종대를 지적받는 경우나 임신으로 산부인과를 수진했을 때에 발견되기도 한다[2].

진단은 선별검사(암이 있는지의 여부)과 그 조직형, 병기진단(어느 정도 퍼져 있는지)으로 한다. 자궁경부암·자궁체암은 세포진과 조직진단으로 선별검사를 한다. FIGO (International Federation of Gynecology and Obsterics)에 의한 병기분류를 다음에 나타냈다. 자궁경부암에서는 내진소견·질 확대경 검사·방광경·원추절제를 필요에 따라서 실시하고 임상병기를 결정한다(**표 1 a**)[3]. 자궁체부암에서는 수술로 적출한 표본의 병리진단으로 수술 후의 병기를 결정, 치료방침의 선택에 이용하다(**표 1 b**)[4]. 난소암에서는 확립된 방법이 없고, 종양의 존재는 초음파 에코, MRI, CT로 영상진단하며, 양성·악성의 진단과 조직형은 적출표본에 의한 병리진단으로 한다. 병기분류는 개복소견에 의해서 결정된다(**표 1 c**)[5].

표 1 부인암의 병기분류

a : 자궁경부암의 임상병기분류(일본산과부인과학회 : 1997년, FIGO : 1994년)

0기	상피내암
Ⅰ기	암이 자궁경부에 국한되는 것(체부침윤의 유무는 고려하지 않는다)
Ⅱ기	암이 경부를 지나서 확대되어 있지만, 골반벽이나 질벽 아래 1/3에는 이르지 않은 것
Ⅲ기	암침윤이 골반벽에까지 이르거나 질벽침윤이 아래 1/3에 이른 것
Ⅳ기	암이 소골반강을 지나서 확대되어 있거나, 방광 · 직장의 점막을 침윤한 것

[일본산과부인과학회, 일본병리학회, 일본의학방사선학회 (편) : 자궁경부암 취급규약. 제2판, pp5-7, 금원출판, 1997에서 일부 개편]

b : 자궁체암의 수술병기분류(FIGO : 1988년)

Ⅰ기	암이 자궁체부에 국한되는 것
Ⅱ기	자궁경부에도 침윤이 보이지만, 암이 자궁의 외부까지는 확대되지 않은 것
Ⅲ기	암이 자궁밖까지 확대되었지만, 소골반에 국한되는 것
Ⅳ기	소방광 및/또는 장의 점막에 침윤이 보이거나, 또는 원격부위까지 전이되어 있는 것

[일본산과부인과학회, 일본병리학회, 일본의학방사선학회 (편) : 자궁체부암 취급규약. 제2판, pp5-7, 금원출판, 1996에서 일부 개편]

c : 난소암의 진행기분류(FIGO : 1988년)

Ⅰ기	난소내 국한된 경우
Ⅱ기	종양이 한쪽 또는 양쪽 난소에 존재하고, 또 골반내로의 전이가 확인되는 것
Ⅲ기	종양이 한쪽 또는 양쪽 난소에 존재하고, 또 골반외의 복막파종 및/또는 후복막 또는 서경부의 림프절전이가 확인되는 것
Ⅳ기	종양이 한쪽 또는 양쪽 난소에 존재하고, 원격전이를 수반하는 것

[일본산과부인과학회, 일본병리학회 (편) : 난소종양 취급규약. 제1부 조직분류 및 컬러아틀라스, 제2판, pp4-5, 금원출판, 2009에서 일부 개편]

2 부인암의 치료

주요 치료법은 수술, 방사선치료, 항암화학요법이다.

a. 자궁경부암

표준치료를 **표 2a**에 나타냈다. 자궁의 절제방식에는 단순자궁절제술, 준광범위 자궁절제술술, 광범위 자궁절제술이 있다. 준광범위 자궁절제술, 광범위 자궁절제술에서는 골반내 림프절 절제술을 수반한다. 원추절제술(자궁경부만을 원추형으로 잘라낸다)은 진단목적으로 하는 경우가 많다. 절제한 표본의 병리진단으로 추가치료를 결정한다.

동시 항암화학방사선요법은 국소진행례뿐 아니라 수술 후 화학요법에서도 표준적 치료로 간주되고 있다. 한편, 화학요법의 대상이 되는 것은 원격전이가 있는 진행례(Ⅳ b기) · 재발례이며, 증상완화를 목적으로 한다[6].

b. 자궁체부암

표준치료를 **표 2b**에 나타냈다. 수술이 제1선택이다. 단순자궁절제술+양측 부속기(난소 · 난

표 2 부인과암의 표준치료

a : 자궁경부암의 표준치료

임상진행기	치료
0기	원추절제술 또는 단순자궁절제술
Ia1기	단순자궁절제술 또는 원추절제술(단음성시만)
Ia2기	준광범위 또는 광범위 자궁절제술 또는 방사선요법
Ib, IIa기	광범위 자궁절제술±수술 후 방사선(화학동시병용) 요법
IIb기	광범위 자궁절제술±수술 후 방사선(화학동시병용) 요법 또는 동시 항암화학방사선요법
III기	화학방사선 동시요법
IVa기	화학방사선 동시요법
IVb기	완화치료 또는 전신화학요법
재발	완화치료 또는 전신화학요법(국소재발이면 수술 또는 방사선치료도 고려)

[국립암연구센터 내과 레지던트 (편) : 부인과암. 암진료 레지던트 매뉴얼. 제5판. p135, 의학서원, 2010에서 일부 개편]

b. 자궁체부암의 표준치료

FIGO병기	치료
IA , B기	수술→경과관찰
IC, II기	수술→±화학요법±방사선치료
III기	수술→화학요법±방사선치료
IV기	수술→화학요법±방사선치료
재발기	완화치료 또는 화학요법 또는 내분비요법 또는 방사선치료

[국립암연구센터 내과 레지던트 (편) : 부인과암. 암진료 레지던트 매뉴얼. 제5판. p141, 의학서원, 2010에서 일부 개편]

관) 절제술, 골반내 및 대동맥 주위 림프절 절제술 또는 병기를 결정하기 위한 생검 등이 실시되는데, 세계적으로 통일된 견해는 아직 없다[7].

적출표본의 병리진단에 따라서 수술 후 추가치료로 방사선치료 또는 항암화학요법을 실시하는데, 재발부위로 골반내와 더불어 골반외도 많아서, 수술 후 골반조사의 생존율개선효과에는 한계가 있고, 후유증이 적지 않아서, 항암화학요법이 최근에 주목받고 있다[6,7].

재발한 경우에는 증상완화를 목적으로 항암화학요법을 한다.

c. 난소암

수술이 제1선택이다. 표준 수술 방법은 자궁과 양측 부속기 및 대망절제이다. 복강내소견에 따라서 림프절 절제 또는 생검을 한다. I기에서는 수술 후 화학요법을 실시하는 경우와 생략하고 엄중한 경과관찰을 하는 경우가 있다. II~III기에서는 수술 후에 항암화학요법을 실시한다[8].

3 재활의 개요

난소암, 자궁경부암, 자궁체부암 수술 후의 림프부종의 발병에 관해서, 일본의 여러 시설에서 공동으로 실시한 후생노동성의 연구결과에 따르면, 후복막림프절 절제를 실시한 694례 중 189례

(27.2%)에서 수술 후 3년 이내에 부종(국제림프학회의 림프부종 분류 grade Ⅰ～Ⅲ)이 발생했다[9].

암종별로 살펴보면, 자궁경부암이 가장 발생률이 높고, 이어서 자궁체부암, 난소암의 순이었다. 이 발생률의 차이에는 방사선치료가 크게 관련되어 있었다. 자궁경부암에서는 수술 후 방사선치료가 많지만, 난소암이나 자궁체부암에서는 수술 후 항암제 치료가 많은 것이 원인이었다. 또 다변량해석의 결과에서, 림프부종의 고위험군은 자궁경부암 · 자궁체부암에서 대동맥주위 림프절 절제술 또는/및 수술 후 방사선치료를 받은 군이라는 것이 밝혀졌다. 또 림프낭종(Lymphocele)이 있으면 림프부종이 쉽게 발병하였다.

예방교육에는 유방암 수술 후와 마찬가지로, 비만, 부종의 초기증상의 이해와 대응책, 감염방지대책을 중심으로, 일상생활에서 주의할 점이 중요하다('Ⅱ-3-1. 유방암의 특징 · 치료 · 재활의 개요' p124 표 5 참조). 한편, 림프배액술, 압박스타킹이나 붕대치료 등의 압박요법이 예방에 효과적이라는 증례는 없다[10].

수술 후 환자와 그 배우자 및 간호인에게는 림프부종의 병태, 예방의 방법, 초기증상(바지나 구두가 낀다, 하지나 음부의 답답함 · 팽만감 · 뻣뻣함 등)을 이해시킨다[11]. 또 수술 전부터 하지 둘레를 계측하고, 퇴원 후에도 자택에서 정기적으로 둘레를 재는 습관을 기르도록 교육한다. 양측에 부종이 발생하는 경우도 있으므로, 좌우차보다 수술 전과의 비교를 권장한다. 그리고 초기증상이나 둘레가 증가(수술 전보다 1 cm 이상 증가)한 경우에 어느 의료기관을 수진해야 되는지에 관해서도 설명한다.

또 2010년도 진료보수개정으로, 림프부종 지도관리료(100점)로써, 입원 중 및 외래에서 각각 1회씩 진료보수를 산정할 수 있게 되었다('Ⅱ-3-1. 유방암의 특징 · 치료 · 재활의 개요' p124 표 6 참조).

문헌

1) 近藤国嗣 : 부인과암. 재활의 요점. 辻 哲也, 里宇明元, 木村彰男 (편) : 암재활, pp238-244, 금원출판, 2006
2) 山田義治 : 부인과암. 부인과암의 특징 · 진단 · 치료의 요점. 辻 哲也, 里宇明元, 木村彰男 (편) : 암재활, pp230-237, 금원출판, 2006
3) 일본산과부인과학회, 일본병리학회, 일본의학방사선학회 (편) : 자궁경부취급규약. 제2판, pp5-7, 금원출판, 1997
4) 일본산과부인과학회, 일본병리학회, 일본의학방사선학회 (편) : 자궁체부취급규약. 제2판, pp5-7, 금원출판, 1996
5) 일본산과부인과학회, 일본병리학회 (편) : 난소종취급규약. 제1부 조직분류 및 컬러아틀라스, 제2판, pp4-5, 금원출판, 2009
6) 국립암연구센터 내과 레지던트 (편) : 부인과암. 암진료 레지던트 매뉴얼. 제5판. pp132-156, 의학서원, 2010
7) 岡村智佳子, 八重樫伸生 : 자궁체부암 · 섬모암. 일본임상종양학회 (편) : 신임상종양학-암약물요법 전문의를 위해서. pp505-512, 남강당, 2006
8) 杉山 徹 : 난소암 · 난관암. 일본임상종양학회 (편) : 신임상종양학-암약물요법 전문의를 위해서, pp513-521, 남강당, 2006
9) 佐々木 寛 : 복강경 보조질식 광범위 자궁전절제술의 예후 및 부인과암에 있어서 수술 후 하지 부종 개선수술의 개발. 후생과학연구 (암극복전략사업) 2002년도 보고서, 2002
10) 辻 哲也 : 후생노동성 위탁사업 '림프부종 연수'의 대처. 임상간호 36 : 918-923, 2010
11) Lymphoedema Framework : Best Practice for the Management of Lymphoedema. An International Consensus. MEP Ltd, London, 2006

(辻 哲也)

4. 부인암의 수술 전·후 재활

요점
① 골반내 림프절 절제술(+대동맥주위 림프절 절제술)을 실시한 경우는 림프부종이 중증화되지 않으므로, 개요 · 예방 · 발견, 초기대응의 방법을 교육한다. ② 하지가 상지보다 높은 비율로 부종이 발병하기 쉬우며, 하지에 부담이 가기 쉬운 사회적 배경에 있는 환자에게는 조기발견, 자기평가방법, 조기대처방법을 확실히 교육한다.

1 골반내 림프절 절제술(+대동맥주위 림프절 절제술) 후의 경우

자궁 · 난소암 등의 부인암 환자에게 이차성 림프부종이 발병하는 빈도는 20~30%이다[1,2]. 또 광범위 자궁절제술 등 후에 방사선치료가 병용되는 경우는 특히 주의해야 한다. 림프절을 절제하는 경우는 수술 전 · 후에 림프부종에 대한 평가 · 교육을 한다.

수술 전에 교육을 하고, 환자의 희망 · 불안의 유무, 하지둘레를 계측한다(**그림 1**). 또 사회적 배경(직업의 유무, 가정에서의 역할, 자녀양육의 필요성이나 취미 등)을 평가하여, 생활상 하지에 부담이 가는지의 여부를 확인한다.

부종예방을 위한 교육내용의 예를 **표 1**에 나타냈다. 교육 시기나 방법은 각 시설의 사정에 맞추어 실시하며, 입원 중에 개별적으로 하는 경우나 외래에서 집단 교육하는 경우도 있다. **그림 2, 3**과 같은 환자용 팸플릿을 사용하여, 수술 전 · 후에 림프부종의 예방이나 치료방법에 관해서 설명 · 교육한다.

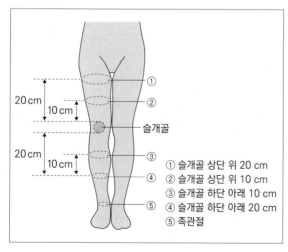

① 슬개골 상단 위 20 cm
② 슬개골 상단 위 10 cm
③ 슬개골 하단 아래 10 cm
④ 슬개골 하단 아래 20 cm
⑤ 족관절

그림 1 하지둘레의 계측방법의 일례
계측방법은 여러 가지 있지만 [림프부종 진료가이드라인 작성위원회 (편) : 림프부종 진료가이드라인 2008년도판. 금원출판, 2009 등 참조], 경시적 변화를 평가하려면 계측점을 일정하게 해야 한다.

표 1 부인암(난소암, 자궁암 등)의 골반내 림프절 절제술 후 림프부종예방을 위한 생활교육의 예

교육방법의 예

림프부종에 관한 개요 및 중증화 등을 억제하는 방법의 설명
1) 림프부종의 병인과 병태
2) 림프부종의 치료방법의 개요
3) 자가관리의 중요성과 국소로의 림프흐름의 정체를 예방 및 개선하기 위한 구체적인 방법
   ① 도수 림프배액술의 방법
      ※단, 예방에 효과적인 증례는 지금 단계에서는 없으므로, 부종이 발생하지 않은 상황에서 강요하여, 환자에게 고통을 주지 않도록 배려한다(참조 : 림프부종 연수위원회 합의사항 http://www.ipc.or.jp/reja/greet04.html). 발생했을 때에, 잘못된 방법으로 대처하지 않기 위해서, 정확한 방법을 전달해 둔다.
   ② 압박스타킹 또는 붕대로 압박
      ※단, 예방에 효과적인 증례는 지금 단계에서는 없으므로, 부종이 발생하지 않은 상황에서 강요하여, 환자에게 고통을 주지 않도록 배려한다(참조 : 림프부종 연수위원회 합의사항 http://www.ipc.or.jp/reja/greet04.html).
   ③ 압박스타킹 또는 붕대를 착용한 상태에서의 운동
   ④ 청결 및 보습 등의 피부관리
   ⑤ 림프환류를 촉진하거나 저해하지 않는 생활교육(그림 2)
      비만 예방 등의 영양지도, 부종을 악화시키는 감염예방도 포함한다.
   ⑥ 감염증 발병시, 부종 악화시의 대처방법 설명

장시간 서있는 직업에 종사하여, 림프부종이 발병할 가능성이 높다고 생각되는 경우는 자기평가방법(부종발견방법)도 소개한다.   예 : 림프부종이 발병할 가능성이 있는 장소, 림프부종의 징후(정맥의 변화, 주름의 유무, 압박흔의 유무, 무겁다, 뻐근하다는 자각증상)이나 둘레의 변화 등

부종예방을 위한 생활상의 유의점

① 의복의 선택
- 부분적으로 너무 조이지 않는 느슨한 하의를 선택합니다(허리나 서혜부는 고무보다 폭넓은 레이스를, 서혜부 부분은 대퇴부까지 있는 것을 선택합니다).
- 발목 주위를 너무 조이지 않는 양말을 선택합니다.
- 발 사이즈에 맞는 헐거운 구두를 선택합니다. 최근에는 좌우사이즈가 다른 신발도 판매하고 있습니다.

② 피부의 손질(피부관리)
- 손톱을 손질할 때에는 너무 짧게 자르거나 속살을 자르지 않도록 주의합니다.

③ 영양
- 표준체중을 유지합니다.

④ 육아
- 영유아를 안을 때에는 의자에 앉아서 하지에 부담이 가는 것을 방지합니다.

⑤ 직업
- 장시간 서서 일할 경우에는 부종예방용 스타킹을 착용하고, 중간에 다리를 쉬는 시간을 가지며, 가벼운 리드미컬한 운동(발끝 서기, 스쿼트(squat)운동 등)를 합니다.
- 무거운 것은 여러 차례로 나누어 들고, 가능한 휴식을 취하면서 합니다.
- 목욕, 온천이나 풀장에 관해서
  - 감염이 있을 때에는 기본적으로는 삼가는 것이 바람직합니다.
  - 감염이 없을 때에도 장시간 목욕이나 온도가 높은 탕에서의 입욕은 삼가는 것이 바람직합니다.

그림 2 부인과암 림프부종 예방 · 치료용 팸플릿

(시즈오카현(靜岡県) 시즈오카암센터 재활의학과 작성 팸플릿에서 일부 발췌)

■ 기본원칙
• 피부의 표면에만 부드럽게 합니다. 또 의복 위에서가 아니라, 직접 피부 위에서 합니다.
• 손을 대는 법은 손바닥 전체를 피부에 밀착시킵니다.
• 림프부종이 생겼을 때는 도수 림프배액술은 매일 하는 것이 바람직합니다. 횟수는 1일에
  1~2회 정도가 기준입니다.

■ 주의점
• 림프 배액의 방향의 변경에 대해서는 담당의료인과 상담합니다.
• 피부의 이상(발적, 열감, 상처 등)이 있는 경우는 배액술은 쉬고, 담당의사에게 상담합니다.
• 심부혈전증인 분은 일반적으로 도수 림프배액술은 하지 않습니다.

■ 도수 림프배액술의 순서
1. 어깨 돌리기 2. 복식호흡 3. 건강한 근처 림프절로 도수 림프배액술
4. 부종이 있는 다리의 도수 림프배액술

건강한 근처의 림프절 ; 왼쪽 다리에 림프부종이 있는 경우 • 왼쪽 겨드랑이의 림프절	건강한 근처의 림프절 ; 오른쪽 다리에 림프부종이 있는 경우 • 오른쪽 겨드랑이의 림프절

■ 도수 림프배액술의 실제 ※이 팸플릿에서는 부종이 왼쪽 다리에 있는 것으로 상정하고 소개합니다.

1. 어깨 돌리기	2. 복식호흡

어깨를 크게 천천히
앞에서 뒤로
5회 돌립니다.

① 배에 양손을 댑니다.
② 숨을 내쉴 때는 배가 쑥
   들어가게 합니다
③ 숨을 들이마실 때는 코에서 들이
   마시고, 배를 부풀립니다.
④ 5회 합니다.

3. 건강한 근처의 림프절로 도수 림프배액술

(1)겨드랑이 아래의 도수 림프배액술

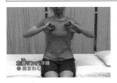 ① 겨드랑이 아래에 손을 밀착시킵니다.
② 움푹 파인 속을 향해서 원을 그리듯이 10회 합니다

(2)몸 측면의 도수 림프배액술   몸 측면의 도수 림프배액술을 합니다.

(2)-1 몸 측면의 문지르기
① 겨드랑이 아래와 다리 이   ② 사진의 ①~④ 각 영역을, 왼쪽 겨드랑이를 향해서 원을 그리듯이 5회,
   음새사이를 4등분합니다.   피부를 문지릅니다.

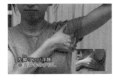 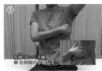 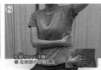 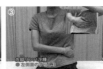 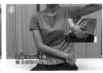

(2)-2 몸 측면의 쓸어내리기

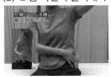 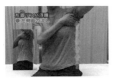

지금까지 도수 림프배액술을 해 온
몸의 측면을 다리의 이음새부터 겨드랑이를
향해서 가볍게 5회, 피부를 문지릅니다.

그림 3 Self lymph drainage(직접 하는 도수 림프배액술) : 하지편

(시즈오카현 시즈오카암센터 재활의학과의 환자용 팸플릿에서 일부 발췌) (참고 : http://survivorship.jp/)

b. 수술 후의 자가관리교육

수술 후에는 환자용 팸플릿(**그림 2, 3**)을 사용하여 림프부종에 관한 개요 및 중증화를 억제하는 방법을 교육한다. 발병 초기의 경도 부종인 경우에는 수술 전·후에 사용한 심부정맥혈전예방을 위한 낮은 압력의 탄성스타킹을 대용할 수도 있으므로, 버리지 않도록 설명한다.

림프부종이 발생하지 않으면, 퇴원시 또는 외래에서 자택생활의 상황이나 부종의 유무를 체크하고 재활은 일단 종료하는데, 감염증 발병시나 림프부종 발생 시에는 외래 진료를 받도록 설명해 주는 것이 중요하다.

문헌

1) 辻 哲也 : 림프부종의 재활. 임상재활 13 : 1002-1011, 2003
2) 佐々木寬 : 부인과악성종양에 있어서 기능온존수술과 금후의 동향. 간호기술 50 : 16-20, 2004
3) 田尻寿子, 北上美貴 : 림프부종. 이해하기 쉬운 암환자의 증상관리 16. expert nurse 22 : 100, 2006

(田尻寿子·辻 哲也)

5. 림프부종 치료

요 점

① 림프부종에 대한 대응은 '복합림프물리치료(CDP)'과 '일상생활의 주의점을 포함한 환자자신의 관리방법'과 병용하여 실시하는 '복합치료'를 가장 권장한다.
② 림프부종에 대한 수술 후부터의 환자교육이 림프부종 진행을 예방하는 데에 중요하다.
③ 복합림프물리치료(CDP)을 실시하는 경우, 전문적 기술·지식을 교육받은 전문치료사가 수행하는 것이 바람직하다.

현재, 림프부종에 대한 보존적 요법으로 흔히 선택하는 접근방법에 복합림프물리치료 (complex decongestive physical therapy, CDP)이 있다. CDP는 유럽에서 체계화되어 정착한 림프종의 관리방법으로, 림프부종에 대한 표준치료로 자리매김하고 있지만, 일본의 의료환경에서는 보험제도가 다르고, 전문치료사가 부족한 상황에서, 구미와 똑같이 충분히 만족할만한 치료를 실시할 수 있는 상황에 이르지 못한 것이 현실이다.

실제로는 의사나 재활 치료사·간호사에 지도하에, CDP에 준한 형식으로 환자 자신이 계속 케어하는 '복합적 치료(복합림프물리치료를 중심으로 하는 보존적 치료)'에 의한 대응이 일본 국내 병원에서 일반화되어 있다. 2008년도부터 림프부종지도관리료가 신설되어, 일반병원에서 특정한 수술을 받은 환자에 대해서 '림프부종예방에 대한 지도'가 보험점수의 산정대상이 되었다. 이것으로 림프부종에 대한 대응이 더 많은 장소에서 여러 치료사에 의해 시행되리라 생각한다.

본 항에서는 '복합치료'에 필요한 기본적 항목을 정리하고, 특히 직접적인 치료방법의 주가 되는 '복합림프물리치료(CDP)'과 복합적 치료에 빠질 수 없는 '자기관리방법'을 중심으로 대응방법을 소개하였다.

1 포괄적 림프부종 치료

복합적 치료는 유럽에서 확립된 림프부종관리의 대응방법인 '복합림프물리치료(CDP)'에 '일상생활관리에 근거하여, 환자 자신이 하는 관리방법'을 병용하는 수법이다. 일본에서는 예방이나 자기관리의 의식이 '림프부종 지도관리료'의 신설로 높아져서, 이 '포괄적 림프부종 치료'가 일반적으로 보급되어 왔다. 치료자측이 제공하는 치료접근뿐 아니라, 적극적으로 환자 자신이 관리해 가는 종합적인 대응방법으로, 일본의 치료사정이나 생활습관에 맞춘 효과적인 방법이라고 할 수 있다(**그림 1**).

포괄적 림프부종 치료

- 종래의 복합림프물리치료
  1) 압박치료
  2) 도수 림프배액술
  3) 피부관리
  4) 압박하에서의 운동

림프부종의 치료는 복합림프물리치료만으로는
불충분！！

\+

〈일상생활교육 · 자기관리가 필요〉
- 환지의 거상
- 장시간 환지를 내려 놓지 않도록 한다
- 과도한 운동과 지나친 사용 예방
- 과도한 온열을 삼가한다
- 환지의 조임을 삼가한다
- 적절한 정기적인 단순림프배액술(Simple Lymph Drainage)와 압박치료
- 봉와직염을 예방한다
- 비만의 감소
- 정신적 케어 등

〈필요 항목은？〉
1) 일상생활교육, 2) 식사 · 영양교육, 3) 적절한 운동교육, 4) 적절한 피부관리,
5) 치료자에 의한 전문적 도수림프배액술(MLD, Manual Lymph Drainage), 6) 적절한 압박치료,
7) 자가관리 방법의 계속적인 교육

그림 1 포괄적 림프부종 치료

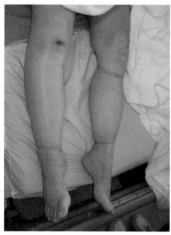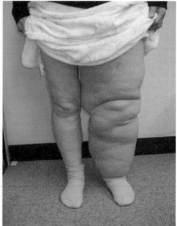

그림 2 이차성 림프부종의 예
a : 부적절한 스타킹으로 관리한 부종례 b : 이차성 림프부종 중증례

2 복합림프물리치료(CDP)

a. 복합림프물리치료(CDP)란

암치료의 후유증으로 여러 가지 장애나 일상생활을 제한하는 이차성 림프부종(**그림 2**)에서
는, 현재 시행되고 있는 재활치료 중에서 보존요법으로 권장하는 직접적인 접근방법이 CDP이
다. CDP는 유럽(특히 독일)에서 시행되어 발전한 림프부종의 보존요법으로, 한 가지 치료수단만
으로 치료하는 것이 아니라, 여러치료를 병용하는 전문적 재활치료이다. 내용에는 ①피부관리,

②도수 림프배액술(manual lymph drainage, MLD), ③압박치료(압박붕대, 압박스타킹), ④운동치료의 4항목이 주를 이룬다. CDP는 림프계에 관한 전문지식과 고도의 전문 테크닉을 요하는 것으로, 적절한 교육을 받은 전문치료사에 의해 실시되는 치료방법이다.

b. 적응과 금기

CDP의 적응에는 림프부종 및 지방부종을 들 수 있다. 대상이 되는 것은 조직간극에 조직액이 저류하는 림프부종과 지방부종이며, 그 밖에 내과적 질환의 한 증상으로 나타나는 부종에 관해서는 그 원인질환을 치료해야 하므로, 원칙적으로 CDP의 치료대상이 되지 않는다. 그러나 진행성암환자에 대한 완화적 접근으로, 주치의와 환자 본인의 동의하에 일본에서는 이용하는 경우도 많아지고 있다. CDP의 금기증은 절대적 금기와 상대적 금기로 나누어진다[1,2].

1) 절대적 금기

①현저한 심부전 · 심장질환이 있는 경우, ②동맥성 순환부전이 있는 경우, ③급성 정맥질환(정맥염, 심부의 혈전증), ④감염성 염증이 있는 경우(봉와직염 등)로, 치료부위에 상관없이 CDP를 해서는 안되는 경우이다.

2) 상대적 금기

①다른 개체로부터 조직이식을 한 부위, ②방사선치료로 피부변성이나 경화, 섬유화가 있는 부위, ③전염성 피부질환(족백선, 이른바 무좀)이 있는 부위, ④심박동 조율기 사용자의 경부에 대한 MDL, ⑤갑상선기능이상이나 부정맥, 고혈압인 경우 경부에 대한 MLD, ⑥임신 중인 여성의 복부로의 MLD에서, CDP를 하는 부위와 관련된 질환이나 이상이 있어서 치료에 의해 악화가 예상되는 경우이다.

c. 림프부종 치료를 하기 전에

치료를 시작할 때, 치료사는 적응 · 금기의 판단, 치료방침을 결정하기 위해서, 부종의 상태, 원인, 장애장소, 기왕 등, **표 1**의 사항들을 확인해야 한다.

고령환자에게는 MLD가 금기인 경우가 많으며, 압박치료를 할 때는 부하를 너무 가하지 않도록 배려해야 한다. 또 고혈압이나 심장질환환자는 증상이 악화될 수도 있다는 점을 염두에 두어야 한다[1].

d. 평가

치료사는 시진 · 촉진 등으로 환자의 증상, 부종 상태를 정확히 파악해야 한다(**표 1**).

촉진에서는 림프부종인지의 여부를 감별하는 것이 중요하다. 그 방법으로 스테머 징후(Stemmer's Sign)을 사용하는 방법(**표 2**)을 소개하였다. 이 방법은 3가지 항목으로 구성되는 감별방법으로, 한 가지가 아니라 항상 3가지 항목에 주의하며, 양성을 나타내는지의 여부를 판단한다.

표 1 림프부종의 평가항목

문진	시진 · 촉진
1) 현병력(수술일시 포함) 2) 수술부위 · 정도 · 범위 3) 방사선치료의 유무 · 조사부위 4) 부종발생시의 상태 5) 부종을 자각한 시기 · 계기 6) 일측성 or 양측성 7) 부종 기간과 그 경과 8) 봉와직염의 유무와 그 경과 9) 금기증의 유무 　(심장질환, 동맥질환, 고혈압)) 10) 그 밖의 기왕력 · 현병력 11) 평소의 생활상황 · 활동상황 등 　(직업이나 일상생활동작의 상황)	1) 스테머 징후(Stemmer's sign) 유무 2) 피부의 상태 　(색의 변화, 열감, 광택, 주름의 심화, 건조상태, 비 　후상태, 손톱의 변성 등) 3) 관절의 움직임(가동범위제한) 4) 부종부의 감각(통증의 유무, 지각둔마) 5) 부종의 상태 　(긴장성의 유무, 경도, 좌우차, 부종이 심한 부위의 　확인, 환지의 둘레 계측) 6) 기타 　(수술흔, 상처의 상태, 방사선치료의 영향, 하의의 　국소압박의 정도, 무좀의 유무, 정맥류의 상태 등)

표 2 스테머 징후(Stemmer's sign)를 이용한 방법

web space lift 제2 · 3지간의 피부를 잡아 당기기	• 잡아 당겨진다→음성 • 당겨지지 않는다→양성
induration 환부를 압박하고, 압와의 지속시간	• 움푹 파인 채→음성 • 바로 되돌아간다→양성 • 단단해서 눌리지 않는다(섬유화)→양성
shape of fingertoe swelling	• 손가락이 상자모양(사각) 으로 부어 있다→양성 • 손가락이 둥글게 부어 있다→음성

표 3 CDP의 접근 단계

제1단계 (집중 배액기)	• 세심한 피부관리 • MLD 치료사에 의한 림프배액술 • 저탄력붕대로 관리 • 완화를 위한 치료적 운동
제2단계 (유지기)	• 세심한 피부관리 • 자가관리법의 습득(자가림프배액술, 압박치료) • 압박스타킹에 의한 관리(주문생산제품이 이상적) • 정기적인 MLD 치료사에 의한 림프배액술 • 완화와 유지를 위한 치료적 운동

e. 치료 단계의 구분

CDP에서는 접근단계를 2단계로 나누고, 제1단계를 집중치료(배액)기라고 하고, 제2단계를 제1단계에서의 부종경감상태의 유지기라고 한다(**표 3**).

제1단계에서는 환지에 저류한 림프액의 배액을 촉진시키기 위해서, 집중적인 접근을 한다. 3주~1개월의 입원치료가 환자 관리를 가장 효과적으로 하기 쉽지만, 외래의 대응에서도 충분한 효과를 얻을 수 있다. 단, 충분한 부종의 감퇴와 둘레변화가 안정되기까지는 매일 치료가 원칙이다.

제2단계에서는 제1단계에서 촉진된 부종상태의 개선, 감퇴된 사지의 둘레를 유지한다. 압박요법도 압박붕대에서 압박슬리브, 압박스타킹으로 변경하고, 가능한 환자 스스로 상태를 유지할 수 있도록, 자가관리에 무게를 둔 치료를 계속하는 단계이다. 그러나 유지기라도 치료를 종료하

는 것이 아니라, 치료사가 정기적으로 추적관찰하여, 증상변화에 대응할 수 있도록 한다.

3 복합림프물리치료의 실제

a. 피부관리

림프부종에서는 조직 간질로의 림프액 침출을 증가시키는 요인을 줄이는 것이 중요하며, 특히 세균감염으로 인한 봉와직염 등의 염증을 일으키지 않도록 세심한 케어가 필요하다.

림프절 절제술에 의한 면역계 기능의 상해에서, 염증 · 수상 · 감염을 피하기 위해서, 일상생활 속에서 피부관리는 중요한 치료중 하나이다. 피부 건조나 거칠어짐을 방지하기 위해서 보습제를 사용할 것, 상처나 벌레물림에 주의깊게 약제를 바를 것, 무좀이 있는 경우는 부종치료에 앞서 먼저 치료할 것 등에 관해서, 환자가족에게도 철저한 지도가 중요하다. 또 봉와직염이 생긴 경우에는 신속히 의사의 진료를 받고, 항생제를 투여받는 것 등에 관해서도 충분히 이해시킨다[1,2].

b. 도수 림프배액술(MLD, Manual Lymph Drainage)

MLD는 프랑스인 의사 Emil Vodder (1896~1986)에 의해서 체계화되었다.

MLD의 부종치료 목적은 림프계의 활성화이며, 림프액 환류의 촉진과 림프관의 운동허용량을 증가시키는 데에 있다. MLD는 환지에만 하는 것이 아니라, 정상인 림프절군을 통해서, 환지 · 체간 전체를 림프계의 생리적인 흐름에 따라서 배액하고, 환지에 저류된 림프액을 환지 및 체간 의 표재림프관을 경유하여, 상해를 입은 림프계를 거치지 않고 다른 정상 림프계로 유도한다.

MLD의 수기는 기본적으로 2가지 요소로 구성되어 있다. 하나는 '문지르기'이며, 또 하나는 '이완'이라는 요소이다. MLD는 결합조직 등의 피부표면에 가까운 림프관을 포함한 조직군에 대해서, 가벼운 압박을 가하여 손을 움직이는 '문지르기'라는 긴장자극과, 이어서 그 긴장을 가하는 손의 힘을 느슨하게 하는 '이완'의 2가지 조합으로 림프액을 유도한다.

MLD의 배액경로는 건강인과 림프부종환자가 기본적으로 다르므로, 자가 림프배액술을 교육 하는 경우에도, 올바른 경로는 설정하여 할 수 있도록 주의한다.

MLD에는 시술부위나 방향에 따라서 여러 가지 수기가 있지만, 주로 ①회전수기(rotary movement), ②원그리기(stationary rotation), ③말아올리기(scoop movement), ④펌프수기(pump movement)의 4가지에 입각하여 시행한다(표 4).

자가림프배액술에는 간단한 배액법을 교육하므로 원그리기만 시행하거나, 여기에 가볍게 문지르는 쓸어올리기법을 가미한 방법을 시행하는 경우가 많다[1,2].

c. 압박요법

CDP에서는 저탄력 붕대를 사용해서 환지의 다층붕대법(multi-layer lymphoedema bandaging, MLLB)으로 부종을 감소시킨다(그림 3). 압박요법은 부종부의 표재림프조직에 적당한 배액효과를 가져오며, 모세혈관에서 누출되는 림프액의 조직 간질로의 침출을 감소시키고, 림프관으로의 림프액 재흡수를 촉진시킨다[1,2].

CDP의 접근은 제1단계에서는 적극적인 배액시기가 되므로, 압박붕대에 의한 관리가 필수이

표 4 MLD의 기본수기

1) 회전수기(rotary movement) : 체간부와 같은 넓은 면이 있는 부위에 한다. 처음에는 손목을 세우고, 손가락 전체를 대고, 손가락 끝의 방향으로 문지른다.
2) 원그리기(stationary rotation) : 가장 기본이 되는 수기. 손가락을 펴서, 가능한 넓게 피부에 대고, 그 자리에서 원을 그리듯이 문지르기와 이완을 한다.
3) 말아올리기(scoop movement) : 팔이나 다리 부위에 사용하는 수기로, 큰 숟가락으로 물을 퍼올리듯이 손목이나 손바닥을 움직인다.
4) 펌프수기(pump movement) : 팔이나 다리와 같이 둥그스름한 곡면에 하기 적합한 수기이다. 엄지와 검지로 만들어지는 아치부분을 곡면을 따라서 대고, 배액방향으로 문지른다.

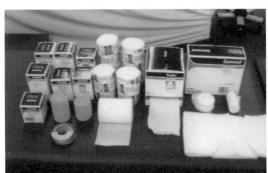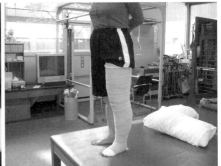

그림 3 압박붕대용품(왼쪽)과 MLLB 시행 후의 하지(오른쪽)

지만, 부종이 감소되고, 둘레변화가 안정된 상태가 되면, 압박스타킹을 처방하며, 제2단계인 유지기 관리로 이행하는 것이 일반적이다.

d. 압박의류

1) 압박력

압박의류(Garment)의 종류는 뜨개질법에 따라서 '환편'인 것과 '평편'인 것의 2종류로 나누어진다. 환자의 상태·증상에 따라서, 적당한 압력과 형상의 제품을 처방한다. 형상의 종류를 **그림 4**[5]에 나타냈다.

압박력은 크게 Ⅰ～Ⅳ로 분류되며, 각 압력은 **그림 5**[1]와 같다. 하지림프부종에서는 예방적으로는 압박력 Ⅰ～Ⅱ의 제품을 사용하고, 치료적으로는 부종의 종류에 따라서 Ⅱ～Ⅳ의 제품을 사용한다. 상지에서는 압박력 Ⅱ～Ⅲ의 제품을 사용하는 경우가 많다.

2) 종류

(1) 환편(circular knitting, 원형 뜨기)

수술 후 환자의 예방적인 의미에서의 사용과 만성 정맥부전(CVI)등의 치료에서 사용하는 것으로, 고압력이 필요한 림프부종 환자에게는 적합하지 않다. 시중의 압박제품은 거의 원편제품이다. 림프부종 환자에게 사용하는 경우는 관절부의 결손이나 통증이 없는지를 확인하고, 필요한 압력을 보조적으로 점착성 붕대 등으로 보충한다.

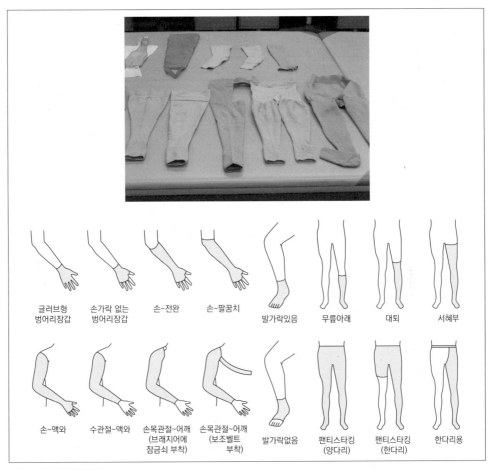

그림 4 각종 압박의류

[青木朝子, 辻 哲也 : 림프부종의 재활. 辻 哲也 (편) : 실천 ! 암재활, p.113, Medical Friend사, 2007에서 일부 개편]

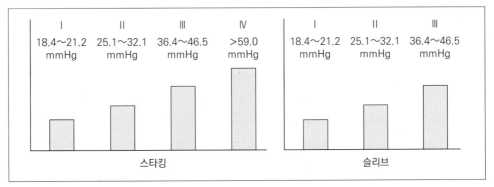

그림 5 압박의류의 압박력

[吉原広和, 피터슈타우딩거, 佐藤泰彦 : 2차성 림프부종 림프부종 복합적 물리치료 : CDP의 실기 (공개강좌에서). 물리치료 33 : 21-36, 2003에서 일부 개편]

(2)평편(flat knitting, 횡편 뜨기)

림프부종환자의 관리에 가장 적합한 제품. 극단적인 케이스에서도 활용할 수 있다. 시중에서 판매하는 것도 있지만, 대부분이 주문제작 제품이다.

(3)주문제작 스타킹

주문제작인 경우는 치수표에 근거하여 치수를 잰다. 치수, 압력선택, 형태선택에는 전문지식과 기술 · 처방경험이 필요하다.

e. 운동요법

MLLB나 압박의류로 압박하면서 근육이나 관절을 크게 움직임으로써, 발생하는 근육펌프 · 관절펌프를 이용하여 림프액을 촉진시키는 효과가 있다. 적당한 산책이나 체조도 효과적이다. 무거운 추나 과도한 부하를 가하지 말고 크게 사지를 움직이는 것이 기본이다. 각 개인에게 맞는 운동메뉴를 작성하는 것이 중요하다. 특히 유지기에서는 순환계의 환류의 기능유지라는 점에서도 적절하고 정기적인 운동요법이 빠져서는 안되는 항목이다.

f. 증상이 개선되지 않는 원인

CDP로 관리해도 상태변화가 나타나지 않는 경우는, 제1단계에서 계속 치료를 하지 않았거나, 치료사의 경험부족(MLD만 사용, 잘못된 붕대의 사용, MLD가 아니라 종래의 마사지를 이용한 경우 등), 다른 합병증 등을 원인으로 들 수 있다. 제2단계에서는 주로 압박의류에 원인(사이즈나 압박력이 적절하지 않거나, 탄력이 다 늘어난 경우 등)이 있다.

CDP에 의한 림프부종의 관리는 전문지식을 가진 의사 · 치료사의 정확한 원인 진단과 계속적으로 적절한 치료가 이루어지면 반드시 증상이 개선된다. 단, CDP의 4가지 치료의 포인트와 순서는 서로 상호작용하면서 시행해야 효과가 나타나는 것이며, 한 가지 요법을 단독으로 해서는 치료효과가 낮아진다는 점을 염두에 두고 적절한 접근을 해야 한다2).

4 림프부종 자가관리법

림프부종은 그 병태를 이해 · 파악하고, 조기부터 예방에 유의하며, 일상생활에서 적절한 지도와 치료를 하면, 양호한 상태를 유지할 수 있는 후유증이다. 자가관리법은 그 중에서도 환자스스로 할 수 있는 중요한 치료방법으로, 매일 실천함으로써 효과도 높고, 생활습관을 유지하면서 효과적인 접근을 할 수 있다는 점에서 뛰어난 방법이다. 실제로 의욕적으로 자가관리를 하는 환자는 부종 감소도 원만하며, 자가관리의 실시상황에 따라서 치료효과에도 많은 차이가 생긴다. '복합적 치료'의 중요한 2번째 포인트라고 할 수 있다.

기본적 접근은 CDP의 치료구성을 대신할만한 것이 없지만, 치료사의 MLD나 MLLB 대신에 매일 자가배액술과 압박붕대를 사용하여 스스로 관리해 간다. 물론 자가관리로 치료를 계속하는 경우에도, 치료사의 정기적인 치료와 교육을 받는 것은 말할 것도 없다.

a. 피부관리와 일상생활상의 주의점

림프계의 장애로 생기는 부종은 그 특징에서 피부의 건조 · 거침이 생기기 쉬우며, 봉와직염 등의 염증을 예방할 목적으로, 피부관리가 필요하다. 림프부종 치료 중에 가장 삼가야 할 것은 감염증으로 인한 염증이며, 치료사도 세심한 주의를 기울여서 피부관리를 해야 한다. 또 일상생활에서 피부관리에 유의하도록 환자에게도 교육 · 지도한다. 구체적으로 피부트러블이 있는 경우에는 부종치료로 하는 피부자극이 염증을 유발할 위험성이 있으므로, 치료를 중지하고, 전문의에게 상담하도록 지도한다. 특히 백선증이 있는 경우는 상대적 금기가 되므로, 림프부종 치료에 앞서 환부를 치료해야 한다. 피부손상이나 창상, 극도의 국소적 압박도 염증으로 연결되기 쉬우므로 주의해야 한다(일상생활에서의 주의점은 Ⅱ-3-2. p134 **그림 5** 및 Ⅱ-3-4, p142 **그림 2**를 참조).

피부관리에 이용하는 로션류는 중성으로, 무자극 · 무향료인 것이 좋지만, 환자의 피부상태에 맞는 것을 사용하는 것이 중요하므로, 상태에 따라서 전문의와 상담하여 적절한 것을 선택하도록 지도하는 것이 중요하다.

b. 감염시의 대응

피부의 급성감염(봉와직염 등)을 림프부종의 합병증으로 들 수 있다. 감염이 생겼을 때의 대처방법을 환자자신이 익혀 둠으로써, 조기에 대처하여 감염 진행을 방지할 수 있다. 감염시의 대응과 주의로써 다음과 같은 것이 있다.

① 주치의에게 연락하여 판단을 구하고, 적절한 처치를 받는다.
② 처방받은 약제는 반드시 복용한다.
③ 환부를 냉각시키고, 수분을 충분히 섭취한다.
④ 환부를 조금 높게 유지하고, 안정되게 눕는다.
⑤ 배액술이나 압박치료, 운동요법을 모두 중지하고, 상태가 완화된 후에 한다.

c. 환자의 자세 유지

부종의 감소를 위해서 환지를 심장의 위치보다 높게 유지해야 한다. 쿠션이나 베개 등으로 하는데, 상지인 경우, 목욕타월로 환지 전체를 감아올리는 방법도 있다. 거상위도 너무 높게 유지할 필요는 없고, 15~20 cm 정도로 충분하다.

d. 비만과 림프부종의 관계

체지방과 부종은 관계가 깊어서, 급격한 체중 증가는 림프부종의 악화로 연결되므로, 부종치료의 일환으로 체중 감량을 지도한다.

e. 단순림프배액술(Simple lymphatic drainage)

단순림프배액술(Simple lymphatic drainage, SLD)은 MLD의 원리를 토대로, 환자자신이나 가족이 할 수 있는 간단한 배액방법이다[7].

기본원칙은 MLD와 같으며, 사용하는 수기는 제자리에서 손으로 원을 그리듯이 문지르는 원

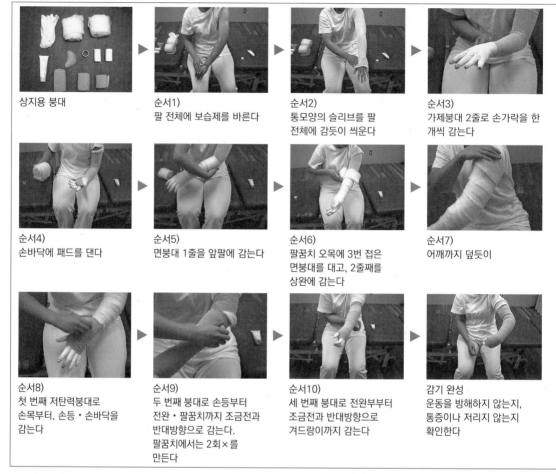

상지용 붕대	순서1) 팔 전체에 보습제를 바른다	순서2) 통모양의 슬리브를 팔 전체에 감듯이 씌운다	순서3) 가제붕대 2줄로 손가락을 한 개씩 감는다
순서4) 손바닥에 패드를 댄다	순서5) 면붕대 1줄을 앞팔에 감는다	순서6) 팔꿈치 오목에 3번 접은 면붕대를 대고, 2줄째를 상완에 감는다	순서7) 어깨까지 덮듯이
순서8) 첫 번째 저탄력붕대로 손목부터, 손등·손바닥을 감는다	순서9) 두 번째 붕대로 손등부터 전완·팔꿈치까지 조금전과 반대방향으로 감는다. 팔꿈치에서는 2회×를 만든다	순서10) 세 번째 붕대로 전완부부터 조금전과 반대방향으로 겨드랑이까지 감는다	감기 완성 운동을 방해하지 않는지, 통증이나 저리지 않는지 확인한다

그림 6 상지 다층붕대법의 순서　　　　　　　　　[小川佳宏 (감수) : 서일본 림프모임 VTR에서 일부 개편]

그리기와 피부를 가볍게 문지르며 쓸어올리기를 병용한 것이 일반적이다. 환자 자신이 혼자서 하는 경우에는 자가림프배액술이라고 한다.

상지 부종례 및 하지 부종례의 자가림프배액술의 순서는 Ⅱ-3-2, p134 **그림 5**와 Ⅱ-3-4, p142 **그림 2**를 참조하기 바란다. 거기에 나타낸 순서는 일반적으로 사용하는 방법이지만, 각 환자마다 기왕이나 수술부위, 림프절 절제, 방사선치료의 상황 등이 다르므로, 치료사가 그 환자에게 맞는 배액경로를 조합하여, 실천한다.

f. 스스로 압박붕대를 감을 것

압박요법 중에서, 부종 치료에 가장 중요한 수단이 압박붕대이다. 일상생활에서도 치료가 계속되는 한, 가능한 범위에서 스스로 압박붕대를 감게 한다. 잘못 취급하면, 뜻밖에 피부트러블의 원인이 되기 쉬우므로, 가능한 초기치료부터 일정기간 생활방식에 맞추어, 압박붕대를 감는 시간을 갖도록 지도한다. 상지 부종례의 압박붕대 감는 법을 **그림 6**[8]에 정리하였다.

하지에 현저한 부종이 나타나는 경우는 부종에 의해서 관절가동범위가 제한되어, 스스로 압

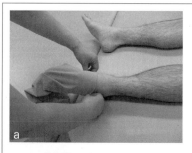

easy slide®

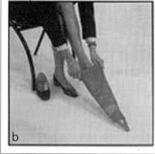 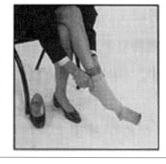 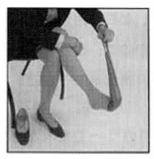

그림 7 압박의류의 장착방법
a : 압박 스타킹은 발꿈치까지 뒤집어서 겉쪽으로 젖히면서 조금씩 신는다
b : easy slide® 장착용구를 이용하면 신기 쉽다
[easy slide® 팸플릿에서 : 데덜란드 · 아리온인터내쇼널사 수입판매원 알프레서파마 (주)]

박붕대를 감기 어려운 경우가 많다. 이 경우, 가족의 도움을 받도록 하고, 혼자 생활하는 경우는 간호도우미나 방문간호사 등에게 도움을 받는다.

g. 스타킹, 슬리브의 취급과 장착방법

압박력이 높은 압박의류는 올바른 장착방법을 지도하지 않으면, 효과적인 사용을 할 수 없을 뿐 아니라, 피부트러블이나 통증이 생겨서, 부종이 악화되는 원인도 된다. 일반적인 장착방법을 **그림 7**에 나타냈다. 장착시에는 고무장갑을 사용하면 쉽다. 상지장애가 있는 사람이나 고령자는 저압력스타킹을 똑같은 방법으로 겹쳐서 신기도 한다.

h. 하복부의 부종 처치

하복부의 부종은 비교적 수술 후 초기부터 나타나는 증상이다. **그림 8**에 보이는 거들타입의 압박제품이나 보정벨트가 시판되고 있다. 증상이 진행된 경우는 one touch supporter나 보정패드를 병용하여 사용한다.

남성인 경우, 음부의 부종 대응에 이 거들과 서포터를 사용한다. 중증 음낭부종이 있는 경우에, 복서프리타입의 거들 위에 큼직한 보정패드를 끼고, one touch supporter를 장착하면 증상을 완화할 수 있다[9].

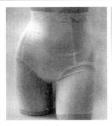
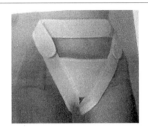

〈여성의 경우〉
* 하복부의 MLD지도
* 엎드려 자기 지도
* 소프트피트팬티 처방(위 그림 오른쪽)
* 하복부패드처방(위 그림 왼쪽)
* one touch supporter 처방

〈남성의 경우〉
* 소프트피트팬티 처방
* 붕대법 지도
* one touch supporter처방(위 그림)

그림 8 하복부 부종의 처치

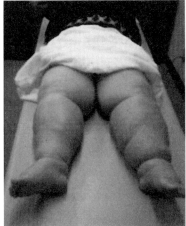
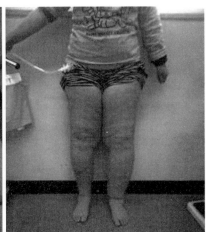

그림 9 양측 하지림프부종의 입원치료에 의한 CDP의 효과
중증 양측 하지림프부종으로 일상생활동작 제한 · 걷기장애를 나타냈지만(왼쪽), 2주간의 CDP 접근으로 목발걷기가 가능할 정도로 개선된 증례(더블스토마, 자기관리 어려움).

5 증례 제시(그림 9)

양측 하지림프부종 stageⅢ례(자궁경부암 수술 후 13년 경과).

초진시, 중증 하지의 림프부종으로 걷기 · 활동 어려움. 휠체어를 타고 내실. 가정에서의 일상생활동작 제한이 현저하다. 가사의 대부분은 남편이 하고, 자택에서는 거의 자리에 누운 채 지낸다. 양측 모두 상피증 변화를 확인하였다. 외래에서는 계속 치료하기가 어려워, 2주간의 단기입원치료를 계획했다.

입원 중에는 오전, 오후, 물리치료사에 의한 MLD와 다층붕대법이 실시되고, 야간에는 통증이 발생한 시점에서, 부드러운 크레이프붕대의 붕대법을 이용한 병동간호사의 관리가 계속되었다. 몸을 움직이기 힘들어서 효과적인 운동요법을 할 수 없어서, 침대 위에서 하지를 거상시키고 간단한 하지운동을 하게 했다. 1주일 후, 부종이 감소되어, 난간을 잡고 일어서기와 보행기를 이용한 걷기가 가능해졌으며, 4L사이즈의 스타킹을 착용할 수 있을 정도의 둘레변화가 확인되었다. 이후 스타킹을 처방하고, 자기관리지도로 재활내용을 변경하였다. 2주 후, T목발로 걷기가 가능해져서 퇴원하였다.

퇴원 후 주 1회의 추적관찰을 위해 재활통원하고 있지만, 자기관리를 양호하게 할 수 있어, 퇴원시의 둘레와 자택에서의 일상생활동작이 유지되고 있었다.

문헌

1) 吉原広和, 피터슈타우딩거, 佐藤泰彦 : 2차성 림프부종 림프부종 복합적 물리치료 : CDP의 실기 (공개강좌에서). 물리치료 33 : 21−36, 2003
2) 吉原広和 : 2차성 림프부종 림프부종 복합적 물리치료 ; 2차성 림프부종의 병태와 림프시스템 · CDP의 개요에 관하여. 물리치료 33 : 9−20, 2003
3) Cavezzi A : Living Veins and Lymphatic. CD−R, 2004
4) 尾崎福富, 清水光芳, 松浦 康 외 : 하지 편측성 림프부종에 대한 복합적 물리치료. 물리치료학 27 : 167−173, 2000
5) 青木朝子, 辻 哲也 : 림프부종의 재활. 辻 哲也 (편) : 실천! 암재활, pp109−115, Medical Friend사, 2007
6) 加藤逸夫 (감수), 松尾 汎 (편) : 림프부종 진료의 실제−현실과 전망. 문광당, 2003
7) Twycrass R, Jenns K, Todd J (편) : 季羽倭文子, 志眞泰夫, 丸口Misae (역) : 림프부종−적절한 케어의 지식과 기술. pp199−214, 중앙법규출판, 2003
8) 小川佳宏 (감수) : 서일본 림프모임 VTR
9) 広田彰男, 重松 宏, 佐藤泰彦 : 림프부종을 알 수 있는 책−예방과 치료의 실천가이드. pp122−123, 법연, 2004
10) Cavezzi A, Michelini S : Phlebolymphoedema : From Diagnosis to Therapy. P.R. Communications, 1998
11) 사이타마현(埼玉)대학 · 사이타마현 암센터 공동전문직 공개강좌 '2차성 림프부종에 대한 복합적 물리치료 강습회' : 강습회 자료, 2002

(吉原広和)

4. 폐암 · 소화기계 암

1. 폐암 · 소화기계 암의 특징 · 치료 · 재활의 개요

요 점
① 폐암 · 식도암의 수술 환자에게는 호흡기합병증을 예방하기 위해서 수술 전 · 후 호흡재활을 시행한다.
② 수술 전 · 후 호흡재활은 금연지도, 복식호흡(심호흡)이나 허핑기침의 연습, 흡입용 호흡치료기의 적용을 수술 전부터 하여, 수술 후의 빠른 걷기를 돕는다.
③ 식도암 수술 후에 연하장애를 일으키는 수가 있어서, 필요에 따라서 연하재활을 한다.
④ 화학요법이나 방사선요법 환자에게는 부동증후군을 예방한다.

2006년 일본의 암사망자를 부위별로 보면, 남자는 폐암, 위암, 간암, 여자는 위암, 폐암, 결장암 순이며[1], 임상에서도 폐암 및 소화기계 암(식도암)환자와 접할 기회가 많다.

1 폐암 · 소화기계 암의 진단과 분류

a. 진단

1) 폐암

폐암은 기침이나 피 섞인 가래 등의 증상이 있어서 발견되는 경우와, 검진 등으로 흉부이상음영이 발견되어 진단되는 경우가 있다.

폐암의 확정진단에서 객담세포진이 유효한 경우도 있지만, 일반적으로는 기관지경에 의한 생검이 시행된다. 진단시에는 암인지의 여부가 물론 중요하지만, 소세포암인지 비소세포암인지 도 치료방침을 결정하는 데에 중요하다.

폐암이라고 진단되면, 병기분류를 위해서, 종양의 크기, 주위로의 침윤, 림프절전이, 원격전이 등의 검색이 필요하다. 흉 · 복부 조영 증강 컴퓨터단층촬영(CT), 두부 자기공명영상촬영(MRI), 골 신티그래피, 양전자단층촬영(PET) 등의 검사로 확인한다.

2) 식도암

식도암의 진단에서도 내시경검사가 유용하다. 치료방침을 결정하기 위해서는 폐암과 마찬가지로 주위로의 침윤과 전이의 유무 등을 검색해야 하므로, 상부소화관조영, 목 · 흉부 · 복부 조영CT, 목 · 복부초음파, 골 신티그래피 등도 실시한다.

표 1 폐암의 TNM분류 [TNM 임상분류 (cTNM)]

T—원발종양

TX	원발종양의 존재를 판정할 수 없거나 객담 또는 기관지세정액 세포진에서만 양성이고 영상진단이나 기관지경에서는 관찰할 수 없다
T0	원발종양을 확인할 수 없다
Tis	상피내암(carcinoma in situ)
T1	종양최대직경 ≦ 3 cm, 폐나 장측흉막으로 덮혀 있다, 엽기관지보다 중추로의 침윤이 기관지경상 없음(즉, 주기관지에 미치지 않았다) 　T1a　종양최대경 ≦ 2 cm 　T1b　종양최대경 >2 cm이고 ≦3 cm
T2	종양최대직경 >3 cm이고 ≦7 cm, 또는 종양최대직경 ≦3 cm이며 다음의 어느 하나에 해당되는 것 (T2a) 　· 주기관지에 미치지만 기관분지부에서 ≧2 cm 떨어져 있다 　· 장측흉막에 침윤 　· 폐문까지 연속되는 무기폐나 폐색성 폐렴이 있지만 한쪽 폐 전체에는 미치지 않았다 　T2a　종양최대직경 >3 cm이고 ≦5 cm, 또는 ≦3 cm로 흉막침윤 있음(PL1, PL2, 엽간의 경우는 PL3) 　T2b　종양최대직경 >5 cm이고 ≦7cm
T3	최대직경 >7 cm의 종양 : 흉벽(superior sulcus tumor 포함), 횡격막, 횡격신경, 종격흉막, 심낭의 어느 하나에 직접침윤 ; 분기부에서 2 cm미만의 주기관지에 미치지만 분기부에는 미치지 않았다 ; 한쪽 폐에 미치는 무기폐나 폐색성 폐렴 ; 동일엽 내의 불연속적인 부종양결절
T4	크기를 불문하고 종격, 심장, 대혈관, 기관, 반회신경, 식도, 추체, 기관분기부로의 침윤, 또는 같은 측의 다른 폐엽 내의 부종양결절

N—림프절

NX	림프절 평가 불능
N0	림프절 전이 없음
N1	같은 측 기관지 주위 또한/또는 같은 측 폐문, 폐내림프절로의 전이에서 원발종양의 직접침윤을 포함한다
N2	같은 측 종격 또한/또는 기관분기부림프절로의 전이
N3	반대측 종격, 반대측 폐문, 같은측 또는 반대측 앞목갈비근, 쇄골상와림프절로의 전이

M—원격전이

MX	원격전이 평가 불능
M0	원격전이 없음
M1	원격전이가 있다 　M1a　반대측 폐내의 부종양결절, 흉막결절, 악성흉수(같은 측, 반대측), 악성심낭수 　M1b　타장기로의 원격전이가 있다

M1은 전이장기에 따라서 다음과 같이 기재한다

폐	PUL	골수	MAR
뼈	OSS	흉막	PLE
간	HEP	복막	PER
뇌	BRA	부신	ADR
림프절	LYM	피부	SKI
기타	OTH		

[일본폐암학회 (편) : 임상 · 병리 폐암 취급규약. 제7판, pp3-4, 금원출판, 2010에서 일부 개편]

b. 분류

1) 폐암

　　조직학적으로 비소세포암과 소세포암으로 분류된다. 전자에는 선암, 편평상피암, 대세포암 등이 포함된다. 비소세포암의 치료방침을 결정하기 위해서는 TNM분류에 입각하여 임상병기를 결정해야 한다(표 1, 2)[2]. 소세포암에서는 TNM분류보다 제한성 병기(limited disease, LD), 확장성 병기(extensive disease, ED)라는 분류를 사용하는 경우가 많다. 제한성 병기는 종양이 한쪽 흉곽내에 국한되어 있는 것으로, 양측 종격림프절, 같은 측 폐문림프절, 양측 쇄골상 림프절전이가

표 2 폐암의 임상병기분류

잠복암	TX	N0	M0
0기	Tis	N0	M0
IA기	T1a 또는 T1b	N0	M0
IB기	T2a	N0	M0
IIA기	T1a 또는 T1b	N1	M0
	T2a	N1	M0
	T2b	N0	M0
IIB기	T2b	N1	M0
	T3	N0	M0
IIIA기	T1a 또는 T1b	N2	M0
	T2a 또는 T2b	N2	M0
	T3	N2	M0
	T3	N1	M0
	T4	N0	M0
	T4	N1	M0
IIIB기	Any T	N3	M0
	T4	N2	M0
IV기	Any T	Any N	M1a 또는 M1b

[일본폐암학회 (편) : 임상ㆍ병리 폐암 취급규약. 제7판, p5, 금원출판, 2010에서
일부 개편]

있는 증례를 포함한다. 따라서 제한성 병기는 근치조사가 가능하다고 생각되는 범위에 병소가 국한되어 있는 것이다. 확장성 병기는 제한성 병기의 범위를 넘어서 종양이 진전되어 있는 것이다[3]. 단, 조기증례에서 외과적 수술을 고려하는 경우에는 TNM분류가 중요하다.

2) 식도암

식도암에서도 치료방침을 결정하는 데에 TNM분류에 입각하여 임상병기를 결정한다(표 3, 4)[4].

2 폐암 · 소화기계 암의 치료

a. 폐암

1) 비소세포암

Ⅰ기, Ⅱ기, ⅢA기의 일부가 수술의 대상이 된다. 폐암은 화학요법이나 방사선요법으로 근치를 기대하기 어려우므로, 수술을 하기 위해서는 전신마취를 견딜 수 있는 상태여야 하며, 특히 폐기능의 평가가 중요하다. 가래의 배출능력의 지표로 1초간 노력성 호기량(forced expiratory volume in 1 secon : $FEV_{1.0}$)이 흔히 이용되고 있으며, 폐전적에서는 수술 전 2,000 mL 이상, 폐엽절제에서는 수술 전 1,500 mL 이상이 안전하게 수술할 수 있는 기준이 된다. 또 수술 후 예측 호기량 [projected postoperative (ppo) $FEV_{1.0}$] 800 mL 이상이 기준이 된다. ppo $FEV_{1.0}$은 다음 식으로 구한다.

ppo $FEV_{1.0}$ = 수술 전 $FEV_{1.0}$ × (잔존하는 폐구역수/전폐구역수)[5]

폐암수술의 기본은 이환부위의 폐엽절제이지만, 암의 확대나 전신상태 등에 따라서 확대, 축

표 3 식도암의 TNM분류

T 분류(침윤도)	
TX	암종의 침윤도가 판정 불능
T0	원발부위로서의 암종을 확인할 수 없다
T1a	암종이 점막 내에 머무는 병변
T1b	암종이 점막 하층에 머무는 병변
T2	암종이 고유근층에 머무는 병변
T3	암종이 식도 외막에 침윤해 있는 병변
T4	암종이 식도 주위장기에 침윤해 있는 병변
N 분류(림프절전이의 정도)	
NX	림프절전이의 정도가 불분명하다
N0	림프절전이를 확인할 수 없다
N1	제1군 림프절에서만 전이를 확인한다
N2	제2군 림프절까지 전이를 확인한다
N3	제3군 림프절까지 전이를 확인한다
N4	제3군 림프절보다 원위 림프절(제4군)에서 전이를 확인한다
M 분류(원격장기전이)	
MX	원격장기전이의 유무가 불분명하다
M0	원격장기전이를 확인할 수 없다
M1	원격장기전이를 확인한다

[일본식도학회 (편) : 임상 · 병리 식도암 취급규약. 제10판 보정판, pp8-54, 금원출판, 2008에서 일부 개편]

표 4 식도암의 임상병기분류

전이(N, M) 심달도(T)	N0	N1	N2	N3	N4	M1
T0 , T1a	0	I	II	III	IVa	IVb
T1b	I	II				
T2	II		III			
T3		III				
T4	III	IVa	IVa	IVa		

[일본식도학회 (편) : 임상 · 병리 식도암 취급규약. 제10판 보정판, p27, 금원출판, 2008에서 일부 개편]

소된 수술이 시행된다. 상엽을 절제하는 경우는 잔존하는 중엽이나 하엽이 올라와서 잔존기관지의 굴곡변형이 쉽게 생기기 때문에, 수술 후 무기폐의 발생률이 높다. 슬리브 절제 · 기관지형성술 증례에서는 기관지 주위의 미주신경이 절단되므로, 문합부 이하의 기침반사의 약화와 섬모운동의 저하가 일어난다. 또 문합부가 말초부에서의 기도분비물의 이동에 물리적 장애가 되므로, 문합부보다 말초에 무기폐가 쉽게 생기게 된다[6].

ⅢB기, Ⅳ기는 일반적으로 수술요법의 적응이 없으므로, 화학요법, 방사선요법이 선택된다.

절제된 폐암증례의 5년생존율은 ⅠA기이면 70% 정도이지만, ⅠB기, Ⅱ기에서는 40~50% 정도[5]이며, 다른 암종에 비해 예후가 좋다고는 할 수 없다.

2) 소세포암

초기 증례에서는 수술이 시행되는 수가 있지만, 소세포암에는 화학요법이나 방사선요법이 시행된다. LD인 경우는 화학요법과 방사선요법을 하는 것이 표준적이다. ED는 근치적 조사를 할

표 5 식도절제 후 재건경로의 장점과 단점

재건경로	장점	단점
흉벽앞	봉합부 누출에서도 안전 종격재발할 때에 근치가 용이 종격재발로 인한 통과장애가 적다 재건장기암의 치료가 용이	미용적 문제가 있다 긴 재건장기가 필요 봉합부 누출이 되기 쉽다 봉합부 누출의 치유가 느리다 경부식도의 굴곡이 심하다 (연하장애가 되기 쉽다)
흉골뒤	봉합부 누출에서도 비교적 안전 미용적인 문제가 적다 종격재발할 때에 치료가 용이 종격재발로 인한 통과장애가 적다	재건장기암의 치료가 어렵다 재건장기에 의한 심장 압박
후종격	봉합부 누출이 적다 경부식도의 굴곡이 없다 (연하장애가 적다)	봉합부 누출으로 종격동염이 되어 위험 종격재발할 때에 치료가 어렵다 종격재발로 인한 통과장애가 있다

[坪佐恭宏 : 소화기계 암 (식도암 · 위암 · 간암 · 담낭암 · 췌장암 · 대장암 등). 1)특징 · 진단 · 치료의 요점. 辻 哲也, 里宇明元, 木村彰男 (편) : 암재활, p210, 금원출판, 2006]

수 없어서 화학요법이 시행되는데, 화학요법으로 원격전이가 소실된 경우에는 근치적 조사의 적응이 된다.

소세포암은 진행이 빨라서, 적절한 치료를 하지 않으면 조기에 죽음에 이른다. 임상병기 Ⅰ기에서 외과적 절제 후에 화학요법을 한 경우의 5년생존율은 약 70%이다. LD증례에서는 화학요법과 방사선요법을 병용한 경우의 생존기간 중앙치가 약 24~28개월, ED증례에서는 화학요법을 시행한 경우의 생존기간 중앙값이 약 12~14개월이다[3].

b. 식도암

침윤도가 얕고 림프절전이가 없는 경우는 내시경적 점막절제술(endoscopic mucosal resection L EMR)의 적응이 된다.

수술은 Ⅰ기, Ⅱ기, Ⅲ기(T4를 제외한다)의 증례에서 적응이 된다. 흉부식도암에 대한 표준수술식은 우개흉 개복 흉부 식도전적 3영역 절제술이다. 재건에는 위를 이용하는 경우가 많지만, 소장이나 결장을 이용하기도 한다. 재건경로는 흉골 뒤 경로가 일반적이지만, 흉벽 앞 경로, 후종격 경로, 흉강내 경로에서 재건하기도 한다. 각 경로의 이점, 결점을 표 5[7]에 정리하였다. 식도암 수술 후에는 ①개흉 · 개복으로 인한 호흡근으로의 직접침습, ②상종격부터 경부림프절 곽청에 수반하는 반회신경, 기관, 기관지 주위에 대한 영향으로써 기관섬모운동의 저하, 기침반사의 저하, 등에 의해서 호흡기합병증이 일어나기 쉬우므로[8] 주의해야 한다.

또 보조화학요법에 관해서는 2008년에 보고한 JCOG9907 임상시험 결과, 수술 후 화학요법보다 수술 전 화학요법이 유효하다고 밝혀졌다[9].

수술적응증례는 근치적 화학방사선요법의 적응이기도 하다. Hironaka 등의 보고[10]에서는 T1을 제외한 수술적응례에서의 5년생존율이 수술시행증례에서 51%, 화학방사선요법 시행증례에서 46%로 유의한 차가 보이지 않았다. 화학방사선요법은 수술침습을 견딜 수 없는 증례에 시행할 수 있지만, 다른 한편 방사선에 의한 만기장애나 잔존 또는 재발했을 때의 수술의 안전성 등

표 6 식도암 수술 후의 연하장애의 원인

1. 잔존식도와 재건장기 문합부의 반흔 협착	음식물이 잘 보내지지 않고 협착부에 쌓이는 식도기의 문제가 생긴다.
2. 기관 주위의 림프절곽청에 수반하는 전경근군의 절리	수술부위 부근의 반흔에 의한 후두거상의 제한 때문에, 흡인이나 인두잔류 등의 인두기의 장애가 생긴다.
3. 수술합병증인 반회신경마비	성대의 운동마비를 초래하고, 연하시에 성문폐쇄가 불충분하여, 흡인의 위험이 높아진다. 운동마비가 양측인 경우에는 특히 주의해야 한다.

[辻 哲也 : 소화기계 암 (식도암 · 위암 · 간암 · 담낭암 · 췌장암 · 대장암 등). 2) 재활의 요점. 辻 哲也, 里宇明元, 木村彰男 (편) : 암재활, p224, 금원출판, 2006에서 일부 개편]

의 과제가 남아있다.

3 재활의 개요

a. 수술 전 · 후 호흡재활

호흡기나 소화기계 종양 등으로 개흉 · 개복술을 하는 경우에는 수술 전 · 후 호흡재활을 할 것을 권한다.

개흉 · 개복술 후는 전신마취나 수술로 인한 침습 등의 영향으로 호흡기능이 수술 전에 비해 현저하게 저하되어 있다. 한편, 수술 후에는 종종 가래가 증가하는데, 호흡기능 저하의 영향으로 가래배출 능력이 저하되어 있어서, 폐내에 가래가 쉽게 저류하게 된다. 가래의 저류로 폐렴이나 무기폐 등이 쉽게 발생하게 되므로, 가래배출을 촉진시켜서 호흡기합병증을 예방하는 것이 수술 전 · 후 호흡재활의 최대 목적이다.

수술 전 · 후 호흡재활에서 우선 중요한 것은, 금연지도이다. 금연하지 않고 수술을 한 경우에 폐합병증의 확률이 높아진다고 밝혀졌다. 호흡방법에는 복식호흡(심호흡)을 연습한다. 복식호흡(심호흡)은 환기의 효율이 높은 호흡방법이다. 수술 후, 양측 하엽의 팽창이 쉽게 저하되지만, 복식호흡(심호흡)에 의해서 횡격막의 수축되므로, 여기에 접하는 하엽의 무기폐를 예방하게 된다. 또 흡입용 호흡치료기 사용한다. 이것은 흡입용량을 늘리는 것을 목적으로 한 기기이며, 무기폐의 예방에 도움이 된다. 또 가래배출의 방법도 연습해 둔다. 기침을 통해서 가래를 배출하지만, 개흉 · 개복술 후에는 통증 때문에 충분한 기침을 할 수 없는 경우가 있다. 그러나 가래가 증가하면 호흡기합병증의 예방을 위해서 확실히 가래배출하는 것이 중요하다. 따라서 통증을 감소시키고 가래를 배출할 수 있는 허핑기침을 연습해 둔다. 이 호흡 · 배담의 연습은 수술 후부터 시작하려고 해도 좀처럼 잘 되지 않으므로, 수술 전부터 시작하여 충분히 숙련되어야 한다. 또 수술 전에 교육할 때에는 단순히 자립치료의 방법을 교육할 뿐 아니라, 호흡재활의 의의를 확실히 설명해 두어야 한다. 환자가 필요성을 인식하면 자립치료의 동기부여가 되어 효과적이다.

수술 후는 조기 걷기가 중요하다. 앉는 자세는 하중측 폐장애의 예방이 되고, 또 누운자세보다 횡격막의 위치가 내려가서 폐의 확장이 촉진된다. 따라서 조기에 일어나 앉도록 하는 것이 체력 저하를 방지할 뿐 아니라, 호흡기 합병증 예방의 관점에서도 권장된다.

일어나 앉게 되고, 호흡기능도 안정되면 체력을 향상시키도록 한다. 자전거 에르고미터

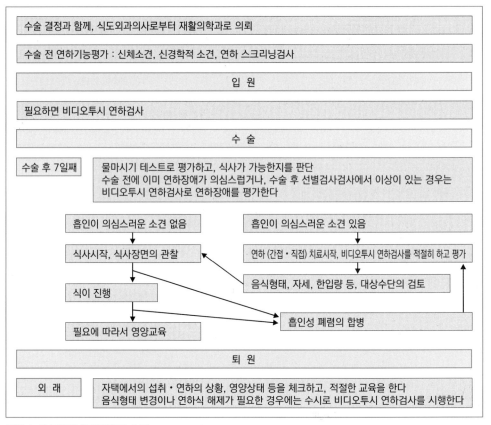

그림 1 식도암의 연하재활의 흐름

[辻 哲也 : 소화기계 암(식도암 · 위암 · 간암 · 담낭암 · 췌장암 · 대장암 등). 2) 재활의 요점. 辻 哲也, 里宇明元, 木村彰男 (편) : 암재활, p225, 금원출판, 2006에서 일부 개편]

(ergometer) 등의 유산소운동을 중심으로 하는 프로그램이 좋다.

b. 섭식 · 연하재활

식도암 수술 후에는 ①잔존식도와 재건장기 문합부의 반흔 협착, ②기관 주위의 림프절절제술에 수반하는 전경근군의 절리, ③수술합병증인 반회신경마비, 등으로 연하장애가 일어날 수 있다(표 6)[11]. 연하장애가 나타났을 때에는 비디오투시 연하검사(videofluoroscopic examination of swallowing)를 시행한 후에, 연하치료법이나 보상 연하법을 교육하는 것이 효과적이다. 재활의 흐름을 그림 1에 정리하였다.

c. 부동증후군의 예방

화학요법이나 방사선요법이 시행되는 사례에는 구역질, 통증, 불쾌감 등으로 활동성이 저하되기 쉽다. 골수억제나 골전이 등의 위험에 주의를 기울이며 활동성을 개선한다.

문헌

1) '암의 통계'편집위원회 (편) : 암의 통계 '08. 부위별 암사망수 (2006년). 국립암연구센터 홈페이지(http://ganjoho.ncc. go.jp/data/public/statistics/backnumber/odjrh3000000vdfl-att/fig01.pdf)

2) 일본폐암학회 (편) : 임상 · 병리 폐암 취급규약. 제7판, pp2-6, 금원출판, 2010

3) 大江裕一郎 : 폐암 1)소세포암 : 국한형 소세포암, 진전형 소세포암. 일본임상종양학회 (편) : 신임상종양학-암 약물 요법 전문의를 위해서, pp363-369, 남강당, 2006

4) 일본식도학회 (편) : 임상 · 병리 식도암 취급규약. 제10판 보정판, pp8-54, 금원출판, 2008

5) 川原洋一郎, 奥村武弘, 近藤晴彦 : 폐암, 종격종양, 흉선종. 1)특징, 진단, 치료의 요점. 辻 哲也, 里宇明元, 木村彰男 (편) : 암재활, pp165-175, 금원출판, 2006

6) 山崎裕司 : 폐외과수술의 전후. 宮川哲夫, 黑川幸雄 (편) : 호흡물리치료, 물리치료 MOOK4, pp165-170, 삼륜서점, 1999

7) 坪佐恭宏 : 소화기계 암 (식도암 · 위암 · 간암 · 담낭암 · 췌장암 · 대장암 등). 1) 특징 · 진단 · 치료의 요점. 辻 哲也, 里宇明元, 木村彰男 (편) : 암재활, pp206-215, 금원출판, 2006

8) 岡山太郎, 辻 哲也 : 소화기계 암환자에 대한 수술전 · 후 급성기 재활-식도암을 중심으로. 辻 哲也 (편) : 실천! 암재활, pp60-66, Medical Friend사, 2007

9) 佐藤道夫, 戶張正一, 安藤暢敏 : 식도암에 대한 adjuvant/neoadjuvant chemotherapy. 임외 63 : 1693-1700, 2008

10) Hironaka S, Ohtsu A, Boku N, et al : Nonrandomized comparison between definitive chemoradiotherapy and radical surgery in patients with T (2-3) N (any) M (0) squamous cell carcinoma of the esophagus. Int J Radiat Oncol Biol Phys 57 : 425-433, 2003

11) 辻 哲也 : 소화기계 암 (식도암 · 위암 · 간암 · 담낭암 · 췌장암 · 대장암 등). 2) 재활의 요점. 辻 哲也, 里宇明元, 木村彰男 (편) : 암재활, pp216-229, 금원출판, 2006

(田沼 明)

2. 개흉 · 개복술 전 · 후의 호흡재활

요 점
① 수술 전 교육은 단순히 호흡연습의 방법뿐 아니라, 수술 전 · 후의 전반적인 이미지를 파악할 수 있도록 설명하고, 수술 전의 호흡연습이나 체력의 향상, 수술 후의 재활을 독립적으로 할 수 있도록 지원하는 것이 중요하다.
② 수술 후, 침대위에서 호흡상태의 점검이나 배담을 하는 것에 머물지 말고, 앉은 자세를 적극적으로 진행하여 호흡합병증을 예방하는 것이 중요하다.
③ 물리치료사뿐 아니라, 간호사, 의사 등, 여러 직종이 서로 협력하여, 비로소 효과적이며 안전한 수술 후의 케어 · 재활이 가능해진다. 또 배액관의 길이를 미리 길게 하는 등, 일어나기 쉬운 환경을 조성하는 것도 중요하다.
④ 수술 후, 병동내 산책이 가능해진 후에도, 체력 · 전신지구력향상을 위한 운동을 계속하여, 퇴원 후 자택에서의 활동성 저하를 방지한다.

1 식도암의 수술 전 · 후 재활

표 1 각 시기의 목적과 방법

시기	목적	방법 · 내용
수술 전 : 평가와 설명	• 수술 전 · 후 전반의 흐름, 재활의 중요성 · 진행법을 이해시킨다 • 호흡연습의 방법을 이해시킨다	**평가** • 호흡기능(폐기능검사, 흡입용 호흡치료기의 수치, 기침의 정도, 복식호흡이 가능한지의 여부) • 체성분(BMI 등), 영양상태(알부민 수치 등) • 체력측정(가능하면, 셔틀보행검사(ISWT), 6분간 걷기거리 등) • 문진(흡연력, 활동성, 운동습관의 유무, 작업의 내용이나 복직시기 등) **재활내용 (지도내용)** ① 호흡연습의 방법을 지도(흡입용 호흡치료기의 사용법, 복식호흡 · 허핑기침의 방법, 기침법) ② 그 밖의 지도 : 수술 전 · 후 재활의 중요성, 재활 진행법의 설명, 수술까지 호흡연습을 확실히 하고, 체력을 유지하는 것이 중요하다는 점을 설명
제1병일~제4병일까지	• 호흡합병증의 예방 • 조기걷기(early ambulation)의 실천	**평가** • 수술식의 이해, 수술 중 상태 정보 확인(반회신경마비의 유무나 수술시간, 출혈량 등의 확인) • 생체징후, 의식각성상태 • 호흡상태, 통증의 정도, 합병증의 유무 **재활내용** • 호흡물리치료 • 앉은 자세 촉진

표 1 (계속)

제5병일~ 퇴원까지	• 체력의 유지개선 • 안전한 경구섭취의 획득	**평가** • 호흡상태, 통증의 정도, 합병증의 유무 • 활동성 파악 • 경구섭취의 상태 **재활내용** • 걷기거리의 연장, 자전거 에르고미터(ergometer), 계단오르내리기
퇴원시	• 재활치료평가 • 퇴원시 교육	**평가** • 폐기능검사, 체성분(BMI 등), 영양상태(알부민 수치 등) • 체력측정(가능하면, ISWT, 6분간 걷기거리 등) **재활내용** • 수술 전 · 후 재활의 재평가(순조롭게 재활이 진행되었는지의 여부 등) • 호흡기능, 체중, 체력의 변화에 관하여 설명 • 퇴원 후 생활의 주의점을 교육
외래	• 생활상황의 확인 • 평가 • 지도	**평가** • 식사, 운동, 직업, 취미의 참가상황 확인 • 폐기능검사, 신체조성(BMI 등), 영양상태(알부민 수치 등) • 체력측정(필요에 따라서 ISWT, 6분간 걷기거리 등) • 평가의 결과를 전달하고, 앞으로의 생활에서 유의할 점을 교육

식도암의 치료는 수술, 내시경적 점막절제술(endoscopic mucosal resection, EMR), 방사선 · 화학요법과 각 병기에 따라서 선택하는 치료가 다르다. 수술을 예로 들면, 제2영역 절제술과 제3영역절제술의 시행이나 수술 후 발관의 시기, 서기 · 걷기의 시작시기도 각 시설에 따라서 여러 가지이다.

수술당일에 발관이 가능한 시설은 그 후의 재활은 일어나 앉는 것이 중심이 된다. 한편, 며칠간 인공호흡기 관리가 시행되는 시설에서는 인공호흡기 관리 중에는 체위교환이나 호흡보조가 필요한 것처럼, 일본의 식도암 수술 전 · 후 재활치료는 각 시설에 따라서 방법이 다르며, 치료사의 인원수, 경험이나 기량 등을 종합적으로 판단하여 최선의 방법을 취한다.

그러나 환자의 수술 후 합병증을 예방하고, 보다 나은 상태로 퇴원하기 위해서는 수술 전 · 후 재활이 매우 중요하다는 점에는, 인식이 일치하고 있다. 다음은, 식도암 수술 전 · 후의 재활의 흐름과 포인트를 기재하였다.

a. 수술 전 : 평가와 설명

수술 전 재활의 목적은 환자 본인이 자주적으로 호흡연습이나 체력개선을 위한 운동을 하도록 교육하고, 수술만 기다릴 것이 아니라, 스스로 수술에 직면할 수 있도록 교육 · 지원하는 것이다.

문진에서는 생활전반, 직업, 취미, 운동 등 폭넓게 정보를 얻는 것이 중요하다. 특히 직업내용(사무직인지 육체노동인지, 복직 예정 등)의 청취는 수술 후 재활의 방법이나, 퇴원시의 교육에 도움이 된다.

수술 전 평가에는 호흡기능, 체중, 체력측정 등을 한다. 퇴원시에도 같은 평가를 하고, 수술 전과 퇴원시를 비교하면, 실제로 어느 정도 체중이나 기능이 저하되었는지 확실해진다. 또 체력평가로 6분간 걷기테스트(6 minutes walk test, 6MWT), 셔틀보행검사(incremental shuttle

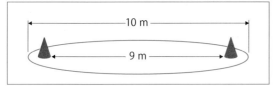

그림 1 셔틀보행검사(incremental shuttle walking test : ISWT)

ISWT는 symptom-limited test로, 증상이 한계에 이를 때까지 수준마다 걷기속도를 올려 가는 운동부하테스트이며, 최대산소섭취량과 상관이 높다. 특별한 장치가 필요 없고, 재현성, 객관성이 뛰어나며, 러닝머신보다 간편하다. 최대운동능력의 측정에 유용하다.

ISWT는 9 m간격으로 높여진 삼각뿔기둥 주위를 CD에서 흐르는 발신음에 맞추어 걷고, 1분마다 속도를 올리는 점증부하테스트이다.

수준 1 (걷기속도 1.80 km/시) ⇒ 수준 12 (걷기속도 8.53 km/시)

최대걷기속도는 1,020 m/시.

〈가래의 배출법 연습〉

수술 후에는 통증이나 마취의 영향으로, 심호흡이나 기침을 충분히 할 수 없어서, 폐에 가래가 고이며, 이 때문에 무기폐나 폐렴을 쉽게 일으키게 됩니다.

무기폐를 예방하기 위해서 가래의 배출법을 연습합니다.

◆**연습방법 : 기침과 허핑기침법**

① 우선 2~3회, 심호흡을 합니다.

② 수술한 부위를 손이나 팔로 꽉 누릅니다.

③ 크게 숨을 들이마시고, 2~3초간 멈추고,

   a. 기침 : 숨을 내쉴 때, 여러 차례로 나누어 가벼운 기침을 합니다.

   b. 허핑 : 숨을 내쉴 때에 '핫핫, 핫핫' 소리를 내면서 숨을 세게 내쉽니다.

④ 여러 차례 반복하여 가래가 목 근처까지 올라오면, 마지막으로 헛기침을 해서, 가래를 배출합니다.

그림 2 가래의 배출법 연습(기침 및 허핑법)-환자 배포용의 예

---

walking test, ISWT, **그림 1**), 자전거 에르고미터(ergometer)에 의한 운동부하시험 등을 한다.

아직 흡연하는 경우는 엄격히 금연을 지도한다. 장기 흡연력인 환자, 평소부터 가래가 많은 환자에게는 효과적인 기침과 허핑을 할 수 있도록 지도하고, 수술 후 조금이라도 가래배출을 용이하게 할 수 있도록 준비해 두는 것이 중요하다(**그림 2**).

흡입용 호흡치료기는 외과수술 후 무기폐의 예방과 치료를 목적으로, 오랜 심호흡을 지속시키기 위한 호흡치료기구의 총칭이다. 수술 전·후에 하는 주된 목적은 수술 후, 심호흡을 천천히 오래 지속시켜서, 흡기용량을 늘리는 것이다. 그러기 위해서, 흡기용량을 수치로 체크할 수 있는 용량형이 적합하다. 수술 전은 10회를 1세트로, 1일에 5세트 이상 하도록 지도한다(**그림 3**).

수술 후는 통증으로 얕고 빠른 흉식호흡이 되기 쉬우므로, 수술 전부터 복식호흡을 연습하고, 수술 후에도 느린 복식호흡을 할 수 있도록 지도한다(**그림 4**).

지도한 호흡연습을 제대로 하고 있는지 체크하기 위해서 **그림 5**와 같은 체크리스트에 기재하여, 입원할 때 제출하게 한다.

또 수술 후의 재활계획을 설명하고 이해를 얻는 것은 수술 후의 재활을 원만히 진행하는 데에 중요하다. 수술 후 초기부터 좌위, 서기, 걷기를 진행하고, 그 때에는 흉강배액관, 정맥주사관, 유지요도관 등 각종 관들이 있으므로, 물리치료사, 간호사, 의사와 협력하여 걷기 쉬운 환경을 조성하고, 위험관리에 힘쓰면서 걷기를 지지하며, 자립적인 걷기 후에는 체력 향상을 목적으로 자전거 에르고미터(ergometer) 등의 지구력 치료를 한다고 설명한다.

b. 제1병일~제4병일까지(수술당일 발관하는 경우)

수술 후는 호흡합병증을 방지하고, 조기 걷기를 진행하는 것이 중요하다. 수술당일 발관이 가능한 증례에는 가능하면, 제1병일의 오전부터 침상 기울여 들기를 진행하고, 생체징후에 변화가 없으면, 앉기, 서기, 걷기로 진행해 간다. 걷기가 가능해진 후에는 오전, 오후에 각 1회 이상, 걷

〈호흡치료기(코치 2®) 의 사용법〉

이 치료기는 폐의 구석구석까지 공기를 보내어, 폐포를 충분히 부풀림으로써, 수술 후의 폐합병증을 예방하는 것이 목적입니다.

◆연습방법

① 마우스피스를 입술로 꽉 물게 하고, 작은 노란 마커가 스마일마크 사이에 뜨도록 천천히 계속 숨을 들이마십니다(기준은 5초)

② 중앙의 피스톤이 서서히 올라가므로, 인디케이터의 눈금까지 계속 들이마십니다.

③ 흡기 후에는 1회마다 마우스피스에서 입술을 떼고, 보통으로 숨을 내쉽니다.

⑤ 피스톤이 바닥까지 내려오면, 똑같이 공기를 들이마십니다.

⑥ 이 동작을 5회 반복합니다. 5회를 1세트로, 1일에 10세트 정도 합니다.

⑦ 연습 후에는 마우스피스를 벗겨서, 온수로 씻은 다음, 말려서 보관합니다.

그림 3 호흡치료기(코치 2®) 의 사용법-환자 배포용의 예

복식호흡은 폐포(폐주머니)를 충분히 부풀려서, 산소를 쉽게 흡입하거나, 횡격막의 활동을 활발하게 하는 것이 목적입니다.

◆연습방법

① 눕거나 의자에 앉은 자세로 전신의 긴장을 풉니다.

② 우선 배에 손을 대고, '1, 2, 3, 4'에 배를 누르면서 숨을 충분히 내쉽니다.

③ 다음에, '5, 6'에 배를 부풀리듯이 숨을 들이마십니다. 입을 다물고 코로 공기를 천천히 많이 들이마십니다.

④ 들이마시는 숨보다 내쉬는 숨을 길게 합니다.

⑤ 1세트에 5회씩, 적어도 1일 3세트 연습합니다.

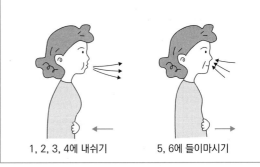

1, 2, 3, 4에 내쉬기   5, 6에 들이마시기

그림 4 복식호흡법-환자 배포용의 예

월일		/	/	/	/	/	/	/
호흡근 스트레칭								
배담법 2~3회/일								
복식호흡 1세트=5회 3세트/일								
코치2® 1세트=5회 10세트/일	눈금	mL	mL	mL	mL	mL	mL	mL
	횟수							

님

* 기입방법 : 실시한 횟수를 '正'자로 기입하십시오.

그림 5 호흡치료 체크리스트의 예

기를 실시하는 것을 목표로 한다.

제2 또는 제3병일은 재충만(Refilling) 현상에 기인한 순환혈장량의 증가 때문에, 흉수저류, 객담의 증가로 인한 무기폐나 폐렴이 일어나기 쉬운 시기이다. 부정맥의 발생이나 피로감 등의 호소가 심해지므로, 담당의와 협력하면서, 위험관리를 철저히 한다.

표 2 각 시기의 목적과 방법

적극적으로 하지 않는다	의식각성상태의 저하, 졸림 자각증상 (통증이 심한 경우 VAS 7 이상) 혈압 : 안정시 수축기혈압 90 mmHg 이하, 좌위, 서기시 70 mmHg 이하 안정시 심박수 120 이상 위험한 부정맥 발생시 [관리되지 않은 심방세동, 발작성 상실성빈맥 (PSVT), 심실성 기외수축 (PVC)의 산발] 일어설 때 하지의 지지성 · 균형이 불량한 경우
요주의	섬망 발생시 타각적 증상 (발한, 안면 창백 등)이 확인되었을 때 부정맥 발생시 [상실성 기외수축 (PAC)의 산발이 있을 때, 심방세동을 확인하고 심박수가 120 정도이며, 혈압저하가 없는 경우] 재충만(Refilling) 기에 있는 경우

* 혈압, 심박수는 본래의 수치에 따라서 중지기준이 달라지므로, 종합적으로 판단하여 거동을 진행한다.
VAS : visual analogue scale 시각적 아날로그 스케일, PVC : premature ventricular contraction, PSVT : paroxysmal supraventricular tachycardia, PAC : premature atrial contraction.

병동 걷기를 진행할 때에 문제가 되는 것은 어디까지 진행하는지, 어느 상태이면 앉기를 삼가는지, 하는 기준이다. 표 2는 병동 걷기를 진행할 때의 기준이다[1, 2]. 각 시설에 따라서, 발관시기나 거동의 진행법에 차이가 있지만, 전신상태에 주의하면서, 가능한 조기에 병동 걷기를 진행하는 것이 중요하다. 이 시기에는 그림 6에 나타냈듯이, 배액관이나 정맥주사 등 튜브류가 많으며, 위험관리상, 병동 걷기를 시도할 때에는 물리치료사 단독이 아니라, 간호사, 의사 등 여러 의료진이 참가하는 것이 바람직하다. 여러 직종이 모여서, 다각적으로 정보를 수집하고, 병동 걷기를 시작하는 것이 적절한지를 판단할 수 있다는 이점이 있다. 병동 걷기를 할 때에는 흉강배액관이나 정맥주사관 등을 정리해야 하며, 미리 배액관을 길게 하여 걷기 쉬운 환경을 조성한다.

생체징후가 불안정하거나, 산소화가 불량하고, 피로감이나 통증이 심한 경우 등, 거동을 진행할 수 없을 때는 좌우측 눕기나 침대의 침상 기울여 들기를 진행하여, 장시간 동일체위를 취하지 않도록 유의한다. 또 혈전예방이나 부동증후군 예방을 위해서도 하지운동을 적극적으로 하도록 한다.

또 병동 걷기를 시행하는 동시에, 호흡합병증 예방의 의미에서 가래의 배출에 힘쓴다. 식도암 수술 후는 철저한 상종격림프절 절제술에 의한 기관섬모운동의 저하, 수술침습으로 인한 호흡기능의 저하나 통증 때문에, 효과적인 기침을 하지 못하여, 객담할 수 없는 경우가 많다. 기본적으로 신체 움직임을 격려하고, 심호흡 후에 수술부위를 눌러서 통증이 악화되지 않도록 주의하면서, 수술 전에 교육한 기침이나 허핑을 이용하여 객담을 한다. 자가 객담 배출이 잘 되지 않는 경우에는 네블라이저(nebulizer)를 사용하거나, 체위배담법이나 보조기침법도 시도한다. 무기폐가 생긴 경우에는 EzPAP® 등의 지속적 기도내양압(continuous positive airway pressure, CPAP) 기능이 있는 호흡보조기구를 사용하여, 무기폐가 회복되도록 한다.

통증은 깊은 기침을 하기 힘들게 하고, 걷기를 할 때에도 방해가 되므로, 경막외마취를 조정하거나, 진통제를 사용하여 확실한 통증 관리가 중요하다.

수술 전에 충분한 설명을 했음에도 불구하고, 수술 후에 걷기가 진행되지 않는 증례는 통증 등의 증상이 완화된 후, 의사가 다시 한 번 걷기의 중요성에 관해 설명하고, 여러 직종의 의료진들이 서로 격려하면서 조금씩 걷기를 진행시킨다. 아무래도 환자가 걷기에 의욕이 없는 경우에는

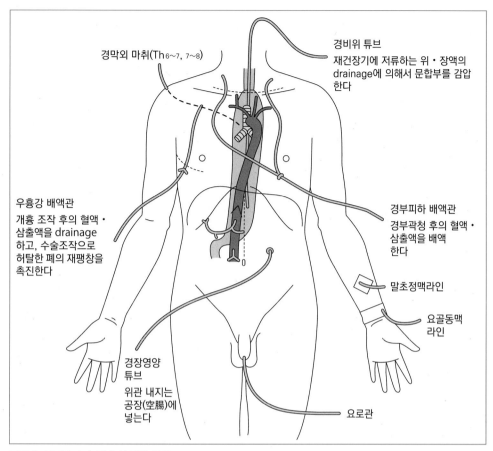

경막외 마취(Th6~7, 7~8)

경비위 튜브
재건장기에 저류하는 위·장액의 drainage에 의해서 문합부를 감압한다

우흉강 배액관
개흉 조작 후의 혈액·삼출액을 drainage하고, 수술조작으로 허탈한 폐의 재팽창을 촉진한다

경부피하 배액관
경부곽청 후의 혈액·삼출액을 배액한다

말초정맥라인

요골동맥라인

경장영양 튜브
위관 내지는 공장(空腸)에 넣는다

요로관

그림 6 식도암 수술 직후의 각종 루트
좌흉막이 개방 손상되어, 개흉이 된 경우는 좌흉공 드레인을 삽입한다.
수술 후의 영양관리방법에 따라서 중심정맥영양카테터가 삽입되기도 한다.

무리하게 강요하지 말고, 그 날은 충분히 휴식을 취하게 하고, 다음날에 다시 도전하는 유연한 대응도 필요하다.

c. 제5병일~퇴원까지

순조롭게 경과하면 제5병일부터, 보조 없이 걷기가 가능해지고, 물 마시기, 경구섭취도 시작하게 된다. 물마시기·식사를 시작할 때에 흡인이 의심스러운 경우는 바로 경구섭취를 중지하고, 비디오투시 연하검사를 하며, 안전성을 평가한 후 식사를 재개한다('Ⅱ-2-2. 섭식·연하장애, 발성장애에 대한 접근 p88 참조).

이 시기의 재활목적은 체력향상이다. **표 3**은 상부소화관에 대한 개복술 후의 환자에게 질문지 조사를 한 결과이다[3]. 가장 빈도가 높았던 것은 '체력저하로 생활행동이 힘들다'는 것이었다. 따라서 걷기가 가능해진 후에도 입원 중에는 자전거 에르고미터나 계단오르내리기 등, 근골격계나 심폐계의 기능개선을 위한 운동을 계속하는 것이 바람직하다. 주간의 경장영양이 계속되는 경우는 에르고미터부터 시작하고, 경장영양이 종료되어 걷기시에 주사대가 필요없게 되면 계단오르

표 3 상부 소화관암 환자가 수술 후 생활에서 힘들어하는 내용(질문지조사, *n*=430)

힘들어하는 내용	기술수	빈도(%)
1. 체력저하로 생활행동이 힘들다	120	27.9
2. 증상이 나타난 경우의 불쾌감이나 대응이 힘들다	50	11.6
3. 증상이 나타나지 않게 먹는 방법이나 양에 항상 신경을 쓴다	48	11.2
4. 지금까지처럼 일을 할 수 없어서 힘들다	36	8.4
5. 화장실 등의 장소를 모르면 외출, 여행, 이동할 때 곤란하다	34	7.9
6. 지금의 상황과 재발 · 전이가 불안하다	33	7.7
7. 식사에 대한 만족감이 없다	28	6.5
8. 기력 · 의욕이 회복되지 않아서 힘들다	19	4.4
9. 외식이나 회식할 때에 힘들다	16	3.7
10. 가족에게도 폐가 된다	16	3.7
11. 사람들 앞에서 방귀나 트림을 참을 수 없어서 곤란하다	12	2.8
12. 사람들과 만나려는 마음이 줄어들고, 감정이 쉽게 불안해진다	8	1.9
13. 숙면할 수 없어서 힘들다	8	1.9
14. 지금까지의 의복을 입을 수 없어서 곤란하다	2	0.5

[中村美鈴, 城戸良弘 : 상부 소화관암 환자가 수술 후 생활에서 힘들어하는 내용과 그 지원. 자치의대간호학부기요 3 : 26, 2005에서 인용]

내리기도 시작한다.

d. 퇴원시 평가 · 교육 및 외래에서의 추적관찰

퇴원 전에 몸조성, 호흡기능검사, 체력평가를 하고, 수술 전 결과와 비교함으로써, 식도암 수술전 · 후가 신체에 어느 정도 영향을 미쳤는가에 관해서, 환자에게 설명하고, 퇴원 후 자립치료의 필요성을 이해시킨다. 또 퇴원 후에는 경관영양이 없어지고 경구섭취만으로 영양을 섭취한다는 점에서, 체중 감소는 일반적인 경과라는 점을 설명하여 불안을 해소한다. 또 사회복귀(직장, 가사, 지역활동 등)도 중요한 재활의 일환이라는 점을 함께 설명한다.

그림 7은 시즈오카암센터에서 퇴원 후에도 계속 평가한 증례의 결과이다. ISWT, % 폐활량에 비해서, 체중이 계속 감소되고 있다. 이 데이터나 경구섭취의 상황, 본인의 활동성, 사회생활에 대한 참가 정도를 가미하여, 일상생활에서 유의해야 할 점을 교육하고 있다.

e. 본원의 대응 : 임상진료지침(clinical path)의 재검토와 ERAS에 관하여

흉복부외과의 수술 전 · 후에서는 표준진료지침을 적용하고 있는 의료현장이 많으리라 생각된다. 표준진료지침은 의료의 표준화, 치료계획의 명시 등의 장점이 있지만, 각 환자의 병태에 맞지 않는 지시 등의 단점도 지적된다. 수술부터 환자가 이상적으로 조기에 회복되는 것, 바꿔 말하자면, 고통 없이 보다 많은 일을 원활하게 할 수 있도록 본원에서 적절한 표준진료지침을 재검토하고 있다.

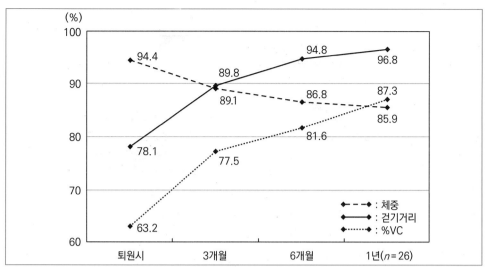

그림 7 흉부식도암에 대한 우개흉 개복 식도절제 위관재건술 시행례의 체력, 호흡기능, 체중의 시간적 변화
(n=38, 시즈오카암센터)

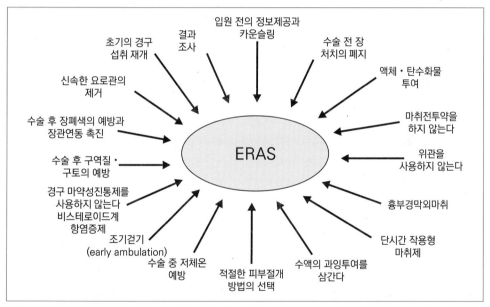

그림 8 ERAS의 개념도

(Fearon KC, Ljungvist O, Heyenfeldt MY, et al : Enhanced recovery after surgery: a consensus review of clinical care for patients undergoing colonic resection. *Clin Nutr* 24 : 466-477, 2005)

1) 표준진료지침의 재검토를 위한 수술후 표준화 조기회복프로그램

수술 후 표준화조기회복 프로토콜(ERAS, enhanced recovery after surgery)은 주로 대장암수술의 근거에 의거하여 작성된 수술 후의 회복 강화프로그램이다. 그 개념도가 **그림 8**이다[4]. '수술 후의 회복은 침습반응의 크기에 따라서 규정되어 있다' 라는 종래의 개념에 반해서, 그것을 다각적 케어로 가속도적으로 회복시키는 종합적 시도이다[5]. 즉, 의사, 간호사, 물리치료사뿐 아니라, 구강케어에 종사하는 치과의, 치과위생사, 경구섭취에 종사하는 언어치료사, 영양사 등 각 전문

표 4 ERAS의 결과

	종래의 Group (Group A : n = 85)	EARS Group (Group B : n = 72)	P-value
연령	64.9±7.4	64.0±8.0	0.99
재원사망률	0	0	—
합병증률	50 (59%)	35 (49%)	0.20
폐렴	11 (13%)	6 (8%)	0.35
수술 후 입원기간(일)	26.8	16.5	<0.001
수술 후 제7일까지 경구섭취를 시작할 수 있는 비율	58%	82%	<0.001

직이 협력하여 합병증의 감소나 순조로운 경과를 얻을 수 있다는 견해이다.

ERAS를 구성하는 항목 중에서 흉부식도암 수술 후의 회복에는 조기걷기와 조기경장영양이 큰 역할을 하고 있으며, 중심정맥영양에서 경장영양으로, 제2병일부터의 병상걷기를 제1일병일부터 하는 등 흉부식도암 수술 전·후 표준진료지침을 변경했다. 본원에서 표준진료지침을 변경한 전후의 결과가 **표 4**이다.

중심정맥영양관리, 수술 후 제2병일의 병상걷기와 제6~7병일의 경구섭취를 목표로 한 85례(A군)와 수술 후 제1병일부터 경장영양과 걷기를 시작하고, 제3병일에 1일량으로 960kcal까지 증량, 제4~6병일에 경구섭취를 목표로 하는 72례(B군)를 대상으로 비교 검토했다.

수술 후 제7병일까지 경구섭취를 할 수 있었던 증례는 A군 58%, B군 82% (p<0.001)였다. 수술 후 평균입원기간은 A군 26.8일, B군 16.5일(p<0.001)이었으며, 수술 후 합병증은 A군 59%, B군 49% (p<0.20)였다. 따라서 조기경장영양과 조기걷기를 적극적으로 실시함으로써, 수술 후 합병증이 늘지 않았고, 입원기간을 단축할 수 있었다.

2 폐암의 수술 전·후 재활

폐암은 일본의 암사망원인의 남성 1위, 여성은 위암, 대장암에 이어서 3위이며, 그 사망률이 해마다 증가하고 있다[6]. 폐암의 수술 전·후 재활은 환자수가 많은 점, 식도암에 비해 많은 시설에서 수술이 시행되는 점을 고려해 보면, 흉복부외과수술 중에서도 가장 재활 대상이 되기 쉬운 질환의 하나이다. 가장 많은 대상자가 70대로 고령화되어 있고[7], 병전질환을 안고 있는 경우도 많아서, 수술 전·후에 합병증을 일으키지 않고, 보다 나은 상태에서 퇴원하기 위해서는 재활이 더욱 중요하다.

a. 수술법 · 합병증의 이해

절제 가능한 폐암의 표준치료는 외과절제이다. 폐절제에는 한쪽 폐전적술, 폐엽절제술(일엽절제, 이엽절제), 구역절제술, 부분절제술이 있는데, 가장 빈도가 높은 수술식은 폐엽절제술이다[7]. 수술 후의 합병증은 약 10%에서 볼 수 있다. 합병증에는 폐렴이 가장 많고, 폐포폐루(肺胞瘻), 호흡부전, 농흉의 순이다[7].

b. 폐암 수술 후 재활의 실제

폐암수술의 재활은 폐절제술에 의해서 폐혈관이 감소되고, 이로인한 폐혈압과 우심부전이 발생한다는 것을 염두에 두어야 한다. 폐고혈압으로 인한 폐부종이 발생하면 거품형 가래가 증가하고, 동맥혈산소포화도(SpO_2)가 저하하는 저산소혈증을 나타낼 우려가 있으므로, 폐절제술 이후의 수액관리는 특히 주의해야 하며, 과도한 수액의 투여나 폐동맥압의 증가를 피해야 한다. 수술 후 재활을 진행할 때는 담당의와 긴밀히 협력하여 상태의 파악에 힘쓰고, 어디까지 거동을 진행할지 적절한 판단을 한다.

폐엽 절제(구역절제, 부분절제 포함) 및 흉막폐절제(폐절제 포함)에서의 수술 후 재활 프로그램의 진행법을 다음에 기술하였다. 또 수술 전 평가와 교육에 관해서는 식도암과 똑같이 실시한다(식도암의 'Ⅱ-4-3-1-a. 수술 전 : 평가와 설명'의 항 p.180 참조).

1) 폐엽 절제(구역절제, 부분절제 포함) 인 경우

수술 후 재활치료는 제1일 오전부터 시작하고, 생체징후에 주의하면서 침상 기울여 들기에서 걸터앉기로 진행하며, 걸터앉기에서 혈압이 저하되지 않으면 서기, 걷기로 좀 더 진행해 간다. 거동이 지체되는 요인 중에 혈압저하가 있는데, 앞에서 기술하였듯이 수술 후에는 수액 부하에 주의해야 한다. 경막외마취의 작용으로 혈압이 저하되는 수가 있으므로, 통증악화에 주의하면서 감량을 시도해 본다. 그 후에 수액부하를 검토하고, 결과적으로 혈압이 그다지 올라가지 않는 경우에는 무리하지 말고, 침대위의 호흡치료만으로 그치도록 한다.

조기거동을 촉진시켜 걷기함으로써, 사지의 불용을 예방하고, 국소의 환기를 증대시키며, 환기와 혈류의 불균등을 개선할 수 있다. 걷기시에는 흉강드레인, 각종 카테터류를 잘 정리하고, 산소탱크를 카트에 달면 거동이 쉽다.

자립걷기 후에는 걷기거리를 연장할 수 있도록 지원하고, 동시에 흡입용 호흡치료기를 사용한 호흡치료도 진행한다.

2) 흉막 폐전적(폐전적 포함) 인 경우

한쪽 폐전적술 후에는 산소화에 기여할 수 있는 폐혈관용적이 반감되고, 호흡기능이 저하될 뿐 아니라, 한쪽 폐동맥 절제로 인한 우심부하, 종격의 편위 등이 쉽게 일어나서 순환동태가 변화되기 쉽다. 가장 빈도가 높은 합병증은 심방세동이며, 실제로 44.2%나 나타났다는 보고도 있다[9]. 또 장기 인공호흡기 관리 7.9%, 반회신경마비 6.7%, 심부정맥 혈전증 6.4%, 패치의 일탈이나 출혈 등의 수술수기 문제 6.1%로 합병증이 여러 갈래로 나타난다.

따라서 폐엽절제에 비해 거동을 천천히 신중하게 진행해야 한다. 호흡, 순환동태에 문제가 없으면, 서기, 걷기로 진행하는데, 급격한 심박수의 상승, 부정맥의 발생, 혈압의 저하에는 세심한 주의가 필요하며, 1회 걷기거리도 짧게 설정하는 것이 바람직하다.

환자의 활동성이나 증상에 따라서는 퇴원 후에도 추적관찰이 필요하다.

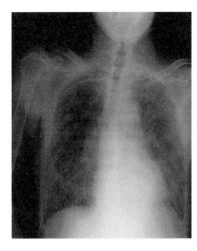

그림 9 제3병일의 흉부 X선사진

c. 증례 제시

60대, 남성. 흉부식도암.

경과

2006년	10월경	가슴이 답답하여 다른 병원 수진. 상기 진단의 의심 있음
	12월	본원 수진. 정밀검사 후, 식도암 진단
2007년	1월	수술 전 화학요법 실시. FP요법(시스플라틴＋5-FU) 2코스 실시
	2월	수술 전 재활치료 시작. 내용 : 수술 전 · 후의 과정, 복식호흡, 기침방법 지도, 흡입용 호흡치료기의 사용법, 금연지도, 수술까지의 일상 생활상의 유의사항을 설명
	3월	입원 후, 수술 전 평가 실시 • 체중 : 51.3 kg • ISWT : 거리 540 m • 폐활량(VC) : 3.22, %VC : 99.7,1초량(FEV) : 2.87, $FEV_{1.0\%}$: 89.13 • 장기흡연자, 60대×42년. 가래는 조금 나오는 정도 • 병동걷기를 중심으로 그다지 활동하지 않지만, 계단을 오르내릴 때 호흡곤란 없음
	X일	수술 시행. 우개흉 개복 식도절제 · 흉골후로(胸骨後路) 위관 문합 3영역 곽청, 장루조설술, 수술시간 5시간 12분, 출혈량 174 mL
	제1병일	의식청명. 호흡상태 : 코캐뉼라 3 L로 SpO_2 : 97도. 가래는 중증도이지만, 자기객담 불충분. 코치2® : 500까지 가능 재활 : 오전 ; 30 m 걷기 　　　오후 ; 70 m 걷기. 적절히 호흡보조하여 객담에 힘썼다
	제2병일	의식청명. 호흡상태 : 캐뉼라 3L로 SpO_2 : 95, 96 Room air로 PaO_2 : 46.4, PCO2 : 39.0, BE : 4.5 HCO_3 : 28.1, pH : 7.47→캐뉼라 3 L 계속 재활 : 오전 ; 70 m 걷기, 걷기 후 SpO_2 : 90전후, 가래가 많아서 객담에 힘썼다 　　　오후 ; 70 m 걷기
	제3병일	재충만기. 라식스® 1A 정주 캐뉼라 3~5L로 SpO_2 : 90. 기관지경으로 양 관지 말초부터 농성 가래가 중등도 있음 X선사진에서 우하폐영역 · 좌폐에 침윤 발생

제3병일 (계속)	수술 후 폐렴 진단 (**그림 9**) 으로 항생제 투여 저녁에는 마스크 5 L로 변경 재활 : 오전 ; 걷기 70 m 실시. 캐뉼라 3 L로 SpO_2 : 88까지 저하 　　　오후 : 거동은 좌위까지, 호흡보조로 객담에 힘썼다
제4병일	이른 아침부터 섬망 발생. 캐뉼라 · 마스크를 자가 제거하고 SpO_2 저하 있음. HR 140까지 상승, 호흡촉박상태 X선사진에서도 폐렴 악화 있음, 경비 삽관, 인공호흡기 관리 CPAP ASB 5 cm, PEEP 5 cm, FIO_2 0.6
제5병일	PAC 산발, 혈압은 유지되고 있다. 라식스®에서 반응뇨 있음 설정 CPAP ASB 0, PEEP 3cm, FIO_2 0.45 X선사진에서도 폐렴개선이 보여 발관 발관 후, 산소 98% 10 L에서 SpO_2 : 96 정도로 안정되고 객담 등의 노작시 SpO_2 : 80대까지 저하 그 후, 물 같은 가래 증가. 호흡곤란으로 SpO_2 저하, 기관지경 실시 기관절개의 적응이라고 판단되어, 시행 기관절개 후, 기관절개 마스크 98% 10 L로 SpO_2 안정 의식각성상태는 청명, 의사소통은 필담, 제스처로 가능
제6~7병일	CPAP (PEEP 3 + PSV 3, FIO_2 0.5) 의식청명 재활 : 하지 관절가동역 및 근력강화, 체위변경실시
제8병일	호흡상태　야간 CPAP, 주간 기관절개 마스크 98% 10 L 가래가 많아서 석션 여러 차례 재활 : 하지근력강화운동, 거동은 걸터앉기를 오전 오후 실시
제9병일	호흡상태　X선사진의 폐렴상은 변함이 없지만, 산소화 기능은 개선, 기관절개 마스크 80% 10 L로 변경 재활 : 서기까지 실시, SpO_2 : 94 정도 유지
제10병일	호흡상태　5 L로 변경 재활 : 오전 ; 여러 걸음의 걷기까지 실시 　　　오후 : 30 m 걷기 실시

이후, 서서히 걷기거리를 연장하여 제15일에 room air, 제22일부터 재활실까지 걷기 가능, 제27일부터 에르고미터 시작, 이후, 에르고미터 10분, 계단오르내리기 등을 계속했다. 경구섭취는 제31일부터 시작, 그 후 순조롭게 경구섭취를 늘릴 수 있었다.

제45병일	퇴원시 평가실시 • 체중 43.3 kg (수술 전 51.3 kg) • 체지방률 7.2% (수술 전 9.7%) • 체수분량 29.4 kg (수술 전 33.9 kg) • BMI 14.6 (수술 전 17.3) • VC 2.20 (3.22) • %VC 61.8 (99.7) • FEV1.0% 2.08 (2.87) • ISWT 　걷기 전 SpO_2 : 99, HR ; 72/분, Borg Scale 하지피로감 7, 호흡곤란 7 　거리 460 m (수술 전 540 m) 　걷기 후 SpO_2 : 95, HR : 110/분, Borg Scale 하지피로감 13, 　호흡곤란 13

설명

수술 전 2코스의 화학요법 후, 개흉개복 3영역곽청을 한 증례이다. 60대/일, 42년의 중증흡연 자이며, 수술 전 X선사진에서는 폐기종이 진단되었다. 수술당일 발관 가능, 제1병일부터 걷기가 가능했지만, 제3병일에 폐렴이 발생하였고, 제4병일에 인공호흡기 관리가 되었다. 반성점으로 는, 수술 후의 거동시에, 산소화기능에 비해 걷기거리를 너무 연장하여, 피로감을 준 점이다. 폐 렴 개선 후에는 에르코미터 등 체력강화를 도모하여, 퇴원시에는 ISWT의 거리가 수술 전의 85% 까지 개선되었다.

d. 가정(외래)에서 할 수 있는 재활

퇴원 후에는 본인의 적절한 속도로 생활 · 운동하고, 입원 중에 비해 활동성이 저하되기 쉬우 므로, 1일 활동량을 늘려서, 체력을 유지 개선한다.

자택 주위의 산책(시간 또는 거리를 정하여 걷는다, 만보기를 사용하여, 1일 활동량을 파악하 면 좋다)이나 계단오르내리기 등을 의식적으로 하여 매일의 활동량을 늘려가도록 지도한다. 심 폐기능을 개선하기 위해서, 때로 숨이 차거나 심박수가 상승하는 운동도 하면 좋다.

문헌

1) 垣添慎二 : 이상(離床)의 위험관리. 葛川 元 (편) : 실천 ! 조기이상(early ambulation) 완전매뉴얼−새로운 호흡케어의 견해, pp145−148, 혜문사, 2007
2) 高橋哲也 : 이상(離床)이 순환기계에 미치는 영향에 관해서. 물리치료학 33 : 233−235, 2006
3) 中村美鈴, 城戸良弘 : 상부 소화관암 환자가 수술 후의 생활에서 힘들어하는 내용과 그 지원. 자치의대간호학부기요 3 : 19−33, 2005
4) Fearon KC, Ljungvist O, Meyenfeldt MV, et al : Enhanced recovery after surgery : a consensus review of clinical care for patients undergoing colonic resection. Clin Nutr 24 : 466−477, 2005
5) Kehlet H, Wilmore DW : Multimodal strategies to improve surgical outcome. Am J Surg 183 : 630−641, 2002
6) 江口研二 : 폐암의 현 상황. 工藤翔二 (감수) : 폐암의 모든 것−호흡기 common disease의 진료, pp2−4, 문광당, 2007
7) 山崎祐司 : 폐외과수술의 전후. 宮川哲夫, 黒川幸雄 (편) 호흡물리치료. 물리치료 MOOK4, pp165−170, 삼륜서점, 1999
8) 폐암등록위원회 (下方 薰, 蘇原泰則) : 1999년 폐암외과 절제례의 전국집계에 관한 보고. Jpn J Lung Cancer 47 : 308, 2007
9) Sugarbaker DJ, Jaklitsch MT, Bueno R, et al : Prevention, early detection, and management of complications after 328 consecutive extrapleural pneumonectomies. J Thorac Cardiovase Surg 128 : 138−146, 2004

(岡山太郎・辻 哲也)

3. 식도암 수술 후의 섭식 · 연하재활

요 점
① 고형물은 비교적 조기에 안정되지만, 액체는 불안정한 경우가 많으므로 특히 액체의 섭취에 주의한다.
② 되돌이 후두신경마비가 양측인 경우, 한쪽보다 흡인의 위험이 높으므로 특히 주의해야 한다.
③ 수술 직후는 기관 주위의 림프절 절제술에 수반하는 전경근군의 절개에 의한 수술부위의 안정을 위해서, 경부운동 등에서 과도한 경부후굴은 삼간다.
④ 식도암은 침습이 큰 수술을 하므로, 수술 후 성문폐쇄치료(팔밀기 운동)나 기침을 하면 수술부위의 통증을 호소하기도 하므로, 치료시 주의해야 한다.
⑤ 식사를 섭취할 때에는 덤핑증후군도 주의한다.

1 수술 전 · 후 연하재활(표 1)

표 1 수술 전 · 후 연하재활의 흐름

시기	목적	방법 · 내용
수술 전 : 평가와 설명	• 연하기능, 연하장애 발생 위험의 확인	**평가** • 식도통과장애의 유무, 고령으로 인한 연하기능저하의 유무, 뇌혈관질환 기왕의 유무, 두경부영역의 질환이나 치료력의 유무, 방사선요법의 치료력의 유무 • 신체 진찰 • 연하선별검사(반복타액연하검사, 수정 물 삼킴검사) • 연하장애가 발생한 경우, 치료내용의 설명 • 필요에 따라서 비디오 비디오투시 연하검사(videofluoroscopic examination of swallowing)
수술 후 : 정상 ~경도(수술 후 7~8일째)	• 연하기능의 평가 • 안전한 경구섭취방법의 교육 • 흡인예방	**평가** • 수술 후의 상태파악(반회신경마비의 유무 등) • 수술 전과 똑같은 평가(타각적 소견, 연하스크리닝검사) **재활내용** • 정상 또는 경증인 경우, 경구섭취를 시작하고, 경과에 맞추어 식사의 형태를 서서히 올린다. 섭식시의 자세나 한입량, 섭식속도 등을 교육한다. 이상이 보이는 경우는 비디오투시 연하검사를 검토한다

표 1 수술 전 · 후 연하의 재활의 흐름(계속)

| 수술 후 : 연하장애 고위험군이나 수술 후 흡인이 의심스러운 소견 있음(수술 후 7~8일째) | • 연하장애(후두거상부전, 성문폐쇄부전) 의 개선
• 안전한 경구섭취방법의 교육 | **평가**
• 수술 후의 상태 파악(반회신경마비의 유무 등)
• 수술 전과 똑같은 평가(타각적 소견, 연하선별검사)
• 비디오투시연하검사
　연하장애 고위험군이나 수술 후 선별검사에서 이상이 의심스러운 경우에 시행하며, 평가에 따라서 치료를 실시한다
재활내용
• 간접치료
　① 경부의 관절가동범위 운동(과도한 경부후굴은 삼간다)
　② 후두거상치료(멘델슨법, 가성발성법, 두부거상치료)
　③ 숨참기연하법
　④ 성문폐쇄치료(팔밀기 운동)
• 직접치료
　① 단계적 섭식치료
　② 섭식시의 자세, 한입량, 섭식속도의 교육
　③ 인두 잔류 시는 여러번 삼킴 교육
　④ 액체 섭취는 점도 증강제의 사용 검토
　⑤ 액체 섭취시 숨참기연하법 교육
• 덤핑증후군을 고려한 섭식 진행 |
| 퇴원 후 | • 자택에서의 섭식 · 연하상황, 영양상태의 확인
• 자립재활의 교육 | **재활내용**
① 자택에서의 섭식 · 연하상황을 확인하고, 적절한 식사내용과 보조영양제 등에 관해서 조언, 교육한다
② 연하식 해제나 식사의 형태 변경 등이 필요한 경우는 비디흡인하검사를 실시하고, 평가에 따른 대응을 교육한다 |

a. 수술 전 : 평가와 설명

수술 전에는 종양에 의한 식도통과장애로 고형물을 섭취하기 어렵고, 체중이 감소하며, 체력이 저하된다. 식도기(食道期) 문제 외에도 구강기나 인두기의 연하장애가 이미 있는지의 여부를 문진이나 신체 진찰('Ⅱ-1-3, 고차 뇌기능장애 및 섭식연하장애에 대한 접근' p64 **표 9** 참조), 반복타액연하테스트[1](Ⅱ-1-3, p64 **표 8** 참조), 수정 물 삼킴검사[2](Ⅱ-1-3, p64 **표 8** 참조) 등의 연하 선별검사로 평가한다. 특히 고령, 뇌혈관장애 등 연하장애를 일으키는 질환의 기왕력, 두경부영역의 질환이나 수술의 기왕력, 방사선요법을 과거에 받은 증례는 연하장애를 일으키는 고위험군[3](**표 2**)에 해당되므로 주의깊게 평가해야 한다.

평가에서 연하장애의 존재가 확실한 경우에는 비디오투시 연하검사를 하여 수술 전 연하장애의 정도를 상세히 평가하고, 수술 후의 장애 정도를 예측하거나, 수술 후 평가시에 참고한다.

b. 수술 후 : 정상~경도(7~8일째)

경과가 순조로운 경우는 수술 후 7~8일째에 수술 전과 똑같은 연하기능을 평가하며, **표 1**의 흐름에 따라서 진행한다('Ⅱ-4-1. 폐암 · 소화기계 암의 특징 · 치료 · 재활의 개요' p164 **그림 1** 참조).

정상 또는 경증인 경우에는 경구섭취를 시작하고, 경과에 맞추어 음식의 형태를 서서히 진행시켜 가는데, 특히 식사시작 직후에는 섭식시의 자세나 한입량, 섭식속도 등을 신중히 교육한다.

경구섭취 후에 섭취량이 적거나, 인두 잔류나 흡인 등이 의심스러운 경우에는 비디오투시 연

표 2 연하장애의 고위험군

1. 고연령
2. 뇌혈관장애 등 연하장애를 일으키는 질환의 기왕력이 있다
3. 두경부암영역의 질환이나 수술의 기왕력이 있다
4. 이미 반회신경마비가 있다
5. 방사선치료를 과거에 받았다

[近藤晴彦 (감수), 坪佐恭宏 (편) : 흉부 식도암. 여러 직종으로 구성된 팀을 위한 수술 전
· 후 매뉴얼 3, p81, Medical Friend사, 2004에서 일부 개편]

표 3 간접치료의 종류와 목적 · 방법

종류	목적	방법
경부의 운동	연하 여러 기관의 유연성(relaxation)	측굴, 좌우, 전후굴운동을 하는데 수술 직후에는 과도한 경부후굴을 삼간다
멘델슨법	후두와 설골을 위쪽으로 올린채로 유지하여 후두를 위로 거상하는 기능을 강화시킨다. 또 식도입구부의 열림도 증가한다	마른 삼킴 또는 소량의 수분 등으로 한다. 혀를 경구개의 뒤쪽을 꽉 누르듯이 연하하고, 갑상연골을 가장 높은 위치에서 몇초간, 멈추도록 지시한다. 자력으로 후두거상을 유지하기 어려운 경우는 본인 또는 보조자가 전상방으로 후두거상을 보조하기도 한다
가성발성법	고음역의 발성을 하면 후두가 연하시와 같이 높게 거상하는 것을 이용하여, 후두거상을 강화한다	가능한 고음역(가성)을 발성하도록 지시한다. 가장 고음이 나오는 곳에서 몇초간 발성을 지속하게 한다. 멘델슨법이 어려운 증례에서도, 이 방법이 가능한 경우가 많다. 노래부르기도 된다
두부거상치료 (Shaker Exercise)	설골상근군, 후두거상근군의 근력을 강화하고, 후두의 전상방운동을 개선한다	앙와위로 어깨를 바닥에 붙인 채, 발가락끝을 보듯이 머리만 든다. 현법에서는 '두부거상을 1분간 유지하고, 1분간 쉬는 것을 3회 반복하는 등척성운동과 두부의 올렸다 내리기 동작을 30회 반복하는 등장성운동을 1세트로, 이것을 1일 3세트 한다'고 되어 있지만, 거상지속시간이나 횟수는 각자의 능력에 맞추어 실시한다. 중증 경추증 등 경부운동이 위험한 경우나, 심장질환 등으로 과도한 부하가 금지되어 있는 경우는 주의하다.
숨참기 연하법	숨을 참음으로써 연하시의 성문하압을 상승시키고, 성대관통이나 흡인을 방지한다. 오래 참으면 후두전정이 폐쇄되기도 한다. 또 연하 후에 의식적으로 기침을 하여, 흡인물을 확실히 객출한다	마른 삼킴 또는 소량의 수분 등을 사용한다. 연하 전에 코로 숨을 들이마시고, 확실히 숨을 참고 나서 연하하며, 연하 후에 숨을 내쉬거나 기침을 한다 * 확실히 치료지시에 따르는 환자에게 한다(연하 중에 흡기해 버리면 흡인물 유발하므로)
성문폐쇄치료 (팔밀기 운동)	반회신경마비로 성대의 운동마비가 나타나는 경우, 건측 성대를 더욱 내전시켜서 성문폐쇄를 촉진시키며, 기도방어능력을 높여서 흡인을 예방한다	양손으로 자신이 앉아 있는 의자 끝을 위쪽으로 당기거나 책상이나 벽을 밀며, 상체에 힘을 주면서 세게 '압'이라고, 목에 힘을 주어 발성한다. 너무 세게 발성하면 성대가 아플 염려가 있으므로 주의한다

하검사도 검토한다.

c. 수술 전 : 연하장애 고위험군이나 수술 후에 흡인이 의심스러운 소견이 있는 경우(7~8일째)

수술 전 평가에서 연하장애의 고위험군이나 수술 후의 스크리닝검사에서 인두 잔류나 흡인 등이 의심스러운 경우에는, 경구섭취 시작 전에 비디오투시 연하검사를 하고, 평가에 따라서 치료을 실시한다.

식도암 수술 후의 연하장애의 원인[4, 5]을 'II-4-1, 폐암 · 소화기계 암의 특징 · 치료 · 재활의 개요' p163 표 6 에, 치료내용을 표 3, 4에 정리하였다.

표 4 직접치료 · 대상방법의 종류, 목적, 방법

종류	목적	방법
단계적 섭식치료	음식을 실제로 먹음으로써 섭식기능을 높이는 치료이지만, 흡인의 위험이 수반하므로, 비디오투시 연하검사에서 안전성이 확인된 섭식조건부터 시작하여, 서서히 섭식기능을 높여간다	비디오투시 연하검사에서 안전성이 확인된 섭식조건 (음식형태, 자세, 한입량, 점도 증강제 사용, 섭식치료법 등), 예를 들면 젤리나 점도가 높은 식품을 사용하여 시작하고, 경과를 보면서 각각의 조건을 단계적으로 높여간다
반복삼킴법	인두에 잔류물이 있는 경우에, 몇 번 정도 침 삼킴 (입에 음식물이 들어가지 않았을 때 침을 삼키는 것)하여 제거한다	음식물을 삼킨 후에 여러 번 침을 삼키도록 지시한다
숨참기연하법	목적, 방법 모두 간접치료와 똑같다. 직접치료에서는 실제 섭식장면에서 한다	음식, 음료를 입에 머금고, 삼키기 전에 코로 숨을 들이쉬었다가 멈추고 숨을 참으면서 삼킨다. 삼킨 후에 입으로 숨을 내쉬거나 헛기침을 한다. 식도암 수술 후, 액체 섭취시에 이용하는 경우가 많다
자세(체간후경위)	기관이 위, 식도가 아래라는 해부학적 위치관계를 이용하여, 흡인이 잘 일어나지 않게 한다	검사에서 판단한 적절한 각도로 세팅한다. 기울인 자세, 경부전굴이 기본이며, 침상 기울여 들기나 의자에 기대는 것으로 대응한다. 앞으로 숙이지만 않아도 효과가 있다
한입량	한입량이 너무 많으면 흡인할 수 있다	검사에서 판단한 적절한 한입량을 교육한다. 한입량이 너무 적으면 연하반사가 잘 일어나지 않는다
섭식의 속도	한입량이나 인두잔류물이 많아서 흡인하는 것을 섭식의 속도로 조절한다	입에 있는 음식을 확실히 삼키고 나서, 다음 한입을 넣도록 교육한다. 반복삼킴이 필요한 경우는 여러 번 삼킨 후에 다음 한입을 넣도록 교육한다
점도 증강제의 사용	연하반사가 지연되는 경우, 점도를 조절하여 인두로의 유입속도를 늦춰서, 연하반사 전에 흡인이 일어나지 않게 한다	액체에 적절한 량의 점도 증강제를 첨가하여 점도를 올린다. 점도 증강제가 너무 적으면 쉽게 흡인하게 되고, 너무 많으면 인두에 잔류하기 쉬우므로, 증례에 따라서 적절한 점도로 조절한다

　　기관 주위의 림프절 절제술에 수반하는 전경근군의 절개에 의한 수술부위 부근의 반흔 때문에 후두거상이 제한을 받는 경우는, 후두폐쇄부전이나 식도입구부 열림 장애로 인해서, 인두 잔류나 흡인의 위험이 높아진다. 이 경우, 멘델슨법이나 가성발성법, 두부거상치료 등 후두거상치료를 실시하여 후두폐쇄강화나 인두 잔류증상을 경감시키면서, 섭식 교육으로 반복 삼킴법, 섭식시의 자세나 한입량의 조정, 섭식속도 등을 교육 한다.

　　수술 중에 반회신경을 절개하여, 수술 후에 반회신경이 마비된 경우는 성대마비에 의한 연하시의 성문폐쇄부전으로, 흡인의 위험이 높아진다[5]. 반회신경마비의 경우, 고형물의 섭취는 비교적 원만하고 안정되어 있지만, 액체 섭취시에는 어려움이 많으므로, 특히 주의해야 한다. 이 경우, 팔밀기 운동 등의 성문폐쇄치료를 실시하면서, 실제로 액체섭취시에는 점도 증강제의 사용이나 숨참기연하법 등을 교육한다.

　　반회신경마비가 양쪽에 생긴 경우는, 한쪽 마비보다 주의해야 한다. 수분섭취에는 물젤리나 시판하는 수분보급젤리 등의 반고형물을 이용하기도 한다. 양쪽 성대가 정중위(正中位) 고정인 경우는 호흡곤란으로 기관절개가 필요하지만, 비교적 조기에 젤리식 등의 경구섭취를 시작할 수 있으며, 정중위 외 고정에서는 숨 쉴때 심한 쉰소리가 나타나며, 흡인의 위험성이 높아서 경구섭취 시작까지 시간이 걸린다는 보고가 있다[6]. 연하장애가 중증인 경우, 경구섭취 확립까지 치료기간이 장기간인 증례도 있어서, 정신 · 심리적 지지가 필요하다[7].

　　식도암은 침습이 큰 수술로, 수술 후 팔밀기 운동이나 기침을 하도록 하면, 수술부위의 통증

표 5 덤핑증후군(Dumping syndrome)의 증상과 대응방법

증상 · 영향	대처방법 · 식사에 관한 검토
덤핑증후군은 위를 끌어올려 재건수술을 한 후 등에서, 위에 음식이 머물지 않고 급속히 소장으로 흘러감으로써 일어나는 증상. 여러 가지 호르몬이 나오거나 장관 내로 수분이 이동하여, 일시적으로 저혈당이 됨으로써 일어나며, 식후 20~30분 이내에 일어나는 조기증상과 식후 2~3시간 지나서 일어나는 후기증상이 있다 • 조기증상 　전신증상 : 오한, 졸음, 탈력감, 현기증, 동계, 두통 　복부증상 : 복통, 설사, 구역질 • 후기증상 　저혈당증상 : 식은땀, 무기력감, 떨림, 현기증	• 한번에 삼키지 말고, 잘 씹어서 천천히 먹는다 • 식사 중에는 물로 삼키지 않는다(5분죽 등 수분량이 많은 것은 씹지 않아도 삼키기 쉬우므로, 덤핑이 일어나기 쉽다. 잘 씹을 수 있으면, 수분이 적은 전죽(全粥)이 덤핑을 잘 일으키지 않으며, 때 흡인이 잘 일어나지 않는다) • 1회량을 적게 하여, 6회 정도로 나누어 먹는다 • 탄수화물을 다량으로 섭취하지 않는다(조기증상) • 후기덤핑증상(식은땀, 떨림)이 일어났을 때는 당분을 섭취하고 안정을 취한다 • 설사할 때는 수분을 보급한다(우유 · 감귤계 음료는 설사를 조장하므로 삼간다)

을 호소하고, 힘을 잘 발휘할 수 없으므로, 복부에 베개를 대어 통증을 경감시키는 배려도 필요하다[8].

또 흉부 식도암 수술에서는 위관형성을 위해서 위를 부분절제하기 때문에, 덤핑증후군을 일으킬 수 있으므로, 그 병태의 설명과 대응법(표 5)도 연하재활 의료진은 알아두어야 한다.

식도암 수술 후의 식사스케줄은 3분죽, 5분죽으로 진행하는 것이 일반적이지만, 3분죽이나 5분죽처럼 수분이 많은 부드러운 식재는 씹지 않아도 삼키기 쉬워서, 덤핑증상을 쉽게 일으키게 된다[9]. 또 3분죽이나 5분죽은 수분과 쌀알이 분리되어 있어서 액체를 흡인하기 쉬운 식도암 수술 후의 연하장애 환자에게는 흡인의 위험이 높아진다. 그 때문에 잘 씹을 수 있으면, 덤핑증상이나 흡인을 잘 일으키지 않는 수분이 적은 전죽이 좋다. 덤핑증상의 예방에는 음식이 갑자기 장으로 흘러들어가지 않도록 잘 씹어서 천천히 섭취하는 것이 중요하다.

d. 퇴원 전 교육과 퇴원 후 교육

퇴원시에 연하장애가 잔존하는 경우, 집에서도 식사섭취시의 음식형태나 조리법, 식사의 환경설정 등, 병원에서 하던 방법을 계속하도록 교육한다.

퇴원 후에는 자택에서 식사환경이 잘 지켜지고 있는지, 자립치료는 올바르게 시행하고 있는지, 발열의 유무, 가래의 양, 체중의 감소, 혈액소견[C반응성 단백(CRP)이나 백혈구]을 확인한다. 자택에서의 식사섭취상황을 확인하고, 적당한 음식형태의 검토나 보조영양제의 소개 등을 조언 · 교육한다.

필요에 따라서 비디오투시 연하검사도 시행하고, 환자 · 가족에게 개선점이나 문제점을 설명하며, 음식형태 의 향상이나 연하곤란식을 해제한다.

화학요법이나 방사선요법이 추가로 시행되면, 부작용으로 다시 연하기능이 악화될 수 있으므로[10], 수술 후 항암치료가 시행되는 경우는 추적관찰에 세심한 주의가 필요하다.

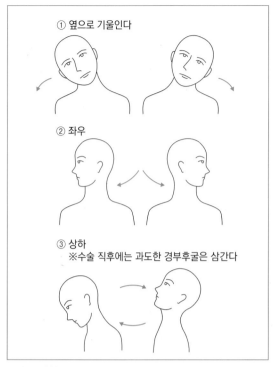

① 옆으로 기울인다

② 좌우

③ 상하
※수술 직후에는 과도한 경부후굴은 삼간다

그림 1 경부운동

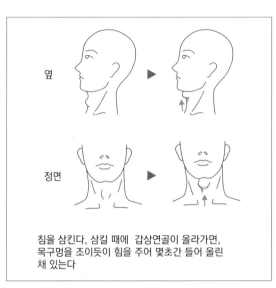

옆

정면

침을 삼킨다, 삼킬 때에 갑상연골이 올라가면, 목구멍을 조이듯이 힘을 주어 몇초간 들어 올린 채 있는다

그림 2 맨델슨법

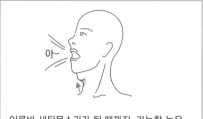

아-

이른바 새된목소리가 될 때까지, 가능한 높은 소리로 발성하면, 갑상연골이 올라간다. 가장 높은 소리로 발성하는 곳에서 몇 초간 발성을 지속한다

그림 3 가성발성법

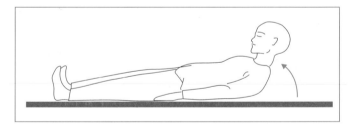

그림 4 두부거상치료

2 가정(외래)에서 할 수 있는 재활

    a. 경부운동(**그림 1**)

    b. 멘델슨법(**그림 2**)

    c. 가성발성법(**그림 3**)

    d. 두부거상치료 : 위를 향해 누워서 어깨를 바닥에 붙인 채, 머리만 발가락이 보일 때까지 들어올린다. 거상지속시간이나 횟수는 각자의 능력에 맞추어 실시한다(**그림 4**).

    e. 숨참기연하법(**그림 5**)

    f. 성문폐쇄치료(팔밀기 운동) (**그림 6**)

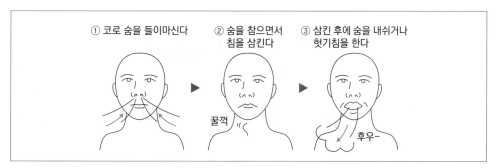

그림 5 숨참기연하법

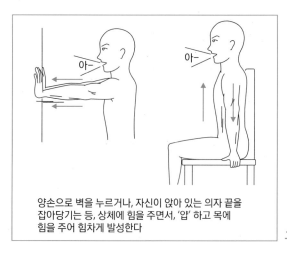

양손으로 벽을 누르거나, 자신이 앉아 있는 의자 끝을
잡아당기는 등, 상체에 힘을 주면서, '압' 하고 목에
힘을 주어 힘차게 발성한다

그림 6 성문폐쇄치료(팔밀기 운동)

문헌

1) 金子芳洋, 千野直一 (감수), 才藤榮一, 田山二郎, 藤島一郎 외 (편) : 섭식 · 연하재활, pp110-111, 의치약출판, 2000
2) 才藤榮一 : 1999년도 후생과학연구보조금 (장수과학종합연구사업) '섭식 · 연하장애의 치료 · 대응에 관한 종합적 연구'총괄연구보고서, pp1-18, 1999
3) 近藤晴彦 (감수), 坪佐恭宏 (편) : 흉부 식도암. 여러 직종으로 구성된 팀을 위한 수술전 · 후 매뉴얼 3, p81, Medical Friend사, 2004
4) 河野辰幸 : 두경부암, 식도암 수술 후의 연하장애 그 평가와 대책-식도암 수술 후의 연하장애. 이비(耳鼻)와 암 47 : 119-121, 2001
5) 渡邉昭仁, 細川正夫 : 식도암 3영역 림프절곽청술 후 임상연구. 일기관식도회보 50 : 476-480, 1999
6) 部坂弘彦, 太田史一, 飯田実 외 : 본원에서 식도암 수술 후의 성대운동마비에 관한 임상적 검토. 일기관식도회보 56 : 327-335, 2005
7) 難波 雄, 伊藤郁子, 蓼沼 拓 외 : 식도암 수술 후에 양측 반회신경마비와 연하장애를 일으킨 1증례-섭식치료에서의 정신 · 심리적 서포트의 중요성. 시마네대학(島根大學)의학부기요 29 : 1-7, 2006
8) 安藤牧子, 羽飼富士男 : 언어치료사의 역할. 辻 哲也, 里宇明元, 木村彰男 (편) : 암재활, p482, 금원출판, 2006
9) 辻仲利政 (편) : 소화기 간호사 · comedical이 알아두어야 할 앞으로의 수술 후 식사지도. p29, 메디컬출판, 2006
10) 神田 亨, 田沼 明, 鬼塚哲郎 외 : 두경부암에 대한 방사선치료 후의 연하장애. 일섭식연하재활회지 11 : 335-336, 2007

(神田 亨)

5. 골·연부종양, 골전이, 척수종양

1. 골·연부종양, 골전이, 척수종양의 특징·치료·재활의 개요

> **요점**
>
> ① 원발성 악성 골·연부종양에는 수술 전후에 화학요법이 시행되어, 수술 후뿐 아니라 수술 전 화학요법 중에도 재활의 적응이 된다.
>
> ② 전이성 골종양의 재활에는 기능장애뿐 아니라, 예후나 전신상태 등을 고려하여 목표를 설정하는 것이 중요하다.
>
> ③ 척수내종양은 비교적 예후가 좋고, 장기간에 걸쳐서 서서히 회복되는 증례이므로, 장기적인 전망으로 재활을 한다.

원발성 악성 골종양은 인구 10만 명당 약 0.8명[1], 원발성 악성 연부종양은 인구 10만 명당 2~3명[2]인 드문 질환이다. 그러나 이 질환의 대부분이 운동기능장애를 일으키므로, 재활이 중요한 역할을 담당하게 된다. 한편, 전이성 골종양은 일본의 환자수의 추계가 10~20만 명 정도 있어서, 접할 기회가 매우 많다. 따라서 이 질환의 병태나 재활의 개요를 아는 것이 중요하다.

1 진단과 분류

a. 진단

1) 원발성 악성 골·연부종양

골종양의 진단은 영상진단과 병리진단으로 확정된다. 영상진단에서는 특징적인 소견과 발생부위에 따라서 단순X선으로 상당한 진단이 가능하다. 특징적 소견으로는 골피질을 파괴하여 골외로 종양이 진전된 결과 발생하는 골막반응(Codman 삼각, Onion Peel, Spicula, Sunburst)이 나타난다. 발생부위에는 예를 들어, 골육종에서는 무릎 주위(대퇴골원위·경골근위)에 호발한다. 또 종양의 병소범위 결정에는 MRI검사가 유용하다.

연부종양은 일반적으로 영상소견이 비특이적이며, 진단을 위해서는 생검이 필요하다.

2) 전이성 골종양

척추에 원발성 골종양이 발생하는 경우는 드물지만, 전이성 골종양은 흔히 볼 수 있다. 척추전이에서 추궁근이 소실되면 일반방사선 사진에서 척추뼈뿌리 이(Pedicle Sign)라 불리는 이상소을 볼 수 있다.

표 1 원발성 악성 골종양의 분류

골형성 종양	골육종
연골형성 종양	연골육종
골거세포종	악성 골거세포종
원형세포 종양	Ewing 종양/원시신경외배엽성 종양(primitive neuroectodemal tumor : PNET) 악성 림프종 골수종
맥관성 종양	혈관육종 악성 혈관외피종
그 밖의 결합직성 종양	섬유육종 악성 섬유성 조직구종 지방육종 평활근육종 악성 간엽종 미분화육종
그 밖의 종양	척삭종

[일본정형외과학회 골 · 연부종양위원회 (편) : 정형외과 · 병리 악성 골종양 취급규약 제3판, pp2-4, 금원출판, 2000에서]

단, 초기의 미소한 병소는 일반방사선사진으로는 진단이 어렵고, MRI나 골 신티그래피가 유용하다.

원인 암은 데이터베이스에 따라서 비율이 다르지만, 폐암과 유방암은 어느 데이터베이스에서나 상위를 차지하며, 이 2가지 암이 임상적으로 중요한 전이성 골종양의 약 반수를 차지한다. 또 신장암의 골전이는 전체적인 증례수는 적지만, 임상적으로 수술대상이 되는 경우가 많아서, 매우 중요한 원발암이다[3].

3) 척수종양

이전에는 척수조영이 시행되었지만, 현재는 MRI검사로 대부분 진단이 가능하다. 확정진단을 위해서는 조직학적 진단이 필요하다.

b. 분류

1) 원발성 악성 골 · 연부종양

악성 골 · 연부종양은 종양세포에서 유래된 조직에 근거하여 분류된다. 악성 골 · 연부종양은 그 조직형에 따라서 치료법이 다르므로, 조직학적 분류가 중요하다(표 1, 2)[4,5].

2) 전이성 골종양

전이성 골종양에서는 골절의 위험평가가 중요하다. Mirels[6]는 장관골전이를 통증, 타입(용골성, 조골성 등), 크기에 따라서 점수화하여 병적골절의 위험을 평가하였다(표 3). 또 치료방침을 결정하는 데에 예후예측도 중요하며, 표 4[7]과 같은 예후예측표를 사용한다.

표 2 원발성 악성 연부종양의 분류

섬유성 종양	섬유육종
섬유조직구성 종양	악성 섬유성 조직구종
지방성 종양	지방육종
평활근성 종양	평활근육종
횡문근성 종양	횡문근육종
혈관 및 림프관 내피세포성 종양	혈관육종 Kaposi육종
혈관주피세포성 종양	악성 혈관주피종 악성 글로무스종양(glomus tumor)
활막의 종양	악성 건활막거세포종
신경의 종양	악성 말초신경초 종양 악성 과립세포종 명세포육종(연부악성 흑색종) 골외성 Ewing육종, 원시신경외배엽성 종양
연골 및 골형성성 종양	골외성 연골육종 골외성 골육종
그 밖의 종양	포소상 연부육종 유상피육종 소아 및 약년성인의 섬유형성성 소세포 종양 악성(신외성) rhabdoid종양 활막육종 악성 간엽종

[일본정형외과학회 골 · 연부종양위원회 (편) : 정형외과 · 병리 악성 골종양 취급규약 제3판, pp108-110, 금원출판, 2000에서]

표 3 Mirels에 의한 장관골전이의 병적골절의 위험

	점수		
	1	2	3
장소	상지	하지	전자부
통증	경도	중등도	중도
타입	골형성성	혼합성	골용해성
크기	< 1/3	1/3~2/3	> 2/3

합계점이 8점 이상인 경우, 병적골절의 위험이 높다고 판정한다.
[Mirels H : Metastatic disease in long bones. A proposed scoring system for diagnosing impending pathologic fractures. Clin Orthop Relat Res 249 : 256-264, 1989에서 일부 개편]

3) 척수종양

척수종양은 그 발생부위에 따라서 경막내종양과 경막외종양으로 분류되며, 전자는 다시 수내종양과 경막내 수외종양으로 분류된다(그림 1).

수내종양에서는 뇌실막 세포종과 성상세포종의 빈도가 높다. 이 종양들은 뇌에도 발생하는데, 뇌에 발생하는 경우와 비교하여 척수에서는 뇌실막 세포종의 비율이 높은 것이 특징이다(표 5). 또 악성도가 낮은 경우가 많아서, 5년생존률이 80% 이상이다[8,9].

경막내 수외종양에서는 신경초종과 수막종의 빈도가 높다. 일반적으로는 양성으로 천천히 성장한다.

경막외종양 중에서 가장 빈도가 높은 것은 전이성 종양이다. 척추 등에 전이된 종양이 경막외

표 4 카타기리(片桐)의 예후예측표

원발부위	
악성림프종, 전립선암, 유방암, 골수종, 갑상선암	0점
신장암, 자궁암 등, 그 밖의 암, 육종	2점
폐암, 간세포암, 위암	3점
Performance status 3 , 4	1점
내장전이 있음	2점
과거의 화학요법	1점
골전이 다발	1점

상기의 합계점이	
0~2점 1년생존률 90%	
3~5점 · · · · · 50%	
6점 이상 · · · · 10%	

Performance status 3, 4 : 주변의 일은 할 수 있지만, 종종 보조가 필요하고 낮의
50% 이상은 누워 있는 상태, 또는 주변의 일도 하지 못하고 항상 보조가 필요하
며 종일 누워 있는 상태

[片桐浩口, 高橋 滿, 高木辰哉 : 전이성 골종양에 대한 치료체계-원발소 검색순서와 예후예측에 대
한 전략. 관절외과 22 : 46-54, 2003에서 일부 개편]

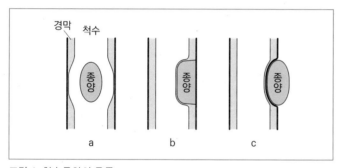

그림 1 척수종양의 종류
a : 수내종양, b : 경막내 수외종양, c : 경막외종양

표 5 척수 수내종양의 조직학적 분류와 빈도

신경조직 유래	60~75%
뇌실막 세포종(저악성도)	30~45%
성상세포종 (저악성도)	15~25%
뇌실막 세포종(고악성도)	2~ 5%
성상세포종 (고악성도)	2~ 5%
비신경조직 유래	30~40%
해면상혈관종	10~15%
혈관아종	10~15%
유상피종	2~ 3%

[Sandalcioglu IE, Grasser T, Asgari S, et al : Functional outcome after surgical treatment
of intramedullary spinal cord tumors : Experience with 78 patients. Spinal Cord 43 : 34-
41, 2005 및 Cristante L, Herrmann HD : Surgical management of intramedullary spinal
cord tumors : functional outcome and sources of morbidity. Neurosurgery 35 : 69-76,
2005에서 일부 개편]

강으로 진전하여 척수장애를 일으킨다. 심한 배부통(背部痛) 때문에 전이소가 경막외종양으로써 원발 암보다 먼저 발견되는 경우도 있다.

2 치료

a. 원발성 골 · 연부종양

1) 화학요법

수술 전 화학요법의 절대적 적응은 골육종, Ewing육종, 횡문근육종, 원시신경외배엽성 종양 (primitive neuroectodermal tumor, PNET)이다. 그 밖에 악성 섬유성 조직구종(malignant fibrous histiocytoma, MFH)이나 활막육종, 평활근육종 등에도 화학요법이 시행되는 경우가 많다[10].

골육종을 예로 들면, 예전에는 환지를 절단해도 2년생존율이 12%였지만, 현재는 화학요법의 진보로 무병 5년생존율이 60~70%이며, 게다가 대부분 환지온존이 가능하다. 수술 전 화학요법의 목적은 ①이미 존재하는 미세전이를 치료한다, ②원발 암에 대한 반응을 보고 수술 후 화학요법의 참고로 삼는다, ③원발 암에 대한 반응이 좋으면 수술의 절제범위가 축소되어 사지기능이 온존된다, 등이다.

2) 수술요법

악성 골 · 연부종양 수술은 광범위 절제술이 기본이다. 종양 주위에는 반응층이라 불리는 모세혈관 증생이나 종양성 출혈이 보이는 부분이 있어서, 종양뿐 아니라 이 반응층을 확실히 제거하는 것이 중요하다.

b. 전이성 골종양

1) 척추전이

척추전이 치료는 방사선요법이 제1선택이다. 마비가 나타나지 않는 증례의 대부분은 방사선요법으로 마비를 피할 수 있다. 또 방사선요법에 감수성이 높은 암종에서는 통증완화나 골화를 이룰 수 있다. 단, 방사선성 척수염의 위험이 있으므로, 보통 척추에서는 같은 부위에 재발한 경우에는 재조사를 하지 않는다.

생명예후가 6개월 이상 예상되는 단발척추병변에서, 부전마비나 절박마비로 조직학적으로 방사선치료 효과를 기대할 수 없는 경우에는 신경감압, 고정수술을 선택하기도 한다[11].

2) 대퇴골 전이

대퇴골은 걷기할 때에 하중이 가해지므로, 병적골절을 쉽게 일으키는 부위이다. 한번 골절을 일으키면 현저하게 삶의 질이 저하되므로, 골절이 발생하기 전에 발견하여 적절히 치료하는 것이 바람직하다. 골절이나 절박골절이 없는 경우는 방사선요법이 제1선택이다. 한편, 골절이나 절박골절이 있는 경우에는 생명예후나 전신상태 등을 종합적으로 판단하여 수술을 고려한다. 예상예후가 3개월 이내이며, 다발병변이나 체력저하 때문에 대퇴골을 치료해도 휠체어가 한계인 증례에서는 단순한 내고정을 선택하지만, 1년 이상 생존이 기대되는 증례에서는 광범위한 절제

· 인공재료로의 재건을 선택한다[12].

c. 척수종양

수내종양 수술은 현미경하에서 시행된다. 뇌실막 세포종은 종양과 척수의 한계가 비교적 확실하여 적출할 수 있는 경우가 많은데, 성상세포종은 경계가 불명료하여 완전적출이 어려운 경우가 많다. 종양이 악성이면 잔존한 종양에 대해서, 방사선요법이나 화학요법이 시행된다.

3 재활의 개요

a. 원발성 골 · 연부종양

1) 수술 전 치료 중인 재활

골종양에서는 골피질의 파괴로 절박골절이 되는 경우가 적지 않다. 하지의 절박골절 증례에서는 목발을 이용한 걷기치료를 한다. 수술 전 화학요법을 하는 경우에는 활동성이 저하되기 쉬우므로, 불용을 예방하는 것도 중요하다.

2) 수술 후의 재활[10]

견관절 주위의 악성종양 수술에서는 상완골 근위 또는 견갑골경부를 포함하여, 주위의 근육들을 광범위하게 절제하므로, 상완골의 견관절 올림근, 견관절 기능이 손상을 받는다. 어깨의 어느 정도의 가동영역을 재건하는 경우에는 유리비골에 의한 슬링법(sling procedure)을 사용한다. 이 경우, 인대를 봉합하므로, 이 주위가 섬유성 유합(수술 후 약 5~6주) 될 때까지는 하중할 수 없다.

고관절 주위의 악성종양에서는 대퇴골 근위부를 광범위하게 절제하여 종양용 인공관절로 치환하는 경우가 많다. 단, 이 경우 장요근이나 중둔근의 부착부를 절제하기 때문에 고관절이 불안정해지기 쉬워서, 외전장구를 사용하여 걷기치료가 시행된다.

b. 전이성 골종양

1) 척추전이로 마비가 없거나 경도인 증례

방사선치료 중에는 기본적으로 침상 안정을 하도록 해서 이로 인한 문제가 일어나기 쉬우므로, 이를 예방하는 것이 재활의 목표이다. 침대 위에서 대퇴사두근의 등척성운동 등을 하면서, 하지 심부정맥 혈전증의 예방을 위해서 하퇴삼두근의 반복운동을 한다. 안정이 해제되면 코르셋 등을 장착하여 기립경사테이블(tilt table) 기립치료를 시작하고, 걷기치료로 진행한다.

2) 척추전이로 중증 마비가 있는 증례

중증 마비가 존재하는 경우에는 걷기가 어렵다. 잔존기능을 평가하여 목표를 설정한다. 대마비에서 체간기능이나 전신상태가 양호한 경우라면, 옮겨 앉는 동작(침대⇔의자)의 획득이 목표가 된다. 상지의 근력증강, 푸쉬업, 옮겨 앉는 동작 등을 연습한다. 단, 예후가 한정되어 있는 증례에서는 재활에 오랜 시간이 걸리면 자택에서 지낼 기회를 갖기가 어렵게 된다. 반드시 일상생활동작이 독립적이지 안더라도 조기에 퇴원하는 편이 나은 경우도 있다.

3) 대퇴골 전이

보존적 치료례에서는 골절을 예방하여 안전하게 이동할 수 있는 것이 재활의 목표이다. 따라서 대퇴사두근 등의 근력을 유지하고, 강화하면서 목발걷기 치료를 한다.

수술증례에서는 수술식에 따라서 재활의 목표가 다르다. 광범위한 절제 · 인공재료의 재건 증례에서는 실용적인 걷기의 획득이 목표이다. 원발성 고관절 주위 악성종양의 수술 후와 마찬가지로, 고관절이 불안정하므로 외전장구를 사용하여 걷기치료를 한다.

c. 척수종양

재활 프로그램은 외상성 척수손상과 똑같다. 단, 수내종양 수술 후 기능회복이 완만하게, 장기간 계속되므로, 장기적인 전망으로 재활을 진행한다[8].

문헌

1) 일본정형외과학회 골 · 연부종양위원회 (편) : 정형외과 · 병리 악성 골종양 취급규약 제3판, pp6-9, 금원출판, 2000
2) 일본정형외과학회 골 · 연부종양위원회 (편) : 정형외과 · 병리 악성 골종양 취급규약 제3판, pp14-17, 금원출판, 2002
3) 荒木信人 : 전이성 골종양의 현 상황. 후생노동성 암연구조성금 암의 골전이에 대한 예후예측방법의 확립과 집학적 치료법의 개발반 (편) : 골전이치료 핸드북, pp3-13, 금원출판, 2004
4) 일본정형외과학회 골 · 연부종양위원회 (편) : 정형외과 · 병리 악성 골종양 취급규약 제3판, pp1-4, 금원출판, 2000
5) 일본정형외과학회 골 · 연부종양위원회 (편) : 정형외과 · 병리 악성 골종양 취급규약 제3판, pp108-170, 금원출판, 2000
6) Mirels H : Metastatic disease in long bones. A proposed scoring system for diagnosing impending pathologic fractures. Clin Orthop Relat Res 249 : 256-264, 1989
7) 片桐浩口, 高橋 滿, 高木辰哉 : 전이성 골종양에 대한 치료체계-원발소 검색순서와 예후예측에 대한 전략. 관절외과 22 : 46-54, 2003
8) Sandalcioglu IE, Grasser T, Asgari S, et al : Functional outcome after surgical treatment of intramedullary spinal cord tumors : Experience with 78 patients. Spinal Cord 43 : 34-41, 2005
9) Cristante L, Herrmann HD : Surgical management of intramedullary spinal cord tumors : functional outcome and sources of morbidity. Neurosurgery 35 : 69-76, 2005
10) 高橋 滿 : 골 · 연부종양 환자에 대한 수술전 · 후 재활, 辻 哲也 (편) : 실천 ! 암재활, pp67-71, Medical Friend사, 2007
11) 片桐浩口 : 원발성 악성 골 · 연부종양, 전이성 골종양, 1) 특징 · 진단 · 치료의 요점. 辻 哲也, 里宇明元, 木村彰男 (편) : 암재활, pp245-255, 금원출판, 2006
12) 片桐浩口 : 전이성 골종양의 치료체계. 정외간 10 :748-757, 2005

(田沼 明)

2. 상지장애에 대한 접근

요점

① 상지의 경우, 기능을 보존하기 위한 수술이 80~90% 이상을 차지한다.

② 증례수의 희소성, 부위나 병태가 다양해서 재활 접근 방법도 다양하다. 실시할 때에는 팀내에서 긴밀하게 서로 협력한다.

③ 견관절 주위의 기능이 손실된 경우, 어깨의 고정성을 높이고, 팔꿈치로부터의 움직임을 보다 효율적으로 유도하여, 일상생활동작(ADL)이나 도구적 일상생활동작(IADL)으로 연결되는 손가락의 정교한 동작을 확보하는 것이 목적이다.

④ 주관절인 경우는 가능한 팔꿈치의 가동성을 유지하는 접근을 실시하여, 자기 신체에 대한 도달범위를 확보한다.

---

1 치료의 개요

상지의 골·연부종양의 치료는 수술요법이 주체가 되며, 사지에 발생한 경우 80~90% 이상 환지온존술이 시행되고 있다[1]. 그 중에서도 상지는 양손이 필요한 정교한 동작을 해야 하고, 물건을 '잡는' 동작을 할 수 있는 것만으로도 생활이 편리해지므로, 하지 이상으로 온존술을 선택하는 경우가 많다.

표 1에 정리하였듯이, 골육종, Ewing육종, 횡문근육종 등의 고악성 종양인 경우, 상당기간 수술 전 치료가 시행되고, 전신상태를 충분히 배려한 재활이 필요하다. 또한 광범위한 절제술을 선택하는 등 수술범위도 커서, 수술 후의 기능결손도 중증이 된다[1-3].

수술 후의 재활은 '외상 후 재활' 프로그램에 비해 특수하고 다양하며, 잔존근육에 따라서 기능예후도 여러 가지이다. 특히 상지의 골·연부종양은 증례수가 적고, 확립된 재활 프로토콜이 없어서, 의료자가 수술 후의 기능적 목표를 명확히 결정하기가 어렵다. 한편, 환자에게는 환자모임 등의 자립그룹이 적고, 정보교환의 장이 거의 없어서, 장래의 전망을 예측하기가 어렵다. 따라서 의료자가 기능예후뿐 아니라, 직업이나 학업 등의 생활을 포함한 장기적인 비전을 갖도록 노력하는 것이 중요하다.

사지보존술에 관해서는 종양 및 조직의 적출범위에 따라서 잔존부위 및 기능이 다양하므로, 담당의와 긴밀하게 의사소통을 하며, 절제근, 잔존근, 재건술의 유무 등을 상세히 확인하는 것이 중요하다. 재건술을 실시하는 경우에는 수술 후 조만간 재건술이 이루어지는 근에 과도한 긴장이 가해지지 않도록 유의하면서 실시한다.

표 1 상지의 골 · 연부종양에 대한 치료

> 1) 수술 전 화학요법⇒광범위한 절제⇒수술 후 화학요법
>   골육종, Ewing육종, 횡문근육종 등
> 2) 광범위한 절제만 : 연골육종 등
> 3) 광범위한 절제＋증례에 따라서 화학요법을 하는 것 : 활막육종 등,
>   악성 섬유성 조직구종, 활막육종 등

2 상지 골 · 연부종양의 수술(사지보존술) 전 · 후 재활

a. 수술 전 재활

상지의 골 · 연부종양의 경우, 수술 전에는 통증이나 병적골절을 방지하기 위해서, 환부를 삼각포 등으로 보호한다. 그리고 안정이 필요한 수술측이 사용하는 손인 경우에는, 일정기간, 또는 수술 후 기능이 회복되는 과정에서, 사용하는 손의 기능이 저하된다고 예측하게 된다. 그와 같은 경우에는 수술 전부터 필요에 따라서 사용하는 손을 교환하는 치료를 실시한다. 예를 들어, 수술 후 어떻게 식사를 할 것인지 등을 상담하면서, 사용하지 않는 손으로 젓가락을 사용하는 연습을 하거나, 스푼이나 식기, 미끄럼방지매트 등의 보조기구를 소개하는 등, 환경을 조성한다. 또 병적골절을 일으키지 않도록 필요에 따라서 골절에 대한 위험관리를 한다.

b. 수술 후 재활

1) 어깨 주변 악성종양술 후(절제술)

어깨 주변의 악성종양절제술에서는 절제한 근육에 기인하는 어깨뼈나 견갑상완관절의 기능이 결손하게 된다. 그 때문에 외견적인 형상을 조정하기 위해서 결손부분의 조직을 보충하거나, 기능을 재건하기 위한 수술을 시행하는 경우가 많다. 상지의 골 · 연부종양은 근위에 생기는 경우가 많으므로, 수술 후에 어깨의 고정성이나 일부의 가동성을 남기고, 손가락의 정교한 동작을 최대한 발휘하게 함으로써, 일상생활동작 중에서 식사, 단정한 용모, 화장실동작 등의 셀프케어, 글씨쓰기나 컴퓨터조작 등을 할 수 있게 한다.

쇄골, 견갑골 체부만 절제한 경우는 기능예후가 양호하게 유지된다. 상완골근위를 절제할 때는, 약년자나 원발성 골 · 연부종양인 경우에는 혈관부착 유리비골이식을 이용한 슬링법(sling procedure) 또는 clavicula pro humero법을 선택한다. 한편 견갑관절와를 보존할 수 있고, 외전근력으로써 삼각근 또는 건판을 보존할 수 있으면, 인공골두를 사용하여 골을 재건(인공골두치환술)하고, 어느 정도 관절가동역을 확보할 수 있다[4]. 인공골두치환술은 고령자나 골전이의 경우에 선택한다.

견관절은 인체 중에서 가장 가동성이 있는 관절이지만, 견관절의 가동성을 재획득하기보다 팔꿈치 등 다른 관절의 움직임을 포함한 복합된 동작으로 머리나 얼굴에 닿을 수 있도록 최종적인 기능목표를 설정한다. 시즈오카암센터에서는 어깨에 관해서 큰 가동성보다 잔존근의 근력으로 고정성을 유지하는 것을 중시하며, 팔꿈치에서 떨어진 곳의 움직임을 보다 효율적으로 유도하여, 생활 속에서의 기능을 높이고자 했다.

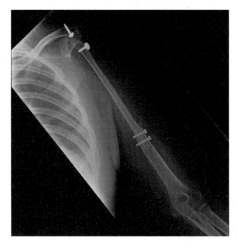

그림 1 슬링법(sling procedure) (견관절부)의 X선상

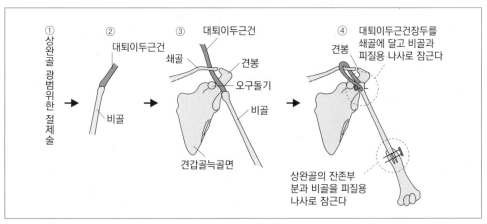

그림 2 슬링법(sling procedure)

(1) 어깨 주변 악성종양술후 [슬링법(sling procedure), **그림 1**]

슬링법은 견관절을 확실히 고정시킬 뿐 아니라, 골두를 포함한 유리혈관부착 비골을 골의 결손부에 이식하여, 견봉에 연결시키는 재건술이다[5](**그림 2**). 견관절에 조금 '여유' 부분이 있고, 견관절 고정보다 골절 등의 위험을 경감시킬 수 있어서, 여성이나 사무직 등의 경노동종사자가 좋은 적응이 된다[5].

수술 후에는 팔꿈치 90° 굴곡위에서 삼각건이나 스토키네트 벨포(stokinette Velpeau) 등으로 고정한다[1]. 수술 후 다음날부터 손가락 · 수관절의 능동운동을 시작하고, 주관절의 능동보조운동은 수술 후 1~2주부터 팔꿈치의 완전 신전한 수술 후 4주 정도에 가능하다[1,3]. 삼각건 등에 의한 외고정은 수술 후 약 5~6주까지 계속한다[1,2,5]. 아무래도 여러 조건에 따라서 유연하게 대응해야 하므로, 순차적으로 의사에게 안정도에 관해서 확인한다.

수술 시에 상완이두근의 기시부(단두)를 한번 박리한 후 봉합하는 경우에는, 어깨를 경도 굴곡위로 하여, 상완이두근에 가해지는 긴장을 줄인 상태에서 팔꿈치 운동을 실시하고, 팔꿈치의 완전한 신전은 서서히 하며, 상완이두근을 강한 힘으로 수축하지 않도록 주의한다.

표 2 슬링법(sling procedure) 수술 후의 상지재활의 흐름

	재활시의 운동	일상의 고정방법
수술 직후	손가락과 수관절 운동	전 하중 불가
수술 후 1~2주째 *	주관절의 자동보조운동	스토키네트 벨포, 삼각건 등으로 재건부위에 상지의 무게가 가해지는 것을 줄여준다.
수술 후 4주째	팔꿈치의 완전신전 가능	
수술 후 5~6주 이후	항중력운동	삼각건 제거, 일상에서도 서서히 전 하중 개시(제거 직후는 걷기시에 주머니에 넣어 상지의 하중을 경감)

* 상완이두근을 절리 · 봉합한 경우에는 수술 후 2~3주째.

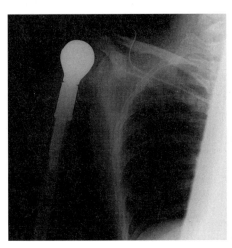

그림 3 견관절 인공골두치환술의 일반 방사선 사진

재활 진행의 일례를 **표 2**에 정리하였다. 수술 후의 경과 등 여러 조건에 따라서, 유연하게 대응해야 하며, 의사의 지시에 따른다.

하지의 비골절제부분에서는 통증에 따라서 가급적 조기에 족관절 능동운동을 시작하고, 수술 후 1주 이내에 걷기치료를 시작한다[1].

슬링법(sling procedure)의 기능예후는, 어깨의 외전근을 절제한 경우 굴곡 · 외전이 어렵지만, 어깨뼈를 들어올리면서 팔꿈치를 구부리면 입까지 닿을 수 있으므로, 이 기능의 획득을 목표로 한다(가능하다면 머리까지 시도한다).

(2) 견주변 악성종양수술 후(인공골두치환술, **그림 3**)

인공골두치환술은 골전이처럼 예후가 한정되어 있는 경우나 고령자, 골절을 일으킨 경우에 적응한다. 즉, 수술 시간이 짧고 신체에 대한 부담이 적기 때문에 통증의 제거가 목적인 경우나, 장시간의 수술을 견딜 수 없는 경우에 시도된다. 수술 후 조기부터 양호한 환지기능을 얻을 수 있는 점 등이 이점이다. 감염에 약하고, 장기경과 후의 헐거움이나 파손 등의 합병증이 단점이다. **표 3**에 증례를 나타냈다.

(3) 견주변 악성종양수술 후(견관절고정술)

견관절 고정술은 장래, 노동직종에 취업할 것이 예측되는 경우 등에서, 부하를 어느 정도 견딜 수 있는 상지기능을 재건하기 위해 선택한다[5]. 그러나 고정된 경우, 가동범위가 없기 때문에, 외

표 3 인공골두치환술 후의 증례경과

- 증례　40대, 남성, 방추형 세포육종 다발골전이, 근전이
　　　우골반부 복벽종양 절제, 우대퇴골 경부골종양 절제＋인공골두치환술, 우상완골근위골종양 절제＋인공골두치환술
　　　수술 후 방사선요법, 화학요법 실시
　　　수술 후 2개월에 퇴원
- 퇴원시 기능
　　　능동 관절가동역 : 견굴곡 40°, 외전 20°, 전액부, 같은 측 귀까지 도달 가능
　　　악력 : 비수술측의 약 50% 정도
　　　일상생활동작 : 식사는 오른팔로 가능, 양치질, 세안가능, 글씨쓰기 : 속도, 범위에 제한 있어도 가능

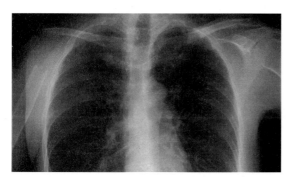

그림 4 견갑골 · 상완골두 절제 후의 X선상

상을 입으면 쉽게 골절될 위험이 있어서 주의해야 한다.

견관절 고정술인 경우의 재활 프로토콜은 일어나 앉는 것이 가능해진 후에, 어깨뼈 외전보조기 등으로 어깨를 고정시키면서, 주관절에서 떨어진 부분의 관절가동역치료를 시작한다[2]. 어어깨뼈 외전보조기는 어깨의 외전각도, 상완골의 회전각도를 조절할 수 있다. 어깨의 각도를 대개, 굴곡, 외전 모두 20~30° 정도로 고정시킨 상태에서, 책상위에서 사용하거나, 팔꿈치와 아랫부분을 적극적으로 사용하며, 손끝이 입에 닿는 것을 목표로 삼는다.

(4) 견주변 악성종양수술 후(견갑골 · 상완골 골두 절제, **그림 4**)

견갑골도 절제된 경우는 연부조직의 봉합으로 어깨가 들어올린 상태로 고정되도록 하고, 팔꿈치와 아랫 부분의 복합동작으로 일상생활동작이 향상되는 것을 목표로 삼는다. **표 4**에 증례를 나타냈다.

2) 팔꿈치 주변 악성종양수술 후(절제관절성형술)

팔꿈치 주변의 악성종양을 적출할 때에 그 주변의 근육 및 골관절을 광범위하게 절제하면, 주관절의 기능이 소실되어, 팔꿈치의 굴곡과 신전이 어려워진다. 주관절을 고정하기보다 관절가동역을 가능한 확보(floating elbow)하는 편이 기능적이며, 일상생활동작에서 이점이 많다[4].

절제관절성형술을 시행하는 경우, 관절이 없어서, 그 주변의 연부조직에 '매달리는' 형태가 된다. 그 경우는 아랫 팔이 매달려 있는 듯한 상태이며, 팔꿈치를 굴곡하려 해도, 지렛대의 원리를 이용할 수 없어서, 전체적으로 아랫 팔이 어깨방향으로 당겨진 듯한 상황이 된다. 그 때문에 팔

표 4 견갑골 · 상완골골두 절제의 증례 경과

- 50대, 여성. 수술 후 5개월
  견갑골 연골형성형 골육종 : 우견갑골 전절제술, 상완골두 절제술 시행. 회전근개(Rotator Cuff, 대원근, 소원근, 극상근, 견갑하근)는 모두 절제. 비골은 이식하지 않았지만, 어깨뼈의 거상에 도움이 되도록, 삼각근과 승모근을 봉합하였다.
- 상지기능
  어깨 : 굴곡 15°, 외전 20°(모두 팔꿈치 신전위)
  악력 : 비수술측의 약 60%
  손끝 범위: 전상방, 동측의 귀
- 일상생활동작
  식사 : 수술측 손으로 젓가락 사용이 가능. 어깨를 고정시키기 위한 암슬링(ArmSling) 장착 (그림 5)
  세안, 옷갈아입기동작 : 궁리하면서 자립
  수술 후 9개월만에 작업에 부분 복귀. 11개월에 자동차운전 재개(일부를 개조한 차, 그림 6)

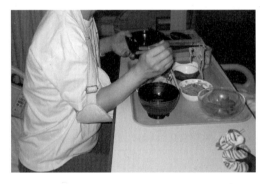

그림 5 암슬링(ArmSling) 장착례
어깨의 고정성을 높이고, 팔꿈치에서 떨어진 부분의 조작을 효과적으로 하기 위해서 장착했다. 암슬링이 없어도 앞의 식기를 잡는 것이 가능

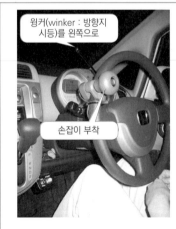
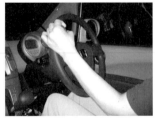
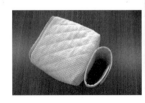
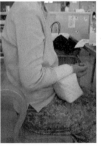

윙커(winker : 방향지시등)를 왼쪽으로

손잡이 부착

장시간 운전시에는 오른쪽 상지를 얹는 쿠션을 사용하기도 하는데, 서서히 필요없게 된다

그림 6 차의 일부개조와 운전례

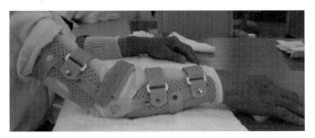
그림 7 경량화된 팔꿈치 관절 보조기

표 5 인공주관절 치환술의 증례 경과

- 60대, 여성
- 우상완골 골전이, 병적골절로 광범위한 절제술, 인공주관절 치환술 시행
- 수술 후 5개월 경과시. 팔꿈치 굴곡 130°, 신전 −30°
- 오른팔의 젓가락동작 실시 가능, 일상생활동작은 자립

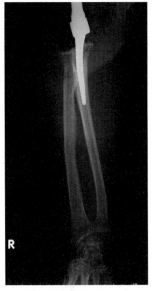
그림 8 인공주관절 치환술의 일반방사선 사진

꿈치를 굴곡하지 못하여, 손끝이 입까지 다을 수 없게 된다. 따라서 팔꿈치를 효율적으로 구부리기 위해서 경첩이 부착된 팔꿈치 관절 보조기가 필요하다. 경첩이 지렛대의 중심축으로 작용하면 관절이 일정방향으로 움직이게 되어서, 구부리는 기능을 어느 정도 재획득할 수 있다. 고령으로 체력이 거의 없는 경우는 보조기 자체가 무겁게 느껴질 수 있다. 체력이 없는 사람에게는 고정성은 떨어지지만, 가벼운 소재의 보조기를 사용하기도 한다. **그림 7**은 열가소성 수지로 제작하는 부분을 유연성 발포소재인 폴리에틸렌 라이트 등의 가벼운 소재로 변경한 보조기이다. 또 경첩도 금속을 사용하는 경우가 많은데, 플라스틱으로 제작하여 경량화했다.

(1) 팔꿈치 주변 악성종양수술 후(인공주관절 치환술, **그림 8**)

인공주관절 치환술을 시행한 경우, 양호한 가동성을 얻을 수 있으며, 기능적인 예후도 양호하다. **표 5**에 증례를 나타냈다.

(2) 팔꿈치 주변 악성종양수술 후(주관절고정술)

주관절고정술은 관절을 고정시켜서, 손이 입에 닿지 않게 된다. 그러나 탁자 위에서 누르는 동작이나 손으로 잡기, 병 등의 뚜껑 열기, 컴퓨터 조작 등의 작업이 가능하다. 직업이나 그 사람의 생활의 필요에 따라서 고정하는 관절각도를 결정한다.

원발성 골 · 연부종양의 경우에 선택하는데, 뼈가 유합되기까지 시간이 걸리고, 일상생활 중 골절 등의 위험이 있다.

(3) 팔꿈치 주변 악성종양수술 후(전완연부조직절제례)

팔꿈치 주위의 수술인 경우에, 동시에 전완의 근육이나 요골신경, 척골신경 등의 연부조직을 함께 절제하는 경우가 있다. 그 경우는 필요에 따라서, 팔꿈치 · 전완 · 수관절 · 손가락 등의 기능을 보충하는 복합적인 보조기를 고려해야 하므로, 보조기를 제작하기가 매우 어렵다.

표 6 국제사지보존학회 기능평가법(International Symposium on Limb Salvage, ISOLS)-상지

	통증	기능	정서적 만족도	손의 이동	섬세한 동작	물건 들기
5	통증 없음 약물 필요없음	일상생활에 지장없음	매우 만족	건강측과 동등	정상	정상 반대측 상지와 거의 동등
4						
3	경도 또는 간헐적인 통증 비마약성 진통제 사용	생활에 약간 제한	만족	손을 어깨 위로 들어올리지 못함 회내/회외를 하지 못함함	섬세한 동작을 하지 못함	제한 있다 반대측에 비해 떨어진다
2						
1	상지의 기능에 영향을 미치는 중등도 통증 간헐적 마약성 진통제 사용	생활에 중대한 영향 부분적인 작업에 지장	받아들임	손을 허리 위로 들어올리지 못함	손가락으로 집기 안됨	들어올리지 못한다
0	고도의 지속되는 통증 지속적인 마약성 진통제 사용	생활에 중대한 변경 독립성 상실 등	받아들이지 못함	들어올리지 못함	잡기 안됨	반대측 손을 보조할 수 없음
비고	약제의 투약 상황 등을 기재해 둔다	제한되는 활동을 기재해 둔다	설문용지에 기재하게 한다	전방에서 손의 들어올림 정도를 기재 반대측 손이나 보조를 받지 않아야 함	손의 정교한 움직임과 감각 장애를 기재	근력 등을 기록

종합점수 : _____
최대점수 : _____ = _____%Rating

(川井 章 : 환지기능평가법. 越智隆弘, 菊地臣一 (편) : 골연부종양, New Mook 정형외과 18, p162, 금원출판, 2005에서)

c. 상지용 보장구 제작

수술 후는 화학요법의 병용으로, 부종을 일으킬 수 있으므로, 장구 등의 소재는 유연하게 사이즈를 조절할 수 있는 것을 선택한다. 상지에는 그다지 하중을 가하지 않으므로, 비교적 부드러운 소재, 예를 들어, 수관절에는 수관절을 덮는 형태로, 부종의 상황에 따라서 벨크로(Velcro)로 조임 정도를 조절할 수 있게 제작하면 편리하다. 또 체력이 저하된 경우도 많으므로, 소재도 가능한 가벼운 것을 선택한다.

d. 국제사지보존학회에 의한 환지기능평가법

국제사지보존학회 기능평가법 ISOLS (International Symposium on Limb Salvage, 표 6) 이 현재 골·연부종양수술 후의 기능평가법으로 널리 사용되고 있다. 상지용과 하지용으로 나뉘며, 6가지 평가항목에 관해서 각각 0~5점까지 6단계로 채점하여, 종합점수를 %로 환산하여 사용하는 것이다[6]. 상지장애평가표(Disabilities of the Arm, Shoulder, DASH)와 강한 상관관계가 있다는 보고도 있다[6,7]. 비교적 단시간에 평가가 가능하지만, 재활의학과 관련된 경우에는 기능이나 일상생활동작을 좀 더 상세히 평가해야 한다.

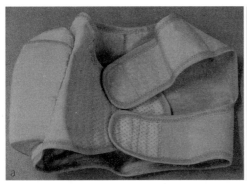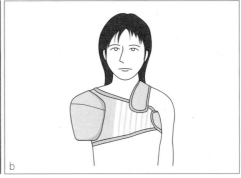

그림 9 어깨패드
a : 제작례, b : 장착례

3 상지절단 후의 재활

a. 치료의 개요

　　병변이 광범위하고 신경이나 혈관으로 종양이 침윤되어 유용한 사지로 재건할 수 없는 경우나 유상피육종인 경우는 절단을 선택하는 경우가 많지만, 전체적으로 절단 · 관질분리절단은 감소되고 있다.

　　절단 후에는 의수를 제작하게 되는데, 상지는 하지에 비해 의수를 제작하는 사람이 적은 것이 현실이다. 한손으로도 어느 정도 생활할 수 있어서, 항암제 등의 치료 중에는 특히, 의수를 조작하는 번거로움보다 한손으로 일상생활동작을 자유롭게 하는 방법을 선택하는 사람이 많다.

　　견갑흉곽 관절분리절단(견관절 관절분리절단)의 경우, 한쪽 어깨가 쳐져서, 옷을 입을 때에 형태를 정돈하기가 어렵다. 정장이나 블라우스 등을 입는 경우는 어깨패드(**그림 9**)를 착용하기도 한다. 어깨패드는 보조기로 제작하거나, 의류를 개량하여 제작한다.

b. 절단단과 자세의 관리

　　수술 후는 피부 · 수술부위나 부종 · 절단단의 관리, 환지통의 관리, 부동증후군의 예방 등이 중요하다[8]. 한쪽 상지절단인 경우는 전면에서 체간의 기울기(측굴)가 커지는 등, 자세에도 영향을 미치며, 어깨 결림이나 요통 등이 생긴다[9]. 그 때문에 체간의 균형 관리도 필요하다.

c. 상지의지의 분류

　　일반적으로 미관형 의지, 기능형 의지, 작업용 의수로 분류된다. 미관형 의지는 외관을 고려한 의지로, 손끝에 합성수지제 장갑을 사용한다. 미관형이지만, 책상 위에서 종이를 누르는 정도는 사용할 수 있다. 기능형 의지는 상지의 운동을, 케이블을 통해서 연결된 손의 조정이나 손끝 도구의 개폐에 사용하는 것이다. 케이블 부분에 긴장이 가해지므로, 항암제의 부작용으로 혈소판이 감소된 경우에는 주의해야 한다. 작업용 의지는 외관에 구애받지 않고, 작업에 적합하도록 고안된 것이다.

　　암환자인 경우, 한쪽 상지만 절단하는 경우가 많아서, 잔존상지로 일상생활을 자유롭게 할 수 있는 경우가 많다. 또 치료 중의 부작용이나 체력, 예후 등을 고려하여, 의지를 제작하지 않거나, 미관형 의지가 가장 많이 선택되고 있다. 그러나 연령이 비교적 젊고, 취학·취업이 필요한 경우는, 수업 중에 노트를 누르는 정도의 기능을 하는 미관형 의지를 제작하고, 예후를 기대할 수 있는 경우는 기능형 의지를 제작하여, 의지장착치료를 적극적으로 실시하기도 한다.

d. 상지 의지의 장착치료

의수의 장착치료는 암환자 이외의 경우에 준해서 하는데, 수술 후에 화학요법이 시행되는 경우도 많아서, 몸의 상태·혈액검사결과를 고려하면서 실시한다. 혈소판감소 중에는 의지의 커프나 케이블부분 등, 긴장이 가해지는 부분에 내출혈이 생기지 않도록 주의해야 한다.

4 전이성 골종양

상지에 전이가 발생하는 경우는 상완골 근위부가 많다. 골절의 위험이 생긴 경우는 삼각건 등으로 고정하고, 고정이 필요없는 경우라도 병적골절을 일으키지 않도록, 상완골의 회선·뒤틀림을 일으키지 않는 일상생활동작 방법을 교육한다. 예를 들어, 외전·외회전을 하지 않도록, 침대 주위에 있는 물품의 배치를 변경하는 배려가 필요하다.

5 가정(외래)에서 할 수 있는 재활

상지의 골·연부종양 환자에 대한 가정에서의 재활도 질병 상태나 치료경과에 따라서 유연하게 대처하며, 사회복귀를 위한 상지기능의 필요성을 확인한 후에 개별적으로 계획한다.

문헌

1) 高木辰哉 : 원발성 악성골·연부종양, 전이성 골육종. 2) 재활의 요점 (골연부육종, 전이성 골종양). 辻 哲也, 里宇明元, 木村彰男 (편) : 암재활, pp256-268, 금원출판, 2006
2) 高橋 滿 : 골·연부종양 환자에 대한 수술전·후 재활. 辻 哲也 (편) : 실천! 암재활, pp67-78, Medical Friend사, 2007
3) 片桐浩口 : 원발성 악성골·연부종양, 전이성 골종양. 1) 특징·진단·치료의 요점. 辻 哲也, 里宇明元, 木村彰男 (편) : 암재활, pp245-255, 금원출판, 2006
4) 荒木信人 : 악성 골종양절제 후의 재건. 吉川秀樹 (편) : 골·연부종양 및 관련질환, 최신 정형외과학체계 20, pp109-117, 중산서점, 2007
5) 和田卓郎 외 : 상완골 근위부 악성 골종양의 환지온존술 유리혈관부착 비골이식을 사용한 sling procedure. 阿部宗昭, 岩本幸英, 高岡邦夫 외 (편) : 광범위한 골결손의 재건수술, 신 OS NOW-신세대의 정형외과수술 5, pp60-65, Medical View사, 2000
6) 川井 章 : 환지기능평가법. 越智隆弘, 菊地臣一 (편) : 골연부종양, New Mook 정형외과 18, pp159-166, 금원출판, 2005
7) 川井 章, 武田 健 : 상지 악성 골연부종양 치료 후의 환지기능과 QOL. 재활의학 44 : S437, 2007
8) 松本真以子, 辻 哲也, 近藤国嗣 : 사지절단술 후의 재활. 辻 哲也 (편) : 실천! 암재활, pp116-125, Medical Friend사, 2007
9) 森田千晶, 山本澄子 ; 편측 상지절단이 자세에 미치는 영향에 관하여. 일의지장구회지 23 : 75-82, 2007

(田尻寿子·片桐浩口·高木辰哉·辻 哲也)

3. 하지 · 체간의 장애에 대한 재활

요 점
① 치료스케줄을 파악하고, 재활 치료시 환자의 상황을 확실히 이해한다.
② 수술 전은 병적골절 예방에 힘쓰고, 수술 전 화학요법에 의한 부작용을 고려하면서, 부동증후군을 예방한다.
③ 수술 후는 수술식을 고려하여, 담당의의 안정지시에 유의하며, 재활을 재개한다.
④ 수술 후 화학요법기간 중에는 안정도 지시와 화학요법 스케줄을 고려하면서, 수술 전과 마찬가지로 부작용을 고려하면서 치료를 시작한다.

1 골육종(대퇴골)의 광범위 절제술 전 · 후 재활(표 1)

표 1 수술 전·후 재활 실례

시기	목적	방법 · 내용
수술 전 : 평가와 설명	• 병적골절의 예방 • 통증유무의 확인 • 치료스케줄의 확인 • 수술방법의 확인 • 불안의 경감	**평가** • 병소부위의 확인 • 수술법, 치료스케줄의 확인 • 통증의 확인 • 건측의 기능 평가(근력, 관절가동역)
수술 전 : 일상생활동작 (ADL) 교육 부동예방	• 환부의 체중부하동작의 교육 • 건측의 근력 유지 • 안정에 의한 심부정맥 혈전증 예방	**재활내용** • 환측 하지의 부하방법의 교육 • 휠체어로 안전하게 옮겨 앉는 방법 교육 • 양 목발 걷기 연습 • 상지 · 건측 하지의 근력강화 교육 • 심부정맥 혈전증 예방→침상 관리법의 교육(p205 그림 2 참조)
수술 전 : 화학요법기간 중	골수억제기의 물리치료 • 건측의 근력 유지 • 침대위에서의 자가치료 교육	**평가** • 골수억제의 확인→혈액검사결과의 확인 **재활내용** • 화학요법기간 중에는 몸의 상태를 고려하고, 무리하지 않는 범위에서 건측 근력의 유지에 힘쓴다
수술 후 : 거동	• 하지정맥 혈전증의 예방 • 조기 거동 (early ambulation)	• 수술기록지나 집도의로부터 수술내용을 확인 • 수술 후의 위험(수술부위 벌어짐, 배액관 제거, 혈관 : 피판의 긴장 · 압박)의 확인 • 재활일정의 확인(안정도 · 체중부하 일정 등)
수술 후 : 화학요법기간 중	• 건측의 근력 유지 • 침대위에서의 자립치료 교육 • 외출, 외박, 퇴원시의 동작 교육	• 혈액검사결과의 확인 • 재활계획에 따른 동작의 교육

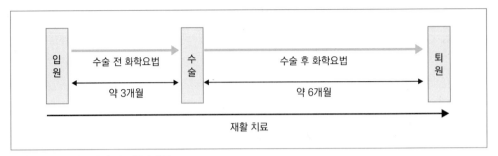

그림 1 골 · 연부종양의 치료일정계획

원발성 악성 골 · 연부종양 치료는 진행되는 경우를 제외하고, 병의 근치가 목적이다. 치료내용은 부위병태, 각 시설이나 담당의에 따라서 다르지만, 대략적인 흐름으로, 수술 전 화학요법, 수술(광범위 절제술, 절단 · 관절절단), 그리고 수술 후 화학요법의 3단계를 들 수 있다(**그림 1**).

a. 수술 전 : 평가와 설명

골종양에서는 광범위한 골파괴로, 병적골절 바로 전 (절박골절) 상태에서 발견되는 경우가 많다. 골절된 경우, 절단해야 하는 경우도 있으므로, 병적골절의 예방이 수술 전에서 가장 중요하다. 재활치료 시작 전에 병소부위의 일반 방사선 사진, 컴퓨터 단층촬영(CT)영상 등을 확인하고, 통증의 유무에 유의하면서, 정형외과의의 안정도 지시에 근거하여, 환지에 대한 분담동작을 철저히 교육한다. 이 연습은 재활실뿐 아니라, 병동 · 침상 등의 실제 생활장소에서도 병동 의료진이 교대로 교육하여, 수술 전의 입원생활전반에서 병적골절을 방지하도록 한다.

목발걷기는 수술 후에 적어도 일시적으로 필요하므로, 수술 전부터 재활치료실에서 걷기연습을 한다.

또 동작시의 통증은 환부에 과도한 부담이 가해져서 생길 수 있으므로, 담당의에게 보고하고 지시에 따른다.

안정도가 제한을 받게 됨으로써, 활동성이 저하되어 건측 하지의 근력이 저하될 염려가 있다. 그 때문에 재활실에서 환지에 부담이 가지 않도록 건측 하지근력치료를 한다. 또 수술 후 이동시에 팔굽혀 펴는 동작에서 상지근력이 중요한 경우는, 재활치료실 외에 침상에서도 무거운 추를 사용한 근력 치료나 정맥혈전예방을 위한 운동 등의 자가운동프로그램(**그림 2**)을 교육하여 실천하게 한다.

또 수술로 결손이 생긴 부위의 영향이나 그 재건방법, 신경 절단으로 생기는 운동장애 등을 파악해 둔다. 재건에 이용하는 부위의 근력도 강화해야 하므로, 미리 예상되는 수술방법을 확인하는 것도 중요하다.

b. 수술 전 : 화학요법기간 중

수술 전 화학요법의 적응이 되는 것은, 골종양에서는 골육종과 유잉 육종, 연부종양에서는 횡문근육종과 원시신경외배엽성 종양(privitive neuroectodermal tumor, PNET)이다. 그 밖에, 악성섬유성 조직구종(malignant fibrous histiocytoma, MFH)이나 활막육종, 평활근육종 등에도 화

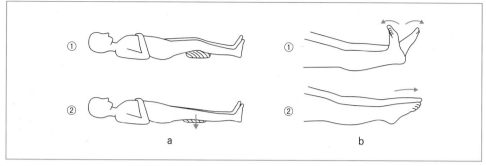

그림 2 침상에서의 자가운동프로그램의 예
a : 무릎을 펴는 운동. ①무릎 아래에 둥글게 만 타월을 놓는다, ②타월을 누르듯이 무릎에 힘을 준다
b : 발목을 위아래로 움직이는 운동. ①발목을 위아래로 움직인다, ②발목을 아래로 모은다

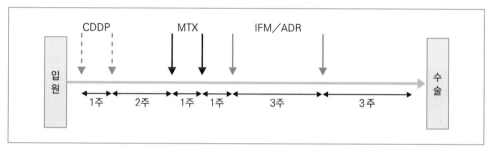

그림 3 수술 전 화학요법의 스케줄(시즈오카암센터의 예)
CDDP : 시스플라틴, MTX : 메토트렉세이트, IFM/ADR : 이포스파미드＋아드리아마이신

표 2 혈액검사 소견과 위험

데이터	위험
호중구 500/μL 이하	감염 위험→철저한 손가락 소독 등, 감염대책에 유의한다
혈소판 20,000/μL 이하	출혈 위험→저항운동은 삼가고 능동운동 중심으로 한다

학요법이 시행되는 경우가 많다[1].

　화학요법기간(그림 3) 중에는 정맥에 주사관이 삽입되고, 섭취량, 배설량 균형을 파악하기 위해서 벌룬 카테터(balloon catheter)가 삽입되는 등, 행동에 제한을 받게 된다. 질환에 따라서는 동맥내화학요법이 선택되어 행동에 더욱 제한을 받게 된다[2]. 또 항암제에 의한 불쾌감이나 구역질 등의 부작용으로, 어쩔 수 없이 침상안정을 하게되어서, 활동성이 떨어지게 된다.

　한편, 항암제에 의한 골수억제로 백혈구(호중구)나 혈소판, 헤모글로빈이 감소되어, 감염이나 출혈의 위험이 높아진다(표 2). 감염 위험성이 있는 경우에는 보호격리를 시행하여, 활동이 침상으로 제한되는 경우가 많다(그림 4). 그 때문에 재활의료진은 최신 혈액검사결과를 항상 체크하고, 병실에 입실할 때는 철저한 손가락 소독 등 감염대책에 유의하며, 과도한 저항운동은 삼가는 등, 감염이나 출혈에 주의한다.

　또 이러한 상황에서는 병동 간호 정보에서 환자의 상태를 확인한 후에 방문하고, 환자의 몸의 상태 · 요구 등을 고려하여, 무리하지 않는 범위에서 관절가동범위 운동이나 근력유지운동을 한

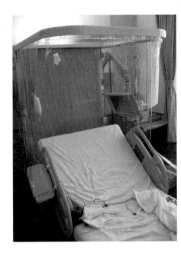

그림 4 보호격리의 예

다. 또 몸의 상태가 좋지 않아서 치료가 어려울 때는 무리하지 말고 상태를 지켜본다.

c. 수술 후 : 걷기

우선, 수술기록지를 참조하여, 수술법, 결손부, 재건방법, 절단한 신경에 따라서 예상되는 운동장애를 파악한다. 또 수술직후, 담당의에게 연락하여 금기자세 등의 필요한 정보를 수집하는 것도 중요하다.

수술직후는 유리이식편이나 유리근피판의 안정을 위해서, 환지를 고정한다. 환자에 따라서 다르지만, 유리이식편에서는 약 5일간, 유리근피판에서는 약 1주간의 관찰기간이 필요하다. 절제한 근육이나 근피판 형성의 유무에 따라서 안정도나 자세가 다르므로, 혈관이나 피판에 무리한 압박이나 긴장을 가하지 않도록, 환자에 따른 지시를 확인하는 것이 중요하다.

위의 주의 사항을 고려해서, 우선 하지정맥혈전 예방을 목적으로 족관절의 능동 족저배측굴곡 운동을 시작한다.

대퇴골 원위 광범위 절제술인 경우, 수술 후에는 석고붕대나 부목으로 하지를 고정하는데, 족관절의 저배굴운동이나 발가락의 능동운동, 등척성 근수축을 이용하여, 환지 이외의 근력을 유지할 수 있다. 담당의에게 안정도를 확인한 후에, 재활치료를 시작한다.

수술부위가 안정되어, 조금씩 안정도가 향상되면, 침상 기울여 들기를 하여, 앉기 치료를 시작한다. 수술 후의 침상 안정으로, 일어나 앉을 때에 혈압의 저하나 불쾌감 · 식은땀 등의 기립성 저혈압증상을 일으키는 수가 있으므로, 물리치료사는 병실을 방문하기 전에 병동간호사에게 연락을 취하여, 미리 병동에서 조금씩 침상 기울여 들기를 진행하면, 원만하게 걷기를 시작할 수 있다. 또 침상 기울여 들기가 불안하거나 둔부수술로 좌위를 유지하기 어려운 경우는 기립경사테이블(tilt table)을 이용하여 환자의 하중을 줄인 상태에서, 생체징후에 유의하면서 서기연습을 한다.

휠체어로 옮겨 앉는 동작은 침대나 휠체어 앉은 판의 높이를 조절하고, 팔걸이와 침대난간을 벗긴 상태에서, 환지를 보조하고 상지의 팔굽혀펴기 동작을 이용하여 옆이동을 한다. 또 휴대 변기나 휠체어용 변기 등으로 옮겨 앉는 동작도 휠체어와 똑같이 연습한다. 그러기 위해서 병동에서도 실제로 연습하고, 일상생활에서 확실히 실천할 것을 목표로 삼는다.

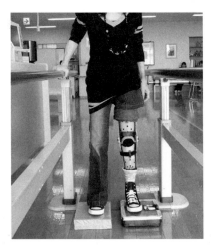

그림 5 평행봉내에서의 부분하중치료

표 3 사지보존술(광범위 절제술)의 재활의 주의점

수술식	주의점
대퇴골근위 인공관절치환	장요근 중둔근부착부의 절제 →고관절의 불안정으로 수술 후 2개월간은 탈구, 전도의 위험성이 높다 →고관절 외전 장구의 착용(그림 6)
대퇴골원위 인공슬관절치환 (그림 7)	대퇴사두근의 일부 내 · 외측 측부인대의 절제 →많은 조직결손과 근력저하로 슬관절의 불안정화 →슬관전의 염전을 방지하기 위해서, 무릎보조기의 착용(그림 8)
경골근위부 인공슬관절치환	슬개건 부착부의 절단으로 무릎신전기능의 장애 →무릎 보조기(슬관절고정용 보조기)의 착용(그림 9) 전경골근 · 비골신경 절제에 의한 족관절배굴장애 →플라스틱 단하지 보조기로 족하수의 예방

기립경사테이블(tilt table)의 기립연습으로 기립을 유지할 수 있으면, 평행봉내 서기 · 걷기연습으로 진행한다. 담당의에게 환지에 대한 체중부하 일정을 확인하고, 체중계로 수치를 확인하면서 연습한다(그림 5).

사지보존술(광범위 절제술)은 대퇴골 경부골절 후의 인공골두 치환술처럼, 병소부위만이 아니라, 병소부 주위의 건강한 조직도 포함하여 절제하는 방법이다. 관절 주위의 근육이나 인대도 정리하여 절제하므로, 수술 후에는 운동기능장애나 관절의 안정성의 저하가 예상된다. 표 3에 재활의 주의점을 정리하였다.

d. 수술 후 : 화학요법기간 중

수술 후, 화학요법이 재개되면 수술 전과 마찬가지로 정맥주사관, 벌룬 카테터(balloon catheter) 등이 유치되어, 활동에 제한을 받는다. 또 불쾌감이나 구역질 등의 부작용으로 침대에 누워 있는 시간이 늘어나게 되어, 근력저하, 관절가동역 제한 등이 예상된다. 또한 하지 심부정맥 혈전증(deep venous thrombosis, DVT)의 위험성도 높아지므로, 주의해야 한다.

재활의료진은 재활일정과 화학요법 일정을 파악하여, 그에 수반하는 부작용(골수억제 등)을 고려하고, 치료 장소를 침상과 재활치료실로 적절히 선택한다(그림 10). 또 이 시기는 화학요법

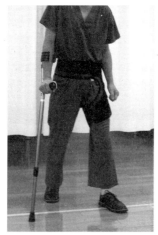

그림 6 고관절 외전보조기 착용례

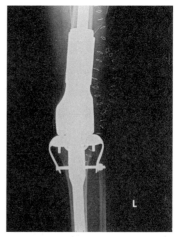

그림 7 대퇴골원위 인공슬관절치환술
후의 일반 방사선 사진

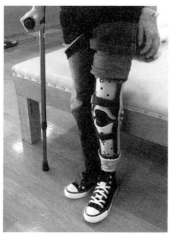

그림 8 고관절 뒤틀림 방지용 무릎
보조기 착용례

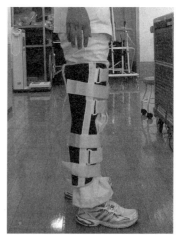

그림 9 고정형 무릎 보조기 착용례

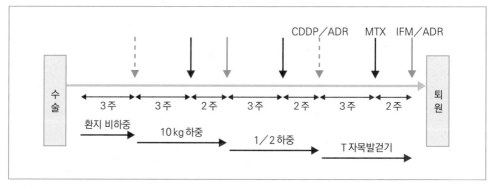

그림 10 수술 후 화학요법과 분담스케줄(시즈오카암센터의 예)

CDDP/ADR : 시스플라틴＋아드리아마이신, MTX : 메토트렉세이트, IFM/ADR : 이포스파미드＋아드리아마이신.

표 4 척추전이에 의한 하지마비의 재활포인트

1. 현재의 질병 상태 · 마비 상황, 잔존능력, 금후의 치료방침을 확실히 파악한다
2. 환자가 질병 상태이나 생명예후, 기능예후 등을 어떻게 이해하고 생각하는지를 파악한다
3. 남겨진 시간에 삶의 질을 어떻게 높일지 생각하고, 효율적인 목표를 설정 · 변경하여 치료를 시작한다

표 5 생명, 신체기능 예후의 불량인자

원발종양의 악성도가 높다	• 병리학적 악성도가 높다 • 원발성 종양의 진단부터 척수장애 발생까지의 기간이 짧은 다발전이 • 폐암, 소화기계 암에서의 전이 • 통증관리의 어려움
척수장애가 중증	• 중증 운동기능 장애 • 중증 감각기능장애 • 영상소견에서 심한 압박소견 • 척수조영에서 심한 차단소견
개인의 체력적인 문제	• 고령 • 저영양상태 • 심한 불안감

[Helweg-Larsen S, Sorensen PS, Kreiner S : Prognostic factors in metastatic spinal cord compression : a prospective study using multivariate analysis of variables influencing survival and gait function in 153 patients. Int J Radiat Oncol Biol Phys 46 : 1163-1169, 2000 및 Huddart RA, Rajan B, Law M, et al : Spinal cord compression in prostate cancer, treatment outcome and prognostic factors. Radiother Oncol 44 : 229-236, 1997 및 Cowap J. Hardy JR, A'Hern R : Outcome of malignant spinal cord compression at a cancer center : implications for palliative care services. J Pain Symptom Manage 19 : 257-264, 2000에서]

의 틈을 보아, 혈액검사결과를 확인한 후, 외출 · 외박이 허가되기도 한다. 그러기 위해서 안정도의 범위 내에서 자택환경에 따른 동작을 연습하여, 안전한 동작의 획득을 목표로 한다. 또 외박에서 병원으로 돌아온 후, 자택생활에서의 실제 문제점을 청취하여, 퇴원 후의 생활을 고려한 접근을 한다.

e. 퇴원 후

입원치료 종료 후 자택 퇴원시에는 보조기 장착이나 환지로의 하중제한 등으로 일상생활에 제한을 받는 경우가 많다. 퇴원 후의 재활은 주치료과의 외래진료시에 안정도(환지로의 체중부하량의 변경, 목발 등 걷기보조기구의 변경 등)의 지시에 따라서, 재활치료실에서 교육 · 수행한다.

2 흉요수나 말초신경장애로 인한 하지마비에 대한 재활(표 4)

암의 척추 · 척수전이나 척수내 종양에 의해서, 마비가 생기는 경우가 많다. 전이성 골종양의 경우는 이환부위나 원인 암에 의한 예후, 치료경과 중의 전신상태에 따라서 재활접근이 달라진다.

외상성 척수손상에 의한 사지마비, 대마비와 장애형태가 유사하지만, 재활접근은 크게 다르다. 환자의 남겨진 시간을 소중히 생각하여, 삶의 질을 유지할 수 있는 목표를 설정하는 것이, 척추 · 척수전이 환자의 재활에서 가장 중요하다.

척추전이가 판명된 시점에서 예후는 한정되지만, 원발 암이나 그때까지의 치료 유무, 내장전이가 있거나, 활동성이 높은지 등에 따라서, 예후가 상당히 변화한다(**표 5**)[3-5].

방사선치료로 통증제거에 힘쓰고, 원질환이 양호하게 관리되고 있는 경우에, 양호한 예후를 기대할 수 있으면, 본인의 희망과 현실을 고려하여, 가능한 목표를 높게 설정한다. 구체적으로 식사 · 단정한 용모 등의 상지기능이 중심이 되는 동작의 자립과 상지기능을 중심으로 하는 휠체어로 옮겨 앉는 동작, 구동동작을 할 수 있도록 노력한다.

한편, 예후를 그다지 기대할 수 없는 경우는 환자의 높은 삶의 질을 유지하는 것이 중요하다. 한정된 시간 속에서, 효율적으로 도달할 수 있는 목표를 설정하는 것이 중요하다. 그러기 위해서, 현재 마비의 상황에서 가능한 동작을 확인하고, 동작의 요령 등을 교육하여 보조량의 경감을 목표로 하는 재활이 중심이 된다. 향후, 증상의 악화 등이 예상되는 경우, 재활치료시작시기가 일상생활동작 수준이 가장 높은 때이므로, 현 상태의 유지를 목표로 하는 경우도 있다. 그러기 위해서, 본인이나 가족의 희망을 고려하여, 조기부터 단기간의 외박이나 재택생활의 가능성도 계획에 넣는 것이 중요하다.

3 증례 제시

60대, 남성.

검진에서 폐의 이상음영을 지적받고 경과관찰 중이었는데, 다음해 검진에서 음영증대가 확인되어, 근처 병원에서 흉부CT를 실시. 좌폐문부 종류를 지적받고 본원을 수진. 입원하여 화학요법을 실시하고, 원발부위와 종격 · 폐문림프절이 현저하게 축소되었다. 그러나 골전이 · 뇌전이의 악화 때문에, 방사선치료가 예정되어 있었는데, 자택에서 전신성 경련발작을 일으킨 것을 가족이 발견. 구급차로 응급입원하게 되었다.

재활의뢰시는 눈을 뜨고 있지만 지시의 이해가 확실하지 않고, 일상생활동작 수준도 완전 의존 상태였다. CT에서 흉추부터 요추, 천골, 양측 장골에 다발골전이가 지적되었으며, 재활의 개입은 침대에서 관절가동역 운동, 기본동작연습을 시작했다. 의식 수준의 회복으로, 지시를 이해하게 되면, 상하지의 근수축을 확인하여, 완전 보조하에 침상 기울여들기를 시작했다. 치료 시작시에는 머리를 유지하기 힘들어서 앉은 자세의 유지가 힘들었지만, 조금씩 근력이 향상되었다.

그 후, 한 때는 체간근력만으로 기대지 않고 앉아 있을 수 있게 되고, 휠체어로 옮겨 타는 동작도 옆으로 이동해서 가능해졌다. 또 부축하여 일어서고, 평행봉내에서 슬관절을 신전시켜서, 짧은 시간 동안 서있기도 가능해졌다. 본인의 희망이나 가족의 이해 · 협력을 얻어, 자택외박에 알맞은 교육 · 동작을 연습하여, 휠체어로 단기외박도 하게 되었다. 주치료과의 방침에 따라서, 향후 항암치료를 하지 않고, 완화의료를 할 것을 설명하고, 본인 · 가족의 희망에 따라서 재활은 계속했지만, 하지의 운동마비 · 감각마비가 급속히 진행되어, 완전대마비 상태가 되었다. 현재는 상지기능이 유지되고 있어서, 식사섭취 등은 자력으로 가능하다.

재활을 시작할 때는 예후가 불확실했지만, 경구섭취의 확대 등으로 전신상태가 안정되고, 체력이 향상되어 일상생활동작의 진행이 가능했다. 다시, 증상의 진행으로 하지마비가 진행되었지만, 완전의존상태로 휠체어로 옮겨 타고 산책을 나가는 등, 가능한 범위에서 재활을 계속할 수 있었다.

이 증례처럼, 기능장애의 회복 때문에 악화가 확인되는 경우도, 가능한 범위에서 치료할 수 있다. 외상성 척수손상과 달리, 질병상태의 진행으로 마비가 변화되기도 하지만, 부동예방이나 잔존능력에 의한 동작을 유지할 수 있도록 치료를 계속하는 것이 중요하다.

문헌

1) 高橋　滿 : 골 · 연부종양 환자에 대한 수술전 · 후 재활. 간호기술 51 : 1290-1293, 2005
2) 高木辰哉 : 원발성 악성 골 · 연부종양, 전이성 골종양. 재활의 요점(골연부종양, 전이성 골종양). 辻 哲也, 里宇明元, 木村彰男 (편) : 암재활, pp256-268, 금원출판, 2006
3) Helweg-Larsen S, Sorensen PS, Kreiner S : Prognostic factors in metastatic spinal cord compression : a prospective study using multivariate analysis of variables influencing survival and gait function in 153 patients. Int J Radiat Oncol Biol Phys 46 : 1163-1169, 2000
4) Huddart RA, Rajan B, Law M, et al : Spinal cord compression in prostate cancer, treatment outcome and prognostic factors. Radiother Oncol 44 : 229-236, 1997
5) Cowap J, Hardy JR, A'Hern R : Outcome of malignant spinal cord compression at a cancer center : implications for palliative care services. J Pain Symptom Manage 19 : 257-264, 2000

(石井 健)

6. 혈액암

1. 혈액암의 특징 · 치료 · 재활의 개요

> ### 요 점
>
> ① 혈액암은 청소년에게도 흔히 확인되며, 백혈병, 악성림프종, 다발성 골수종의 빈도가 높다.
> ② 전신성 종양이므로, 치료는 주로 화학요법이나 조혈모세포이식(hematopoietic stem cell transplantation : HSCT)이 시행되며, 장기투병에 수반하는 부동증후군이 문제가 된다.
> ③ 혈액암에 대한 재활의 목적은 신체능력의 향상, 부동예방과 위험관리에 관한 자가관리의 교육, 신경근 · 골관절계 및 심폐계의 기능평가와 합병증에 대한 대응, 심리적 지지이다.

혈액 속에는 적혈구, 백혈구, 혈소판 등이 존재하며, 백혈구는 다시 호중구, 호산구, 호염기구, 단구, 림프구 등으로 분류된다. 이 모든 혈액세포는 다기능성 조혈줄기세포에서 유래한다. 다기능성 조혈줄기세포는 림프구를 포함한 모든 혈액세포로의 분화기능과 자기복제기능을 모두 갖춘 세포를 말하며, 이 세포의 증식 · 분화로 성숙혈구가 만들어져서 정상 조혈기능이 유지된다.

조혈기 종양은 이러한 혈액세포분화의 단계(종양화 표적부위) 중에서 여러 가지 원인에 의해 무질서하게 증식되는 질환이다. 종양세포가 어느 단계까지 분화 성숙할 수 있는지는 질환마다 다르며, 여러 가지 병형을 나타낸다.

일상임상에서 빈도가 높은 것은 백혈병, 악성림프종, 다발성 골수종이다. 이들의 부위 · 성별 추정이환율 · 사망률(**표 1**)과 연령별 이환율 그래프(**그림 1**)를 정리하였다[1, 2]. 어느 경우나 남자가 이환률 · 사망률이 모두 높아서, 골수종의 예후가 불량하다는 것을 추측할 수 있다.

본 항에서는 이 세 가지 질환을 중심으로 설명하면서, 재활의 요점을 기술하였다.

1 혈액암의 진단

혈액 종양에는 여러 가지 종류가 있으며, 1976년 프랑스, 미국, 영국의 전문가가 작성한 FAB 분류(French-American-British classification)에 의해서 분류되어 왔다. 1994년에는 악성 림프종에 대해서 REAL분류(Revised European-American classification of Lymphoid neoplasms)가 제창되었다. 여기에 2001년, WHO분류(World Health Organization Classification of Tumours)가 발표되었다(2008년 개정). 특히 림프계 종양에서는 WHO분류가 주류가 되고 있지만, 백

표 1 전국 부위 · 성별 추정 발병율 및 사망률(백혈병, 악성림프종, 다발성 골수종) (10만 명 기준)

	발병 (2005년)			사망 (2009년)		
	남자	여자	남녀합	남자	여자	남녀합
백혈병	8.3	5.9	7.1	7.8	4.9	6.3
악성 림프종	15.5	11.2	13.3	9.2	6.7	7.9
다발성 골수종	3.6	3.3	3.5	3.4	3.1	3.2

[후생노동성 대신관방 통계정보부 (편) : 2009년 인구동태통계 2009, 후생통계협회, 2011 및 Matsuda T, Marugame T, Kamo KL, et al : The Japan Cancer Surveillance Research Group. Cancer incidence and incidence rates in Japan in 2005 : based on data from 12 population-based cancer registries in the Monitoring of Cancer Incidence in Japan (MCIJ) Project Jpn J Clin Oncol41 : 139-147, 2011에서 작성]

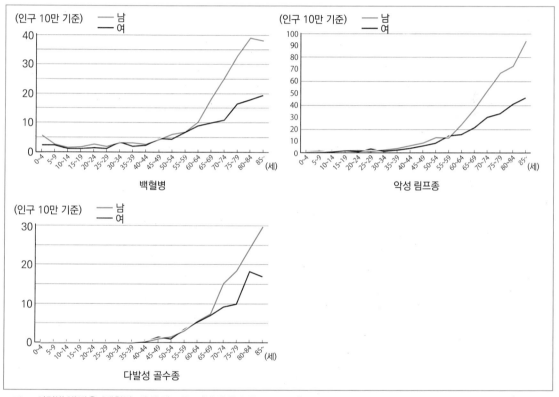

그림 1 연령별 발병율 (백혈병, 악성 림프종, 다발성 골수종 ; 2005년)

[후생노동성 대신관방 통계정보부 (편) : 2009년 인구동태통계 2009, 후생통계협회, 2011]

혈병 등에서는 FBA분류와 WHO분류의 양자가 사용되고 있는 것이 현실이다. FAB분류의 기본은 골수 속의 모세포의 비율과 형태학적 성상(Giemsa염색 등에 의한다)에 있다. WHO분류의 기본은 형태학, 표면마커, 염색체 · 유전자검사, 임상상이다[3]. 혈액 종양의 종류를 WHO분류 제4판(2008)의 전체구성을 사용하여 나타냈다(표 2)[4]. 일본에서는 이 분류를 토대로 2010년 3월 '조혈기 종양 취급규약(제1판)'이 발행되었다[4].

혈액 종양의 진단시에는 병력청취, 신체소견의 파악, 말초혈액검사, 혈액생화학검사, 골수천자, 림프절생검, 세포표면형질의 검사, 염색체 · 유전자검사 등이 사용된다[5].

표 2 주요 조혈기 종양-WHO분류 제4판(2008년)의 전체구성

1. 골수증식성 종양(myeloproliferative neoplasms : MPN)
2. 호산구 증가 및 PDGFRA, PDGFRB 또는 FGFR1 이상을 수반하는 골수계와 림프계종양(myeloid and lymphoid neoplasms with eosinophilia and abnormalities of PDGFRA, PDGFRB or FGFR1)
3. 골수이형성/골수증식성 종양(myelodysplastic/myeloprofiferative neoplasms : MDS/MPN)
4. 골수이형성증후군(Myelodysplastic Syndromes)
5. 급성 골수성 백혈병(Acute Myeloid Leukemia : AML)
6. 계통이 불분명한 급성 백혈병(Acute Leukemias of Ambiguous Lineage)
7. 전구림프구계 종양(Precursor Lymphoid Neoplasms)
8. 성숙 B세포종양(mature B-Cell Neoplasms)
9. 성숙 T세포 및 NK세포종양(mature T-Cell and NK-Cell Neoplasms)
10. 호지킨림프종(Hodgkin Lymphoma)
11. 면역부전 관련 림프증식이상증(Immunodeficiency Associated Lymphoproliferative Disorders)
12. 조직구 및 수상세포종양(Histiocytic and Dendritic Cell Neoplasms)

[일본혈액학회, 일본림프망내계학회 (편)] : 조혈기 종양 취급규약 2010년3월, 제1판, pp218-222, 금원출판, 2010부터]

a. 급성 백혈병

급성 백혈병은 조혈줄기세포에서 성숙혈구가 만들어지는 과정에서, 미숙한 세포(모세포 또는 백혈병세포)가 골수 속에서 비정상적으로 증식(종양성 증식)하여, 정상 조혈을 방해하는 것이다. 골수 또는 말초혈 속 모세포의 20% 이상의 증가로 진단한다[6]. 빈혈, 혈소판 감소, 백혈구 증가(종양성 증식 포함)나 감소를 일으킨다. 빈혈에서는 전신불쾌감이나 쉽게 피로함, 운동 시의 호흡 곤란, 빈맥, 머리가 무거움 등이 나타나고, 혈소판감소에서는 구강내, 피하, 잇몸, 비출혈 등 출혈경향이 보이며, 정상 백혈구(특히 호중구)의 감소시에는 발열 등 세균·진균감염에 수반하는 증상이 나타난다[6]. 다른 장기(간장, 비장, 림프절, 수막, 피부, 정소 등)[7]에 침윤하기도 하는데, 악성림프종에 비해 그 빈도가 낮다. 치료를 하지 않으면 발병한 지 몇 개월만에 사망한다.

말초혈액이나 골수 속 세포의 형태학적 이상이 보이며, 그 형태나 미엘로페르옥시다아제(Myeloperoxidase, MPO) 염색의 양성률에 따라서 분류하는 FAB분류가 널리 사용되고 있다(표 3)[4]. 염색체나 유전자이상의 상세한 내용에 관해서는 다른 문헌을 참조하기 바란다.

b. 만성 골수성 백혈병

만성 골수성 백혈병은 다능성 조혈줄기세포의 종양성 증식에 의한 질환이다. 발병 시에 급성 백혈병과 같은 분화의 장애는 확인되지 않고, 성숙세포(특히 성숙과립구)가 무질서하게 생산된다[6]. 종양성으로 생산된 성숙세포는 거의 정상으로 기능하므로, 건강진단이나 타과수진시의 혈액검사를 계기로 진단받으며, 환자에게는 자각증상이 없는 경우가 많다. 신장에서의 조혈항진으로 비종이 되고, 식욕부진이나 복부팽만감 등의 복부압박증상이 나타나기도 한다. 치료가 효과가 없는 경우는 분화의 이상을 수반하는 급성 백혈병과 똑같은 병태로 이행한다(급성 전환, blast crisis). 진단에는 우선 혈액검사, 골수검사를 한다. 필라델피아(Ph[1]) 염색체라는 특징적인 염색체이상이 높은 비율로 확인되고, 또 bcr-abl 융합유전자라는 유전자이상도 나타나므로 염색체·유전자검사도 시행한다.

표 3 급성 백혈병의 FAB분류

병형		형태 이외의 특징
1. 급성 골수성 백혈병(acute myeloid leukemia ; AML)		
M0	(Minimally differentiated)	myeloperoxidase (MPO) 음성, 골수계 마커(CD13, 35) 양성, 림프계 면역학적 마커음성
M1	(AML without maturation) 모세포≥90%	MPO양성 모세포≥3%
M2	(AML with maturation) 모세포<90% 과립구≥10% 이고 단핵세포<20%	일부에 t (8;21)
M3	(Acute promyelocytic leukemia) variant type (M3v) 있음	acute promyelocytic leukemia (APL). DIC합병 t (15;17)
M4	(Acute myelomonocytic leukemia) 과립구≥20% 와 단핵세포≥20% 또는 미혈단구≥5,000/μL 아형(M4 with eosinophilia)있음	비특이적 에스테라제 양성 또는 혈청/요 리조팀수치≥정상의 3배 inv (16)
M5	(Acute monocytic leukemia) 단핵세포≥80% 그 중 · M5a(미분화형)-모세포≥80% · M5b(분화형)-모세포<80%	비특이적 에스테라제 양성
M6	(Acute erythroleukemia) 적혈구모세포≥50% , 그 이외의 30% 이상이 모세포	
M7	(Acute megakaryoblastic leukemia) 거대핵모세포≥30%	MPO음성, glycoprotein Ⅱb/Ⅲa(CD41) 이나 전자현미경PPO 양성
2. 급성 림프성 백혈병(acute lymphoblastic leukemia ; ALL)		
L1	작은 림프모세포 핵세포질비가 높고 핵소체 불명확	소아에게 많다
L2	핵소체 명료하고 불균일 · 일정하지 않은 대형 모세포	성인에게 많다
L3	핵소체 명료하고 불균일 대형 모세포 · 호염기성 포체로 공포(vacuole)가 눈에 띈다	B세포ALL t (8;14)

MPO : 미엘로페르옥시다아제, PPO : 혈소판 페르옥시다아제.

[일본혈액학회, 일본림프망내계학회 (편) : 조혈기 종양 취급규약, p6, 금원출판, 2010에서]

c. 악성 림프종

악성 림프종은 림프조직(림프절, 편도선, 흉선, 비장)을 구성하는 림프구 또는 면역담당세포가 종류성으로 증식하는 질환이다[6]. 종양형성에 수반하는 증상에는 림프절종창이나 간비종이 진단의 계기가 되는 경우가 많지만, 한편에서 림프절 이외의 이른바 림프절외 병변(소화관, 간장, 비·비강, 피부, 폐, 중추신경, 갑상선, 유선, 골수, 신장·비뇨기 등)[8]이 상당한 빈도로 확인되는 병형도 있어서, 매우 다양한 증상을 볼 수 있다. 그 때문에 상세히 분류되어 있다. 전신증상에는 발열, 야간땀, 체중감소, 전신소양감, 전신불쾌감 등이 흔히 나타난다[6,8]. 진단을 위해서 표재·심부림프절이나 절외병변이 많은 부위를 진찰, 생검, 영상검사(일반 방사선 사진, CT, PET나 갈륨 신티그래피 등의 핵의학검사, 초음파 등), 내시경검사 등으로 검색한다. 또 혈액검사나 골수검사, 염색체·유전자검사도 시행한다.

d. 다발성 골수종

다발성 골수종은 형질세포(B세포가 분화한 것)가 종양성으로 증식하는 질환이며, 60대에 많다[9]. 종양세포의 증식의 장인 골수의 정상 조혈기능에 장애를 수반하는 증상과 종양세포가 생산하는 단일 종류의 면역글로부린(M단백)이나 사이토카인이 일으키는 증상이 있다. 전자의 증상에는 빈혈, 감염, 출혈 등 혈구감소로 인한 것이 있으며, 후자의 증상에는 ①M단백이 증가하여 혈액점도의 상승이나 장기침착이 일어나는 것(신장을 비롯한 장기의 기능장애, 아밀로이드증(amyloidosis), 과점조도증후군(hyperviscosity syndrome)), ②사이토카인의 분비에 의한 파골세포의 활성화(골융해나 척추압박골절 등의 병적골절, 요통, 고칼슘혈증) 등이 있다.

진행이 비교적 완만하고, 진행될 때까지 발견되지 않는 경우가 적지 않다[6]. 진단에는 상기 호발병상에 근거하여, 혈액검사나 요검사(M단백의 검출 등), 골수검사, 영상검사(단순X선, MRI, PET 등) 등이 시행된다.

2 혈액암의 치료

혈액 종양의 치료에는 화학요법과 방사선요법이 중심이 된다. 또 근년에는 조혈모세포 이식(HSCT)도 표준적인 치료가 되고 있다. 치료의 목적으로 외과적 치료(병변의 절제 등)가 이루어지는 경우는 매우 드물다[6].

a. 화학요법

혈액 종양은 다른 고형종양과 달리, 화학요법에 감수성이 높아서, 비교적 용이하게 완전관해(complete remission, CR, 백혈병세포가 현미경하에서도 발견되지 않고, 정상기능의 백혈구, 적혈구나 혈소판수가 정상화되는 상태이다. 그러나 백혈병세포가 잔존할 가능성이 높다)에 이를 수 있다는 특징이 있다. 혈액 종양에는 2가지 치료전략이 있다[10]. 즉, ①증식하는 종양세포를 직접 방해해서 세포사에 이르게 하는 항종양화학요법, ②분화의 장애 때문에 미숙한 채 증식하고 있는 종양세포를 성숙하게 하여, 수명에 의한 자연세포사로 배제시키는 분화유도요법이다.

항종양화학요법에는 Skipper 등에 의한 악성종양이 1개의 세포에서 생긴다는 가설에 입각하여, 한 개라도 종양세포를 남기면 재발의 위험이 있다고 생각하여 총세포사멸(Total cell kill) 종양세포 근절을 목표로 한 치료방법이 채택되고 있다[10]. 치료효과를 올리기 위해서, 특히 백혈병이나 림프종 등에서, 화학요법은 많은 약제를 병용하여, 일정한 간격을 두고 반복해서 시행되는 경우가 많다. 조혈기 종양의 종류에 따라서, 사용되는 항암제 및 투여 스케줄이 다르다.

화학요법에는 오심 · 구토나 골수억제 등을 비롯하여 여러 가지 부작용이 나타나므로, 그 경감을 위한 지지요법도 중요하다.

b. 분자표적요법

혈액 종양 각각의 발병에 관한 유전자, 단백분자의 구조에 착안하여, 그 기능을 특이하게 방해하는 약제를 이용한 새로운 치료법이다. 대표적인 것에 만성 골수성 백혈병에 사용되는 이매티닙(Imatinib, 글리벡®)이 있다.

표 4 이식편대숙주병의 증상

	표적장기	증상
급성 GVHD	피부, 간장, 소화관	피부의 발적, 소양감, 통증, 열상 같은 변화, 황달, 오심, 수양성 설사, 복통, 혈변 등
만성 GVHD	피부, 구강, 눈, 누선, 간장, 소화관, 폐, 근육 · 관절, 생식기 등	피부의 색소침착, 태선화, 경화 등, 구강내건조, 안구건조, 각막 미란, 황달, 만성 설사, 식욕부진, 폐색성 폐질환, 관절구축, 자기면역질환, 신증후군 등

(石川愛子, 辻 哲也 : 조혈줄기세포 이식과 재활의 실제. 임상재활 17(5): 463-470, 2008에서 개편)
※상세한 내용은 일본조혈세포이식학회 : 조혈세포 이식 가이드라인-GVHD (급성 GVHD에 관해서는 제2판). JSHCT monograph, 2008년 7월, 일본조혈세포이식학회 홈페이지에서 다운로드 가능 (http://www.jshct.com/guideline/pdf/2009gvhd.pdf)

또 종양세포에 흔히 나타나는 항원에 결합하는 약제를 사용하여, 세포내로 흡수됨으로써 세포장애를 일으키게 하는 항체요법도 포함된다. 대표적인 것에 B세포림프종에 사용되는 리툭시맙(Rituximab) (리툭산®)이 있다.

c. 방사선요법

악성 림프종 등 림프성 종양에 사용되는 경우가 많지만, 장기생존자에게는 2차암이 문제가 된다[6]. 화학요법을 병용하여, 조사부위를 국한해서 시행되는 경우가 많다.

d. 조혈모세포이식(hematopoietic stem cell transplantation, HSCT)

항암제나 방사선치료는 투여량 · 투여선량을 증가하면, 독성 때문에 최대내약용량(maximum tolerated dose, MTD)이 되므로, 일정량 이상의 증량이 불가능하다. 그 독성을 용량제한독성(dose limiting toxicity, DLT)이라고 하는데, 대부분의 항암제에서 DLT는 골수억제이다[11]. 조혈모세포 이식에서는 공여자나 미리 보존해 둔 환자자신의 조혈줄기세포를 이식하여 조혈기능을 보충하는 것을 전제로, 골수의 MTD를 상회하는 대량의 항암제나 전신 방사선치료라는 강력한 치료(이식전처치)를 한다. 이것으로, 악성종양의 근치를 시도하는 것이다.

조혈모세포 이식을 선택할 때에 어느 이식법이 보다 적합한지를 검토해야 한다. 즉, 자가이식(자기줄기세포를 이용)인지 동종이식(타인의 줄기세포를 이용)인지, 줄기세포를 골수 · 말초혈 · 제대혈의 어디에서 얻는지, 골수 파괴적 이식인지 골수 비파괴적 이식(미니이식)인지, 이식전처치의 내용을 어떻게 할 것인지 등을 판단한다.

조혈모세포 이식은 강력한 치료로, 여러 가지 합병증을 일으킨다. 특히 동종이식에서는 특유의 이식편대숙주병(graft-versus-host disease, GVHD)의 증상을 이해하고 있어야 한다(**표 4**)[12,13].

3 재활의 개요

조혈기 종양환자의 재활목적은 ①부동증후군의 예방 · 개선 및 신체능력의 평가 · 개선, ②불용예방과 위험관리에 관한 자가관리의 교육, ③신경근 · 골관절계 및 심폐계의 기능평가와 합병증의 대응, ④심리적 지지 등이다. **그림 2**는 재활의 개략적인 내용이다.

재활의 시작시기에 관해서는 부동증후군의 징후를 가능한 빨리 파악하여 치료를 시작하는 것

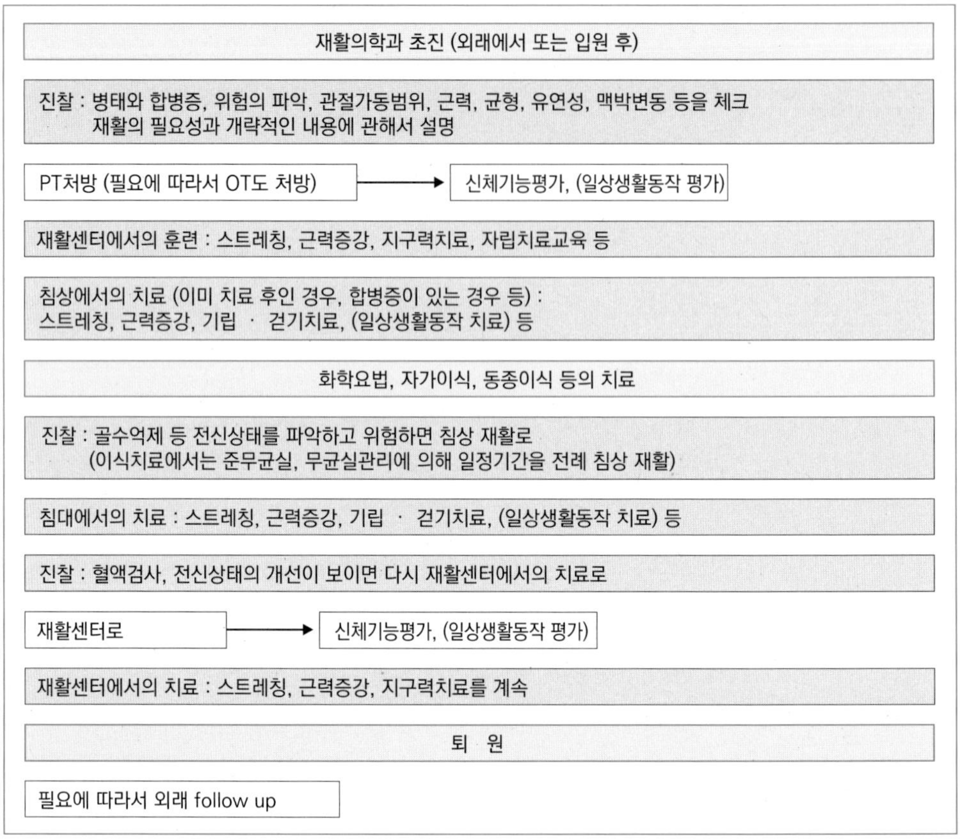

```
┌─────────────────────────────────────────────────────────────────┐
│                  재활의학과 초진 (외래에서 또는 입원 후)                    │
├─────────────────────────────────────────────────────────────────┤
│  진찰 : 병태와 합병증, 위험의 파악, 관절가동범위, 근력, 균형, 유연성, 맥박변동 등을 체크  │
│        재활의 필요성과 개략적인 내용에 관해서 설명                            │
├─────────────────────────────────────────────────────────────────┤
│  PT처방 (필요에 따라서 OT도 처방)  ──────▶  신체기능평가, (일상생활동작 평가)       │
├─────────────────────────────────────────────────────────────────┤
│  재활센터에서의 훈련 : 스트레칭, 근력증강, 지구력치료, 자립치료교육 등                │
├─────────────────────────────────────────────────────────────────┤
│  침상에서의 치료 (이미 치료 후인 경우, 합병증이 있는 경우 등) :                  │
│  스트레칭, 근력증강, 기립 · 걷기치료, (일상생활동작 치료) 등                    │
├─────────────────────────────────────────────────────────────────┤
│                   화학요법, 자가이식, 동종이식 등의 치료                     │
├─────────────────────────────────────────────────────────────────┤
│  진찰 : 골수억제 등 전신상태를 파악하고 위험하면 침상 재활로                       │
│        (이식치료에서는 준무균실, 무균실관리에 의해 일정기간을 전례 침상 재활)          │
├─────────────────────────────────────────────────────────────────┤
│  침대에서의 치료 : 스트레칭, 근력증강, 기립 · 걷기치료, (일상생활동작 치료) 등        │
├─────────────────────────────────────────────────────────────────┤
│  진찰 : 혈액검사, 전신상태의 개선이 보이면 다시 재활센터에서의 치료로                 │
├─────────────────────────────────────────────────────────────────┤
│  재활센터로  ──────▶  신체기능평가, (일상생활동작 평가)                      │
├─────────────────────────────────────────────────────────────────┤
│  재활센터에서의 치료 : 스트레칭, 근력증강, 지구력치료를 계속                      │
├─────────────────────────────────────────────────────────────────┤
│                            퇴  원                                 │
├─────────────────────────────────────────────────────────────────┤
│  필요에 따라서 외래 follow up                                         │
└─────────────────────────────────────────────────────────────────┘
```

그림 2 재활의 개략적인 내용

이 바람직하다. 치료에 수반하는 부동증후군의 진행이 예측되는 경우는 치료 전부터 개입한다. 원만한 치료 시작을 위해서, 평소부터 혈액내과의나 병동의료진에게 재활의 중요성을 알려 두는 것도 중요하다.

조혈기 종양 환자는 빈혈로 인한 운동제한이나 과거의 반복적인 화학요법 때문에, 재활시작의 시점에서 이미 부동에 의한 신체능력의 저하가 나타나는 경우가 많다. 재활의학과 초진시에는 지금까지의 치료경과와 현재의 치료내용, 원질환의 상태, 향후의 치료방침 등의 이해가 필요하다. 또 환자평가로써, 신체기능과 함께 재활의 시행에 영향을 미치는 각종 검사결과(혈액검사, 생리검사, 영상검사 등)와 현재의 일상생활(입원생활)에서의 활동성을 파악한다.

치료를 시작할 때, 원질환의 병태나 치료의 부작용을 중심으로 위험을 파악하는 것이 필수이다. 재활 의사는 재활처방시에 운동부하량이나 운동의 종류에 떠른 제한사항, 주의사항을 명기한다. 다발성 골수종 등에서 병적골절의 위험이 의심스러운 경우에는 정형외과의와 협력하여 골절위험의 정도나 필요한 보조기구에 관해서 검토하고, 환자 본인이나 가족에게 치료시 병적골절의 위험에 관해서 설명하고 동의서를 받는다. 표 5[12]에 침습이 큰 동종 조혈모세포 이식 후를 포함한 주요 위험을 정리하였다.

치료 중, 물리치료사는 (처방이 있으면 작업치료사, 언어치료사도) 위험을 중심으로 전신 상태를 주의깊게 관찰하고, 자각증상의 발생이나 활력징후의 변화가 나타났을 때에는 치료를 중지하

표 5 혈액암의 재활에 수반하는 위험 · 문제점(이식 후의 합병증 포함)

주요 문제	주요 감별진단
빈혈	원질환, 약제성, TMA, ABO부적합, 출혈 등
백혈구 (호중구) 감소	원질환, 약제성, 이식 후 생착부전 등
혈소판 감소	원질환, 약제성, DIC, VOD, TMA, 항혈소판항체, 항HLA항체 등
발열	감염, 종양융해증후군, 약제성, 재발, 이식 후 ES, GVHD 등
심혈관계 장애 1. 심기능저하 · 부정맥 · 기타 심전도이상 2. 빈맥 · 서맥 3. 고혈압 · 기립성 저혈압	약제성, 부동성 변화, 병존질환 등 약제성, 부동성 변화, 수액의 영향, 탈수 등 약제성, 부동성 변화, 탈수 등
호흡기계 장애 폐기능저하	감염증, TBI의 영향, GVHD 등
근골격계 장애 1. 골병변 · 골절고위험 2. 근력 저하 · 근위축 3. 지구력 저하 4. 관절가동범위 제한 · 유연성 저하 · 관절통	원질환, (골수종 등), 병존질환, 스테로이드성/부동성 골조송증 등 부동성 변화, 체중감소의 영향, 스테로이드미오패치 등 부동성 변화, 체중감소나 심폐기능장애의 영향 등 부동성 변화, GVHD 등
신경계 장애 1. 말초신경장애 2. 진전 3. 경련 4. 의식장애	약제성, 병존질환 등 약제성, 저마그네슘, 저칼슘 등 약제성 · 감염성 중추신경장애, 출혈, 원질환 등 TMA, 바이러스성 뇌염, 세균성 수막염, 약제성, 패혈증, 출혈, 재발 등
소화기증상 1. 오심 · 구토 2. 복통 · 설사	약제성, RRT, 감염성 위 · 식도염, 위 · 십이지장궤양, GVHD, 심인성 등 약제성, RRT, 감염성 장염(CMV 외), GHVD, TMA, 이식 후 ES 등
혈뇨	약제성, RRT, 출혈성 방광염, 혈소판 감소, DIC 등
혈당이상	고칼로리수액의 영향, 스테로이드성 등
부종	TBI의 영향, 이식 후 ES, VOD, TMA, GVHD, 심 · 신기능장애, 수액의 영향, 약제성, 영양상태 등
불안 · 우울 · 불면	치료효과나 예후에 대한 불안, 무균실의 폐쇄적 환경 등

감별진단은 질환, 치료법, 치료시기에 따라서 다르며, 열거한 모든 것이 항상 해당되는 것은 아니다.
DIC : disseminated intravascular coagulation (파종성 혈관내 응고증후군)
VOD : hepatic veno-occlusive disease (간정맥폐색성질환)
TMA : thrombotic microangiopathy (혈전성 미세혈관병증)
HLA : histocompatilility locus antigen (조직적합항원)
ES : engraftment syndrome (생착증후군)
GVHD : graft-versus-host disease (이식편대숙주병)
TBI : total body irradiation (전신 방사선치료)
RRT : regimen-related toxicity (이식전처치 관련 독성)
CMV : cytomegalo virus (사이토메갈로바이러스)

石川愛子, 辻 哲也 : 조혈줄기세포 이식과 재활의 실제. 임상재활 17 (5) : 463-470, 2008에서 개편)

고 담당의에게 보고한다.

조혈기질환에서는 마비 등의 뇌 국소증상이 나타나는 경우가 많지 않지만, 감염으로 인한 뇌·척수염증상이 잔존하는 증례나 종양의 척수침윤으로 대마비나 사지마비가 되는 증례를 종종 경험한다. 이와 같은 경우에는 작업치료사도 참여하여 일상생활동작 평가나 치료, 환경 관리를 하는데, 특히 후자에서는 원질환이 진행되는 경우가 많으므로, 향후의 치료방침이나 환자·가족의 희망을 확인하면서 목표를 설정하고, 치료를 진행한다('Ⅱ-5-2. 상지의 장애에 대한 접근' p193 참조).

마비 등이 없이, 일상생활동작이 독립적인 경우는 조기의 가정·사회복귀를 목표로 치료한다('Ⅲ-3. 부동증후군·체력소모상태·암 악액질증후군에 대한 접근' p275 참조). HSCT 전후의 재활에 관해서는 다음 페이지에 상세히 기술되어 있다.

혈액 종양에 대한 재활치료효과에 관해서는 Jarden 등[14]이 2007년에 18세 이상의 동종 HSCT 환자 19명을 대상으로 무작위 비교시험(randomized controlled trial, RCT)의 결과를 보고하였다. 치료군에는 이식 1주간전부터 4~6주간, 병실에서 에르고미터(ergometer), 관절운동(체조) 등의 dynamic exercise, 스트레칭. 인지행동요법에 근거한 심리교육을 각각 주 5회, 근력증강운동을 주 3회, 앙와위에서 근력의 유연성(relaxation)치료를 주 2회 시행하였고, 대조군에는 이식 다음 날부터 주 2~3회, 환자의 상태에 따라서 일반적인 병동치료를 시행하였다. 치료군의 치료 시행률 (일부라도 시행한 비율)은 예정횟수의 평균 94%, 에르고미터(ergometer) 시행률은 평균치에서 치료시행일의 86% (60~96%)였다. 이 결과, 사지근력의 일부에서 치료군의 증가를 확인하였고, 유의차는 없었지만, 이식 후의 최대산소섭취량 VO₂max의 저하율이 치료군에서 적게 나타났다.

또 Dimeo 등[15]은 2003년에 화학요법 후, 및 자가 조혈모세포 이식에서의 대량 화학요법 후 환자 66명(그 중 자가 HSCT 후는 21명)을 대상으로 전후 비교 연구를 하였다. 대상환자에게는 입원기간 중(평균 30±10일), 매일 약 30분의 트레드밀운동을 예정하고, 실제 치료시행률은 입원기간 중 13±9일(50±21%)이었다. 대상환자의 퇴원시의 헤모글로빈수치는 입원시에 비해 유의하게 저하되었다. 치료의 침습에도 불구하고, 최대심박수의 80%에 이르는 트레드밀 위의 걷기속도는 입원시, 입원 중, 퇴원시에서 유의차를 확인하지 못했다고 보고하였다.

위의 기술을 비롯하여, 재활의 효과를 나타내는 보고를 종종 볼 수 있다. 금후 자료의 축적이 한층 더 요구된다.

재활을 시행해도, 종양에 대한 치료가 진행됨에 따라서, 화학요법의 부작용이나 합병증으로 몸의 상태가 저하되어 자리에 눕게 되는 경우를 흔히 볼 수 있다. 신체기능을 유지하기 위해서는 일상적인 신체활동량을 유지하는 것이 매우 중요한데, 그러기 위해서는 재활을 시작할 때부터 환자에게 거동이나 자립치료의 의의를 반복 설명하며, 좀 더 빠른 시기에 재활에 대한 동기를 계속 유지할 수 있도록 환자교육에 힘쓴다. 병동간호사와 협력하여, 다른 환자를 포함하여 병동전체가 치료 중의 신체활동량 유지·향상을 목표로 하는 분위기조성도 검토하기 바란다.

다른 악성종양과 마찬가지로, 혈액 종양의 치료에서도 팀의료가 중요하며, 혈액 종양내과 의사, 병동간호사를 중심으로, 약제사, 영양사, 정신과 의사 등과 정보를 공유하면서 환자의 요구에 맞는 재활을 진행한다.

문헌

1) 후생노동성 대신관방 통계정보부 (편) : 2009년 인구동태통계 2009, 후생통계협회, 2011

2) Matsuda T, Marugame T, Kamo KI, et al : The Japan Cancer Surveillance Research Group. Cancer incidence and incidence rates in Japan in 2005 : based on data from 12 population-based cancer registries in the Monitoring of Cancer Incidence in Japan (MCIJ) Project, Jpn J Clin Oncol 41 : 139-147, 2011

3) 押味和夫 : 백혈병이란. 온순한 혈액질환 제5판, pp78-89, 일본시사신보사, 2009

4) 일본혈액학회, 일본림프망내계학회 (편)] : 조혈기 종양 취급규약. p6, pp218-222, 금원출판, 2010

5) 江崎幸治 : 진단법-개론. 일본임상 65 (증간) : 283-287, 2007

6) 岡本眞一郎 : 조혈기 악성종양. 특징 · 진단 · 치료의 요점. 辻 哲也, 里宇明元, 木村彰男 (편) : 암재활, pp277-285, 금원출판, 2006

7) 溝口秀昭 (편) : 일러스트 혈액내과. 제2판, pp124-131, 문광당, 2004

8) 黑川峰夫 : 악성 림프종의 진단-개론. 일본임상 65 (증간) : 335-341, 2007

9) 畑 裕之 : 다발성 골수종의 진단과 감별진단-개론. 일본임상 65 (증간) : 346-349, 2007

10) 上田孝典, 浦崎芳正 : 조혈기 종양의 화학요법-개론. 일본임상 65 (증간) : 363-368, 2007

11) 神田善伸 : 조혈줄기세포 이식 진료매뉴얼-with 임상시험데이터집, p2, 일본의학관, 2006

12) 石川愛子, 辻 哲也 : 조혈줄기세포 이식과 재활의 실제. 임상재활 17 (5) : 463-470, 2008

13) 일본조혈세포이식학회 : 조혈세포 이식 가이드라인-GVHD (급성 GVHD에 관해서는 제2판). JSHCT monograph, 2008년 7월

14) Jarden M, Hovgaard D, Boesen E, et al : Pilot study of a myltimodal intervention ; mixed-type exercise and psychoeducation in patients undergoing allogeneic stem cell transplantation. Bone Marrow Transplantation 40 : 793-800, 2007

15) Dimeo F, Schwartz S, Fietz T, et al : Effects of endurance training on the physical performance of patients with hematological malignancies during chemotherapy. Support Care Cancer 11 : 623-628, 2003

(石川愛子 · 里宇明元))

2. 조혈모세포 이식 전·후의 재활

요점

① 환자가 이식 전에도 이미 신체기능이 저하되어 있는 점을 이해한다.

② 환자의 전신상태나 신체기능을 파악하고, 의료인 사이에서 정보를 공유하는 것이 중요하다.

③ 환자의 재활은 장기간 시행하며, 증상도 여러 가지라는 점을 이해한다.

조혈모세포 이식(hematopoietic stem cell transplantation, HSCT)은 이식전처치로써 전신 방사선치료(total body irradiation, TBI)나 고용량 화학요법을 시행한다. 그래서 이식전처치 관련 독성(regimen-related toxicity, RRT)이 생기거나, 생착시에는 생착증후군(engraftment syndrome, ES)이 나타날 수 있다. 또 이식편대숙주병(graft versus host disease, GVHD), 감염, 장기 무균실 관리 등으로 활동량이 감소되어, 부동증후군이 단기간에 진행된다[1-4].

대부분의 환자는 이식이 결정된 시점에서 항암제치료를 경험하고 있으며, 동성·같은 연령대의 건강인에 비해, 근력이 확실히 저하되어 있는 것이 확인된다[5]. 또 이식치료는 장기에 걸친 경우가 많으며, 증상도 다양하다.

이식환자의 재활 목적은 조기에 재활을 시작함으로써, 이식전의 치료(관해유도요법 등)로 생긴 부동증후군을 개선하고, 또 HSCT에 의해서 새로 발생하는 부동증후군을 예방하는 것이다. 이것으로 조기 사회복귀와 삶의 질 향상에 기여할 수 있다.

1 팀 접근

본원의 조혈모세포 이식 재활팀은 환자를 중심으로 혈액 종양 내과 의사, 재활의학과 의사, 간호사, 물리치료사로 구성되어 있으며(그림 1), 월 2회 재활컨퍼런스를 실시하고 있다. 컨퍼런스에서 혈액 종양 내과 의사는 원 질환이나 예후를 포함한 이식에 관한 정보를, 간호사는 환자의 심리상태나 병동내 일상생활동작의 상황을, 재활의학과 의사는 재활을 시행할 때의 위험관리나 재활 목표를, 물리치료사는 환자의 신체기능이나 치료내용 등의 정보를 교환한다. 그리고 의료자간의 합의를 토대로 재활접근이 시행되고 있다. 재활의학과 이외에도 정신과나 영양지지팀(nutrition support team, NST)이 참여하여 환자를 서포트하고 있다.

2 재활 프로토콜

본원의 성인 조혈모세포 이식 전후의 재활 프로토콜을 표 1에 정리하였다. 본원에서는 이식일이 결정된 시점의 외래부터 재활을 개시하고, 이식일 1개월 전에 입원하면, 바로 물리치료를 개

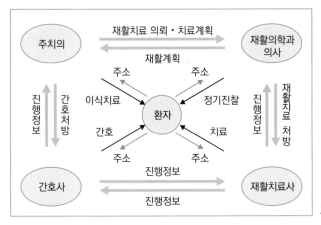

그림 1 조혈모세포 이식 재활팀

표 1 재활 프로토콜

일정	-60일	-30일	-10~-7일	-1일	이식일 0일	30일	30~100일	100일~
치료 장소	자택	물리치료실	무균실				물리치료실	외래
이식치료관련	여러 검사	여러 검사 및 치과치료나 정신과 수진 등	전신 방사선 치료, 초대량 화학요법	휴식	조혈모세포 이식	이식전처치 관련 독성이나 생착증후군 및 급성 GVHD 치료, 수혈 등	급성 GVHD 나 감염증 치료, 수혈 등	만성 GVHD 나 감염증 치료 등
물리치료관련	오리엔테이션이나 자립트레이닝지도 등	이식전평가, 스트레칭이나 근력증강 및 지구력 치료	스트레칭, 근력증강 및 지구력 치료				이식후평가, 근력증강 및 지구력치료, 자립치료지도, 가옥조사나 가족교육 등	만성 GVHD 에 맞는 치료

시하는 시스템으로 되어 있다. 퇴원 후에도 필요에 따라서 추적관찰하고 있다.

3 재활의 목적과 내용

각 기의 재활의 목적과 내용을 **표 2**에 정리하였다.

표 2 재활의 목적과 내용

기간	목적	내용
이식일 결정부터 입원까지	• 사전교육 • 운동습관의 동기부여 • 신체기능의 유지, 개선	• 재활의 필요성과 내용 설명 • 입원까지의 운동습관의 동기부여 • 집에서의 운동 교육
입원부터 무균실 입실까지	• 평가 • 자가운동법의 습득 • 신체기능의 유지, 개선	• 평가 : 유연성, 근력, 지구력, 균형, 호흡기능, 체조성 • 스트레칭, 근력, 지구력(에르고미터, 러닝머신)
무균실 입실부터 이식일까지	• 신체기능의 유지, 개선	• 스트레칭, 근력, 지구력(에르고미터, 러닝머신)
이식		
이식 후 조기	• 신체기능의 유지, 개선 • 무균실에서의 활동량유지	• 스트레칭, 근력(항중력근을 중심으로) • 클래스 10,000에 이동할 수 있으면 평지걷기, 에르고미터, 러닝머신 시행 • 자립치료의 격려와 앉아 있는 시간의 연장
이식 후 중기	• 평가 • 복학, 복직에 맞추어 신체기능의 개선 • 퇴원 후의 자가치료 교육 • 환경조정, 가족교육	• 평가 : 유연성, 근력, 지구력, 균형, 호흡기능, 체조성 • 스트레칭, 근력, 지구력(에르고미터, 러닝머신) • 퇴원 후에도 필요한 항목 제시 • 퇴원시의 신체기능에 맞추어 환경조정이나 가족교육
이식 후 만기	• 만성 GVHD에 대한 대응	• 호흡기증상, 관절가동범위 제한, 일상생활동작 능력 저하에 맞추어 교육

a. 이식일 결정부터 입원까지

1) 목적

(1) 사전교육

환자와 재활의학과 의사, 담당물리치료사가 함께, 앞으로의 재활에 관한 사전교육을 한다. 또 재활치료실도 견학한다.

(2) 운동습관의 동기부여

환자는 이식치료를 받으면서 치료해도 되는지 의문을 가지고 있는 경우가 많다. 재활의학과 의사와 물리치료사가 조혈모세포 이식에 수반하여 생기는 부동증후군에 대해서, 재활치료의 중요성을 설명한다. 환자의 치료에 대한 의식을 높이는 것이 중요하다. 그러나 이식에 대한 불안이 심한 환자에게 이식 후의 신체적 부담의 강도나 부동증후군의 발생을 너무 강조해서는 나쁜 영향을 미칠 수도 있으므로[6], 환자의 심리상태를 고려해 가며 설명한다.

(3) 신체기능의 유지 · 개선

환자는 이식 전에 하는 관해유도요법 등의 치료 결과, 일상생활은 자립해도, 근력, 지구력, 유연성이 저하되어 있는 경우가 많다. 또 이식 후에는 부동증후군이 더욱 진행되므로, 이식이 결정되면 조기에 재활치료를 시작해야 한다. 본원에서는 입원예정일의 약 1개월 전부터 외래에서 재활교육을 하고 있다.

2) 치료의 내용

본원에서 작성한 '자가치료 팸플릿'(**그림 2**)을 외래시에 배포 · 설명하고, 입원일까지 자택에서 하도록 교육하고 있다. 이 팸플릿은 침대위에서 할 수 있는 프로그램(step 1), 좌위 · 서기에서 하는 프로그램(step 2)으로 단계가 구분되어 있으며, 각각 스트레칭프로그램과 근력강화프로그램이 편성되어 있다. 또 감염 등의 문제가 없으면 산책도 권하고 있다.

3) 치료를 실시할 때의 주의사항

기왕력이나 현재의 신체상태를 문진하고, 자가운동을 시행함에 있어서 문제가 없는지 확인한다. 자택에서 할 때는 피로가 축적되지 않을 정도로 교육한다.

b. 입원에서 무균실 입실까지

1) 목적

(1) 이식 전 재활 평가 (표 3)

이식 전후의 신체기능을 파악하기 위해서, 이식 전(1개월 전)과 이식 후(약 40일 후)에 평가한다. 평가는 가능한 단시간에 시행할 수 있는 간결한 것으로 하고, 몸의 상태를 확인하면서 2~3일에 분산해서 한다. 이식 후에도 시행할 수 있는 강도로, 평가내용을 설정하는 것이 바람직하다. 또 건강인의 표준치[7]와 비교할 수 있는 평가항목을 선택함으로써 환자의 이식 전의 신체기능을 파악하기 쉽고, 환자나 의사 및 간호사에 대한 피드백도 하기 쉽다.

(2) 신체기능의 유지 · 개선

이식 전의 평가가 종료되면, 스트레칭, 근력강화, 지구력치료를 실시하며, 신체기능의 유지와 개선에 힘쓴다.

2) 치료의 내용

재활평가에 근거하여 환자의 강화포인트를 추출하고, 재활치료실에서 치료를 시행한다. 앞에서 기술한 자가치료 팸플릿(**그림 2**)을 사용하여, 스트레칭과 근력강화를 한다. 또 자전거 에르고미터나 러닝머신에서 지구력치료를 시행한다. 각 환자에게 알맞은 프로그램 내용 · 강도를 설정한다.

3) 치료를 실시할 때의 주의사항

이 기간의 환자는 이식이 가능한 전신상태이므로, 일반적인 혈액검사결과(**표 4**)*와 활력징후을 확인하면, 운동이 가능하다. 단, 혈액검사결과에서 중증 빈혈(헤모글로빈 수치 7.5 g/dL 이하)이 있는 경우는 운동으로 휘청거림이나 넘어질 가능성이 있으므로 주의해야 한다. 환자는 낮은 헤모글리빈에 익숙해 있어서, 자각증상이 없는 경우가 많다. 물리치료사와 환자 본인이 치료 전에, 최신 혈액검사결과를 파악하여, 낮은 수치인 경우는 보다 안전한 치료내용으로 변경한다.

---

* 혈액검사결과에 의한 치료의 가능 여부는 현재 확실한 자료가 없다. 필자팀은 혈액내과의, 재활의학과의, 간호사와 정보를 교환하면서, 2000년부터 약 300명의 이식환자의 치료를 표 4의 기준으로 하고 있다. 그 결과, 치료로 인한 중증 합병증은 발생하지 않았다.

■ 조혈모세포 이식 전 · 후의 자가치료
STEP (1) 주로 침대위에서 가능한 치료
- 횟수 : 10회 정도(힘들다고 느끼는 피로감)
- 기본적으로 '숨을 내쉬면서' 근육에 힘을 주거나 펴고, '숨을 들이마시면서' 힘을 뺀다. 반동은 주지 않는다
- 시행 가능한 체조를 아침 · 점심 · 저녁 3회 한다

3. 위를 향해 눕고 무릎을 편 상태에서, 다리를 올렸다 내렸다 한다(반대측 다리는 무릎을 세운다)

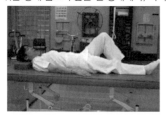 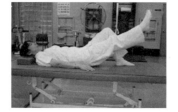 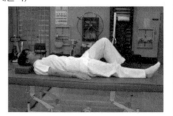

4. 양 무릎을 세우고, 둔부를 들어올린다

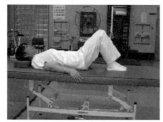 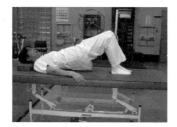 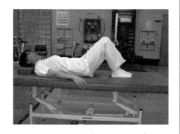

11. 양 무릎을 펴고 앉아서, 상반신을 앞으로 숙인다

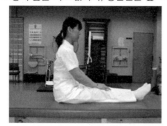 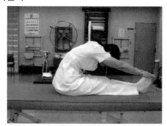 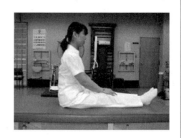

12. 한쪽 다리의 무릎을 뒤로 구부리고, 구부린 쪽으로 상반신을 뒤로 젖힌다

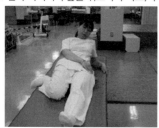 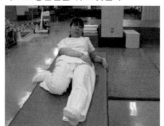 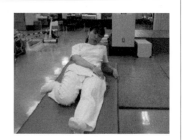

그림 2 조혈모세포 이식 재활팀

■ 조혈모세포 이식 후의 자가치료

STEP (2) 주로 좌위 또는 서기에서 가능한 치료

• 횟수 : 10회 정도(힘들다고 느끼는 피로감)
• 기본적으로 '숨을 내쉬면서' 근육에 힘을 주거나 펴고, '숨을 들이마시면서' 힘을 뺀다. 반동은 주지 않는다
• 시행 가능한 체조를 아침 · 점심 · 저녁 3회 한다

2. 좌위에서 팔을 올리고, 다른 쪽 손으로 팔꿈치를 아래로 누른다(5초 유지)

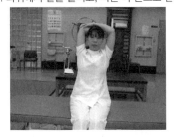 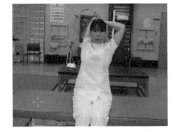 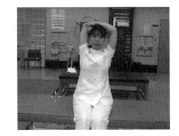

3. 좌위에서 경부를 좌우로 편다(5초 유지)

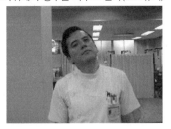 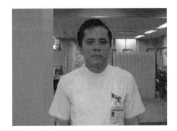 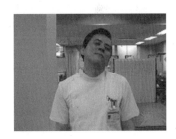

8. 좌위에서 한쪽 다리를 한 발 앞으로 내밀고, 뒷다리에 체중을 주면서 일어선다

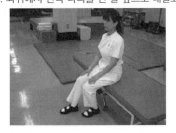 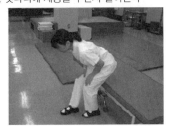 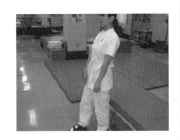

9. 서기에서 발끝과 발뒤꿈치로 서기를 천천히 반복한다. 균형이 무너지기 쉬우므로 한쪽 손은 잡아도 된다

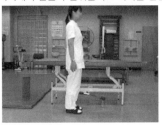 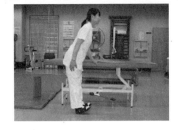 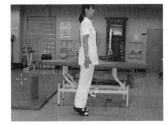

그림 2 (계속)

표 3 이식 전 · 후의 재활 평가항목과 내용

평가항목	평가내용
1. 문진	• 현재의 일상생활동작 상황이나 자각증상(통증, 구역질, 불쾌감 등), 심리상황(불안감 · 우울) 등을 평가한다
2. 근력	• 하지근력은 하지근력측정기로 하지신전근력을 측정한다. 하지근력측정기에서 참고수치로 근력 연령이 산출되며, 환자가 현재의 근력상황을 쉽게 파악할 수 있어서, 운동에 대한 의욕을 향상시키기 쉽다 • 상지근력은 디지털악력계로 악력을 측정한다
3. 지구력	• 트레드밀을 사용하여, 시속 2 km에서 시작, 3분마다 시속 1 km씩 증가시켜, 시속 6 km까지, 합계 15분간 · 총걷기거리 1 km를 시행한다. 환자에게는 심전도모니터를 장착하여, 심박수를 기록한다. 또 평가 전후에 혈압을 측정한다 시속 6 km의 최종 stage 종료 30초 전에 자각적 운동강도를 문진한다. 본원에서 사용하고 있는 프로토콜은, 건강인의 경우 시속 6 km인 최종 stage에서 최대산소섭취량의 50~60%의 운동강도에 해당한다
4. 균형	• 중심균형계로 양쪽다리로 선 상태에서 균형을 측정한다. 눈을 뜨고, 눈을 감은 상태에서 각 1분간, 측정한다
5. 유연성	• 선 자세에서 앞으로 숙여서 손끝과 바닥과의 거리를 측정한다
6. 호흡기능	• 간이 폐활량계를 사용하여, 폐활량, 1초율 등을 측정한다
7. 체성분	• 체성분 측정기를 사용하여 체지방률, 수분량, 근육량 등을 측정한다

표 4 혈액검사결과에 의한 치료 시행상의 주의점

혈액검사결과		증상	주의점
헤모글로빈 수치	7.5 g/dL↓	휘청거림, 현기증	관절가동역 치료나 좌위에서 가능한 트레이닝에 머문다
호중구수	500/μL↓	없음	완전무균실 · 관리운동 제한 없음
혈소판수	20,000/μL↓	피하출혈, 뇌출혈, 소화관출혈	타박에 주의한다. 저항운동은 삼가고, 능동운동에 머문다

다발성 골수종은 골병변인 곳을 확인하고 골절을 일으키지 않는 운동을 선택해야 한다.

이식 3주 전에 히크만카테터(hickman catheter)를 삽입한다. 환자에 따라서 삽입부위에 불편감이나 통증을 호소한다. 삽입 후 1주간은 카테터 삽입측 견관절의 굴곡 · 외전운동은 90° 정도에 머문다. 또 요추천자(척수강내 주입)를 시행했을 때에 일시적인 구역질이나 두통을 호소하기도 한다. 치료는 금기는 아니지만, 중증인 경우는 증상이 1주간 정도 계속되는 수가 있으므로 상황을 지켜보고 한다.

c. 무균실 관리 (시작부터 이식일까지)

1) 목적

(1) 신체기능의 유지 · 개선

이식 10일 전부터 클래스 10,000*인 무균실에서 치료를 개시한다. 전처치가 시작되고 이식 전처치 관련 독성(regimen-related toxicity(RRT)) (표 5)이 발생하면, 환자의 활동량이 매우 감소된

---

* 감염 고위험 상태인 환자의 세균감염대책으로, HEPA (high efficiency particulate air) 필터나 LAF (laminar air flow)가 갖춰진 이식병실에서 관리한다. 클래스 10,000이란 NASA기준으로 1입방피트 속에 부유하는 입자지름 0.5 μm 이상의 입자가 10,000개 이하인 것을 나타낸다. 어느 클래스의 무균실인지는 각 시설에 따라서 차이가 있다.

표 5 관련증상과 치료 시행상의 주의점

발생시기		처치 부작용 등	증상 등	주의점
이식 전		전신방사선치료 (TBI)	발열	38℃ 미만이면 상태에 맞추어 한다 38℃ 이상인 경우는 해열제를 사용하고, 해열된 후 한다
			오심 · 구토	제토제를 사용하고 있으므로, 상태에 맞추어 한다 움직일 때 구토가 있는 경우는 관절가동역 치료만 한다
			복통 · 설사	진통제(모르핀 등)나 설사약 등을 사용하고 있으므로 상태에 맞추어 한다 증상이 악화되지 않는 자세로 한다
			특발성 간질성 폐렴	혈액종양의사나 재활의학과의사에게 물리치료를 계속할 것인지의 판단을 요청한다
		초대량 화학요법	발열	TBI에 의한 부작용에 준한다
			오심 · 구토	TBI에 의한 부작용에 준한다
			복통 · 설사	TBI에 의한 부작용에 준한다
			출혈성 방광염	혈액종양의사나 재활의학과의사에게 재활치료를 계속할 것인지의 판단을 요청한다
			중추신경장애	혈액종양의사나 재활의학과의사에게 재활치료를 계속할 것인지의 판단을 요청한다
			심근증	혈액종양의사나 재활의학과의사에게 재활치료를 계속할 것인지의 판단을 요청한다
이식				
이식 후	조기	생착증후군 (ES)	발열	TBI에 의한 부작용에 준한다
			오심 · 구토	TBI에 의한 부작용에 준한다
			복통 · 하리	TBI에 의한 부작용에 준한다
		기타	기립성 저혈압	혈압을 측정하고, 넘어짐에 주의한다
	중기	급성 이식편대숙주병(GVHD)	소양감 · 통증을 수반하는 피부 발진	기본적으로 치료에 제한 없음
			오심 · 구토	TBI에 의한 부작용에 준한다
			복통 · 설사	TBI에 의한 부작용에 준한다
		감염	사이토메갈로바이러스	특별한 증상이 없으면 운동에 제한 없음 치료가 장기화되는 수가 있으므로 신체기능의 유지 · 개선을 도모한다
			아데노바이러스(출혈성 방광염)	심한 통증을 수반하므로, 치료 전에 진통제를 사용하고 통증에 맞추어 한다 침상에서 관절가동역 운동만 하는 경우도 많다
	만기	만성 이식편대숙주병(GVHD)	간질성 폐렴	간질성 폐렴에 대한 일반적인 치료를 한다
			피부근염과 유사한 피부경화	피부근염에 대한 일반적인 치료를 한다
			2차적 관절가동역 제한 · 일상생활동작 저하	증상에 맞추어 치료를 한다

다. 증상에 맞추어 치료를 하며, 신체기능의 유지 · 개선을 도모한다. 또 환자에게는 자가운동을 격려하고, 앉아 있는 시간을 연장하도록 한다.

2) 치료의 내용

무균실에서의 치료는 자가 운동을 하는 것과 침상에서 물리치료사와 함께 하는 것이 있다. 자가운동은 앞에서 기술한 팸플릿의 항목을 중심으로 하는 것 외에, 무균실내에 있는 트레드밀이나 에르고미터도 이용하도록 권한다(그림 3). 트레드밀이나 에르고미터의 부하설정은 무균실 입

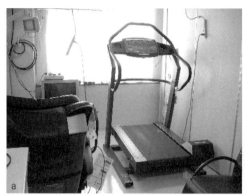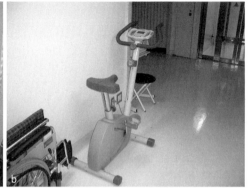

그림 3 무균실내의 러닝머신 (a) 과 에르고미터(ergometer) (b)

실 전에 재활치료실에서 하던 부하설정을 참고로 하여, 자가운동에서도 안전하게 시행할 수 있는 부하를 설정한다. 물리치료사와 함께 하는 치료는 주로 선자세에서 하며, 부동으로 근력저하가 생기기 쉬운 항중력근의 근력강화나 스트레칭 등을 한다.

3) 치료를 실시할 때의 주의사항

이식전처치인 전신방사선치료와 초대량 화학요법이 시작된다. 전처치가 진행됨에 따라서, 부작용으로 인한 구역질이나 구토, 설사, 발열 등의 증상이 발생한다(표 5). 치료 전에 발생한 증상을 파악하고, 활력징후나 혈액검사결과 일반화학검사결과를 확인한다. 증상의 정도에 따라서 치료의 부하를 조정해야 한다. 특히 구역질이나 구토가 빈발한다.

또 전신방사선치료의 부작용의 하나인 특발성 간질성 폐렴이나, 화학요법의 부작용 중에서도 사이클로포스파마이드에 의한 심장독성, 시타라빈에 의한 중추신경장애 등의 중증 부작용이 발생한 경우는, 즉시 혈액종양의사나 재활의학과의사에게 치료 지속에 대한 판단을 요청하고, 치료가 가능하면 내용을 확인한다.

전신방사선치료를 3~4일간, 그 후 초대량 화학요법을 3~4일간 시행하고, 1일 휴식하고 이식하게 된다. 경험상, 전신방사선치료에서는 첫날에 부작용 증상이 심하게 나타나기 쉽고, 초대량 화학요법에서는 최종일에 근접할수록 부작용 증상이 심하게 나타난다. 기본적으로 전처치 중에도 증상에 맞추어, 가능한 범위에서 치료한다.

전처치가 시작되면 환자는 감염위험상태가 된다. 무균실에 입실할 때는 표준 관리 지침(standard precaution)을 철저히 하고, 본인이 호흡기감염증에 걸린 경우는 입실해서는 안된다.

d. 이식 후 초기 : 이식 후~약 30일

1) 목적

(1) 활동량의 유지

전처치가 종료되어도 이식전처치약물 독성이 한동안 잔존한다. 그 밖에 표 5에 정리한 대로 생착증후군이나 급성 이식편대숙주병 등, 여러 가지 고통을 수반하는 증상이 나타나기 때문에 환자는 주로 누워있게 된다. 이식 전날에는 클래스 100인 무균실로 이동한다. 클래스 100인 무균실

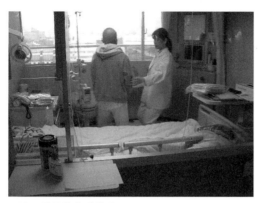

그림 4 무균실내 재활치료

은 약 10㎡ 밖에 없고, 증상이 중증이 아닌 경우라도 환자의 활동량이 건강인의 50%[8] 정도로 감소된다. 이식전처치약물 독성이나 생착증후군 및 이식편대숙주병이 중증이 되면, 활동량이 더욱 감소되므로, 병동간호사와 협력하여 일상생활동작을 가능한 독립적으로 하도록 교육한다.

(2) 신체기능의 유지 · 개선

계속해서 자립치료를 격려하고, 기좌시간을 연장하도록 한다. 물리치료사와 함께 하는 치료에서는 가능한 선자세에서 한다(**그림 4**).

2) 치료의 내용

이식 후에도 여러 가지 증상이 나타나지만, 치료는 기본적으로 스트레칭, 근력증강치료를 중심으로 한다. 그러나 신체증상에 따라서 수동적 관절가동역치료만 하는 경우부터 선자세에서의 근력 강화 운동이 가능한 경우까지 여러 가지이다. 환자의 상태에 맞추어 운동할 수 있도록, 와위나 좌위 및 서기에서 할 수 있는 운동의 종류를 다양하게 준비해 두는 것이 중요하다.

3) 치료를 실시할 때의 주의사항

발열이나 구역질 · 구토는 이식 후의 환자에게 빈발하는 증상이다. 해열제나 제토제, 지사제 등으로 증상이 관리되는 시간대에 치료시간을 설정한다. 또 입욕은 무균실에서의 일상생활동작 중에서 가장 피로한 동작으로, 입욕 후에는 휴식을 요하는 환자가 많다. 간호사와 생활스케줄을 상담하여, 치료시간을 결정하는 것도 중요하다. 또 여러 가지 요인으로 자율신경에 장애가 생겨서, 기립성 저혈압이 일어나는 수가 있다. 혈압을 측정하고, 넘어지지 않도록 주의하며 치료한다.

표 4에 정리한 대로, 헤모글로빈의 수치(7.5 g/dL 이하)가 낮아지면 휘청거림이 생겨서 넘어질 위험이 높아지므로, 선자세에서 하는 치료일 때는 특히 주의해야 한다. 혈소판이 낮은 수치(20,000/μL 이하)일 때는 경도의 타박으로도 피하출혈을 일으킨다. 혈소판이 5,000/μL 이하일 경우는 뇌출혈이나 소화관출혈의 가능성이 있으므로, 가벼운 치료를 한다. 수혈이 시행된 후에는 일반적인 치료를 한다. 출혈경향이 있는 경우는 더 이상 하지 않는다.

생착까지의 기간은 이식원에 따라서 차가 있지만, 일반적으로는 이식 후 3주간 정도이다. 생착시에 호중구의 급격한 증가로 골통이 생기는 수가 있는데, 가능한 범위에서 운동은 계속해 간다.

급성 이식편대숙주병이 중증인 경우는 대량의 면역억제제를 투여(고용량 스테로이드 충격치료)한다. 스테로이드의 부작용으로 급속히 근력이 저하되어, 기거동작이나 걷기가 어려워진다. 치료는 과부하를 삼가고, 피로가 남지 않을 정도의 운동량으로 한다. 또 고용량 스테로이드 충격치료는 감량에 장기간을 요하므로, 무균실 관리가 장기화되어 신체기능이 더욱 저하된다.

물리치료사는 환자의 신체증상의 고통에 귀를 기울이면서 격려하고, 환자의 증상을 고려한 치료을 선택한다. 또 의료팀이 환자의 정보를 공유하고, 동일한 대응을 하도록 컨퍼런스 등에서 정보를 교환한다.

e. 이식 후 중기 ; 이식 후 30~100일

1) 목적

(1) 이식 후 물리치료 평가

호중구수가 500/μL 이상, 백혈구가 1,000/μL 이상이 되면 감염의 위험성이 감소되고, 전신상태에 문제가 없으면, 치료장소를 무균실에서 재활치료실로 옮긴다. 재활치료실로 옮기면, 이식 후의 평가를 하고, 이식 전과 비교한 결과를 환자와 의사 및 간호사에게 제시한다.

(2) 신체기능의 개선

치료는 근력증강치료 · 지구력치료를 중심으로, 서서히 부하를 증가해 간다. 또 신체기능을 평가하여 환자를 피드백함으로써, 치료에 대한 동기부여를 지속시킨다.

(3)퇴원 후의 자립치료교육

대략 이식 후 1~2개월에 조혈기능의 회복이 보이며, 감염이나 이식편대숙주병 및 신장 · 간기능저하가 없으면 퇴원한다. 퇴원시에는 일상생활동작이 독립되어 있어도, 신체기능이 이식 전의 상태에 미치지 못하는 경우가 많다. 또 구축이나 근력저하 및 걷기장애 등이 있는 경우는 가옥환경을 평가하여, 가옥개조의 교육과 보조기구를 제작하고, 가족에게 간호방법을 교육한다.

2) 치료의 내용

클래스 10,000인 무균실로 이동이 가능해지면, 지구력치료를 추가한다. 지구력치료는 환자의 상태에 맞추어 평지걷기, 러닝머신, 자전거 에르고미터에서 선택한다. 모두 넘어짐을 예방하기 위해서, 혈액검사결과나 선자세 균형 등을 검토하고, 물리치료사의 감시하에 시작한다. 약제의 영향이나 심기능의 저하 등으로 심박수가 증가하여, 안정시에 100 bpm 정도의 빈맥이 되는 수도 많다. 운동량은 생체징후 및 환자의 자각증상을 종합하여 결정한다.

호중구의 증가에 따라서, 치료는 재활치료실에서 시행한다. 정맥주사를 맞지않는 시간대를 의사 · 간호사와 상담하여, 될 수 있으면 정맥주사가 치료에 방해가 되지 않도록 한다.

이식 후의 평가에 근거하여, 향상이 필요한 요소를 찾아서 치료를 시행한다. 퇴원에 맞추어, 혈액검사나 자각증상에 주의하면서 운동량을 점차 늘린다.

3) 치료를 실시할 때의 주의사항

물리치료실에서 치료를 시행하는 시기는, 이식편대숙주병이나 감염이 발생하기 쉬운 시기이기도 하다. 이식편대숙주병이 중증이 되면, 면역억제제를 증량하기 때문에 감염 고위험상태가 된다. 다시 치료를 침상에서 하기도 한다. 이식편대숙주병에 의한 피부발진은 체온의 상승으로 가려움증이 증가하여, 운동장애가 되는 수가 있다. 복통이나 설사 등의 소화관증상도 중증이 되면, 운동장애가 된다. 피부발진이나 복통, 설사의 경우, 운동 제한은 없지만, 자각증상을 고려하여 가능한 치료를 한다.

이식 후 초기의 호중구감소기 이후도 아데노바이러스에 의한 출혈성 방광염이나 사이토메갈로바이러스에 의한 폐렴이나 위장염 등의 감염증이 나타난다. 출혈성 방광염은 극심한 통증을 수반하며, 배뇨관 삽입이 되면, 운동에 장애가 될 뿐 아니라, 통증으로 관절가동역 치료 밖에 할 수 없는 상태가 된다. 사이토메갈로 바이러스 감염은 자각증상이 없는 경우에도, 완전히 바이러스가 검출되지 않을 때까지 입원하여 투약한다. 그 사이에도 치료는 계속한다.

조혈기능이 회복되어, 여러 가지 감염이 확인되지 않고, 신기능 · 간기능에 문제가 없으면 퇴원한다.

f. 만기 : 이식 후 100일 이후

1) 목표

(1) 만성 이식편대숙주병에 의한 증상에 대응

이식 후 100일 이후에는 만성 이식편대숙주병이 발생하는 수가 있어서, 신체기능에 영향을 미치는 경우도 적지 않다. 신체기능을 저하시키는 만성 이식편대숙주병에는, 피부근염과 유사한 피부의 경화나 간질성 폐렴, 스테로이드사용으로 인한 골다공증(척추의 압박골절 등) 등이 있다. 이 증상들은 환자의 일상생활동작을 급속히 저하시키므로, 재활의 적응이 된다. 환자의 상태에 맞추어, 환자 본인과 가족에게 치료를 교육하고, 정기적으로 추적 관찰해 간다. 따라서 계속적인 일상생활이나 학교 · 직장을 목표로 하고, 만성 이식편대숙주병에 의한 신체증상에 적절히 대응하는 것을 목적으로 삼는다.

2) 치료의 내용

만성 이식편대숙주병의 증상은 여러 갈래에 미친다. 증상에 맞추어 치료하고, 호흡치료나 관절가동역 치료 및 일상생활동작 치료 등은 필요에 따라서 한다.

3) 치료를 실시할 때의 주의사항

외래의 경우는 환자의 피로도나 감염 위험 상태라는 점을 고려하여, 시작시간이나 치료시간을 조정한다. 또 치료의 장기화나 반복되는 증상의 발생에 따른다. 불안감이나 초조감을 호소하는 경우도 많으므로, 이해하고 지지한다.

4 끝으로

조혈모세포 이식 치료는 조혈줄기세포를 이식함으로써, 지금까지 조사가 불가능했던 방사선량과 초대량 화학요법이 가능해졌다. 조혈모세포 이식은 매우 강력한 치료법으로, 그 영향이 다양하고 장기간에 걸친다.

원질환의 특징이나 이식 후의 다양한 증상 및 신체기능의 변화를 파악하여, 보다 유효한 치료 방법을 앞으로도 검토해 가야 한다.

문헌

1) 奈良 勳 (편) : 물리치료의 이해 PART 3. pp281-292, 문광당, 2005
2) Danaher EH, Ferrans C, Verlen E, et al : Fatigue and physical activity in patients undergoing hematopoietic stem cell transplant. Oncol Nurs Forum 33 : 614-624, 2006
3) White AC, Terrin N, Miller KB, et al : Impaired respiratory and skeletal muscle strength in patients prior to hematopoietic stem-cell transplantation. Chest 128 : 145-152, 2005
4) Hayes SC, Davies PS, Parker TW, et al : Role ofa mixed type, moderate intensity exercise programmer after peripheral blood stem cell transplantation. Br J Sports Med 38 (3) : 304-309, 2004
5) 小宮山一樹, 八並光信, 上迫道代 외 : 조혈줄기세포 이식환자의 근력과 중심동요. 일사의대이료회지 21 : 70-72, 2004
6) 石川愛子, 辻 哲也 : 조혈줄기세포 이식과 재활의 실제. 임상재활 17 (5) : 463-470, 2008
7) 도쿄대학 체력표준치연구회 (편) : 신ㆍ일본인의 체력표준치 (2000). p414, 불매당출판, 2000
8) 八並光信, 上迫道代, 小宮山一樹 외 : 무균실에서의 조혈줄기세포 이식 환자의 활동량과 근력에 관해서-3차원가속도계 Actigraph에 의한 해석. 일사의대이요회지 24 : 98-100, 2007
9) 森下剛久, 森島泰雄, 堀部敬三 외 (편) : 조혈세포 이식 매뉴얼. 제3판, 일본의학관, 2004
10) 小寺良尙, 加藤俊一 (편) : 필수조혈세포이식-일본의 자료를 중심으로. 의학서원, 2004
11) 국립암연구센터 암대책정보센터 : 암정보서비스 홈페이지 http://ganjoho.jp/public/index.html
12) Wiskemann J, Huber G : Physical exercise as adjuvant therapy for patients undergoing hematopoietic stem cell transplantation. Bone Marrow Transplant 41 : 321-329, 2008
13) Baker F, Zabora J, Polland A, et al : Reinntegration after bone marrow transplantation. Cancer Pract 7 : 190-197, 1999
14) Kim SD, Kim HS : A series of bed exercises to improve lymphocyte count in allogeneic bone marrow transplantation patients. Eur J Cancer Care (Engl) 15 : 453-457, 2006
15) Wilson RW, Jacobsen PB, Fields KK : Pilot study of a home-based aerobic exercise program for sedentary cancer survivors treated with hematopoietic stem cell transplantation. Bone Marrow Transplant 35 : 721-727, 2005
16) Mello M, Tanaka C, Dulley FL : Effects of an exercise progeam on muscle performance in patients undergoing allogeneic bone marrow transplantation. Bone Marrow Transplant 32 : 723-728, 2003
17) Defor TE, Burns LJ, Gold EM, et al : A randomized trial of the effect of a walking regimen on the functional status of 100 adult allogeneic donor hematopoietic cell transplant patients. Biol Blood Marrow Transplant 13 : 948-955, 2007

(上迫道代ㆍ小宮山一樹))

7. 소아암

1. 소아암재활

<table>
<tr><td align="center">요 점</td></tr>
<tr><td>

① 소아기는 성장발달이 현저한 시기이므로, 암의 진행과 성장발달을 감안하여, 각 발달단계의 특징을 파악하고, 발달능력을 충분히 발휘하게 하는 것이 중요하며, 개별성을 배려하면서 치료계획을 세운다.

② 암의 치료대상은 어린이이지만, 교육이나 설명의 대상은 부모인 경우가 대부분이므로, 어린이의 재활의 열쇠를 쥔 것은 부모라고 해도 과언이 아니다. 따라서 부모의 수용도나 이해도 등을 높이는 것이 중요하다.

③ 어린이에게 사용할 수 있는 검사가 한정되어 있어서, 검사에만 의존하지 말고, 부모나 가족 등으로부터의 정보수집, 촉진, 어린이의 표정이나 동작 등, 섬세한 관찰이 중요하다.

④ 소아암 어린이는 부득이하게 화학요법, 방사선 요법 등의 장기치료를 하는 동안 학교생활 속에서 사회성을 익혀가야 한다. 따라서 학교생활을 제대로 하기 위해서는 복학에 알맞은 학교, 병원, 가정이 일체가 된 대응이 필요하다.

</td></tr>
</table>

　　재단법인 소아암 어린이를 지키는 모임의 홈페이지[1]에는 1969~2005년에 43,565건의 소아암 환자가 등록되어 있다(표 1). 이 표를 보고 알 수 있듯이, 백혈병 1~4세, 망막아종 0~1세, 뇌종양 2~7세, 신경아세포종 0~1세로, 소아암의 대부분이 영유아기에 발병한다. 소아는 형태적으로 성인을 작게 한 존재가 아니라, 생리기능이나 인지적인 측면에서 성인과 다르다[2]. 또 소아기는 신생아기부터 사춘기까지를 포함하며, 성장발달이 현저한 시기이므로, 각 발달단계의 특징을 파악하고, 암의 진행과 성장발달을 감안하여, 치료계획을 세운다. 또 소아기는 자기관리가 불충분하며[3], 그것을 보충하기 위해서 부모나 가족의 존재가 중요하다.

　　소아암환자의 실생활의 특징에 관해서, 미국 미네소타대학의 연구에서, 21세 이하로 5년 이상 경과한 11,481명의 소아암환자와 그 형제자매 3,839명을 비교 연구하였다[4]. 결과는 형제자매에 비해서, 소아암환자는 행동(위험비 1.8), 자가 관리(위험비 4.7), 일상생활동작(위험비 4.7), 작업이나 학업의 참가(위험비 5.9) 등이 유의하게 제한받고 있었다. 특히 뇌종양과 골의 암환자가 가장 높은 비율로 제한받고 있다고 보고하였다.

　　캐나다 토론토대학의 연구에서는 17세 이하인 소아암환자 900명과 성과 연령을 매치시킨 대조건강군 923명을 비교하였다[5]. 결과는 소아암환자와 대조군에서 학교에서 유급한 비율이 각각 21%와 9%, 학습장애는 19%와 7%, 특수교육의 참가는 20%와 8%, 그 밖의 교육상의 문제점을 안고 있는 비율이 46%와 23%, 마음을 터놓는 친구가 없는 비율이 19%와 8%, 어려울 때 친구

표 1 소아암 전국등록(소아암 어린이를 지키는 모임)의 질병비율
　　(1969~2005년 등록총수 43,565건)

병명/구분		비율(%)	최빈연령
백혈병		35.0	1~4세
신경아세포종		9.5	0~1세
뇌종양		11.1	2~7세
악성림프종		5.6	7세, 10~11세
망악아종		12.3	0~1세
비뇨기계 종양(윌무스종양 등)		4.0	1세
성기종양	정소	0.6	1세
	난소	1.6	6세, 11세, 14세
소화기계(간아종)		4.8	0세
연부종양		2.2	14세
골육종		2.8	13세
기타		10.5	–

(재단법인 소아암 어린이를 지키는 모임 홈페이지 : http://www.ccaj-found.or.jp/에서)

표 2 부동증후군

중추신경계	이상감각, 자율신경의 불안정성
근육 · 골격기계	근력저하, 근위축, 골조송증, 관절경직
순환기계	심박수증대, 기립성저혈압
호흡기계	폐활량감소, 환기확산의 저하, 해수력의 저하
내분비 · 신장	이뇨의 증대, 고칼슘혈증, 요로결석
피부	피부위축, 욕창

에게 도움을 청하지 않는 비율이 58%와 67%였다. 또 이 경향은 뇌종양 환자에게 가장 현저하며, 다음으로 백혈병, 신경아세포종 순이었다. 또 뇌종양환자에서는 뇌에 방사선치료를 받은 어린이가 받지 않은 어린이에 비해, 교육상의 문제점이나 마음을 터놓는 친구가 없는 비율이 높았다.

　　본 항에서는 소아의 인지나 운동발달 등에 입각하여, 환아 · 가족 · 학교에 대한 대응을 포함한 소아암환자의 재활에 관해서 기술하였다.

1 재활의 목적

　　암 치료는 화학요법, 방사선요법, 수술요법, 골수이식 등이며, 장기입원이 불가피하다. 그 때문에 기본적인 재활의 목적은 부동증후군(표 2)이나 치료로 인한 2차적 장애 개선이 주가 되며, 기능회복을 목적으로 하는 점[6]에서는 암 이외의 환아와 다를 바가 없다. 그러나 타질환의 재활의학과의 차이점은 원질환의 진행에 따른 기능장애의 악화, 2차적 장애, 생명예후 등에 특별한 배려가 필요하며, 질병 상태의 변화에 따른 유연한 대응과 함께, 장애도 발달단계에 맞추어 변화한다는 점에 주의해야 한다.

2 소아재활의 특수성

a. 발달과의 관계

앞에서 기술하였듯이, 소아암의 대부분은 영유아기에 발병한다. 어린이는 연령(월령)과 더불어 성장하고, 신체적으로 커져서, 운동·지능·언어 등에서 기능분화, 복잡화, 다양화가 이루어지며, 발달을 나타낸다[7].

발달의 지체는 어린이에게 있어서 기능장애에 해당하므로, 암에 의한 기능장애뿐 아니라, 건강아의 심신발달에 관해서 숙지하며, 발달능력을 충분히 발휘하게 한다.

b. 부모에 대한 지원 · 교육

영유아기는 어린이가 부모를 보고 인격을 형성하는 시기이며, 부모는 육아를 통해서 부모로써의 자각이 생기는 시기이기도 하다. 만일 부모가 발병의 충격을 받아들이지 않고 혼란스러워 하면, 어린이의 인격형성에 막대한 영향을 미칠 우려가 있다[6].

또 직접 치료대상은 어린이라도, 교육이나 설명의 대상은 부모이다. 그 때문에 부모의 수용도나 이해도 등, 어린이의 재활의 열쇠를 쥔 것은 부모라고 해도 과언이 아니다. 따라서 부모·가족이 팀의 일원으로써, 의욕적으로 재활에 임하도록, 환아뿐 아니라, 부모도 지지하는 것이 중요하다.

c. 부모, 가족 등으로부터 정보를 얻는다

소아에게 사용할 수 있는 검사가 한정되어 있어서, 검사에만 의존하지 말고 세심한 관찰 등이 중요하다. 그러기 위해서 발달력이나 발병 전의 상태, 그 후의 변화, 입원 중의 매일의 상황 등, 항상 어린이와 주변에서 접하고 있는 부모나 가족 등으로부터, 일상생활의 상태나 문제점을 듣는 것이 중요하다[8].

특히 현재 어려워하는 점이나, 운동기능, 성격의 변화, 기억력·주의집중력, 친구관계, 학업성적 등, 학교에서의 문제와 가정에서의 문제로 나누어 정보를 얻는다.

3 소아의 발달단계에 입각한 대응

소아암환자의 일상생활관리나 치료를 위해서는 소아의 정신발달을 잘 이해하고, 그 환아의 발달연령에 따른 대응을 한다.

여기에서는 특히 병과 통증에 대한 정신발달·이해에 관해서 기술하였다.

a. 병에 대한 정신발달(표 3)

영유아의 경우, 스스로 몸의 상태가 아픈 것을 호소할 수 없으므로, 환아의 이상을 빨리 알기 위해서는, 병에 관한 이해나 가정내에서 어린이의 상태, 관찰이 필요한 사항을 부모나 가족에게 설명한다.

표 3 병에 대한 정신발달

4~5세	증상이 악화된 경우, 병원에 가자고 호소할 수 있다. 치료나 처치에도 그 필요성을 설명하면 이해하고 협조적이 된다
7~8세	자신의 병에 대한 흥미나 의심에 대해서 부모나 의료진에게 질문이 많아진다
11세경	자신의 병이 악성은 아닐까 의심하게 된다
15세 이상	자신의 병에 관해서 가족에게 말하지 않는 경향이 있다

[井澤 道, 平井誠一 : 악성 종양아의 일상생활의 관리체제. 馬場一雄, 小林 登 (편) : 소아기의 종양-고형종양, 소아과 MOOK No.26, p333, 금원출판, 1982에서 일부 개편]

표 4 통증의 인지유발

0~3개월	통증에 대한 확실한 이해가 없고, 반응이 반사적이다
3~6개월	괴로움, 또는 분노의 요소가 통증에 대한 반응에 추가한다
6~18개월	통증과 관련된 상황을 무서워하고, 통증에 따르는 발성이 나타난다
18~24개월	통증을 호소할 때에 '아프다' 라는 표현을 사용한다
24~36개월	통증에 관해서 여러 가지로 얘기할 수 있다
36~60개월	통증의 정도(조금, 매우, 심함 등)를 대강 얘기할 수 있지만, 그다지 정확하지 않다
5~7세	통증을 수식하는 말(욱신욱신, 쿡쿡, 꽉 등)로 얘기할 수 있다. 스스로 생각해서 통증에 대처하기 시작한다
7~10세	통증이 어떻게 일어나는지(~그러니까 아프다) 얘기할 수 있다
11세~	통증의 의미에 관해서 얘기할 수 있다

[久松 香, 田中舞子, 渡邊輝子 : 소아암환자의 통증의 평가. 암환자와 대증요법 17 : 13-18, 2006에서 일부 개편]

학동기가 되면, 자신의 병에 대한 흥미나 의문이 생기므로, 진짜 병명을 알리지 않는 방침을 취하려면, 가족과 의료진이 서로 잘 얘기하여, 어느 정도 알리고, 어떻게 설명할 것인지, 어린이의 질문에는 어떻게 대답할 것인지 등을 미리 정해 둔다[9].

b. 통증의 인지발달(표 4)

통증은 주관적 체험으로, 충분한 자기표현능력이 없는 소아의 경우, 통증의 종류, 확대나 정도를 객관적으로 평가하기가 어렵다. 통증을 언어적으로 호소할 수 없는 것을 통증이 적다고 생각하지 말고[10], 소아암의 통증의 특성을 이해하는 것은 물론, 소아의 통증의 인지발달, 표현능력 등을 숙지한 후에 통증을 평가하고, 적절한 대응을 신속히 해야 한다.

아직 정확히 말할 수 없는 신생아나 유아의 경우는, 우는 상태나 목소리의 변화, 눈을 감거나, 눈썹을 모으는 등, 동작이나 표정을 주의깊게 관찰하는 것이 중요하다. 보육원이나 유치원에 다니는 3~6세경이 되면, 통증 부위나 통증의 성질, 범위 등을 확실히 표현할 수 있게 된다. 단, 이 연령에서 visual analogue scale (VAS)등의 수치화된 통증평가표를 사용하기는 아직 어려워서, Face scale(그림 1)이 시도되고 있다. 초등학교에 입학하는 6세 이후에는 VAS를 정확히 이용할 수 있게 된다.

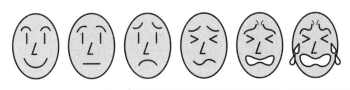

그림 1 Face scale
느끼고 있는 통증의 강도를 얼굴 그림으로 표현한 것.
왼쪽부터 Face 0 : 통증이 전혀 없다, 1 : 작은 통증이 있다, 2 : 경도의 통증이 있다, 3 : 중등도의 통증이 있어서 괴롭다, 4 : 상당한 통증이 있어서 매우 괴롭다, 5 : 견딜 수 없을 정도의 통증이 있다

표 5 통증의 분류

① 암에 의한 통증		골전이에 의한 골통, 두개내압항진에 의한 두통 척수압박증상에 수반하는 배부통
② 처치에 수반하는 통증		천자에 수반한다, 골통(골수천자)·배부통(요추천자) 혈액검사를 위한 정맥천자나 카테터 삽입에 수반하는 통증
③ 치료에 관한 통증	a) 화학요법과 관련	구내염, 말초신경장애, 무균성 골괴사, 근육병증 등
	b) 방사선치료와 관련	구내염, 방사선으로 인한 조직의 괴사, 척수성 신경장애 등
	c) 수술로 인한 통증	수술 후 초기의 통증, 환지통 등

4 재활의 실제

a. 통증에 대한 재활

암으로 인한 통증에는 주로, ①암으로 인한 통증, ②처치에 수반하는 통증, ③치료와 관련된 통증[a)화학요법과 관련된 것, b)방사선치료와 관련된 것, c)수술로 인한 통증]으로 크게 3가지로 분류된다(**표 5**). 그 중에서도 성인 암의 약 80%가 고형종양인데 반해서, 소아암의 경우는 약 40%가 혈액질환이므로, 고형종양에서 흔히 볼 수 있는 종양세포의 직접침윤으로 인한 만성적 통증보다, 검사·치료에 수반하는 통증이 많다[10]. 근년 들어, 치료나 처치·입원과 관련된 심리적 만성장애에, 외상후 스트레스장애(post traumatic stress disorder, PTSD)가 일어난다고 보고[12]되어 있다. 그 때문에 인형이나 목제의 의료용구모형, 의사세트 등을 이용한 사전 경험의 실시로, 설치나 검사 전의 불안, 공포를 완화시키고 동시에 통증의 경감을 도모하는 것이 권장되고 있다. 또 정신적 스트레스는 통증을 증강시키므로[2], 일시적인 모자분리 등, 물리적인 통증을 증강시키는 인자가 무엇인지 밝혀야 한다. 어린이에게는 가족의 존재가 커서, 가족의 참여가 환아의 정신적 안정이나 통증의 완화에 도움이 된다. 또 부작용으로 고생하는 환아를 지켜보는 부모나 가족의 정신적 부담이나 스트레스도 커서[3], 환아에게만 초점을 맞출 것이 아니라, 가족에게도 관심을 기울여야 한다.

통증이 일상생활 및 재활을 저해하는 경우에는 주치의나 재활의학과 의사 등과 상담하고, 호흡억제에 주의하면서 진통제를 사용하여, 신속히 통증을 제어할 것을 고려한다. 또 척추의 불안

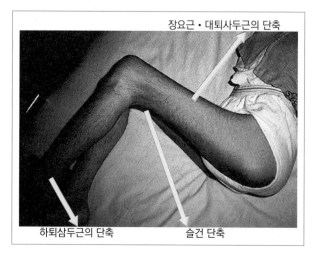

그림 2 하지관절구축의 특징

정성은 경추 · 체간장구 등을 검토하고, 사지의 통증에는 마사지나 온열 등의 물리요법이 적응된다(신생아나 유아는 피부가 취약하여 온열 등은 적응이 어렵다).

b. 관절구축에 대한 재활

치료로 인한 안정이나 오심 · 구역질 등의 부작용으로 오래 누워 있게 되면, 건강한 인대 등 콜라겐을 포함한 결합조직이나 관절낭 · 활막 등이 신전성을 상실하여, 관절구축이 생긴다(**그림 2**).

구축의 평가에는 ①문진 : 안정이나 고정기간이 어느 정도였는지, 어떤 동작이 부자유스러운지, 통증의 유무 · 부위 등, ②시진 : 동작관찰, 대상운동, ③촉진 : 실제로 관절을 움직여 보기 등이다.

구축의 예방에는 ①부종의 예방, ②고정 자세의 선택, ③통증관리 등을 들 수 있는데, 소아암에 대한 재활접근은 수술요법, 화학요법, 방사선요법 후, 시간이 경과된 후 의뢰하는 케이스가 많아서, 재활시작시점에는 이미 관절구축이 발생한 경우도 있다[6].

관절구축에 대한 접근에는 다음과 같은 것이 있다.

①물리요법 : 스트레칭 등의 전단계로, 통증역치의 상승, 근긴장을 저하시키고 근육이나 건 · 인대의 신전성을 높이는 효과를 기대한다.

②유연성 · 스트레칭 : 방어적으로 긴장해 있는 근육을 이완시키기 위한 자세나 근육에 대한 스트레칭은 신장반사를 일으키지 않도록 천천히 지속적으로 한다. 신장시간은 적어도 15~60초가 필요하다.

③지속신장치료 : 관절낭이나 인대 등 결합조직의 신장은 20~30분간 지속적 신장이 바람직하며, 보조기 등을 사용하기도 한다.

④관절가동범위 운동(**그림 3**) : 수동운동 · 능동운동 · 능동보조운동 등이 있다. 수동운동은 약한 힘으로 장시간에 걸쳐서, 지속적으로 신장하는 점에서는 능동운동보다 효과적이다. 능동운동 및 능동보조운동은 골 · 관절에 대한 보다 생리적인 자극, 부종의 경감, 근력증강효과 등을 기대할 수 있다.

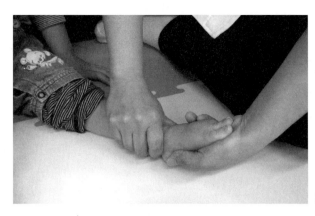

그림 3 족관절에 대한 관절가동범위 치료

부모에게 설명 · 교육하는 경우의 주의점에는, 다음날에 통증이 남지 않으며, 부종이 있는 경우에는 연부조직손상을 초래할 위험성이 있고, 골전이가 있는 경우에는 골절을 일으킬 위험이 있다고 과사용 증후군을 포함하여 교육한다.

c. 근력저하에 대한 재활

관절구축과 마찬가지로, 통증이나 부작용 · 치료 때문에, 안정을 강요하여 불용성 근력저하를 일으키기 쉽다.

근력평가에는, 성인은 도수근력평가가 일반적이지만, 영유아나 소아의 도수근력테스트는 정당성의 문제부터 논의를 일으키고 있으며, 문제점에는 충분한 협력을 얻기 힘든 점, 검사자의 지시를 이해하지 못하는 점 등을 들 수 있다.

그 때문에 영유아의 근력평가 주안점으로는[13] 개구리모양의 자세, 스카프징후, 사지가 중력에 저항하여 거상할 수 없는 자발운동의 어려움이나 감소, 동작 중의 대상운동이나 휘청거림 · 걷기장애 등의 동작관찰, 구축 · 변형 등에 의한 근력의 불안정 등, 주로 관찰에 의한 평가가 중요하다.

『신 · 도수근력검사법』[14]에 따르면, '소아의 평가 동안, 치료사는 관찰에 의해 개개의 근활동의 유무를 기술해야 하고, 소아의 발달단계를 확실히 나타내는 올바른 동작을 많이 관찰하고, 경험함으로써, 근활동의 결과를 분석하고, 근력패턴을 이해하며, 또한 어떤 특별한 보조를 강구해야 하는 근력약화를 찾을 수가 있다'고 하였다.

근력저하에 대한 재활에는 능동보조운동 · 능동운동 · 저항운동 등이 잘 알려져 있는데, 특히 영유아에게는 필자의 경험에서, 성인에게 실시하는 단조로운 근력치료는 지루하여, 협력을 얻기가 힘들어서, 실용적이라고는 할 수 없다. 그 때문에 임상의 장에서는 어떤 운동으로 어느 근육이 강화되는지를 고려하면서, 완구(그림 4)를 사용하거나 환아가 좋아하는 놀이 등을 통해 운동을 하며, 근력을 강화한다. 그 때에 부동증후군 등으로 인한 기능장애, 원질환에 의한 합병증의 영향, 입원에 의한 모자분리나 장기입원생활에서의 정신적 스트레스 등의 관여로, 실제 연령(월령) 보다 발달이 퇴행 또는 지체되는 수가 있으므로, 부모나 가족으로부터 발병 전의 상황을 확인하고 동시에, 운동발달도 고려한 개별적이고 세심한 대응이 필요하다.

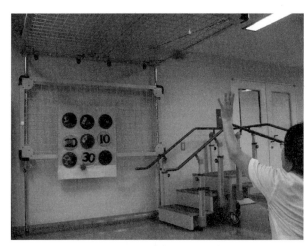

그림 4 완구를 사용한 치료의 일례
과녁맞추기 등의 완구를 이용하여 서기 유지
· 균형치료 등을 실시

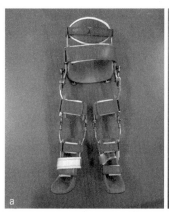 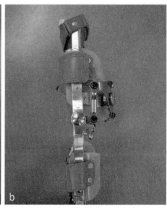 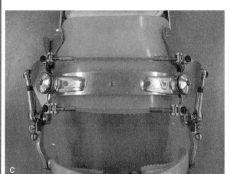

그림 5 교대성 보행보조기(reciprocal gait orthosis, RGO)
a : 정면에서의 전체모습, b : 측면상, c : 후방에서 본 골반대의 고관절부

d. 중추 · 말초신경장애에 대한 재활

암환자의 기능장애에서 가장 흔히 볼 수 있는 것은 부동증후군이며, 그 밖에 중추신경장애(사
지마비, 대마비, 편마비, 실조 등), 말초신경장애(다발성 신경장애, 근증상, 신경총마비, 단신경
마비 등)가 존재한다.

중추신경장애에는, 척수원발 종양의 침윤이나 경막외종양 등의 척수압박에 의한 대마비, 뇌
종양에 수반하는 편마비, 신경아세포종 등에서 흔히 볼 수 있는 방종양성 신경증후군에 의한 소
뇌증상 등이 있으며, 말초신경장애에는, 손발의 마비나 냉감, 단추를 잘 끼지 못하고, 물건을 잘
잡지 못하며, 잘 넘어지는 증상 등이 있다. 이 신경장애에 대한 대응은 기본적으로 다른 질환이
나 외상에 의한 대응과 같다.

1) 중추신경장애에 대한 대책

이동능력의 획득에 맞추어, 대마비에는 척수수준에 따라서, 교대성 보행보조기(reciprocal gait
orthosis, RGO, **그림 5, 7**)나 휠체어 등의 사용을 검토한다. RGO는 가장 흔히 사용하는 보행용

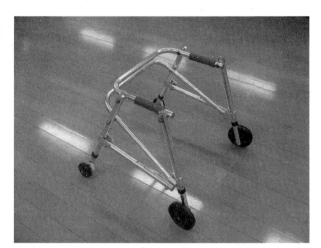

그림 6 후방 지지 워커(posture control walkder, PCW)
안정된 직립자세를 유지하기 쉽고, 몸의 바로 옆에 지지바가 있어서, 견갑골
이나 상지의 위치기 개선되며, 몸이 앞으로 숙여지는 것이나 하지의 굴곡 등
을 방지하여, 자연스런 걷기자세를 자극하는 구조로 되어 있다.

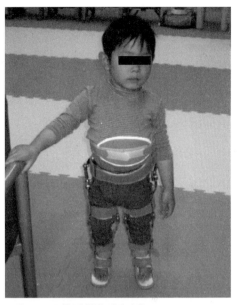

그림 7 RGO를 장착한 서기자세
생후 3개월에 신경아세포종 진단을 받은 남아. 척수관에
침윤하는 대마비가 발병, 현재 4세 RGO장착으로 선자세
유지가 가능해진 증례

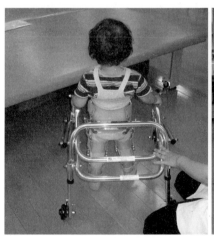
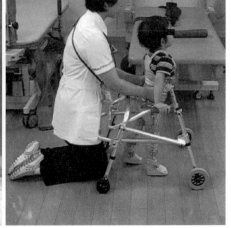

그림 8 PCW를 사용한 서기와 걷기
그림 7과 같은 증례. 3세때 RGO 완성 직후에 PCW를 사용하여 서기를 유지하였다

보조기로, 양쪽에 장하지보조기가 있어서 골반대의 고관절부와 케이블로 연결되어 있으며, 몸
을 흔들면 상대적으로 고관절이 굴곡신전하여 반대측도 움직여서 걷기할 수 있다. 그러나 균형
을 유지하기 위해서 후방 지지 워커(posture control walker, PCW, **그림 6, 8**)나 팔꿈치 클러치
(Lofstand crutch) 등의 걷기보조기구를 필요로 한다.

편마비에는 필요에 따라서, 하지보조기 [양측 금속 지주 부탁 짧은 다리 보조기(**그림 9**)나 플
라스틱 짧은 다리 보조기(**그림 10**) 등] 나 T자 목발, 실조증상에는 족관절의 안정성을 도모하는

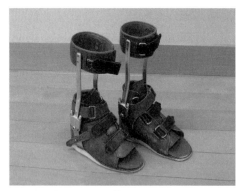

그림 9 양측에 금속지주를 부착한 짧은 다리 보조기
양측에 금속지주를 부착한 단하지 보조기는 중량이나 신발을 벗고 사용할 수 없는 점 등의 결점이 있지만, 현저한 감각장애, 경성, 변형 등에는 매우 적합하다

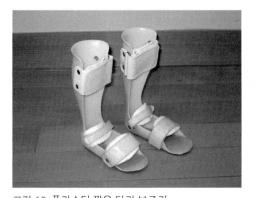

그림 10 플라스틱 짧은 다리 보조기
경도의 경성이나 변형이 있는 족부에 적합하며, 가볍고 편한 장착감이 이점이다

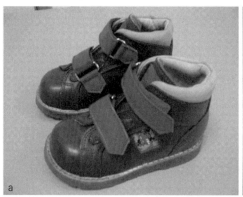
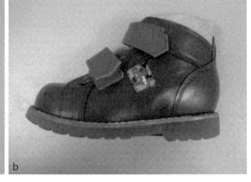

그림 11 높은 발목 신발
a : 족관절이 불안정하여 걷기가 어려운 경우에, 족관절까지 덮어서 안정성을 얻을 수 있다
b : 걷기를 쉽게 하기 위해서 전족부에 커브를 붙인다

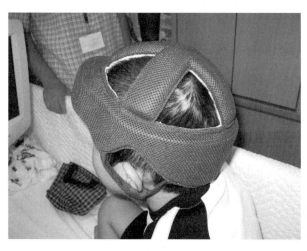

그림 12 머리 보호 장비
넘어졌을 때에 두부외상을 예방하기 위해서 사용

높은 발목 신발(**그림 11**)이나 넘어졌을 때의 두부외상을 예방하기 위한 머리 보호 장비(**그림 12**) 등, 퇴원 후의 자택생활이나 학교 등으로의 복학을 고려하여, 운동기능에 따라서 적당한 검토와 대응이 필요하다.

또 환아와 관련된 부모나 가족에게 보조기의 사용방법의 교육과 성장에 따르는 보조기의 부적합성 여부를 설명하고 동시에 감각 장애의 경우에 욕창의 위험이나 신경장애성 관절증인 Charcot관절로의 진행 가능성, 및 접촉부위에서의 창상발생의 위험성을 설명한다. 항상 피부의 상태를 체크하며, 그와 같은 사태가 발생한 경우에는 반드시 보고해야 한다고 미리 설명해 두는 것도 잊어서는 안된다.

2) 말초신경장애에 대한 대책

마비나 통증은 항암제의 직접독성에 의한 신경조직증상이며[15], 말초의 순환부전이 원인약제의 축적과 조직회복의 지연을 일으킬 가능성이 있지만, 그 말초신경증상은 객관적인 평가가 어려운 경우가 많고, 한번 발생하면 그 회복에는 오랜 기간이 걸린다.

그 때문에 재활의 진행에 저해가 된다면, 주치의와 상담하고, 증상에 따라서 항암제에 의한 치료를 중지하거나, 감량을 검토한다. 또 증상완화를 위해서 비타민제를 복용하거나, 통증 수반시에는 진통제를 복용한다. 그 밖에 마비부위를 따뜻하게 하거나, 손가락 등의 운동으로 말초순환을 개선하며, 개인차는 있지만 마사지 등의 대책이 있다.

5 학교와의 협조

학교생활 속에서 어린이는 사회성을 익힌다. 그 때문에 장래 어린이의 사회참가에 학교교육이 차지하는 비율이 높다[9]. 장기결석이나 통원치료, 또 탈모 등의 부작용을 안고 학교생활을 의욕적으로, 제대로 하기 위해서는, 입원 중부터 교육에 대한 배려에 추가하여, 학교측의 충분한 인식과 이해를 구하고, 학교, 병원, 가정이 일체가 되어 대응한다.

원칙은 가능한 발병 전과 마찬가지로, 특별취급을 하지 않는 상태에서 접해야 하지만, 치료를 위해서 시력장애나 걷기장애, 그 밖에 여러 가지 신체기능의 장애가 남는 경우가 있어서, 가장 적합한 교육기관으로 취학이 이루어지도록 힘써야 한다. 퇴원 후, 학교생활을 하면서 중요한 점은, 입원 중부터 학교관계자와 잘 협력하여 기능장애가 남아 있는 경우에 학교에서의 구체적 대응과 집단생활에 적응해 가는 데에 원조를 하는 것이다. 예를 들면, 시설내의 장애 제거나 보조원의 지원, 심리적 지지를 담당하는 학교카운셀러의 대응 등이 요망된다.

또 치료 중인 어린이가 집단생활에 참가할 때의 문제점은 감염에 대한 면역력 저하이다[16]. 그 때문에 예를 들어, 전염성 질환, 특히 수두나 홍역에 관해서는 학교나 유치원 · 보육원측과 연락을 취하고, 잠시 통학이나 통원을 보류한다. 또 감염을 예방하기 위해서, 주치의의 지시하에 예방접종 등의 가부에 관해서 확인한다.

문헌

1) 재단법인 소아암 어린이를 지키는 모임 http://www.ccaj-found.or.jp/
2) 杉浦太一 : 소아암·난치성 질환 케어에 필요한 시점과 가족대응. 소아케어 2·3월호 : 42-49, 2008
3) 北島美加, 新井香織, 鷹觜眞由美 외 : 소아암 화학요법에서 케어의 유의점과 가족에 대한 서포트의 실제. 소아케어 2·3월호 : 50-60, 2008
4) Ness KK, Mertens AC, Hudson MM, et al : Limitations on physical performance and daily activities among long-term survivors of childhood cancer. Ann Intern Med 143 : 639-647, 2005
5) Barrera M, Shaw AK, Speechley KN, et al : Educational and social late effects of childhood cancer and related clinical, personal, and familial characteristics. Cancer 104 : 1751-1760, 2005
6) 辻 哲也 (편) : 실천! 암재활, pp2-16, 126-142, Medical Friend사, 2007
7) 伊藤利之, 三宅捷太, 小池純子 (편) : 소아의 재활의학. 제2판, pp2-11, 의학서원, 2008
8)
9) 井澤 道, 平井誠一 : 악성 종양아의 일상생활의 관리체제. 馬場一雄, 小林 登 (편) : 소아기의 종양-고형종양, 소아과 MOOK No.26, pp332-341, 금원출판, 1982
10) 辻 尙子, 下山直人 : 소아암의 통증과 치료의 기본자세. 암환자와 대증요법 17 : 6-10, 2006
11) 久松 香, 田中舞子, 渡邊輝子 : 소아암환자의 통증의 평가. 암환자와 대증요법 17 : 13-18, 2006
12) 宮川育子 : 통증에 대한 준비. 소아케어 임시증간 : 10-14, 2008
13) 里宇明元 : 소아재활의 최근 동향-소아의 근력 평가. 재활의학 30 : 571-583, 1993
14) Helen J, Montgomery HJ (저), 津山直一, 中村耕三 (역) : 신·도수근력검사법. 제8판, pp265-291, 협동의서출판사, 2008
15) 渡邊純一郎 : 암치료의 이해. Ⅱ화학요법. 임상재활 12 : 868-872, 2003
16) 小林 登 (감수) : 혈액질환·종양. 도해 임상소아과강좌 제12권, pp106-151, Medical View사
17) 辻 哲也 : 암치료에 있어서 재활의 필요성. 임상재활 12 : 856-862, 2003
18) 西村哲夫 ; 암치료의 이해. Ⅰ방사선요법. 임상재활 12 : 863-867, 2003
19) 水落和也 : 전신체력 저하와 physical 재활. 임상재활 12 : 873-878, 2003
20) 石田 暉 : 완화의료와 재활. 임상재활 10 : 583-587, 2001
21) 川浦幸光 : 암성통증에 대한 대응. 임상재활 10 : 588-592, 2001
22) 水落和也, 小野惠子 : 악성종양에 의한 척수장애와 뇌종양에 의한 마비의 대응. 임상재활 10 : 604-609, 2001
23) 澤田 淳 : 신경아세포종. 馬場一雄, 小林 登 (편) : 소아기 종양-고형종양, 소아과 MOOK No.26, pp226-242, 금원출판, 1982
24) 西村博三 : 악성 고형종양의 장기생존·치유례의 문제점. 馬場一雄, 小林 登 (편) : 소아기의 종양-고형종양, 소아과 MOOK No.26, pp323-331, 금원출판, 1982
25) 澤田 淳 : 조기암의 진단. 신경아세포종의 조기진단. 의학의 흐름 137 : 751-754, 1986
26) 田中丈夫 : 신경아세포종-유전자정보에 의한 종양성상의 해석. 암의 임상 42 : 1669-1675, 1996
27) 內山浩志 : 복부종류. Modern Physician 17 : 636-638, 1997
28) 服部拓哉 : 신경아지방종. 소아과 진료 65 : 1968-1969, 2002

(眞道幸江)

2. 급성 림프성 백혈병의 재활

요 점

① 소아 급성 림프성 백혈병(ALL)환자의 5년생존율은 75~80%에 이르지만, 치료기간의 장기화로 부동증후군, 약물부작용에 의한 2차장애가 문제가 된다.
② ALL의 증상, 치료, 어린이를 대하는 법, 마음가짐 등, 부모의 올바른 이해를 깊게 하기 위한 노력, 배려가 필요하다.
③ ALL아는 비만이 되기 쉬워서, 비만을 예방하기 위한 식사요법, 운동요법을 적절히 교육하고, 특히 족관절 구축의 예방이 필요하다.

소아암환자는 가정생활, 학교생활, 및 사회생활에서 여러 가지 제약을 받는 것을 알 수 있다. 본 항에서는 소아암 중에서도 빈도가 높은 급성 림프성 백혈병(acute lymphoblastic leukemia, ALL)의 치료법, 가정생활, 재활의 실세에 관해서 기술하였다.

1 급성 림프성 백혈병 치료의 현실

급성림프성 백혈병의 치료성적은 비약적으로 진보하였다[1]. 이것은 신규약제의 개발, 기존약의 조합을 최적화하는 치료전략의 진화, 임상에 입각한 기초연구에 의한 병태의 이해와 다시설 공동임상시험의 성과 등에 의한 바가 크다. 현재 소아 급성림프성 백혈병의 치료전략은 관해도입요법, 강화요법, 중추신경재발 예방요법, 유지요법의 네가지 단계로 이루어지며, 치료기간은 2~3년이 표준적이다. 이것으로 소아 급성림프성 백혈병 환자의 5년생존율이 현재 75~80%에 이른다. 그러나 치료기간, 입원기간이 장기화되고, 또 스테로이드나 여러 종류의 항암제를 사용하기 때문에, 문제점으로 부동증후군이나 약제 부작용에 의한 2차장애 등으로, 재활의료가 필요하다.

2 소아암환자가 있는 가정에서의 가족관계

영국에서는 급성림프성 백혈병의 5년생존율이 75%[2], 뇌종양환자의 5년생존율이 57%에 이르고 있다[3]. 그 성과는 화학요법, 방사선요법 및 외과치료의 병용에 의해서 이루어진 것이다.

소아암의 대부분은 영유아기에 발병한다. 이 시기에 아이는 부모의 모습을 보고 인격을 형성하며, 양친은 육아를 통해서 부모로써의 자각이 생겨난다. 만일 양친이 이 충격을 받아들이지 못하고 혼란스러워하면, 아이의 인격형성에 막대한 영향이 미칠 우려가 있다. 또 소아암의 정보를 책이나 인터넷에서 조사하려고 해도, 너무 많은 정보의 범람으로, 자신의 아이에 대한 올바른 지식을 얻기가 힘들다[4].

더구나 소아암이라는 무거운 진단을 받은 아이의 양친에게는, 병원뿐 아니라, 가정에서의 치료를 받아들이고, 아이에게 암을 고지하며, 아이의 마음을 치료해야 한다는 중대한 책무가 부과된다. 또 우리아이의 앞날을 직시하고, 투약, 주사 등의 의료를 계속 하며, 여러 가지 핸디캡을 안고, 사회에서 살아가기 위해서 최대한의 능력을 발휘해야 하는, 교육, 가정환경을 조성하는 것이 요구된다. 한편으로, 다른 건강한 형제자매도 보살피며, 한 가족으로써 정상적인 생활을 유지해 가야 한다.

Vance 등[5]은 소아암을 선고받은 아이의 부모 역할에 관하여 기술한 24편의 문헌에 관해서 리뷰했다. 이 총설에 따르면, 의료행위에 관한 부모의 행동과 아이의 고통에 관해서, 예를 들면, 2~7세의 소아암환자가 주사를 맞을 때에 다른 놀이 등에 주의가 쏠리게 되면, 아이의 고통이 확실히 감소되지만, 반대로 부모가 아이에게 미안해하면서 과도하게 안심을 시키거나, 또는 화를 내며 아이를 부모의 지배하에 두려 하면 아이의 고통이 증가되어, 역효과라고 기술하였다[6]. 또 부모가 그 의료행위의 필요성을 이해하지 못하는 경우도 아이가 불안해져서 고통이 증가한다고 기술하였다[7]. 이어서, 건강한 아이를 가진 부모에 비해, 소아암환자의 부모는 아이를 더욱 과보호하고, 지나치게 건강에 신경쓰는 경향이 있으며[8], 진단받은 지 1년 미만인 부모는 아직 충분한 마음가짐이 되어 있지 않아서, 아이를 더욱 응석부리게 하는 경향이 있다[9]고 기술하였다.

이상의 결과에서, 우리 의료종사자는 소아암환자를 가진 부모에 대해서, 암과 그에 필요한 의료행위의 의미를 올바르게 이해시키고자 노력하고, 아이를 대하는 부모의 태도, 마음가짐(냉정한 대응, 의연한 태도, 기분전환을 가르친다, 과보호하지 않는다, 등)을 설명하며, 아이가 앞날을 직시하고 희망을 가지고 살아갈 수 있는 환경을 설정하는 것이 요구된다.

3 소아암환자의 재활의 문제점

소아암환자에 대한 재활의 접근은 연명적 처치가 우선되기 때문에, 수술요법, 화학요법, 방사선요법 후, 잠시 시간이 경과하고 나서 진료를 의뢰받는 경우가 많다. 따라서 재활 초진시에는 이미 많은 합병증을 안고 있는 경우가 많다.

예를 들면, 급성림프성 백혈병환자의 경우, 치료 전후의 장기안정에 의한 불용, 항암제의 사용으로 인한 부작용, 두부로의 재발예방을 위한 방사선요법 등이 원인이 되어, 신경·근육 및 골의 합병증으로, 통증·이상감각·심부건반사 감소 등의 말초신경장애, 근경련, 근력저하, 소근육운동이나 대근육 운동의 장애, 골괴사 등이 진행되는 경우가 많다. 또 일상적인 활동성저하에 따르는 과도한 비만이 문제가 된다[10].

또 급성림프성 백혈병환자의 치료로써, 골수이식은 근치적 치료의 하나이며, 시행증례수가 증가하고 있다. 그러나 이식 후의 여러 가지 폐합병증은 환자의 생명예후를 악화시킬 뿐 아니라, 장기생존례에서는 일상생활을 하는 데에 2차장애로써 문제가 되고 있다. 구체적으로 방사선 대량조사로 인한 폐쇄성 환기장애, 만성 이식편대숙주병(graft versus host disease, GVHD)에 의한 말초기도장애로 인한 폐색성 환기장애 등이다[11].

4 소아암환자의 재활

a. 비만의 원인과 예방

급성림프성 백혈병환자는 발병 초기에는 비만하지 않지만, 잠재적 비만상태이며, 그 후 급성 림프성 백혈병을 극복한 성인환자에게 비만이 합병되는 비율이 건강인의 4배에 이른다는 보고가 있다[12]. 지금까지 비만의 원인 중의 하나는 스테로이드제의 사용이라고 했지만, 스테로이드제에 의한 에너지섭취량의 증가가 급성림프성 백혈병환자에게는 관찰되지 않았다[13]. 그러나 급성림 프성 백혈병환자의 치료 후 비만의 원인을 검색할 목적으로, 에너지소비량을 측정한 연구[14]에서 는 신장, 체중, 및 체용적지수(body mass index, BMI)가 일치하는 급성림프성 백혈병환자(20명, BMI 19.3±3.0 kg/㎡)와 건강아(20명, BMI 18.0±2.0 kg/㎡)의 에너지소비량을 비교했더니, 안 정시 및 운동시의 에너지소비량이 모두 급성림프성 백혈병환자군이 유의하게 낮은 것을 알 수 있었다. 이 점에서, 성인 급성림프성 백혈병환자의 비만 원인은 소아기부터 일상생활의 활동성 의 저하가 한 원인이라는 것이 시사되었다. 따라서 비만을 예방하려면, 유년기부터 과보호하지 말고, 주변의 일을 가능한 스스로 하고, 많이 걷는 습관을 가지며, 식사섭취를 적당히 제한하고, 체중, 걷기 수를 매일 측정하는 것이 중요하다.

b. 운동요법의 적응과 실제

Marchese 등[15]은 4~18세인 급성 림프구성 백혈병환아에 대해서, 운동평가로써, 근력 측정계 를 사용한 무릎신전, 족관절굴곡의 근력측정, 관절각도계를 사용한 족관절 자동배굴 각도, 12계 단을 오르내리는 시간, 9분간 최대주행거리, 및 PedsQL version 3[16]을 사용한 삶의 질을 평가했 다. 대상은 15명의 대조군(평균연령 8.3세)과 13명의 치료군(평균연령 7.6세)이었다. 치료군은 물리치료사의 상기의 평가 직후, 및 2, 4, 8, 12주 후의 5회, 1회 20분~1시간 에 걸쳐서, 심박수, 호흡수 등의 모니터 하에, 급성 림프구성 백혈병환아의 바른 자세나 관절가동역을 얻을 수 있도 록, 스트레칭이나 근력증강치료를 했다. 또 본인 및 가족에게 자택에서의 적절한 치료법을 교육 했다. 그 내용은 1일 30초간의 족관절 배굴 스트레칭(**그림 1**)을 주 5일, 양 하지의 근력증강치료 을 1세트 10회, 1일 3세트를 주 3일, 및 유산소운동(걷기, 바이크, 수영에서 좋아하는 종목을 선 택)을 매일 하는 프로그램을 4개월간 시행했다. 한편, 대조군은 상기의 치료 및 교육을 일절 하 지 않고 4개월을 지내게 했다.

결과는 족관절 자동배굴 각도는 대조군이 4개월 동안에 10.7±5.6°에서 9.8±5.1°로 유의한 변 화가 없었지만, 치료군은 8.5±6.7°에서 12.5±6.3°로 유의한 개선이 확인되었다($p<0.01$). 또 무 릎신전근력도 대조군은 변화가 없었지만, 치료군은 0.34±0.2 kg에서 0.41±0.2 kg로 유의한 증 가가 확인되었다($p<0.01$). 그리고 치료로 인한 새로운 합병증의 보고는 없었다. 그러나 12계단 을 오르내리는 시간, 9분간 최대주행거리, 및 PedsQL은 양군 모두 치료전후의 평가에서 유의차 가 확인되지 않았다.

마찬가지로, Wright 등[17]도 급성 림프구성 백혈병환아의 족관절 능동배굴각도가 10° 이하가 되면, 족관절 스트레칭을 중심으로 재활치료를 시작해야 한다고 기술하였다.

이상의 결과에서, 족관절 자동배굴각도나 무릎신전근력은 걷기하거나, 계단오르내리기에 중

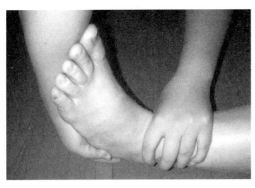

그림 1 족관절 스트레칭의 실제
왼손으로 족관절을 고정하고, 오른손바닥으로 발뒤꿈치를
잡고, 전완으로 환자의 발바닥을 눌러서, 족관절을 배굴시
켜서 스트레칭한다.

요한 요인이지만, 급성 림프구성 백혈병환자가 이 기능에 장애를 받는 원인은, 항암제에 의한 신
경장애, 스테로이드성 근육병증, 골다공증, 체중증가 및 일상생활의 활동성 저하 등이다. 또 정
상 걷기주기에서는, 족관절 배굴각도가 입각기(stance phase)에서 10° 이상, 유각기(swing phase)
에서 0° 이상 필요하며, 계단오르내리기에는 20° 이상 필요하다. 따라서 족관절 배굴각도가 제한
을 받으면, 이것을 보상하기 위해서 불필요한 운동부하가 가해져, 족관절을 아프게 하는 원인이
된다. 또 ALL환자의 대부분은 스테로이드성 근육병증 때문에 하지 근위근군의 근력이 저하되
어, 걷기나 계단오르내리기가 더욱 힘들어지는데, 이런 프로그램의 실행으로 근력이 증강될 수
있으므로 역시 치료가 필요하다.

스테로이드성 근육증[18]은 스테로이드의 대량투여, 장기투여로 생긴다. 원인은 스테로이드에
의해서 당신생이 갱신되어, 근섬유세포 내의 단백질의 분해가 생성을 상회하기 때문이며, 어깨
주위, 체간, 고관절 주위근 등 근위근의 위축이 현저하다. 병리학적으로 흰색근섬유(제 IIb형 근
섬유)우위의 근위축이다. 스테로이드성 근육증은 염증소견이 적어서, 세포가 잘 파괴되지 않으
므로, 혈액검사에서 근원성효소(크레아틴 키나제(Creatine Kinase), 알도라제(aldolase) 등)도 정
상이며, 근전도소견에서도 진폭의 저하 등이 비특이적이어서, 검사에서의 진단이 어려워, 임상
적으로 진단하는 경우가 많다.

c. 외래에서 가능한 체력측정법

이상과 같이 급성림프성 백혈병환자의 재활에서의 문제점에는, 장기안정으로 인한 부동성 근
위축 외에, 항암제에 의한 말초신경장애로 인한 근력저하, 일상생활의 활동성 저하에 수반하는
비만 등을 들 수 있다. 따라서 일상진료에서는 이 근력저하와 활동성저하를 정기적으로 평가하
여, 환자ㆍ가족에게 피드백하는 것이 중요하다.

도수근력검사(manual muscle test, MMT)나 관절가동역 검사 외에 외래에서 간단히 할 수 있
는 체력측정법에는, 악력측정, 윗몸일으키기, 걷기수 측정 및 체중측정이 있다. 악력측정[19]은 서
기에서, 검지의 제2관절이 90°, 굴곡위가 되도록 악력계의 폭을 조절하고, 좌우 2회씩 측정하여,
최대치를 기록한다. 이 악력의 의의는 상반신 근육의 발육상태를 나타내는 좋은 지표이다. 다음
에, 윗몸일으키기[19]는 양팔을 가슴 앞에서 팔짱을 끼고, 양 무릎을 90°로 구부린 앙와위에서 30
초 사이에 몇 회 복근운동을 할 수 있는지 측정한다(**그림 2**). 이 윗몸일으키기는 체간부의 근군발
달을 나타내는 좋은 지표가 된다. 또 걷기수는 일상생활의 활동성을 나타내는 좋은 지표이다. 이

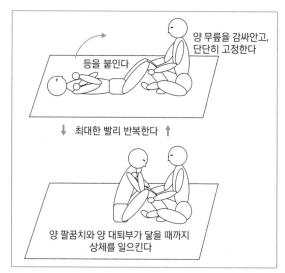

그림 2 윗몸일으키기

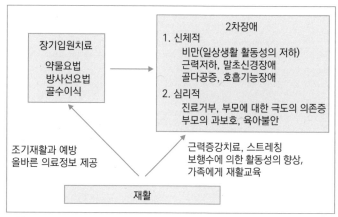

그림 3 급성 림프성 백혈병의 재활

측정들을 정기적으로 하며, 다음 회까지의 목표를 제시하면, 일상생활에서 재활의 동기가 유지되며, 결과적으로 환자에게 좋은 영향을 미친다.

5 끝으로

이상과 같이, 어른에 비해, 소아암환자의 경우, 치료법의 개선으로 생존율이 개선되지만, 합병증이나 2차장애로 신체적 성장뿐 아니라, 정서적 성장에도 큰 영향을 미치게 된다. 또 그 가족은 육아불안에 빠지기 쉽다. 그러나 급성림프성 백혈병의 경우처럼, 그 합병증을 어느 정도 예측할 수 있는 경우가 많으므로, 진단 후, 항암치료를 시작할 때 재활의학과가 조기에 참여함으로써, 신경근, 골관절, 및 비만 등의 합병증을 치료, 예방하는 것이 가능하다. 그러기 위해서는 의사, 간호사, 보육사를 비롯한 의료진이 재활을 염두에 두고, 치료프로그램을 작성하는 것이 중요하다(**그림 3**).

문헌

1) 국립암연구센터 암대책정보센터 : 소아백혈병에 관해서 http://ganjoho.jp/public/index html

2) Stiller CA, Eatock EM : Patterns of care and survival for children with acute lymphoblastic leukaemia diagnosed between 1980 and 1994. Arch Dis Child 81 : 202-208, 1999

3) Magnani C, Aareleid T, Viscomi S, et al : Variation in survival of children with central nervous system (CNS) malignancies diagnosed in Europe between 1978 and 1992 ; The EUROCARE study, Eur J Cancer 37 : 711-721, 2001

4) 星 順隆 : 소아 고형종양환자 · 가족에 대한 서포트. 소아과진료 67 : 651-656, 2004

5) Vance Y, Eiser C : Caring for a child with cancer ; a systematic review. Pediatr Blood Cancer 42 : 249-253, 2004

6) Blount RL, Corbin SM, Sturges JM, et al : The relationship between adult's behavior and child coping and distress during BMA/LP procedure : A sequential analysis. Behav Ther 20 : 585-601, 1989

7) Manne SL, Bakeman R, Jacobsen PB, et al : Adult-child interaction during invasive medical procedures. Health Psychol 11 : 242-249, 1992

8) Davies WH, Noll RB, DeStefano L, et al : Differences in the child-rearing practices of parents of children with cancer and controls : the perspectives of parents and professionals. J Pediatr Psychol 16 : 295-306, 1991

9) Hillman KA : Comparing child-rearing practices in parents of children with cancer and parents of healthy children. J Pediatr Oncol Nurs 14 : 53-67, 1997

10) Wright MJ, Galea V, Barr RD : Proficiency of balance in children and youth who have had acute lymphoblastic leukemia. Phys Ther 85 : 782-790, 2005

11) 川名明彦, 岡本正史, 小林龍一郎 외 : 소아골수이식환자의 폐기능 검토. 재활의학 24 : 571-576, 1989

12) Didi M, Didcock E, Davies HA, at al : High incidence of obesity in young adults after treatment of acute lymphoblastic leukemia in childhood. J Pediatr 127 : 63-67, 1995

13) Bond SA, Han AM, Wootton SA, et al : Energy intake and basal metabolic rate during maintenance chemotherapy. Arch Dis Child 67 : 229-232, 1992

14) Reilly JJ, Ventham JC, Ralston JM, et al : Reduced energy expenditure in preobese children treated for acute lymphoblastic leukemia. Pediatr Res 44 : 557-562, 1998

15) Marchese VG, Chiarello LA, Lange BJ : Effects of physical therapy intervention for children with acute lymphoblastic leukemia. Pediatr Blood Cancer 42 : 127-133, 2004

16) Varni JW, Seid M, Rode CA, et al : The PedsQL : measurement model for the pediatric quality of life inventory. Med Care 37 : 126-139, 1999

17) Wright MJ, Hanna SE, Halton JM, et al : Maintenance of ankle range of motion in children treated for acute lymphoblastic leukemia. Pediatr Phys Ther 15 : 146-152, 2003

18) 高橋秀寿 : 자유주행(自由走行)이 스테로이드 미오파시 쥐의 근섬유에 미치는 영향에 관해서. 재활의학 32 : 184-192, 1995

19) 문무과학성 : 신 체력 테스트 실시요항 http://www.mext.go.jp/a_menu/sports/stamina.03040901.htm

(高橋秀寿・井口陽子)

III 완화의료의 재활

1. 진행성 암·말기암 환자의 재활의 개요

일본에서 암에 의한 연간 사망자수는 약 30만 명, 인구의 고령화와 더불어 앞으로도 계속 증가할 것이 예측된다. 암은 인류를 괴롭히는 공통적인 최강의 적이라고도 할 수 있는 질환이며, 일본에서도 질병관리 정책에 있어서 가장 중요한 과제로써 대책이 진행되어 왔다. 암의 사망률은 해마다 감소 경향에 있지만, 아직도 치료가 효과를 나타내지 못하여, 재발부터 사망에 이르는 케이스도 아직 적지 않다.

지금까지 암의 재발이나 진행 또는 치료과정에서 받은 신체적·심리적 손상에는 적극적인 대응이 거의 이루어지지 않았다. 의료종사자에게나 환자에게 암에 걸렸으니까 어쩔 수 없다는 포기의 마음이 컷던 것으로 생각된다. 완화의료가 유럽과 미국에서 시행되기 시작한 배경에는 당시 암치료를 전문으로 하는 의사의 대부분이 암 그 자체의 치료에 전념하고, 치유만을 목표로 하여 암 및 암과 관련된 여러 가지 문제로 괴로워하는 환자에게 충분히 귀를 기울이지 않았던 현실이 있었다[1].

1 완화의료의 동향

그와 같은 상황 속에서, 국가로써 호스피스나 완화의료병동을 경제적으로 원조하기 위해서, 1990년에 '완화의료 병동 입원료'가 신설되었다. 시설기준을 충족시키고, 승인을 받으면 1일당 환자 1인당 37,800엔(완화의료 병동 입원료)이 급여되었다. 이 흐름을 타고, 그 후 호스피스나 완화의료병동을 갖춘 의료기관이 점차 증가하고 있다(2010년 2월 현재, 208시설, 4,060병상)[2].

2006년에는 암대책기본법이 제정되고, 기본적 시책의 하나로써, 암환자의 삶의 질(quality of life, QOL)을 유지·향상시키는 것이, 국가, 지방공공단체 등의 책무라는 것이 명확해졌다. 후생노동성에는 암대책추진협의회가 설치되었고, 암 의료 거점병원을 중심으로 완화의료팀이 있는 병원이 증가하는 등, 국가나 지방공공단체 등 행정면에서도 암환자의 삶의 질에 대한 대응이 시작되었다.

또 복지의 폭에서도 2006년도부터 개호보험의 특정질병에 말기암이 추가되고, 재택케어에서의 지원체계가 정비되는 등, 일본의 암 의료를 둘러싼 의료·복지나 사회적 정세가 크게 변화되고 있다.

한편, 학술면에서는 1996년에는 일본완화의료학회가 설립되었고, 완화의료의 전문적 발전을 위해서 학술적 연구의 발전이나 완화의료의 보급·계발 및 교육활동을 추진하고 있다.

치유를 목표로 한 치료에서 삶의 질을 중시하는 케어까지, 구분이 없는 지원을 한다는 점에서, 일

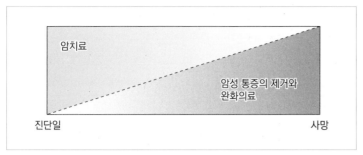

그림1 새로 제안된 암전략의 개념
[Santiago-Palma J, Payne R : Palliative care and rehabilitation. Cancer 92 (Suppl 4) : 1050, 2001에서 일부 개편]

본의 암진료가 아직 충분하지는 않지만, 완화의료의 기반이 서서히 형성되고 있다고 할 수 있다[3].

2 완화의료의 개념

영국에서 1987년에 완화의료가 전문과로써 공인되었을 때의 정의는 '완화의료는 질병이 활동적, 진행성, 그리고 말기이며, 생명예후가 한정된 환자에 대한 연구와 관리를 수행하고, 그 의료는 삶의 질에 초점을 둔다'고 되어 있다.

한편, 세계보건기구(World Health Organization, WHO)가 1990년에 발행한 "Cancer Pain Relief and Palliative Care"에서, 암치료에 있어서 말기암치료를 포함한 새로운 케어의 개념을 '완화의료(Palliative care)'라고 부르도록 제언하고, '완화의료는 치유를 목표로 한 치료가 효과가 없는 환자에 대한 적극적인 전인적 의료이다. 통증이나 그 밖의 증상의 관리, 정신적, 사회적, 그리고 영적문제의 해결이 가장 중요한 문제가 된다. 완화의료의 목표는 환자와 그 가족에게 가능한 최고의 삶의 질을 실현하는 것이다. 말기뿐 아니라, 더 앞선 병기의 환자에게도 치료와 동시에 적응해야 할 점이 있다'고 하였다[4]. 즉, 암치료의 시기와 케어의 시기를 명확히 구분하는 것이 아니라 암치료의 시기부터 케어가 점차 시작되다가, 말기에는 완화의료가 주체가 된다는 것이다(**그림 1**).

3 진행성 암 · 말기암 환자의 특징과 환자 · 가족에 대한 의료

표 1 은 말기암 환자의 주요한 신체증상의 빈도를 나타낸 것이다[5]. 말기암 환자에게는 이 신체증상에 추가하여, 우울, 불안, 무기력 등의 정신증상이 나타나는 경우가 많다. 말기암 환자의 식욕부진이나 체중감소는 암 악액질증후군이라고 하며, 지방이나 근육조직의 소모를 수반하는 체중감소가 특징인 임상증상이다.

일반적으로 말기란 '생명예후가 6개월 이내라고 생각되는 상태'라고 정의한다. 같은 말기라도 사망 전 수개월인 환자와 수일인 환자의 케어가 다르므로, 완화의료에서는 생명예후를 판단한 후에, (월, 주, 일이라는 시간의 단위로) 케어의 내용을 계획한다.

표 2는 요도가와(淀川) 크리스트교병원 호스피스의 터미널 말기 시기별 케어의 예이다[5]. 재활

표 1 말기암 환자의 주요한 신체증상의 빈도(206례)

증상	증례수	비율(%)
전신불쾌감	201례	97.6
식욕부진	195례	94.7
통증	158례	76.7
변비	155례	75.2
불면	130례	63.1
호흡곤란	107례	51.9
오심·구토	95례	46.1
혼란	65례	31.6
임종 천명	52례	25.2
복수	50례	24.3
흉수	49례	23.8
냉함	36례	17.5
장폐색	33례	16.0
황달	33례	16.0
토혈·하혈	14례	6.8
연하곤란		

(恒藤 曉, 池永昌之, 細井 順 외 : 말기암 환자의 현 상황에 관한 연구. 말기 케어
6 : 484, 1996에서 일부 개편)

표 2 각 말기 시기별 환자와 가족의 케어

말기 시기	생명예후	환자에 대한 케어	가족에 대한 케어
말기 전기	6~1개월	통증의 관리 그 밖의 증상완화 완화치료 정신적으로 지원한다 신변정리에 대한 배려	병명알림에 관한 지원 고령자나 아이의 병명고지 및 질병상태 설명 죽음의 수용에 대한 지원
말기 중기	몇 주	코르티코스테로이드의 사용 고칼로리수액의 중지 일상생활의 원조 영적고통에 대한 원조	예기 슬픔에 대한 배려 연명과 고통완화의 갈등에 대한 배려
말기 후기	며칠	안락 자세의 검토 지속피하주입 혼란에 대한 대응 진정의 배려	간병수고에 대한 배려 소생술에 관한 대화
사망 직전기	몇 시간	인격을 가진 사람으로 대한다 임종 천명의 대응 비언어적 의사소통	사망 직전의 증상을 설명 가족에게 할 수 있는 일을 전한다 청각은 남아 있음을 전한다

(恒藤 曉 : 최신완화의료학. p25, 최신의학사, 1999에서)

프로그램을 검토하는 경우에도 말기 상태를 고려하는 것은 재활을 원활하게 하는 데에 유용하다.

일반의료에서는 아무래도 의료인의 요구(needs)가 우선되기 쉽지만, 완화의료에서는 환자의 요구(demands)가 우선된다. 암의 진행과 더불어 삶의 질이 저하되다가, 마침내 죽음을 맞이한다. 과잉 치료는 삶의 질을 급속히 저하시킬 뿐 아니라, 합병증으로 생명예후를 단축시킬 수도 있다. 한

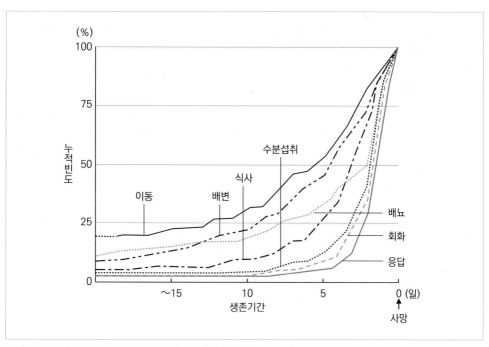

그림2 일상생활동작의 장애 발생부터의 생존기간(206례)

(恒藤 曉, 池永昌之, 細井 順 외 : 말기암 환자의 현 상황에 관한 연구. 말기 케어 6 : 486, 1996에서)

편, 완화의료에서는 같은 생명예후라도 삶의 질이 높은 기간을 오래 유지하는 것을 목표로 한다[6].

4 진행성 암 · 말기암 환자의 재활의 목적

그림 2는 일상생활동작(activities of daily living, ADL)의 장애 발생부터의 생존기간을 나타낸 것이다. 생존기간 2주경부터 이동장애(화장실에 혼자서 가지 못한다)의 빈도가 높아지기 시작하다가, 점차 배변, 배뇨, 식사섭취가 어려워지고, 일상생활동작의 보조량이 증가, 사망 며칠 전부터 수분섭취나 회화, 응답의 장애가 급격히 증가하는 것을 알 수 있다. 또 장폐색으로 식사섭취가 어려운 환자, 골절·마비로 인한 운동장애, 직장·방광장애가 있는 환자는 대상에서 제외하였다.

말기암 환자의 재활 목적은 '여명기간에 상관없이, 환자와 그 가족의 요구(demands)를 충분히 파악한 후에, 그 시기에 일상생활동작을 유지, 개선함으로써, 가능한 높은 수준의 삶의 질을 실현하게끔 관여하는 것'으로 집약된다[4,7]. 즉, 통증과 근력저하를 관리하고 대응하는 방법을 교육하여 일상생활동작을 확대하고, 스스로 할 수 있는 기간을 가능한 연장하는 것이다. 또 재활의료로 편안히 쉴 수 있도록, 통증이나 고통을 완화하는 것도 중요하다. 나아가서는 주된 목적은 아니지만, '치료가 아직 계속되고 있다'는 정신적인 지지도 재활의료의 효과이기도 하다.

말기암 환자에게는 이제 이 약은 효과가 없어졌다거나, 전이되어 있다는 등의 나쁜 소식이 많아지기 십상이다. 재활로 어떤 성과가 나타나면, 그것이 정신적인 지지나 기분전환이 되어, 정신적으로 좋은 영향을 미치게 된다. 실제로, '재활을 할 때는 모든 일을 잊게 된다'든가 '지금까지는

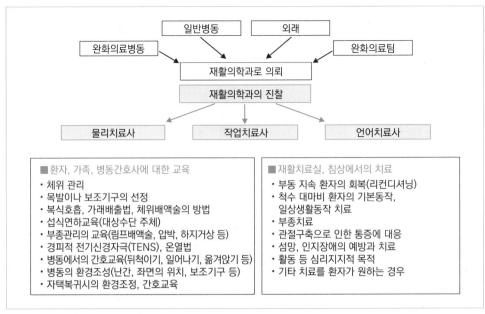

그림3 진행성 암 · 말기암 환자의 재활의 흐름

[辻 哲也 : 완화의료에서의 재활. 辻 哲也 (편) : 실천! 암재활, p160, Medical Friend사, 2007에서 일부 개편]

움직이지 못했는데 이제 움직일 수 있어서 사는 보람을 느낀다'라는 환자도 많다.

5 재활의 실제

a. 재활의 목표 설정

　　환자의 질병 상태가 날마다 변화하고 있어서, 장기적 목적을 설정하는 것은 현실적이지 못하다. 오늘까지 건강하게 걷기치료를 하던 환자가 전신상태의 악화로, 다음날에는 치료를 할 수 없는 상황인 경우도 종종 있으므로, 며칠 정도를 예측하는 단기 목표를 설정하고, 문제가 있으면 그 자리에서 해결해 가는 것이 현실적이다. 필요에 따라서 회의를 통해서 재활의 목적을 수정하고, 의료진간의 의견을 통일한다.

　　치료시작시점에서의 목적은 질병상태의 진행에 따라서 수정해 가기 때문에, 목적에 도달했다고 해서 바로 종료하기가 어렵다. 담당요법사와 환자의 신뢰관계에 의지하는 바가 커서, 요구가 있는 한, 설사 생명예후가 하루 일지라도 심리지지적 목적으로 재활을 계속하기도 한다[8].

b. 재활의료 방법

　　재활의료는 **그림 3**과 같이, 환자, 가족, 간호사에 대한 교육과 계속적인 재활의료로 나누어진다. 전자에서는 안전한 기거동작의 요령이나 목발의 사용법 교육, 간호교육, 자택환경 조정 등이 포함되며, 후자에서는 부동이 지속되는 경우나 편마비, 대마비 등의 운동장애가 있는 환자의 기거동작이나 걷기능력 향상을 위한 재활, 부종치료 등이 포함된다.

표 3 말기암 환자의 재활의 내용

생명예후가 월단위 (6~1개월)	
일상생활동작 · 기본동작 · 걷기의 안전성 확립, 능력향상	1. 잔존능력 + 보조기구(휠체어, 목발, 난간, 보조기구 등) 의 활용 2. 동작의 요령 습득
부동증후군의 예방 · 개선	3. 부동으로 인한 사지근력 저하 및 관절구축의 유지 · 개선
부종의 개선	4. 압박, 림프배액술, 생활교육
안전한 영양섭취의 수단 확립	5. 섭식 · 연하면의 접근(대상수단 주체)
생명예후가 주 · 일단위 (6~1개월)	
통증완화	6. 물리치료(온열, 냉각, 레이저, TENS 등) 의 활용 7. 체위관리, 유연성, (보조기구, 목발)
부종으로 인한 증상완화	8. 림프배액술
호흡곤란감의 완화	9. 호흡법, 호흡보조, 유연성
심리 지지	10. 활동, 일상대화나 병실방문

[辻 哲也 : 완화의료에서의 재활. 辻 哲也 (편) : 실천! 암재활, p159, Medical Friend사, 2007에서 일부 개편]

1) 생명예후가 월단위인 경우

생명예후가 월단위인 경우에는 목발이나 보조기구를 이용해서 남아 있는 기능을 활용하여 일상생활동작과 이동능력을 향상시킨다(표 3). 이 시기에는 잠재적 능력을 살리지 못하고, 낮은 수준의 일상생활동작에 머무르는 경우가 많으므로, 일상생활동작이나 걷기에 대한 접근이 삶의 질의 향상에 큰 역할을 한다.

구체적으로는 일상생활동작 · 기본동작 · 걷기의 안전성 확립 및 능력향상, 부동증후군의 예방 · 개선, 부종, 섭식 · 연하 등에 대한 접근이 포함된다. 증상관리가 잘 되어 자택으로 복귀하는 경우에는 간호교육이나 자택환경 조정 등 재택준비에 대한 대응의 역할도 한다.

2) 생명예후가 주 · 일단위인 경우

재활의료의 시행으로 어느 시기까지는 일상생활동작의 유지, 개선이 나타나지만, 질병의 진행과 함께 일상생활동작이 저하되는 시기가 반드시 찾아온다. 생명예후가 주 · 일단위가 되어, 이동이나 일상생활동작의 저하가 나타나면, 그 이후는 완화적 재활로 궤도를 수정한다(표 3).

즉, 말기 암환자에 대해서, 그 요구를 존중하면서, 신체적, 정신적, 사회적으로 삶의 질이 높은 생활을 목적으로 하며, 통증, 마비, 호흡곤란, 부종 등의 증상완화나 정신 심리적 지지로 재활의 내용을 변경한다. 또 온열, 냉각 등의 물리치료, 잘 때의 자세, 유연성 등에 의한 통증완화[9]나 호흡곤란의 완화를 위한 호흡법을 교육한다[10]. 도예나 그림 그리기, 물건 만들기 등의 활동도 추천한다. 기분전환의 의미나 남겨진 가족에게 뭔가 작품을 남기는 것이 사는 보람이 될 수 있다.

6 재활의 주의점

a. 위험관리

진행성 암 · 말기암 환자의 재활시에는 전신상태, 암의 진행도, 암치료의 경과에 관해서 파악하고, 위험을 관리하는 것이 매우 중요하다. 통증, 호흡곤란, 피로감 등의 자각증상, 생체징후, 혈액소견(헤모글로빈, 혈소판, 백혈구, 전해질 등)에 주의하고, 혈전 · 색전증, 뇌전이, 골전이(척추나 상하지 장골 등), 흉수 · 복수, 암 악액질증후군(피로감, 식욕부진, 체중감소 등)의 진행정도에 항상 유의하며, 위험관리에 힘써야 한다[11,12].

산소포화도측정기에 의한 경피적 동맥혈산소포화도(SpO_2)측정은 위험관리상 유용하므로, 실제 재활치료 시에도 치료사가 휴대하고, 적극적으로 활용한다. 재활치료시에는 환자와 그 가족에게 치료에 따르는 위험을 충분히 설명하고 동의를 구한 후에 시작한다. 또 치료시에는 전신상태를 주의깊게 관찰하고, 문제가 있을 때에는 주저하지 말고 치료를 중지한다(위험관리의 상세한 내용에 관해서는, 'Ⅰ-2-4-e. 위험관리' p31 참조).

b. 정신심리적문제

진행성 암, 말기암 환자에게는 정신 심리적 문제(우울 · 불안 · 섬망 등)를 안고 있는 경우가 많아서, 재활을 할 때에 어려움이 생기므로, 의사소통의 방법을 몸에 익혀두면 대응이 원활하다[13]. 또 정신종양과의나 임상심리사와의 정보교환을 통해서, 재활의료를 시행할 때의 주의점이나 대응법에 관해서 조언을 구하는 것도 중요하다. **표 4**는 암재활의 병기별로, 환자의 마음과 유의해야 할 점을 정리한 것이다[14].

c. 통증관리

암환자의 70%는 치료가 필요한 통증을 가지고 있다고 한다[15]. 통증관리는 진행성 암 · 말기암 환자를 재활하기 위한 대전제이다. WHO의 단계적 통증치료에 준해서 치료한다[16,17]. 즉, 제1단계는 비마약성 진통제, 제2단계는 약한 진통작용의 마약성 진통제(코데인, 펜타조신), 제3단계는 강한 진통작용의 마약성 진통제(모르핀)를 사용하고, 각 단계에서 보조진통제를 병용한다. 진통강화약제는 스테로이드제제, 항울제, 항정신병제, 항경련제 등이다. 마취통증 치료에는 신경차단술, 지속경막외차단술, 통증유발점 주사 등이 있으며, 신경인성 통증에 효과를 나타낸다.

치료는 완화의료팀, 완화의료과 의사, 암성통증간호 전문간호사, 약제사가 서로 협력하며 한다. 통증 부위, 정도, 수면 중의 통증 유무, 일상생활동작에 지장을 초래하고 있는지 등을 정기적으로 평가하고, 통증의 정도는 VAS (visual analogue scale)나 얼굴 척도로 수치화하여, 적절한 통증관리를 할 수 있도록 투여방법과 양을 조정한다.

통증은 암재활에 있어서 큰 저해인자로, 치료를 하는 데에 통증관리가 잘 이루어지고 있는지가 매우 중요하다. 안정시에는 통증이 확인되지 않아도, 일상생활동작이나 치료시에는 통증이 심해지는 것을 흔히 볼 수 있다. 통증관리가 충분하지 않은 경우에는 치료 전에 모르핀물이나 좌약을 투여하여 통증이 숨겨질 수 있으므로, 골전이 등 위험관리에 한층 주의를 요한다.

표 4 암재활의 병기별 환자의 마음과 유의해야 할 점(병기별 분류의 상세한 내용은 p26 참조)

	환자의 마음	유의해야 할 점
예방적	암 선고 후의 동요 치료에 대한 불안 앞날에 대한 불안	여러 가지 감정을 있는 그대로 인식(가능한 범위에서 표출을 지지) 치료에 대한 구체적인 이미지 조성 적절한 정보 제공
회복적	상실한 신체부위나 기능의 상실감 치료 종료의 안도나 달성감 앞날에 대한 불안(재발 불안 등) 사회복귀 등에 따르는 불안 · 고립감	여러 가지 슬픈감정을 있는 그대로 인식(가능한 범위에서 표출을 지지) 달성감의 축적에 의한 자신감 회복 조절감의 회복 · 유지
유지적	증상진행에 따르는 앞날에 대한 불안이나 무력감 기능장애나 능력저하에 따르는 상실감 주위에 대한 의존도가 높아짐에 반해서, 자기효력감의 흔들림 죽음의 공포 재연	여러 가지 슬픈 감정을 있는 그대로 인식(가능한 범위에서 표출을 지지) 달성감의 축적에 의한 자신감 회복 조절감의 회복 · 유지(특히 '작은 성공' 을 소중하게)
완화적	죽음의 절박감의 재인식 증상의 진행에 따르는 장래에 대한 불안이나 무력감 기능장애나 능력저하에 따르는 상실감 주위에 대한 의존도가 높아짐에 반해서, 자존감의 흔들림 자기 생의 의미나 존재의의의 흔들림	여러 가지 슬픈감정을 있는 그대로 인식(가능한 범위에서 표현을 지지) 조절감의 회복 · 유지 (특히 '기분전환 · 작은 성공' 을 소중하게 '할 수 있는 것'을 찾는 것을 통해서 존엄을 유지)

[栗原幸江 : 정신 심리적 문제 (사이코온코로지(psy-chooncology))-심리요법사의 입장에서. 辻 哲也, 里宇明元, 木村彰男 (편) : 암재활, p415, 금원출판, 2006에서 일부 개편]

7 암성통증에 대한 재활

암성통증 치료에 있어서, 비약물요법으로 분류되는 재활(물리치료 · 운동치료)은 약물의 대체로 하는 것이 아니라, 필요충분한 약물로 진통이 시행되고 있는 것이 기본이 된다. 그 후에 물리요법을 병용함으로써 약물효과의 증강이나 약물량의 감소가 가능하다. 침습성이 적고, 대부분의 증례에 적응이 되므로, 환자의 삶의 질 향상을 위해서 효과적이다[9,18].

안정시나 동작시에 통증이 있으면, 걷기나 일상생활동작 등의 능력이 저하되어, 근력저하 · 마비 · 구축 · 욕창 · 부종 · 골절 등, 이른바 부동증후군이 생기며, 또 암성통증을 악화시키는 악순환에 빠진다. 그래서 통증완화를 위한 재활로써, 통증 그 자체의 치료인 물리치료 및 통증을 악화시키는 그 밖의 기능장애나 능력저하에 대한 운동요법이 시행된다.

a. 위험관리

마사지 효과로써, 물리적 효과(간질액의 이동이나 정맥 · 림프액계 환류의 촉진, 국소혈류의 증가, 근연축의 경감), 신경반사적 효과(감각 등의 자극은 굵은 신경을 지나서 척수에 이르고, 그곳에서 통증신경섬유를 차단하는, 이른바 관문 조절 이론) 및 심리적 효과를 생각할 수 있다[19,20].

마사지는 암성통증의 완화에 유효하다는 보고가 많다[18,21]. 시행방법은 전신, 등, 다리 등 다양하며, 효과적인 방법(시행부위, 시간, 강도 등)에 관해서는 앞으로 더욱 검토가 필요하다.

b. 온열치료

온열치료는 핫팩 같이 피부표면에 직접 접촉하여 열을 전달하는 표재열과 초단파나 초음파처럼 생체내에서 열로 변환되는 심부열로 크게 나누어진다. 온열은 통증에 대한 역치를 상승시킴으로써 통증을 완화한다. 또 콜라겐섬유의 신전성 향상이나 근의 진경작용으로 근육이나 관절의 통증을 경감시키는 효과도 있다[19,22].

암환자에 대한 온열치료에 관해서, 미국보건정책연구소(Agency for Health Care Policy and Research, AHCPR) 의 가이드라인[23]에는 '피부표면(종양침윤이나 방사선치료 후의 피부는 제외한다)에 대한 사용이 금기라고 명확히 제시하는 실험이 없으므로, 온열치료는 암성통증에 대해서도 적응이 되지만, 활동성 암이 있는 환자나 암이 있는 부위 위에는 심부열의 사용은 주의하도록' 이라고 기재되어 있다. 암성통증에 대한 온열치료는 실시가 가능하지만, 병소(원발암 · 전이암)나 치료력을 이해하고 사용방법에 각별히 주의해야 한다.

c. 한냉치료

한냉치료로 통증역치가 상승하고, 또 Υ신경활동 저하를 통한 근방추 활동저하에 의한 경축억제로 진통효과를 나타낸다. 또 말초혈관 수축과 그로 인한 부종억제효과나 효소활동의 저하에 의한 염증반응의 경감도 통증완화에 작용한다[19,22]. 따라서 한냉요법은 골절, 타박, 세균감염 등의 조직장애 직후의 염증반응이나 타는 듯한 말초의 통증 등에 적응한다. 한편, 방사선요법 등으로 장애가 있는 피부나 레이노증후군(Raynaud syndrome), 말초혈관장애 등과 같이, 혈관수축이 증상을 악화시키는 경우에는 금기이다. 얼음이나 물, 화학약품을 사용한 아이스팩은 피부에 대한 자극을 방지하기 위해서 타월 등으로 감싸서, 피부국소에 사용한다.

암환자의 한냉요법에 관해서, AHCPR의 가이드라인[23]에는 '한냉요법은 근긴장이나 근경련에 수반하는 통증을 완화시키는 방법으로 사용할 수 있다'라고 기재되어 있다.

d. 경피적 전기신경자극(TENS)

경피적 전기신경자극(transcutaenous electrical nerve stimulation, TENS)에 의한 진통효과는, 마사지와 마찬가지로 신경반사적 효과(이른바 관문조절이론(gate control theory))로 설명할 수 있다. 또 자극부 이외의 제통효과나 제통효과의 지속에 관해서는 내인성 진통물질 엔돌핀의 관여도 고려되고 있다[24].

고빈도자극(10~100 Hz)과 저빈도자극(0.5~10 Hz)이 있으며, 불쾌감이 적은 고빈도자극부터 시작하고, 효과가 충분하지 않을 때에 저빈도자극을 하는 것이 일반적이다. 자극전극의 설치는 국소적인 통증이나 관절통인 경우에는, 2개의 전극(양극과 음극)을 통증부위의 양 옆에 설치한다. 방산통인 경우에는, 통증부위와 관련된 말초신경의 주행을 따르거나, 통증부위와 같은 사지 지배영역의 피부나 척주극돌기의 양측에 설치한다. 자극시간이나 시행횟수는 명확한 기준이 없지만, 1회당 30분 이내에서, 1일 여러 차례의 시행이 일반적이다.

만성통증에 대한 TENS의 효과는 몇 가지 무작위 비교대조군 연구(randomized controlled trial)에서 비치료군 또는 비스테로이드성 소염진통제 내복군과의 비교로 유의차가 확인되었지만, 계통적 리뷰 · 메타분석에서 유효성은 나타나지 않았다[25,26]. 암성통증에는 임상적 합의에 의해서 TENS의 실시가 권장되지만, 현재로써는 유효성을 나타내는 자료가 충분하지 않다[18,27].

e. 자세관리과 관절가동범위 운동

장기간의 침상안정이나 부동으로 관절구축을 일으키면 통증이 생기므로, 관절가동범위 운동치료을 시행하여 예방해야 한다. 실험적으로 관절을 고정시키면, 3일째에 현미경에서 관찰 가능한 구축이 생기고, 7일째에는 임상적으로 구축을 일으킨다[28]. 예방을 위해서는 각 관절을 전체 관절가동역에 걸쳐서 하는 운동을 1일 2회, 각 운동을 3회 반복할 것을 권장한다. 침상에서는 쿠션이나 족저판, 핸드롤, 대전자롤 등을 사용하여, 바른 자세를 유지하게 한다. 또 구축이나 욕창을 예방하기 위해서, 2시간마다 체위를 바꾸게 한다.

구축이 생긴 경우에는 급격히 강한 힘으로 신장하기보다, 통증에 주의하면서 중등도의 힘으로 지속적인 신장을 하는 편이 효과적이므로, 온열을 병용하면서 지속신장을 20~30분간 한다[28].

AHCPR의 가이드라인[23]에는 '자력으로 움직이기가 어려운 암환자는 바른 자세로 체위유지나 정기적인 체위변환이 통증의 예방 · 완화에 효과적이다' 라고 기재되어 있다. 단, '급성통이 있는 동안은 자동 관절가동역 치료(저항운동을 삼간다)을 제한한다' 고도 기재되어 있으며, 특히 골전이 근방의 관절에는 시행시에 각별히 주의해야 한다.

f. 동작과 자가관리 교육

안정시에는 통증이 없어도 걷기나 일상생활동작에 의해서, 통증이 발생한다. 그러나 통증이 생기지 않도록 안정을 취하면, 부동의 진행으로 근력이 저하되어, 통증이 더욱 악화되는 악순환에 빠진다[28]. 걷기나 일상생활동작일 때에 생기는 통증을 경감시키기 위해서, 통증부에 부하를 경감시키는 동작의 요령이나 목발 등의 도구나 보조구, 또는 환경설정을 한다.

AHCPR의 가이드라인[23]에는 '가능한 활동하고, 신변의 일을 스스로 하도록 환자를 격려해야 한다'고 기재되어 있으며, 그 때에 통증을 경감시키는 동작법 등의 교육이 효과적이다. 동작시의 통증경감을 위한 방법들은 특성상, 효과를 비교하기 어렵지만 임상적 합의에 의해서 그 유용성이 평확하다[29].

8 진행성 암 · 말기암 환자의 부종

a. 부종의 원인

진행성 암 · 말기암 환자의 부종의 원인을 **표 5**에 정리하였다. 여러 가지 요인이 서로 얽혀 있어서, 부종의 원인을 명확히 구별하기 어려운 경우도 많다. 진찰시에는 부종의 발생부위(편측성/양측 대칭성, 상지/하지/사지), 감염징후(열감, 발적) · 압통 · 압박흔의 유무, 피부의 건조 · 각화 · 경화 · 취약성 · 침출액의 유무, 검사에서는 알부민 수치, 신장 · 간기능장애나 응고계 이상 (D-dimer 수치 등)의 유무를 체크하고, 흉부 CT · 흉부단순 X선 · 복부 CT · 초음파에코로 종양의 크기와 전이 병소 부위, 정맥의 압박 유무, 정맥혈전이나 종양색전의 유무, 복수나 흉수의 양 등을 참고로, 부종의 상태를 확인한다[30].

표 5 진행성 암 · 말기암 환자의 부종의 원인

원인	상태
간질삼투압의 저하에 의한 부종	경구섭취가 어려워 영양상태가 악화되어 있거나, 암성복막염, 흉막염으로 복수나 흉수가 다량으로 저류되어 있거나, 간전이로 간기능이 저하되어 있으면 저알부민혈증을 나타낸다. 혈중 알부민의 감소로 혈액의 교질침투압이 저하되면, 혈장성분이 혈관 밖의 세포간극에 쉽게 저류되어, 사지(특히 양측 하지)의 대칭성 부종을 나타낸다
정맥압의 상승으로 인한 모세혈관에서의 유출 증가와 재흡수의 저하	복강내의 종양이나 림프절전이로, 하대정맥(inferior vena cava, IVC)이나 총장골정맥, 내 · 외장골정맥이 압박을 받으면, 그 말초의 정맥압이 상승하여 모세혈관에서 혈장성분이 쉽게 빠져나오게 되고, 재흡수도 어려워져서, 그 원인부분부터 말초측 하지, 복부, 둔부에 부종이 나타난다. 한편, 복강내의 종양이나 림프절전이로 상대정맥(superior vena cava, SVC)이 압박을 받으면 똑같은 기서로 안면부터 경부, 가슴의 상부에 부종이 나타난다. 이것을 SVC증후군이라고 한다. 그 원인 암종의 대부분은 폐암이며, 악성림프종 등의 종격종양이 뒤를 잇는다.
정맥혈전 · 종양색전	정맥에 대한 침윤으로 심부정맥 혈전증이나 종양색전에서도 마찬가지로, 폐색된 부위보다도 원위의 부종을 나타낸다
부동	암의 말기에는 악액질이나 침상안정으로 인한 부동으로, 사지의 근위축이 진행되고, 하지의 근펌프작용이 감소된다. 이 상태에서 휠체어 승차시 하지를 내리면, 하지에 혈액이 정체하여, 정맥압의 상승에 의한 부종을 일으키기 쉽다

b. 치료시의 주의

부종 치료시에는 환자 및 그 가족에 대해 설명한 질병 상태, 여명이나 예후의 전망, 정신 · 심리적 상황이나 투약상황(마약성 진통제나 이뇨제 등), 골전이(장관골이나 척추, 어깨뼈, 골반)의 유무, 낮의 활동성, 기거동작이나 일상생활동작의 능력 등을 파악한다. 그리고 현재 부종의 병태와 치료방법을 설명하며 충분히 서로 애기하여, "환자와 그 가족이 원하는 것이 무엇인가?"를 확인한 후에, 현실적 목표를 설정하여 대응하는 것이 중요하다[31,32].

c. 림프부종 관리의 실제

저알부민혈증, 심부전, 신부전, 심부정맥 혈전증이 원인인 부종의 경우에는 질병 상태에 맞추어, 적응을 고려하면서 약물 등의 치료를 실시하지만, 부종이 개선되지 않는 경우가 많다. 부종은 위에서 기술하였듯이, 모세혈관에서 세포간극으로의 누출 증가가 원인이므로, 외부에서 압박하여 피하조직내의 압력을 올림으로써, 누출이 감소되고 재흡수가 증가한다.

특히 사지의 부종에는, 적절히 압박치료를 함으로써 부종이 경감되므로, 팔다리에 부종이 심해서 고통이 심한 경우나 부종 환지의 무게로 삶의 질에 지장이 있는 경우, 걷기가 어려워서 삶의 질이 저하되는 경우에는 압박치료의 적응이 된다.

압박치료는 다층 비탄력붕대법(multi-layer inelastic lymphoedema bandaging, MLLB)이 기본이다. 진행성 암 · 말기암 환자는 피부가 취약하여, 쉽게 손상되고 침출액이 유출되는 수가 있으므로, 반드시 면슬리브를 아래에 감은 후에 비탄력붕대를 감도록 하며, 약한 압력부터 서서히 시작한다. MLLB의 적용이 어려운 경우에는 압력스타킹(압력스타킹, 슬리브 등)의 장착부터 개시하기도 한다. 또 질병 상태가 악화되어, 압박의류나 MLLB가 어려운 경우에는 관형 압박 슬리브(RediGrip®, 유코주식회사)도 유용하다.

압박치료로 상지나 하지 원위부의 부종이 개선되어도 근위부가 종창되어 버려서, 이른바 샴페인병처럼 되어 버리거나, 상지는 액와나 상배부, 하지는 하복부나 둔부, 서혜부의 부종이 악화되어서 반대로 고통이 생길 우려도 있으므로, 전신의 상태를 항상 관찰하면서 치료에 임한다[30].

또 진행성 암 · 말기암 환자는 피부가 취약하고 건조한 경우가 많다. 이 상태에서 부종이 생기면, 피부가 과도하게 진전되어 찢어지거나, 가볍게 부딪혀도 상처가 되어 삼출액이 흘러나오게 된다. 이 경우에는 요소를 함유한 연고를 도포하여, 피부를 습윤시킨 후에, 국소적 압박 치료를 하면 개선된다.

9 끝으로

재활은 환자의 신체기능의 회복, 사회복귀를 목적으로 하고, 완화의료는 암환자의 증상완화를 목적으로 하며, 양자 모두 기존의 질병 중심의 의학의 틀을 넘어서, 환자의 삶의 질에 관심을 가지고, 환자나 그 주위 가족의 요구를 청취하면서 대응한다는 점에서, 매우 긴밀한 관계에 있다고 할 수 있다.

진행성 암 · 말기암 환자에게 재활을 보급하기 위해서는, 심리 지지적인 지지에 머물지 말고, "재활치료를 하면 통증이 편안해진다, 동작을 쉽게 할 수 있다, 혼자서 일어설 수 있다, 걸을 수 있게 된다"라는 식으로, 효과를 실제로 보여 주는 것이 중요하다. 그 이론화를 위해서는 완화의료에서의 재활의료의 평가방법을 확립하고, 근거중심의학(evidence based medicine)에 입각한 임상연구를 통해서, 치료효과를 가시적으로 보여주면서 설득해야 한다.

암치료의 진보로 암환자의 생존기간이 연장되고, '암과 공존하는 시대'가 된 지금, 한정된 기간을 어떻게 지낼 것인지, 즉 요양생활의 질이 중요시되고 있어서, 재활의료의 역할이 매우 크다. 앞으로의 암치료에는, 전국의 호스피스나 완화의료병동, 그리고 재택요양을 하시는 분들에게 재활의료진이 참여하여, 요양생활의 질을 향상시키는 적극적인 대응이 요구되고 있다.

문헌

1) 辻 哲也 : 완화의료에서의 재활. 辻 哲也 (편) : 실천 ! 암재활, pp156-162, Medical Friend사, 2007
2) 일본호스피스완화의료협회 홈페이지 http://www.hpcj.org
3) 일본호스피스 · 완화의료연구진흥재단 '호스피스완화의료백서' 편집위원회 (편) : 호스피스완화의료백서 2009-완화의료의 보급계발 · 교육연수 · 임상연구. 청해사, 2009
4) Santiago-Palma J, Payne R : Palliative care and rehabilitation. Cancer 92 (Supple 4) : 1049-1052, 2001
5) 恒藤 曉, 池永昌之, 細井 順 외 : 말기암 환자의 현 상황에 관한 연구. 터미널 케어 6 : 482-490, 1996
6) 石田 暉 : 완화의료와 재활. 임상재활 7 : 583-587, 2001
7) Tunkel RS, Lachmann EA : Rehabilitative medicine. In : Berger AM, Portenoy RK, Weissman DE (eds) : Principles and Practice of Palliative Care and Supportive Oncology, 2nd ed, pp968-979, Lippincott Williams & Wilkins, Philadelphia, 2002
8) Tigges KN : Occupational therapy, In : Doyle D, Hanks GWC, Macdonald N (eds) : Oxford Texbook of Palliative Medicine, pp829-847, Oxford University Press, New York, 1998
9) 辻 哲也 : 완화의료의 재활의 실제. 재활의 개요와 물리요법. 辻 哲也, 里宇明元, 木村彰男 (편) : 암재활, pp531-540, 금원출판, 2006
10) 辻 哲也 : 완화의료와 호흡재활, 江藤文夫, 上月正博, 植木 純 외 (편) : 호흡 · 순환장애의 재활, 임상재활 별책, pp166-173, 의치약출판, 2008
11) 辻 哲也 : 골전이통에 대한 대책-골전이환자의 케어. Pain Clinic 29 : 761-768, 2008

12) 辻 哲也：재활을 위한 위험관리. 辻 哲也 (편)：실천！암재활, pp17-22, Medical Friend사, 2007

13) 內富庸介, 藤森麻衣子 (편)：암의료에 있어서 의사소통‧스킬-암통고를 어떻게 할 것인가. 의학서원, 2007

14) 栗原幸江：정신 심리적문제 (사이코온코로지(psy-chooncology))-심리요법사의 입장에서. 辻 哲也, 里宇明元, 木村彰男 (편)：암재활, p411-416, 금원출판, 2006

15) Portenoy RK：Cancer pain pathophysiology and syndromes. Lancet 339：1026-1031, 1992

16) 세계보건기구 (편), 武田文和 (역)：암의 통증에서의 해방-WHO방식 암통증 치료법. 제2판, 금원출판, 1996

17) 일본완화의료학회 완화의료 가이드라인 작성위원회 (편)：암통증의 약물요법에 관한 가이드라인 2010년판, 금원출판, 2010

18) 辻 哲也：암성통증에 대한 재활 (물리요법‧운동요법) 가이드라인. 후생노동과학연구비보조금 (암임상연구사업) 완화의료의 가이드라인 작성에 관한 시스템 구축에 관한 연구, 2006년도~2008년도 종합연구보고서, pp221-230, 2009

19) 松本真以子, 辻 哲也：암성통증에 대한 물리요법‧운동요법과 evidence. EB Nursing 5：40-47, 2005

20) 千野直一：마사지, 머니퓰레이션(manipulation：조작). 千野直一 (편)：현대 재활의학, 제3판, pp232-236, 금원출판, 2009

21) Fellowes D, Barnes K, Wilkinson S：Aromatherapy and massage for symptom relief in patients with cancer. Cochrane Database Syst Rev(2)：CD002287, 2004

22) 岡島康友：물리요법. 千野直一 (편)：현대 재활의학, 제3판, pp237-243, 금원출판, 2009

23) Management of Cancer Pain Guideline Panel：Nonpharmacologic management：Physical and Psychological Modalities：Management of cancer pain. Rockville, MD：U.S. Dept. of Health and Human Services, Public Health Service, Agency for Health Care Policy and Research；1994

24) 道免和久：전기요법. 千野直一 (편)：현대 재활의학, 제3판, pp256-263, 금원출판, 2009

25) McQuay HJ, Moore RA, Eccleston C, et al：Systematic review of outpatient services for chronic pain control. Health Technol Assess 1 (6)：i-iv, 1-135, 1997

26) Nnoaham KE, Kumbang J：Transcutaneous electrical nere stimulation (TENS) for chronic pain. Cochrane Database Syst Rev Jul 16；(3)：CD003222, 2008

27) Robb KA, Bennett MI, Johnson MI, et al：Transcutaneous electric nerve stimulation (TENS) for cancer pain in adults. Cochrane Database Syst Rev Jul 16；(3)：CD006276

28) 辻 哲也, 里宇明元：부동증후군. 石神重信, 宮野佐年, 米本恭三 (편)：최신재활의학, 제2판, pp74-85, 의치약출판, 2005

29) Doyle L, McClure J, Fisher S：The contribution of physiotherapy to palliative medicine. In：Doyle D, Hanks G, Cherny N, et al (eds)：Oxford Textbook of Palliative Medicine, 3rd ed, Oxford University Press, 2005

30) 辻 哲也：림프부종의 재활. 辻 哲也, 里宇明元, 木村彰男 (편)：암재활, pp384-403, 금원출판, 2006

31) Lymphoedema Framework Best Practice for the Management of Lymphoedema. International consensus. London：MEP Ltd, 2006

32) 로버트‧트와이크로스, 카렌‧젠스, 재클린‧토드 (편), 季羽倭文子, 志眞泰夫, 丸口misae (감역)：림프부종-적절한 케어의 지식과 기술. pp319-338, 중앙법규출판, 2003

(辻 哲也)

2. 암성통증에 대한 재활 (물리치료)

요 점

① 비약물요법인 물리치료는 약물요법과 병용하여, 약물의 효과를 증강시키거나 약물량을 감소시키는 것을 목적으로 한다.

② 주요 물리치료는 마사지, 온열·한냉요법, 경피적 전기자극(TENS)이다.

③ 각각 여러 가지 수기, 기기 등이 있으며, 방법이 통일되어 있지 않다. 또 과학적 근거가 부족한 점이 문제이지만, 최근에는 연구결과들도 보고되어, 미국 AHCRP의 가이드라인에서도 그 시행이 권장되고 있다.

암성통증은 암환자의 생활의 질(quality of life, QOL)을 크게 좌우하는 증상으로, 완화의료에 있어서 그 접근이 중요하다. 암성통증의 발생빈도는 암이라고 진단을 받은 시점에서는 30% 정도, 증상이 진행되면 60~70%, 말기상태에서는 75%에 이른다. 또 40% 이상의 환자는 4군데 이상 통증이 있고, 50% 이상의 환자는 중등도 이상, 30%의 환자는 고도의 견디기 힘든 통증을 호소하였다[1]. 통증의 원인에는 **표 1**[1])과 같은 것이 있는데, 가장 많은 것은 암의 침윤으로 인한 통증이다. 진행성 암에서는 통증을 일으키는 종양이나 전이소 그 자체를 직접 치료하기가 어려워서, 약물요법이나 비약물요법에 의한 증상치료를 한다.

비약물요법에는 본 항에서 다룬 물리요법 등이 포함되어 있으며, 미국의 공식 가이드라인 Agency for Health Care Policy and Research (AHCRP)의 '암성통증 치료의 가이드라인'[2]에서도 비약물요법으로써 물리치료를 추천하고 있다.

주의해야 할 점에는 이 요법들은 약물의 대체로써 이용하는 것이 아니라는 점이다. 즉, 필요충분한 약물로 진통이 시행되는 것이 기본이며, 그 후에 비약물요법을 병용함으로써, 약물의 효과가 증강되거나, 약물량을 감소시키는 것이다[3].

물리요법은 열·전기·광선·물·힘 등의 물리적 에너지를 이용한 치료체계이며[4], 그 적응이나 시행법에 따라서 유용한 치료법이 된다. 다음에 마사지, 온열·한냉, 경피적 전기자극의 각 메커니즘이나 적응·금기, 방법·효과에 관해서 기술하였다.

1 마사지

마사지는 신체조직을 물리적, 계통적으로, 주로 손가락으로 문지르고, 비비고, 어루만지고, 주무르고, 누르고, 두드리는 동적 수기[5]이다.

표 1 암성통증의 원인, 기서

암침윤으로 인한 통증(70%)	• 연부조직의 압박 : 종양에 의한 연부조직의 신경말단으로 자극 • 골의 통증 : 골전이나 종양의 골에 대한 압박으로 골막의 자극, 골수의 파괴로 인한 통증 • 내장으로의 침윤 : 소화관 등 내강장기로의 압박 · 폐색에 의한 통증, 간장이나 췌장으로의 침윤이나 압박에 의한 피막신전에 의한 통증 • 혈관 · 림프관으로의 압박 · 침윤 : 조직에서의 혈액감소, 저산소나 염증 • 신경으로의 압박 · 침윤
암과 관련된 통증(<10%)	장기 침상 생활에 수반하는 욕창이나 관절구축 등에 의한 통증
암 치료에 수반하는 통증(20%)	• 수술 후 반흔이나 신경절단 후의 통증 • 화학요법이나 방사선치료에 의한 합병증
그 밖의 통증(10%)	면역저하가 원인인 감염증 등에 의한 통증

[水口公信 : 통증의 accessment와 진단. EB Nursing 5(2) : 14-20, 2005의 본문을 토대로 작성]

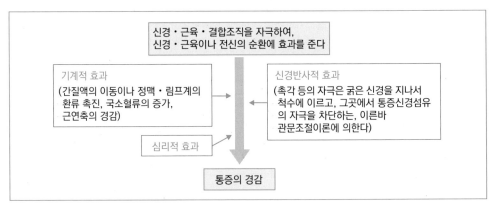

그림1 마사지에 의한 통증 경감의 메커니즘

[千野直一 : 마사지, 머니퓰레이션(manipulation : 조작). 千野直一 (편) : 현대 재활의학, 제3판, pp232-233, 금원출판, 2009의 본문을 토대로 작성]

a. 기전

그림 15)의 메커니즘에 의해서 통증이 경감된다.

b. 적응 · 금기

(1)적응

통증의 종류나 장소에 따라서 시행하면 그 적응이 넓다.

(2)금기

국소의 염증, 출혈경향 등, 국소의 악성종양도 금기가 되어 있어서, 시행시에는 주의해야 한다.

c. 방법

마사지의 수기에는 **그림 25)**와 같이 여러 가지가 있다. 통증의 원인이나 부위에 따라서 선택한다.

Q 마사지에는 과학적 근거가 있는가 ?

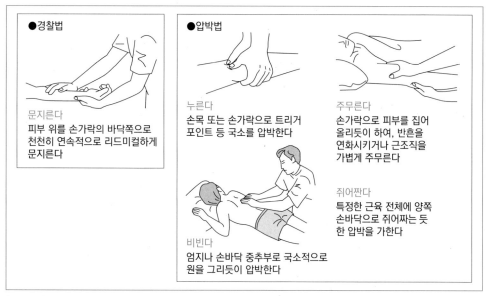

그림2 마사지의 요령

[千野直一 : 마사지, 머니퓰레이션(manipulation : 조작). 千野直一 (편) : 현대 재활의학, 제3판, p233, 금원출판, 2009에서 일부 개편]

A 과학적 근거가 부족하다는 마사지요법이지만, 최근에는 연구가 진행되고 있어서, 암환자에 대한 마사지의 무작위 비교 연구(randomized controlled trial, RCT)도 몇 가지 보고되어 있다.

Q 구체적으로 시행할 수 있는 것에는 어떤 것이 있는가 ?

A ① 간호사의 발마사지는 유용성이 보고되어 있다[6].

② 그다지 자극이 강하지 않은 경찰법은 어디에서나, 누구라도 할 수 있는 간편한 마사지요법으로써 추천할 수 있다.

③ 림프부종에 대한 마사지도 올바른 방법을 습득하면, 적극적인 시행을 추천할 수 있다(림프부종에 대한 마사지는 'Ⅱ-3-5. 림프부종에 대한 대응' p145 참조).

2 온열 · 한냉요법

a. 메커니즘

그림 3[4])의 메커니즘에 의해서 통증이 경감된다[4].

b. 적응 · 금기

(1)적응

온열 · 한냉치료는 대부분의 통증에 사용되는 치료로 그 적응증이 넓다.

Q 온열요법과 한냉요법의 적절한 사용법은?

A 온열요법은 일반적으로 사용되지만, 한냉요법은 조직상해 직후의 염증반응이나 부종, 타는 듯한 말초의 통증에서, 온열을 사용하기 어려울 때에 효과적이다.

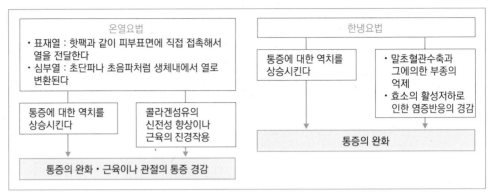

그림3 온열 · 한냉요법에 의한 통증경감의 메커니즘

[岡島康友 : 물리요법. 千野直一 (편) : 현대 재활의학, 제3판, pp237-242, 금원출판, 2009에서 본문을 토대로 작성]

표 2 온열 · 한냉요법의 금기

표재성 온열 (핫팩, 적외선)	심부성 온열 (초음파, 마이크로파)	한냉요법
• 의식장애 • 감각장애 • 순환장애 • 급성염증 • 출혈경향 • 금기부위 : 뇌실질, 생식기, 자궁, 태아, 성장기의 골단선	왼쪽의 내용에 추가하여 • 안구 • 금속삽입부위(마이크로파만) • 감염증 • 심장 페이스메이커 이식 • 심부 방사선요법 후의 부위	• 방사선요법 등으로 장애가 있는 피부 • Raynaud증후군이나 말초혈관장애 등과 같은 혈관수축이 증상을 악화시키는 것

AHCPR의 가이드라인에는 '한냉요법은 온열이나 마사지 등과 함께 피부자극법으로써, 근긴장이나 근경련에 수반하는 통증을 완화시키는 방법으로 사용해야 한다'고 기재되어 있다[2].

(2)금기

온열 · 한냉요법의 금기를 **표 2**에 정리하였다.

Q 온열에 의한 종양의 성장이나 혈류량 증가에 수반하는 전이 촉진의 위험성은 없는가?

A AHCRP의 '암성통증치료의 가이드라인'[2]에는 '피부표면(종양침윤이나 방사선치료 후의 피부는 제외한다)에 대한 사용이 금기라고 명확히 제시하는 실험이 없으므로, 온열의 사용은 권장한다' 라고 기재되어 있지만, 한편에서는 '활동성 암이 있는 환자나 암이 있는 부위의 위에서는 심부열의 사용은 주의하도록' 이라고도 기재되어 있다. 따라서 암환자에 대한 온열요법은 금기는 아니지만, 환자의 질병 상태(암의 활동성, 피부의 상태, 암이 존재하는 부위 등)을 파악한 후에 그 적응을 판단하여, 주의깊게 시행해야 한다.

c. 방법

온열요법에는 여러 가지 방법이 있으며, **그림 4**에 정리하였다[7].

Q 병실이나 자택에서 할 수 있는 온열치료, 한냉치료의 구체적 방법과 주의점은?

A **표 3**에 정리하였다.

	표재성 온열			심부성 온열	
	전도온열		방사온열	변환온열	
종류	핫팩 * 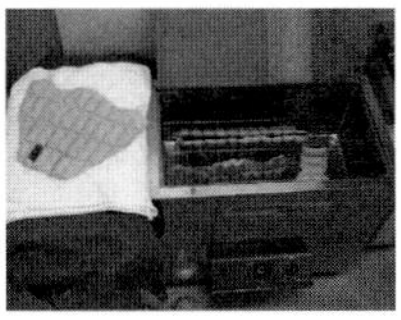	파라핀욕	적외선 * (근적외선) 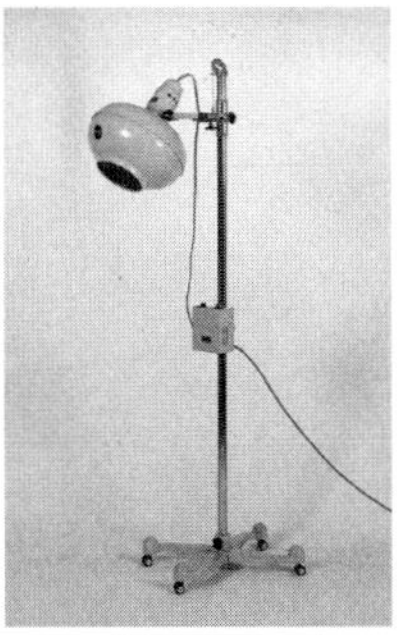	전자파 * (마이크로파) 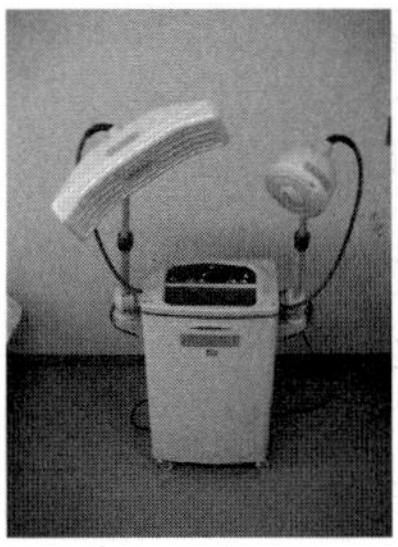	음파 * (초음파) 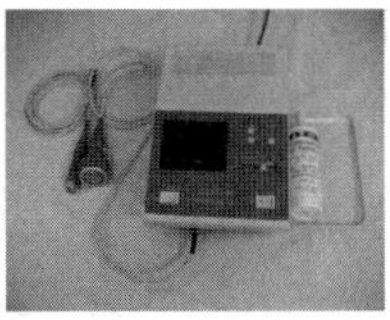
특징	온열치료 중에서 가장 간편한 방법	물보다 열전도율이 높은 파라핀은 50~55℃로 사용해도 열상이 생기지 않는다. 피막을 형성하므로 보온효과가 높다	가시광에 가까운 근적외선(0.7~1.4 μm)과 원적외선 (1.4~12 μm)으로 나누어진다. 심달도는 원적외선이 0.1 mm, 근적외선이 수 mm	초음파(30~300 MHz)와 극초음(300~3,000 MHz). 이른바 마이크로웨이브라 불리는 극초단파가 일반적	20 kHz 이상의 초음파. 의료용으로는 0.8~ 3 MHz를 사용한다. 가장 심부까지 도달 가능(표면에서 5 cm). 생체 내에 금속이 있어도 사용 가능
방법	실리카겔 등의 흡습물질을 목면주머니에 넣고 가방모양으로 만들어서, 80℃ 정도의 항온조(恒溫槽)에 담아서 사용한다	환부를 파라핀욕조에 담그거나, 국소에 파라핀을 도포하는 방법이 있다	적외선 전구를 환부에서 60~100 cm 떨어져서 15~30분 조사한다	2,465 Hz에서 애플리케이터(applicator)를 피부에서 약 10 cm 떨어져서 20분 정도 조사한다	도자(導子)에 겔을 바르거나, 환부를 물속에 넣는다(초음파는 공기에서 반사되므로), 강도 0.5~1.2W/㎠으로 1국소당 5~10분 시행한다

그림4 온열치료의 분류 · 특징 · 방법

[*은 近藤国嗣 : 온열요법. 千野直一, 安藤德彦 (편) : 운동요법 · 물리요법 · 작업치료, 재활 MOOK5, pp67-76, 금원출판, 2002에서 개편]

표 3 병실이나 자택에서 할 수 있는 온열 · 한냉치료의 구체적 방법, 주의점

	온열요법	한냉요법
사용하는 것	• 약국에서 시판하는 가정용 핫팩 • 손으로 만든 핫팩(팥이나 기저귀 등)	얼음이나 물을 넣은 얼음주머니, 얼음베개, 화학약품을 사용한 시판하는 아이스팩
방법 · 특징	• 건열법 : 비닐로 감싼 위에 타월을 감고, 핫팩을 얹는다 • 습열법 : 그대로 직접 따뜻한 타월을 감는다	• 수분량이 많은 것 : 온도가 낮고 (-12~-15℃) 보냉성이 좋지만 딱딱하다 • 수분량이 적은 것 : 온도가 높고 (-4~-5℃) 보냉성이 떨어지지만 비교적 부드러워서, 치료부위의 형상에 잘 어울린다
주의점	• 습열법에서는 열전도율이 높아서, 열상을 입지 않도록 타월을 두툼하게 감는 것이 좋다 • 시행시간은 1회에 약 20분을 기준으로 한다	• 동상에 주의하고, 치료 중에는 피부의 상태를 자주 체크한다 • 특히 온도가 낮은 것은 동상의 위험이 커지므로, 타월의 매수를 늘리는 등의 주의가 필요하다

표 4 TENS의 시행법

전극첩부위치	• 통증부위의 양쪽에 붙인다 : 국소적인 통증이나 관절 등 • 통증부위와 관련된 말초신경의 주행에 따른다 • 통증부위와 같은 감각절의 피부 표면 : 방산통 • 통증부위를 지배하는 척수절(脊髓節)을 자극하기 위해서 척주 극돌기 양측 : 방산통
자극주파수	**고주파수(10~100 Hz)** • 불쾌감이 적다 • 시작부터 진통효과까지 비교적 시간이 걸린다 • 자극 후 진통효과가 지속된다 **저주파수(0.5~10 Hz)** • 즉효성이 있지만, 자극 후의 효과는 지속되지 않는다 • 불쾌감이 적은 고빈도자극에서 시작하여, 효과가 불충분할 때에 저빈도 자극을 한다
자극강도	자극에 의한 통증, 불쾌감 등을 보면서 서서히 올린다
자극시간	• 15분~수시간 • 고주파자극은 불쾌감이 적으므로 장시간 가능하다 • 고강도인 경우, 장시간은 삼가고, 30분 이내로 한다 • 자극시간이나 1일의 시행횟수에 관한 명확한 규정이 없다
조정방법 ①전극첩부부위, ②자극빈도, ③자극강도, ④자극시간을 조정한다. 전극을 붙이고 자극빈도를 결정한 후, 0의 자극강도에서 시작하여 서서히 올려간다. 자극강도를 올려도 효과가 나타나지 않을 때는 전극의 위치나 자극빈도를 변경해서 하는데, 한 번에 여러 가지 조건을 바꾸는 것이 아니라, 한 가지씩 바꿔 가며 효과를 체크한다	

3 경피적 전기신경자극(TENS)

a. 기전

경피적 전기신경자극(transcutaneous electrical nerve stimulation, TENS)은 피부에 붙인 전극에 의해서, 경피적으로 신경에 전기자극을 주는 방법이다. TENS에 의한 제통효과는 마사지와 마찬가지로, **그림 1**의 관문조절이론으로 설명한다. 또 자극부 이외의 제통효과나 그 지속에 관해서 내인성 진통물질 엔돌핀의 관여도 고려되고 있다[8].

b. 적응 · 금기

(1)적응

수술 후나 외상 후와 같은 급성통에서 변형성 관절증, 작열통(Causalgia)과 유사한 상태 등의 만성통까지 여러 갈래에 미친다. 말기암 환자의 통증도 적응이 된다.

(2)금기

경동맥 위의 피부, 심장 페이스메이커 이식환자나 임신부에게는 사용이 금기이다[8].

c. 방법

구체적인 방법을 **표 4**에 정리하였다.

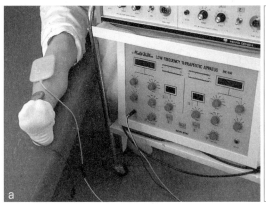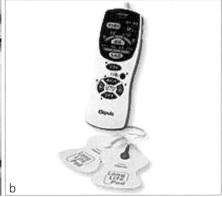

그림5 저주파자극기기
a : 의료용, b : 가정용

Q 전기자극기기에는 어떤 것이 있는가?

A 기기는 의료용인 비교적 큰 것(**그림 5 a**)에서부터 가정용 소형(**그림 5 b**)까지 여러 종류가 있다. 가정용은 가격에 따라서 자극빈도나 자극강도 등의 기능이 다르다. 선택시에는 그 기기의 성능을 확인해야 한다.

Q TENS의 효과는 증명되어 있는가 ?

A 암성통증에 대한 TENS시행의 RCT보고는 거의 없다. 그러나 1997년에 체계적 문헌 고찰을 보고한 McQuay 등은 '효과 없음'이라는 자료가 많다기보다, 오히려 '효과 있음'이라는 자료가 아직 적다'[9)]고 기술하여, 실제로는 효과가 있을 것이라고 결론짓고 있다.

4 끝으로

이상과 같이 물리치료는 암성통증에 약물요법과 병용이 가능한 치료법이다. 비약물요법이라도, 전혀 부작용이나 위험이 없는 것이 아니므로, 적응·금기나 시행법에는 주의해야 한다. 그러나 정확한 방법을 선택하면, 병동이나 자택에서도 비교적 손쉽게 시행할 수 있고, 효과적이므로, 진행성 암 환자의 삶의 질 향상에 유용하다.

문헌

1) 水口公信 : 통증의 accessment와 진단. EB Nursing 5(2) : 14-20, 2005

2) Management of Cancer Pain Guideline Panel : Nonpharmacologic management : Physical and Psychological Modalities : Management of Cancer Pain. Rockville, MD : U.S. Dept. of Health and Human Services, Public Health Service, Agency for Health Care Policy and Research, 1994

3) Cheville AC, Shaiova LA : Physiatric Approached to Pain Management ; Principles and Practice of Palliative Care and Supportive Oncology. pp116-127, Lippincott Williams & Wikins, Philadelphia, 2002

4) 岡島康友 : 물리요법. 千野直一 (편) : 현대 재활의학, 제3판, pp237-242, 금원출판, 2009

5) 千野直一 : 마사지, 머니퓰레이션(manipulation : 조작). 千野直一 (편) : 현대 재활의학, 제3판, pp232-233, 금원출판, 2009

6) Grealish L, Lomasney A, Whiteman B : Foot massage. A nursing intervention to modify the distressing symptoms of

pain and mausea in patients hospitalized with cancer. Cancer Nurs 23 (3) : 237-243, 2000

7) 近藤国嗣 : 온열요법. 千野直一, 安藤德彦 (편) : 운동요법 · 물리요법 · 작업치료, 재활 MOOK5, pp67-76, 금원출판, 2002

8) 道免和久 : 전기요법. 千野直一 (편) : 현대 재활의학, 제3판, pp256-263, 금원출판, 2009

9) McQuay HJ. Moore RA, Eccleston C, et al : Systematic review of outpatient services for chronic pain control. Health Technol Assess 1 (6) : ⅰ-ⅳ, 1-135, 1997

10) 椿原彰夫 : 근력증강운동. 千野直一, 木村彰男 (편) : 재활 레지던트 매뉴얼, 제2판, pp95-97, 의학서원, 2001

(松本真以子)

3. 부동증후군 · 체력소모상태 · 암 악액질증후군에 대한 재활

요점

① 장기적인 누운 상태나 비활동으로 인한 악순환에 빠지지 않도록 예방하는 것이 중요하다.

② 단순히 기능회복을 목적으로 하는 것이 아니라, 환자의 요구를 지원하면서 대응한다.

③ 신체적 · 심리적 상태를 충분히 파악, 인식한 후에, 적절한 운동량을 처방한다.

④ 항중력근군에 대한 접근이 중요하며, 가능한 한 걷기를 지원한다.

완화기 환자는 종일 누워있는 경우가 많아서, 재활을 시작할 때에 이미 근위축이 진행되어 있으며, 영양 · 호흡상태가 나쁘고, 자극에 대한 반응도 낮으며, 부작용으로 인한 구역질 · 통증 · 쉬 피로함 등으로 재활치료를 짧은 시간밖에 할 수 없는 경우를 흔히 보게 된다. 전신체력소모환자에게 재활을 하는 것은, 개선할 수 있는 부분의 기능회복이나 일상생활동작(ADL)의 개선을 도모하지만, 반면, 위험이 있다는 것도 이해해야 한다. 근위축이 진행되고, 하중되지 않아서 생기기 쉬운 하지의 골절, 피로감의 잔존, 기립성 저혈압이나 운동에 대한 거부감, 자신의 상실 등으로, 재활시행시에는 단계적으로 대응한다[1-5].

1 부동증후군

부동증후군은 장기간의 누운 상태나 비활동으로 인해서 2차적으로 생긴 여러 가지 기능저하의 총칭이다. 장기간의 누운 상태나 비활동으로 인한 악순환에 빠지지 않도록 예방하는 것이 중요하다. 암환자의 특징은 악액질의 영향이나 치료의 부작용 때문에 부동증후군에 빠지기 쉽다(표 1)[6].

a. 악액질

암으로 인한 악액질(cachexia)은 식욕부진과 진행성 이화항진에 따르는 전신기능저하이며, 숙주의 세포에서의 여러 가지 대사이상 때문이다. 당질, 단백질, 지질의 대사이상을 초래하고, 전해질이상(저알부민혈증), 전신부종, 점진적인 체중감소, 빈혈 등을 일으킨다. 악액질에서는 지방뿐 아니라 단백질분해도 과도하게 항진되므로, 근육량이 감소하여 근력이나 근지구력이 저하된다. 암의 진행으로 인한 악액질의 악화는 피할 수 없지만, 가능한 기능유지에 노력해야 한다.

표 1 부동증후군 실재

부위	영향
근육	근력저하, 근위축
관절	구축
골	골조송증
심장 · 혈관	기립성 저혈압, 심박출량 감소, 색전증
호흡기	폐렴, 폐활량 · 환기량 감소
정신기능	우울, 섬망, 불면, 불안, 인지증
소화기	변비, 식욕저하, 역류성 식도염
비뇨기	요로결석, 요로감염증, 실금
피부	욕창

(田沼 明, 辻 哲也 : 진행성 암환자에게 생기는 부동증후군의 예방의 실제. 완화의료 16 : 23, 2006에서 일부 개편)

b. 화학요법 · 방사선치료 등의 부작용

치료과정에서의 부작용도 부동증후군의 원인이 된다. 화학요법에는 일반적인 부작용으로 오심 · 구토, 골수억제, 점막장애, 말초신경장애 등이 있다. 방사선요법의 급성반응에는 방사선 숙취, 피로, 점막염, 오심, 식욕부진, 백혈구 감소, 혈소판 감소 등이 있다. 또 방사선치료의 아급성 및 지연성 부작용에는 연부조직의 섬유화, 구축, 피부위축, 골괴사, 폐섬유증 등이 있어서 부동증후군이 되기 쉽다.

c. 기력 · 발동성의 저하

환자는 질환을 선고받은 후 정신적 고통이 시작되고, 암이라는 질환 자체의 진행, 암성통증, 구역질, 불쾌감 등, 치료에 의한 여러 가지 부작용, 그에 따르는 체력저하나 활동성의 저하, 퇴원 후 자택에서의 생활, 사회복귀의 문제, 치유, 재발에 대한 불안 외에, 매일의 상태 변화로 인한 심리적 영향을 심하게 받는다. 그 때문에 신체기능 저하에 대한 의식이 소홀해지기 쉽다. 또 가족은 환자의 편안함에 대한 생각을 존중한 나머지 활동성을 무시해 버리는 경향이 있다. 가능한 한 체력유지의 중요성을 교육하는 것도 중요하다[5-7].

2 부동증후군의 예방의 실제

a. 관절가동범위 운동

완화기의 관절가동역 운동의 목적은 가동범위의 확대보다 생활동작에 필요한 관절가동역의 확보를 우선한다. 기본적으로는 정상 가동범위(각 관절마다 다르다)를 이해하고 통증을 유발하지 않도록, 5~10회 반복한다. 각 동작은 환자의 협력하에 하고, 근수축에 의한 수의운동을 따르게 함으로써 운동감각을 높이도록 배려한다.

상지기능의 근간인 견관절은 애당초 가동성이 큰 관절구조로 되어 있어서 불안정하기도 하다. 따라서 우선은 어깨부의 유연성을 목적으로 스트레칭을 하고 나서 견관절운동을 실시하면, 관절

구성체나 주위근육들에 손상을 주는 경우가 적다.

견관절의 가동영역은 정면을 보고 자기 시야의 범위 내를 움직이는 것이 안전하지만, 병동에서는 전기스위치가 머리 위에 있는 경우가 많아서, 손을 뻗어서 조작하면 그 안전 범위에서 벗어나므로, 골전이가 있는 환자의 경우, 병적골절의 유발에 주의해야 한다.

하지의 관절가동역 운동은 고관절, 슬관절로 부위별로 나누어 실시하지 않고, 고관절 90°, 슬관절 90°(걸터앉기를 취하기 위해서 필요한 각도)를 목표로 동시에 한다. 즉, 앉은 자세에서는 하퇴가 항상 바닥과 평행으로 움직이게 실시한다.

수동적인 관절가동역 운동은 비틀림의 힘을 주게 되면, 장관골의 병적골절을 유발할 위험이 있으므로, 내회전 · 외회전을 일으키지 않게 유도한다. 하지의 굴곡 각도는 통증이나 관절가동역의 끝 부위에서의 저항감 등을 관찰하면서 무리한 스트레칭이 되지 않도록, 여러 차례로 나누어 조금씩 관절가동역이 확대되도록 실시한다.

족관절은 부동에서 가장 구축이 일어나기 쉬운 관절이므로, 누워있을 때 첨족예방책을 강구하면서, 자주 실시하는 것이 바람직하다. 최소한 확보하려는 관절가동역은 슬신전위에서의 족배굴 0°(서기 유지에 필요한 각도)이지만, 관절가동역 운동에서는 그 이상을 목적으로 실시한다.

b. 근력유지운동

완화기에는 관절가동역 운동, 근력증강운동을 구분하지 않고 함께 하는 것이, 피로경감이나 한정된 시간을 효과적으로 사용할 수 있다. 또 관절운동시에 근수축이 이루어짐으로써, 이른바 '근육의 보호고정'*효과가 높아져서, 병적골절의 위험도 경감할 수 있다.

부동증후군 환자의 근육피로는 매우 빨라서, 능동운동을 5회 정도밖에 할 수 없는 경우도 있다. 하지의 굴신운동의 경우, 신전시의 동작 속도는 전가동영역을 1초 정도, 굴곡위로 되돌아갈 때는 2초 정도로 하고, 저항 또는 능동보조하면서, 10회를 실시할 수 있을 정도에서, 매회 가감한다.

하지의 근력평가로써 하지직거상(Straight leg raising, SLR)을 하게 한다. 이 때에 통증 없이, 안정된 동작으로 다리를 들 수 있으면, 걷기의 가능성이 높다. 마찬가지로 침상 안정 환자에게서도 어느 정도 기능을 예측할 수 있다.

c. 항중력근군에 대한 접근

지구상에서는 항상 중력에 저항하며 활동하고 있다. 즉, 중력에 역행하는 근육군을 항중력근군이라고 한다. 주로 체간근군 · 대퇴사두근 · 하퇴삼두근을 가리킨다. 고령자의 장기 침상 생활의 연구나 근년에는 우주비행사의 무중력연구 등에서도, 자극이 없으면 이 근육들은 유리하게 근위축이 진행된다고 한다. 따라서 이 근육들을 운동하는 것이 중요하며, 누운 자세에서도 할 수 있는 복근운동, 사두근 운동으로 파테르 자세나 족관절 저굴운동을 가능한 장려한다[8].

---

* 근육의 보호고정 : 근육을 등척성 수축시킴으로써 그 부위의 골 · 관절 · 인대를 어느 정도 외력으로부터 보호할 수 있는 것. 예를 들면, 대퇴골전이가 있어서 재채기만 해도 병적골절이 일어났다는 사례가 있다. 즉, 근육이 이완되어 있으면 뼈가 불의의 외력에 약하다. 운동 중에는 뼈 주위의 근육이 수축되어 단단해져서, 석고붕대와 같은 보호 역할을 한다.

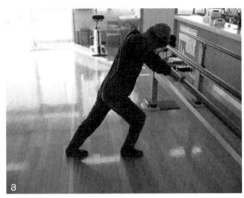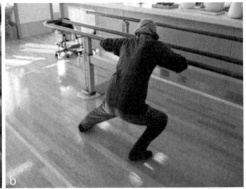

그림1 자가스트레칭방법
a : 아킬레스건 스트레칭, b : 내전근의 스트레칭

d. 걷기 지원

관절가동역 운동이나 근력유지운동과 병행하여, 침상의 기울여들기를 하고, 걸터앉기 · 서기로 진행한다. 침상 기울여들기 각도 60°에서 20분간 좌위를 유지할 수 있으면, 리클라이닝 휠체어 타기를 목표로 하고, 원내산책을 하면서 좌위 안정성을 향상시킬 수 있다.

화장실 걷기 등 최소한의 일상생활동작은 독립했지만, 쉬 피로함, 불쾌감 때문에 누워있으려는 환자에게는 그 필요성을 설명하고 승낙을 얻은 후에, 침상에서 대응하는 것이 아니라, 걷기를 지원함으로써 의욕을 부여한다는 관점에서, 재활실에서 상기의 치료를 실시한다. 재활실에서의 실시시간이 짧아도, 환경을 바꾸는 것이나, 걷기 그 자체에 의미를 둔다. 걷기연습은 본인의 피로감을 참고로 거리를 결정하고, 병동과 정보를 협조하며, 병동내에서의 걷기의 시간이나 1일 활동량을 단계적으로 늘려 간다.

환자는 힘든 운동은 강력히 피하려는 생각이 있는 반면, 부동증후군이 되는 것도 두려워하고 있다. 자가치료를 교육하면, 대개는 프로그램을 시행하지 않는 경향이 있는데, 치료사가 병실을 방문하여 함께 운동하면 거부하지 않고 실시하는 경우가 많다. 환자의 희망에 따른 일상생활 동작으로, 걷기 · 화장실 가기, 등의 일상생활을 목표로 하는 지원이 재활효과가 크다.

e. 전신조정운동

병동내 산책이 가능해지면, 선 자세에서 하지의 스트레칭운동을 교육한다. 이것은 특별히 어려운 동작이 아니라 '아킬레스건 스트레칭' '내전근 스트레칭' '족관절의 유연운동'을 평행봉이나 난간을 잡고 실시하는 것이다. 대개는 학교체육시간에 해 본 과거의 기억이 있어서, 적용이 비교적 간단하다(**그림 1**).

정맥주사나 모니터 등의 연결선이 많은 경우는 그 자리에서 할 수 있는 4동작 '웅크렸다 일어서기 운동'을 실시한다. 방법은 ①천천히 무릎을 구부리면서 웅크린다, ②무릎을 펴면서 일어선다, ③발꿈치를 들고 발돋움한다, ④발꿈치를 내리고 선자세로 되돌아간다. 이것을 5~10회, 구령에 맞추어 리듬을 타면서 실시한다. 많이 웅크릴수록 부하가 증가하므로, 환자의 체력에 따라

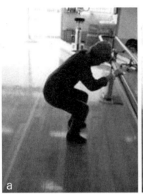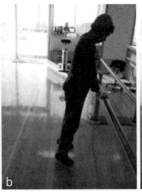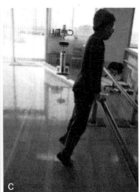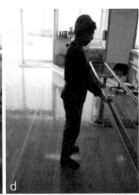

그림2 4동작 굴신운동
a : 웅크리기, b : 서기, c : 발돋움, d : 되돌아가기

서 가감한다. 이 운동은 앞에서 기술한 항중력근군에 매우 효과적이다(**그림 2**).

f. 좋은 자세와 욕창예방

암환자의 좋은 자세는 기능적인 자세가 아니라, 예를 들면, 30분간 고통 없이 잘 수 있는, 이른바 편안한 체위가 해당된다. 복수로 호흡이 곤란한 경우는 기울여 앉기나 옆으로 앉기로 무릎을 구부리는 지위를 취한다. 하지의 부종이 있으면, 하지의 거상이 필요하다.

이 체위의 조정에는 목발을 사용하는 경우가 많은데, 크기, 경도, 형상 등 그 상황에 맞춘 적절한 대응이 필요하며, 환자와 조정하여 결정한다.

욕창예방에는 체위변환이 중요하며, 옮겨 앉을 때(침대⇔의자)에 적절한 보조방법을 사용하여 피부가 쓸리지 않도록 한다. 또 압력의 분산을 위한 침상 매트리스의 사용 등, 적절한 욕창예방 용구의 선택도 중요하다.

g. 간편한 치료기기의 응용

1) 피너츠형 밸런스볼

침대의 발판과 환자의 발바닥 사이에 끼고, 밟는 운동이나 족관절의 저굴운동을 한다. 적당히 눌러지므로 운동의 달성도도 있고 하중감각이나 골자극이 될 수 있는 반면, 금방 싫증이 나므로 날마다 실시하기보다 다른 메뉴와 조합하여 사용하는 것이 좋다. 또 화학요법의 부작용 때문에 고무냄새에 과민해질 수도 있으므로, 사용할 때는 각 환자에 대한 배려가 필요하다.

2) 밸런스볼

최근에는 홈센터 등에서도 저렴한 가격에 판매되어 구입이 쉬워졌다. 침대 위나 자택에서도 간편히 사용할 수 있다. 여러 가지 사용법이 있지만, 필자가 권장하는 운동은 종아리를 볼 위에 올려놓고, 양 다리를 모으고 굴곡신전운동을 하거나 척추전이가 없으면 좌우로 공을 굴리는 비틀기 운동이다. 이 비틀기 운동은 소화기암 내과적 치료 중인 환자도 할 수 있으며, 장 연동운동의 촉진에도 효과적이다. 또 운동능력이 높은 경우는 둔근이나 등근육을 사용한 브릿지운동을

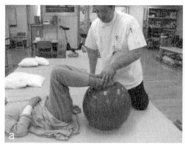 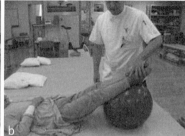 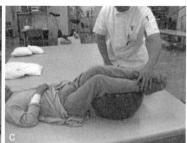

그림3 밸런스볼의 활용
a : 굴곡, b : 신전, c : 회전

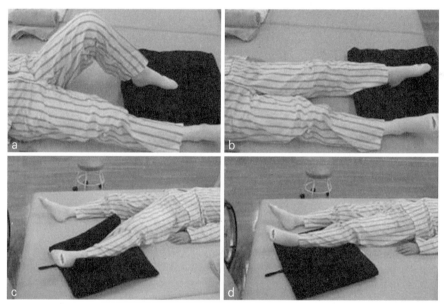

그림4 트랜스퍼 슬라이더를 사용한 능동운동
a : 무릎굴곡, b : 무릎신전, c : 고관절외전, d : 고관절내전

공 위에서 한다. 이 운동은 균형능력도 요구된다. 또 근력이 있으면, 브릿지를 하면서 한 다리의 거상도 시도한다(**그림 3**).

3) 슬라이더의 응용

하지근력이 약하고[도수근력테스트(manual muscle test, MMT) 2~3], 능동 운동이 어려운 경우는, 슬라이드보드나 트랜스퍼 슬라이더 등, 예전에 옮겨 앉는 동작에 사용하던 잘 미끄러지는 기구를 응용한다. 근력이 저하되면 시트가 마찰저항이 되어 운동하기 어려우므로, 발꿈치 아래에 이 기구를 깔아서 마찰저항을 적게 하면, 능동운동이 가능해진다. 이것이 스스로 움직였다는 성공 체험을 갖게 해서 근력유지운동에 대한 계속적인 의욕을 부여하게 된다(**그림 4**).

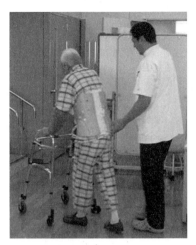

그림5 Safety arm walker® 걷기

4) 하중브레이크 장착 보행기

예전의 교차형 보행기는 좌우 교대로 움직이므로 하지의 지지성이 약하면 불안정해지기 쉽고, 걸을 때에는 보행기를 부분적으로 들어올려서 이동하기 때문에 균형능력도 요구되었다. 최근 상품화된 Safety arm walker®는 프레임은 가동하지 않고 고정되어 있고, 캐스터가 각각의 다리에 붙어 있어서 가볍게 움직이게 한다. 특징으로 상지에서 체중을 지지하면 뒷바퀴의 캐스터가 고정되어 브레이크가 된다. 척추전이에 의한 하지의 부분마비나 부동증후군으로 하지근력이 저하된 환자의 걷기를 지원할 수 있다. 완화병동에서는 '걸어서 화장실에 가고 싶다'는 희망을 이루어주기 위해서, 간호사의 보조부담이 경감되는 걷기보조기구도 사용하고 있다(**그림 5**)[9].

문헌

1) 西脇香織, 辻 哲也 : Physical Rehabilitation이 암에 미치는 영향−문헌고찰을 중심으로. 임상재활 12 : 885−889, 2003
2) 石井 健 : 암전문의료시설에서 물리치료사의 역할. PT 저널 40 : 911−916, 2006
3) 仲 正宏 : 호스피스 · 완화의료에서의 재활. 호스피스케어 26 : 1−30, 2002
4) 田沼 明, 辻 哲也 : 부동증후군 · 체력소모상태 · 암 악액질증후군에 대한 대응. 辻 哲也 (편) : 실천！암재활, pp163−169, Medical Friend사, 2007
5) 水落和也 : 전신성 기능장애−부동증후군, 전신체력 소모상태, 암 악액질증후군. 辻 哲也, 里宇明元, 木村彰男 (편) : 암재활, pp346−356, 금원출판, 2006
6) 田沼 明, 辻 哲也 : 진행성 암 환자에게 생기는 부동증후군의 예방의 실제. 완화의료 16 : 23−27, 2006
7) 水落和也 : 전신체력 저하와 Physical Rehabilitation. 임상재활 12 : 873−877, 2003
8) 大島 博, 水野 康, 川島紫乃 : 우주비행이 골 · 근육에 미치는 영향과 우주비행사의 운동프로그램. 재활의학 43 : 186−194, 2006
9) 增田芳之 : 암치료에 있어서 물리치료의 역할. PT 저널 42 : 925−931, 2008

(增田芳之 · 田沼 明)

4. 진행성 암 환자의 기본동작, 걷기 · 이동장애에 대한 재활

요 점

① 진행성 암 환자의 의학적 재활은 삶의 질의 유지 · 향상을 위해서 환자의 희망을 토대로 출발한다.

② 재활의 목표설정은 환자의 활동형태와 함께 예후에 관해서도 감안한다.

③ 병세의 진행 또는 일상생활동작의 변화와는 상관없이 삶의 질이 유지 · 향상될 수 있다.

1 진행성 암과 재활

a. 진행성 암 환자의 정의

한 마디로 '암'이라고 해도 여러 종류로 다양하다. 일본에서 2001년에 새로 진단한 암환자는 56.9만 명이며[1], 1981년 이래, 사인의 제1위를 차지하고 있다. 글의 서두에서 '암'이란 '암종, 육종, 골수 유래 악성신생물을 포함한 개념'이라고 기술하였다. 암은 이와 같은 넓은 의미의 해석에 의해서 국내 · 국외를 불문하고, 여러 가지로 분류되어 있다. 임상적으로 초기, 진행기, 말기 등이라고 하는데, 모든 암에 공통적인 명료한 정의는 없다. 일본에서는 암취급규약[2]이 정해져 있으며, 암종마다 진행기의 정의가 다르다. 본 단원에서는 진행성 암 전반을 대상으로 하므로, 암취급규약에 얽매이지 말고, 보다 치료적 의미에서 '진행성 암'을 이해하고, 영어권의 홈페이지 등의 일반용 문서[3,4]에 기술되는 정의를 인용하였다. 즉, '진행성 암은 초발 · 재발에 상관없이, 원인 암으로부터 전이, 침윤 등에 의해 확대되며, 대부분의 경우, 치유를 기대할 수 없는 단계의 암'이다.

b. 완화의료의 정의

여기에서 한 가지만 확인해 두고자 한다. 2002년에 개정된 WHO의 완화의료의 정의[5]에 의하면, 호스피스나 말기암 케어만을 의미하지 않으며, 암의 병기와 관련없이 진단 시점부터 개입을 권장하고 있다. 따라서 초기부터 말기까지 완화의료가 가능하다. 예를 들면, 통증은 환자를 죽음의 늪까지 몰아가는 대표적인 증상이다. 그 증상에 대해서, 암이라고 확정 진단받기 이전부터 통증완화의 개입이 시작된다. 결코 암을 치유하기 위한 치료가 아니라, 환자의 보다 편안한 생활을 위해서이다. 이와 같이 21세기를 맞이한 완화의료는 반드시 본 항에서 말하는 진행성 암 환자에게 한정된 것은 아니다.

c. 진행성 암 환자의 재활목표의 설정

위에서 기술하였듯이, 암은 여러 가지 종별, 병기, 병리학적으로 분류되므로 한데 통틀어서는

표 1 진행성 암 환자의 재활의 목표설정

기본활동 \ 예후예측	연~월단위	월~주단위	주~일단위
걷기	일상생활동작 향상 삶의 질 향상		
앉기		일상생활동작 유지 삶의 질 유지 · 향상	
눕기			일상생활동작 저하 삶의 질 유지 · 향상

이해하기가 어렵다. 그 의미에서, 적어도 현 단계는 개개의 증례에서 배우는 단계에 있다고 할 수 있다. 그렇다고 해서 개별성에만 구애받게 된다면 접근의 방향성을 잃게 될 것이다. 그래서 본 항에서는 대략적인 의학적 재활의 목표를 설정하여, 해설하였다.

d. 종횡 2축의 목표설정

기본적으로 진행성 암 환자의 재활의 목표설정을 종횡 2축의 표로 정리하였다(표 1). 세로축은 재활개시시점의 기본적 활동형태이다. 인간의 기본적 활동형태 중에서 이동방법은 걷기이다. 어느 암환자가 한탄하기를 '인간도 동물이지요? 동물은 움직일 수 있어서 동물이라고 하는데, 움직일 수 없게 되면 식물과 같지요' 라고 했다[6]. 움직일 수 있다는 것은 기본적 인권으로, 인간의 존엄에 속한다[7]는 주장도 있다. 이에 반해서, 암치료가 국소요법, 전신요법의 어느 치료에서나 침상안정의 경향이 있는 것은, 임상가에게는 상식일 것이다. 진행성 암 환자의 재활목표의 설정도 어떻게 환자의 이동 · 걷기라는 활동성을 향상시킬 것인가, 바꿔 말하면, 암치료의 안정요법과 대비되는, 활동요법으로써 의의를 갖게 하는 것이 요점의 하나이다. 보조걷기를 포함하여, 기본적으로 일어나기, 걷기, 주저앉을 수 있는 상태인지, 침상안정이 필요한 상태인지, 어쩔 수 없이 누워서 생활해야 하는 상태인지를 구별한다.

가로축은 재활개시시점의 환자의 예후예측이다. 그런데 일반적으로 환자의 예후는 예측하기가 어렵다. 특히 예후가 길어서, 연단위가 되면, 예측이 불가능에 가깝다. 그래서 임상적으로 병상변화의 주기를 예후예측의 지표로 사용한다. 즉, 암의 진행을 말하는 에피소드가 월단위로 일어나면, 예후도 월단위로 예상한다. 마찬가지로, 그 변화가 주마다 일어나면 주단위로, 매일처럼 일어나면 일단위의 예후예측을 세운다. 예후예측은 환자에게 남겨진 시간을 산출하는 데에 효과적이다. 특히 예후가 임박한 경우에는, 재활의료 시행이 1회뿐, 즉, 그 자리에서 문제를 해결하지 못하면 역할을 할 수 없다는 엄격한 조건이 되는 것이다. 그 이유는 예후예측에서 판단하면 명료할 것이다. 처음 환자와 치료자가 만났을 때, 환자가 '도움이 될 것 같다' 라고 느끼지 못하면, 다음 회에도 의지하려는 마음이 생기지 않는다. 적어도 재활에서 중요한 동기부여에서 문제가 남게 된다. 그런 의미에서 첫번째 재활의료 시행이 특히 중요하다.

e. 2가지 키워드 : 일상생활동작과 삶의 질

위에서 기술한 표 안에 일상생활동작(activities of daily living, ADL)과 삶의 질(quality of life, QOL)이라는 2가지 단어로 설정목표가 나타나 있다. 양자는 종래 재활의학의 성과를 나타내는 키워드라는 점에서, 진행성 암 환자와의 연속성을 알 수 있다. 그러나 여기에는 유의점도 있다. 일상생활동작이 종래의 신체동작에서 목적적 동작의 연속인 생활상의 여러 활동을 의미하게 된 것이 기억에 새롭다. 문제는 삶의 질이다. 이 말은 국제학회의 존재가 나타내듯이, 학문적으로 설명하자면, 연구자마다 정의가 다르다고 할 정도로 까다로운 면이 있다. 그래서 재활의 목표설정에서 '삶의 질은 환자가 본 인생의 만족도'라고 정의하였다. 여기에서의 포인트는, 통증의 경우와 마찬가지로, 삶의 질은 환자의 주관적 체험으로, 치료자측에서 객관적으로 판단할 수 없다. 따라서 삶의 질에 대응할 때에는 통증과 마찬가지로, 환자와의 의사소통이 필요불가결하게 된다.

문제는 예후예측과 활동형태의 교점에 위치하는 목표설정에 있어서, 각 방향성이 다르다는 점에 있다. 객관적으로 평가가 가능한 일상생활동작은 질환 상태의 진행에 따라서 조만간 저하될 것이다. 따라서 기능향상이 가능한 시기는 치료 초기 뿐이며, 점차 기능유지에 최대노력을 요하게 되고, 마지막까지 노력한다 해도 기능이 저하되는 것을 피할 수 없다. 사망시점에서 일상생활동작이 제로가 되기 때문이다. 이에 반해서 삶의 질은 예후예측, 활동형태의 어느 경우나 상관없이 유지되거나 향상될 수 있다.

f. 목표설정의 실제

재활의 목표설정은 환자의 요구에 귀를 기울이고, 그 희망이 어디에 있는지를 이해하는 것이 전제조건이다. 그런 의미에서 앞에서 기술한 의사소통의 기술이 필요불가결하다. 그런데 환자의 희망이 치료자측에서 보기에 실현 불가능한 경우가 많다. 예를 들면, 전이성 골종양으로 대마비가 되어 있는데, '걸어서 화장실에 가고 싶다'는 경우가 있다. 이와 같은 경우, 처음부터 '할 수 없다'고 부정해서는 양자의 신뢰관계가 구축되지 못한 채 끝나버린다.

그래서 목표설정에는 환자의 희망을 그대로 받아들인다. 즉, 환자와 치료자의 공통목표로 해둔다. 또 그 실현을 향해서 노력하기 시작한다. 그 진행과정에서 환자가 현실을 이해하고, 희망을 변경하기를 기다린다. 예를 들면, 걷기라는 이동수단을 단념하고, '휠체어로 신체장애자용 화장실에 가는 것으로 충분하다'고 할 수도 있다. 치료자측도 환자가 할 수 있는 잔존기능을 발견하고, 활용하는 방법을 생각해 낸다. 예를 들면, 상완골에 골전이가 있어서, 통증으로 팔굽혀 펴기 동작을 할 수 없어도, 기대지 않고 앉을 수 있으면, 침대에서 휠체어로 옮겨 앉기는 이동 보드 등을 잘 이용하여 혼자서 할 수 있다. 이상적으로는 쌍방이 보조를 맞추어, 마침내 서로 협력하는 단계에 이르기를 바란다. 환자와 치료자가 희망과 현실의 간극을 메우는 과정, 이와 같은 관계의 시작이 완화의료적 접근의 포인트이다.

g. 주소의 해결과 희망실현

일반적으로, 의료의 기능은 주소의 해결이다. 환자가 안고 있는 고통에 관해서, 문제를 해결하는 시도이다. 이를 위한 지식과 기술이, 해부학이나 생리학에서 시작되는 의학을 기반으로 하므로, 병원에서는 의학적 재활이 전개된다.

진행성 암 환자에게 대응하는 완화의료의 경우, 가장 중요한 고통인 원질환의 치유를 기대할 수 없다. 그래서 차선책으로 그 시점에서의 희망실현을 시도한다. 확실히 주소해결과는 방향성이 180° 다르다. 그러나 환자의 심정에서 출발하는 점에는 변함이 없다.

h. 완화의료적 재활의료의 견해

완화의료의 영역에서는 총체적 통증(Total pain)이라는 분석틀이 사용되는 경우가 많다. 이것은 완화의료에 있는 환자의 고통을 신체적, 심리적, 사회적, 영적(spiritual) 문제의 4가지 차원에서 이해하려는 견해이다. 다행히 재활의료는 4가지 영역 모두에 대응이 가능하다. 반대로 말하면, 어느 한 가지 측면 만을 바라보는 재활의료는 어렵다는 것을 의미하는데, 그 임상적 문제점을 다시 한 번 기술하였다.

신체적으로는 이동 · 걷기를 비롯한 신체활동의 향상 · 유지를 도모한다. 심리적으로는 환자가 안고 있는 걱정, 죽음의 불안과 공포 등, 암을 안고 있는 신경증환자로써, 정신과작업치료의 지식과 기술을 적용할 수 있다. 사회적으로는 완화의료의 대상이 환자본인과 그 가족이라는 점에서도 알 수 있듯이, 고독이나 가족관계에 대한 대응이 있다. 특히 일본사회에 있어서 재택의 상황에서는 가족의 참여가 불가피하다. 영적(spiritual) 문제는 적절한 일본어로 번역되어 있지 않아서 알아채지 못하는 경우가 많다. 그러나 '사는 보람이 상실된 상태'로 파악하면, 재활 상황에서 발생빈도가 높다. 왜냐하면, 증상이 통제되어도 생활할 수 없는 상황에서, 그 개선책으로 재활이 등장하기 때문이다. 따라서 재활의료진은 총체적 통증으로 대응이 가능하고 동시에, 총체적 통증이라는 4가지 측면에 능숙해 있어야 한다.

2 대상이 되는 암종

암연구진흥재단의 2007년 데이터에 의하면[1], 발생빈도가 높은 암은 위암, 대장암(결장암과 직장암 포함), 폐암, 간장암, 여성의 유방암이다. 이것을 후생노동성은 5대암이라고 하고, 중점항목으로 삼고 있다.

일본인 남성의 경우, 위암, 대장암, 폐암, 간장암으로, 암 전체의 64%를 차지하고, 총수는 199,000명 정도이다(표 2). 물론 조기암 단계에서 임상진료지침(critical path)가 적응이 되는 경우에는, 진행성 암 환자에게 적용하는 완화의료적 재활의 필요성이 낮다.

진행성 암 환자인 경우는 그 시점에 있어서 환자의 생활장애에 대한 완화책으로써, 개개 환자의 요구에 부응해야 하므로, 현재도 재활의 수요가 확대국면에 있다.

여성은 대장암, 유방암, 위암, 폐암에서 56.3%이며, 총수는 129,000명 정도이다(표 3). 그 재활에 관해서는 남성의 경우와 똑같은 경향이 지적된다. 암발생의 실제 수치에서는 여성이 적지만, 누적수에서는 남성 이상으로 재활의 수요가 높다. 예를 들어, 여성의 유방암은 다른 암에서는 통례 5년이 걸리는 치유기간이 10년이 걸리는 점에서도 알 수 있듯이, 재발의 가능성이 장기간에 미친다. 그리고 장애를 갖고 생활하는 기간이 길므로, 절대수가 적어도 재활의 수요는 상대적으로 커진다.

이와 같이 완화의료적 재활의 대상은, 후생노동성이 말하는 5대암이 중심이 된다. 여기에서는 그 진행성 암 환자를 대상으로 하고 있어서, 침윤 · 전이를 근거로 한다. 암환자의 전이부위 중, 임상적으로 높은 빈도를 나타내는 것은 골전이이므로[8], 진행성 암 환자의 재활은 골전이에 기인하는 여러 증상이 시초가 되는 경우가 많다.

확실히 5대암은 신경근골격계 암이 아니므로, 지금까지 축적한 재활의학의 지식과 기술이 도

표 2 암환자의 역학(남성)

	위암	대장암	폐암	간장암	골 · 연부악성종양
인수/ 연	68,992	54,431	48,184	27,411	378
대 전암비	22.2%	17.5%	15.5%	8.8%	0.2%
전암 순위	제1위	제2위	제3위	제4위	

[암의 통계편집위원회 (편) : 암의 통계' 07. 재단법인 암연구진흥재단, 2007에서]

표 3 암환자의 역학(여성)

	위암	대장암	폐암	간장암	골 · 연부악성종양
인수/ 연	37,706	37,389	33,793	19,706	240
대 전암비	16.5%	16.4%	14.8%	8.6%	0.2%
전암 순위	제1위	제2위	제3위	제4위	

[암의 통계편집위원회 (편) : 암의 통계' 07. 재단법인 암연구진흥재단, 2007에서]

움이 되지 않는 면이 있다. 그러나 환자, 치료자 모두, 재활이라는 말에 내포된 이미지가 '이동 · 걷기'가 많은 것도 사실이다. 본원의 데이터에서도 재활의 당초목표가 이동 · 걷기가 50%를 넘고, 나머지와의 격차도 크게 벌어져 있다. 그런데 전 경과를 쫓으면, '이동 · 걷기'라는 당초목표를 달성하고 재활이 종료되는 환자는 15% 정도이다. 즉, 제1목표가 달성된 후, 제2, 제3의 복수의 희망을 갖게 되는 환자가 85%인 셈이다. 이 점에서 보더라도, 그 시점에서 환자의 희망의 실현, 바꿔 말하면 삶의 질 향상의 중요성이 크다.

3 걷기가 가능한 경우

a. 왜 서지 못하는가?

'걷지 못하는' 환자의 재활 요청을 받고 방문했을 때, 일어서는 것을 도와주면 걷기가 가능한 경우가 많다. 그런데 그 원인이 단순하지 않다. 특히 신경근골격계의 장애가 중심이 아닌 진행성 암 환자의 경우에는, 일어서기의 어려움을 분석하기 위해서, 항목별 체크리스트가 필요하다. 표 4에 환자가 일어서지 못하는 원인을 스크리닝하기 위한 틀을 정리하였다.

이것은 개략적으로 이해하기 위한 것으로, 당연히 모든 것을 망라한 것은 아니다. 물론 신경근골격계 장애는 검토해야 하는 항목이지만, 골계통과 연부조직계통에서는 의미가 다르다. 이 밖에도 신경계, 호흡기계, 소화기계, 순환기계 등의 대항목을 들 수 있다. 대항목 아래에는 중항목 · 소항목을 들 수 있다. 또 분류에는 정해져 있지 않지만, 진행성 암 환자에게 특이한 전신 무력감, 또는 체력소모상태가 활동의 어려움을 야기한다. 또 신체적 원인이 없어도 정신증상적 문제로 일어서지 못하는 경우도 있다. 이와 같이 증례마다 대응책을 검토해야 한다.

'일어서지 못하는' 주소의 경우, 가장 큰 원인은 통증의 존재이다[9]. 즉, 일어서려고 하면 아프다, 아프니까 통증완화 약물을 증량함으로써, 진통효과에 의해 통증이 완화된다. 그러나 이번에는 졸음이 나타나고, 활동성이 저하되어 버린다. 이래서는 무엇을 위한 약물요법인지 알 수가 없다.

표 4 서기가 어려운 원인 체크리스트

대항목	중항목	소항목
운동기계	골계통 연부조직계통	골전이, 절박골절, 골절, 골위축 피부위축, 근단축 · 위축, 관절구축
신경계	말초신경계 중추신경계	감각저하, 운동마비 통증, 저림, 가려움증 고차 뇌기능장애 현기증, 오심 · 구토
호흡기계	호흡부전 · 호흡곤란	발열(감염)
소화기계	상부 소화관 간장 · 담낭 · 췌장 하부 소화관	오심 · 구토 의식장애, 무력감 변비 · 설사
순환기계	빈혈, 부정맥, 혈압이상 부종	체력저하, 전해질 균형의 이상 관절가동역 저하, 체중, 감염
무력감	부동증후군, 암 악액질	발열(종양열) 또는 감염
정신증상계	기질성 뇌장애 대정신병 적응장애	수술 후 간질, 백질뇌증 우울증 심신증, 신경증(불안, 우울)

여기에서 포인트는, 통증대책을 약물요법에 한정하지 않는 시야를 갖는 것이다. 그 의미에서 약물요법의 지식은 복수직종에 의한 팀의료를 전개하기 위한 전제조건이며, 동시에, 그 한계를 앎으로써, 한층 더 활용된다. 이를 테면, 움직일 때 통증이 있는 경우에 단순히 움직임을 피하는 것이 아니라, 의학적 재활의 지식과 기술을 활용한다. 또한 재활치료 시에 신체활동을 하면 반드시 통증이 증가한다는 이유에서, 활동 전에 약물의 복용은 삼가기 바란다. 예를 들어, 하중을 크게 분산시키는 다점지지법에서는, 일어서는 동작을 할 때, 하지뿐 아니라 상지도 이용한다. 일어설 때 침대나 의자의 바닥면을 보다 높게 하여, 족관절을 예각으로, 슬 · 고관절은 둔각으로 하여, 관절운동의 에너지를 작게 한다. 또한 조명을 밝게 하여 시각정보를 증가시키고, 자세제어를 보다 용이하게 한다. 이와 같이 환자 본인에게 생리적 기능의 향상을 요구하지 않아도, 보다 편안하게 '일어서기'를 하는 방법이 많이 있다[10].

b. 일어서기보다 앉는 것이 더 어렵다

항공기는 날아오르는 것보다 내려앉는 것이 어렵다고 한다. 즉, 이륙보다 착륙이 기술적으로 고도인 것이다. 걷기활동에서도 앉기가 서기보다 어렵다. 서서 걸을 때에는 시각적으로 확인하는 위치로 이동, 즉 전진인데 반해서, 앉을 때에는 180° 방향전환, 시각적으로 위치를 확인할 수 없는 위치로 후진하여, 보이지 않는 바닥면에 허리를 내려야 한다. 게다가 그 때에는 일반적인 근수축과는 달리, 역방향의 근수축이 필요하다. 이와 같은 문제점을 하나하나 쌓아올리듯이 점검해 간다.

확실히 침대 내에 누운 채 지내면 넘어지는 사고는 발생하지 않는다. 그러나 안전책만을 추구해서는 환자의 활동성을 보증할 수 없다. 임상에서는 누구에게 안전한지, 무엇을 위한 활동성인지, 항상 재검토해야 한다. 일반적으로 말하면, 생명예후가 긴박한 경우일수록 위험관리의 비중이 낮아지고, 환자의 희망실현이 우선이 된다.

표 5 보조걷기의 특색

잔존기능	보조형태		지지성	문턱에 대한 대응	이동범위
높다	목발	지팡이(cane) 목발(crutch)	소	가능	수평면, 경사면, 계단
↑	보행차	브레이크 장착 좌석받이	중	불가능	수평면, 경사면의 일부
↑	보행기	전캐스터 4족	중	일부 가능	수평면, 경사면
낮다	평행봉		대	불가능	설치범위만

c. 보조걷기의 방향성

혼자서 걸을 수 있으면 좋지만, 진행성 암 환자인 경우, 불가능한 경우도 많다. 그 경우에는 우선 동작 자체에 문제가 있는지, 개개의 동작을 지지하는 내구력에 문제가 있는지를 구별한다. 그 후에, 평행봉, 보행차, 보행기, 목발 등의 용구를 사용하여, 보조걷기를 실현한다. 움직이지 못하는 것보다 낫고, 걷기의 가능성이 증가하며, 낙상방지에 필요불가결하다.

보장구를 사용한 환자의 잔존기능 향상의 시도는 생리적인 기능강화를 기대하지 않으므로, 체력에 한계가 있는 진행성 암 환자에게 효과적인 접근이다. 진행성 암 환자는 기능회복치료로 관절가동영역이나 근력 · 체력을 향상시키는 시간적 여유, 기능적 여유가 없는 경우가 많다. 그러나 이 경우, 교육하려는 측이 도구의 사용에 능숙해야 한다. 스스로 사용할 수 있을 뿐 아니라, 사용방법의 전달에도 능숙해야 한다. 환자측은 치료에 시간과 노력을 들이지 않지만, 치료자측에서는 한층 노력을 요하는 접근이라고 할 수 있다. 도구류는 계속 발전하는 공학적 제조기술에 따라 변화하고 있어서, 항상 지식과 기술의 재검토가 요구되고 있다.

대부분의 환자가 안고 있는 오해 중에 '목발은 체중도 지지해 준다'는 것이 있다. 같은 목발이라도 케인(cane)은 균형을 보충하는 것인데 반해서, 목발(crutch)는 균형 외에 체중지지도 가능하다. 이와 같은 걷기보조기구에 대한 오해는, 오랫동안 2족걷기(혼자걷기)의 생활이 당연했던 환자에게는 필연적으로 존재할 것이라고 미리 생각해 둔다. 동시에 치료자측도 환자의 잔존기능이 높은 경우부터 낮은 경우의 순으로 개념정리가 필요하다. 그 일례를 **표 5**에 정리하였다. 상세한 내용에 관해서는 서적을 참조하기 바란다[11,12].

4 앉기가 가능한 경우

a. 휠체어는 대마비자의 신발이다

진행성 암 환자의 특색을 이루는 전이는 골전이가 많고, 전이부위는 척추가 많다. 유방암이나 폐암, 소화관암 등의 척추전이에서 대마비를 일으키면, 걷기불능에 빠지는 수가 많다. 부분마비라면 평행봉내 걷기가 가능한 경우도 있지만, 실용적이지 않다. 그러나 기대지 않고 앉을 수 있으면, 휠체어 이동을 기반으로 자립생활도 가능하다. 이 경우, 기대지 않고 앉기의 불안정성이 증가함에 따라서, 보조의 정도가 증가하므로, 자립도가 감소하게 된다.

휠체어를 의자에 차바퀴를 붙인 이동용구, 미니 · 스트레처로 이해하는 경우가 있는데[13], 이것은 오해이다. 대마비환자에게 휠체어는 2족걷기자의 신발에 해당한다. 보통은 신발은 아침에 신으면, 저녁까지 벗지 않고 생활한다. 따라서 단시간, 이동할 때 이용하는 샌들이 아니다. 샌들과 신발의 차이는, 발의 안전성을 높이는 외에, 발꿈치에 딱 맞아서 걷기시의 안정성을 높이는 데에 있다. 따라서 생활용구로써 휠체어에 대한 고려가 필요하다.

본래의 신발 사이즈가 250 mm인 사람에게 220 mm인 신발을 가져 와도 발이 들어가지 않고, 사이즈가 240 mm인 사람에게 270 mm인 신발은 너무 크다. 그런데 사이즈가 맞지 않는 휠체어를 타고 있는 사람을 흔히 보게 된다. 또 신체사이즈에 맞지 않는 휠체어에 앉아서, 아파서 탈 수가 없다고 호소하는 사람이 끊이지 않는다. 휠체어는 백시트에 타고 있는 사람을 지지하는 것이며, 결코 환자가 팔꿈치를 걸쳐서 신체를 지지하는 것이 아니다. 수동식 휠체어는 등을 딱 기댄 자세로 팔을 양 옆으로 내린 경우, 차바퀴가 어깨보다 조금 앞에 있다. 어깨 바로 아래에 있으면 구동력을 요하므로, 애당초 체력이 약한 환자에게는 적합하지 않다. 어깨보다 뒤에 차바퀴가 있는 타입은 보조형 휠체어를 의미하므로, 능동으로 움직이는 것이 불가능하다.

진행성 암 환자의 대마비인 경우, 휠체어의 적합성도 중요하지만, 그보다 더 중요한 것이 쿠션재이다. 휠체어 승차시간이 긴 환자는 욕창의 발생이 큰 문제이므로, 팔꿈치 펴기에 의한 압력 감소가 필요하다. 그런데 진행성 암 환자의 경우는, 골전이의 통증, 근력 · 체력의 저하 때문에 팔꿈치 펴기동작이 불가능하다. 게다가 그렇지 않은 경우에도 30분에 1번씩 압력 감소하는 것을 깜박 잊어버려서, 욕창이 발생하는 수가 있다. 그래서 24시간, 욕창이 발생하지 않는 쿠션재의 사용이 필수이다. 그러나 쿠션재가 휠체어의 승차감을 결정하는 요인이라는 것은 의외로 알려져 있지 않다. 또 골반을 안정시켜서, 좌위자세를 안정시키는 중요한 장치이기도 하다. 그 성능에는 유지도 포함하면 큰 차가 있으므로, 신중하게 선택한다.

보다 큰 문제는 진행성 암 환자의 경우, 질환 상태의 진행에 따라서 휠체어에 요구하는 기능이 변화한다는 점이다. 예를 들면, 표준형 휠체어를 자동으로 탔었는데, 질병 상태의 변화로 환자의 신체기능이 저하되어, 하이백의 보조형 휠체어가 필요해지는 수가 있다. 앞에서 기술하였듯이, 휠체어가 신발처럼 개인적인 생활용구인 경우, 개인 대응의 신체장애자 수첩에 의한 급부제도를 이용할 수 있다. 그 경우, 그것으로 충분하다면, 굳이 모든 것을 병원에서 준비할 필요가 있을까.

물론, 생활용구로써의 신발은 개인적 소유물이므로, 병원에서 모든 것을 준비할 필요가 없다는 주장에는 일정한 근거가 있다. 그런데 진행성 암 환자는 자신의 질병 상태에 맞춘 휠체어의 이용방법을 알 수가 없다. 그러나 그것을 치료자측은 알고 있다. 게다가 신체장애자수첩에 의한 대응에서는 질환상태의 변화에 즉시 대응할 수가 없다. 장애가 고정적인 것이라는 전제 하에 제도가 구축되어 있기 때문이다. 그것에 추가하여 질환 상태 변화는 환자의 책임이 아니다. 따라서 치료관계를 맺고 있는 이상, 질환 상태 변화에 따른 도구의 변경에는 치료자측도 책임을 가져야 한다. 이 점에서, 복지용구뱅크를 만드는 아이디어는, 순환형 사회를 형성하기 위한 3R, 즉, recycle, reuse, reduce 라는 방법론에서 배울 수가 있다.

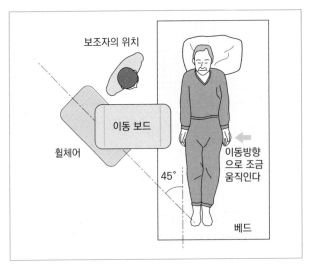

그림 1 침대와 휠체어의 위치관계(위에서 본 모습)

b. 일어나지 못해도 혼자 옮겨 앉을 수 있다

부분대마비라도 일어설 수 있는 경우가 있다. 그러나 실용적인 이동은 휠체어로 한다는 것은 앞에서 기술하였다. 실제로, 자력으로 일어서지 못해도, 기대지 않고 앉을 수 있으면, 이동 보드를 사용하여 옆으로 이동할 수 있다. 침대에서 휠체어로 옮겨 앉을 수 있으면 걷기가 불가능해도 이동은 가능하다.

이 경우의 포인트는 사면의 경사를 이용하여, 이동에너지를 적게 할 수 있다는 점이다. 따라서 휠체어는 간단히 높이를 조절할 수 없으므로, 승강식 침대가 필수이다. 이 때, 출발측을 높게, 도달측을 낮게 설정한다. 현재의 침대성능으로는 침대를 한계까지 낮게 내렸을 때에, 휠체어측이 너무 낮지 않도록 쿠션재를 사용하는 것이 포인트이다.

베드와 휠체어의 교차각도는 45°로 한다. 바로 옆에 붙이면 휠체어의 타이어가 방해가 되어 옆으로 이동할 수가 없다. 마찬가지로 팔걸이를 내려서 옆이동을 쉽게 한다. 기대지 않고 앉을 수 있는 경우는, 이와 같은 방법으로 자력이동이 가능하다(**그림 1**).

수평이동할 때는, 2개의 좌골돌기 중 이동측 돌기를 이동 보드에 올려 놓는다. 결코 대충 둔부를 걸쳐서는 안된다. 좌골돌기로 체중을 지지하면서, 환자의 상반신으로 방향을 조절한다. 휠체어에 타는 경우라면, 이동측 팔걸이를 손으로 잡고, 가는 방향으로 몸을 움직인다. 결코 팔꿈치 펴기 동작으로 체중을 지지할 필요가 없다.

그러나 보조가 필요한 경우는, 뒤에서 보조자가 환자의 골반의 이동방향을 조절한다. 이 때, 결코 환자를 들어 올려서는 안된다. 세로방향으로 힘을 주면 척추가 비틀어져서 통증발생의 원인이 된다. 무엇보다도, 이동하는 환자나 보조자 모두 과대한 에너지를 필요로 하므로 이동을 주저하게 된다. 움직임시에 '쉽게' 이동하는 것은 '편하게' 이동하는 것과 통한다. 통증이 적은 이동이 통증대책이며, 에너지가 적은 이동은 호흡곤란대책이기도 하며, 동시에 보조자의 요통예방도 된다. 이와 같은 도구적 해결은 진행성 암 환자뿐 아니라, 그 주변 사람들에게도 매우 유용하다.

c. 도구적 해결의 중요성

이와 같이 환경설정이나 복지용구의 활용에 의한 문제해결법은, 환자의 생리적 기능의 향상을 조건으로 하지 않으므로, 진행성 암 환자에게도 적응의 폭이 넓다. 조만간, 근력저하 · 체력저하를 피할 수 없을 뿐 아니라, 예후가 어려운 경우, 시간적 여유가 없기 때문이다. 그 자리에서 해결이 가능하거나 단시간의 연습으로 목적 기능이나 활동을 획득할 수 있으므로, 즉각적인 임상적 효과가 있다. 또 적은 노력으로도 가능하므로, 보조를 필요로 하는 경우라도 보조자의 노력을 줄일 수 있다.

d. 지상 40cm의 횡이동 공간시스템

환경설정의 하나에 지상 40 cm의 횡이동 공간시스템이 있다. 이것은 침대, 휠체어, 양식변기를 이동 보드로 연결하여 이동이 가능한 공간을 구축하는 것을 말한다. 기대지 않고 앉기가 가능한 수준의 진행성 암 환자라면, 이 범위내를 자유롭게 활동할 수 있으므로, 침대내에서만 생활하는 것에 비하면, 생활공간이 확대된다. 이것은 심리적 영역의 확대도 의미한다는 점에서 중요하다.

e. 화장실에 가기

진행성 암 환자가 기술하는 희망 중에서 '화장실에 가고 싶다'는 빈도가 높다. 위에서 기술한 방법을 사용하면 '침대내의 화장실'을 피할 가능성이 많다. 물론, 시간적 문제, 탈의의 문제로, 거의 화장실까지 이동할 수 없는 경우도 있다. 적어도, 침대 옆의 휴대용변기로 이동하는 것이 가능해진다. 그 때 벗은 상태에서 이동 보드를 이용하면, 피부에 창상이 생길 수 있다. 그 때는 좌골과 보드사이에 잘 미끄러지는 천으로 제작한 베개커버모양의 모포를 사용하여, 신체(피부)와 이동 보드의 직접적 마찰을 피한다.

5 누워 있는 경우

a. 자리를 보전하고 눕게 되면 할 수 있는 일이 없는가?

기대지 않고 앉기가 어려워지고, 이른바 자리를 보전하고 누운 상태가 되면, 재활의료가 불가능할까? '환자는 움직이는 것이 괴로워서 움직이지 않는 편이 낫다' 라는 말을 하기도 한다. 그러나 실제로 자신이 그 상태가 되었을 때, 과연 움직이고 싶지 않을까?

결론을 먼저 말하자면, 재활의료의 시행이 가능하다. 지금까지의 재활의학은 주로 상지 기능 회복, 사회복귀에 대한 연구가 많았고, 기능유지에 관한 연구가 적었다. 특히, 자리를 보전하고 누운 상태와 부동증후군 발생에 관한 연구가 적었다. 거기에는 아직 손도 안 댄 임상연구의 여지가 남아 있다.

b. 과제설정의 중요성

우선 무위자폐(無爲自閉 : 말을 걸어도 반응이 없음)의 문제가 있다. 어느 환자는 '앉아서 죽음을 기다릴 수 없다'고 기술하였다. 아무 것도 할 게 없다는 것은 심리적으로도 괴로운 일이다. 하물며, 부동증후군이 추가되면, 그 괴로움은 한층 더할 것이다. 그래서 자리를 보전하고 누운 상

표 6 부동증후군 상태에 관한 침대 내와 기립경사테이블(tilt table) 위의 비교

대상증상	침대 내	기립경사테이블(tilt table) 위
욕창	증가, 확대	축소, 감소
근위축 · 단축	진행	저하
근력저하	진행	저하
골위축	진행	저하
관절구축	진행	저하
흉곽운동(폐활량)	저하	상승
장관의 운동	저하(변비경향)	상승(가스, 배변)
요로결석	증가	감소
정맥혈전	증가	감소
의식(각성)수준	저하	상승
시야	축소	확대
심리적 활동수준	저하	상승

태를 벗어나기 위해서, 가로 누운 채 이용할 수 있는 기립경사테이블(tilt table)을 재활치료로 고려할 수 있다[14]. 기립경사테이블은 환자가 자고 있는 베드 옆에 붙여서 사용할 수 있다. 또 일단 스트레처에 환자를 태우고, 재활치료실의 기립경사테이블로 옮겨 앉힐 수도 있다. 몸을 구부려서 휠체어에 태우려는 경우에는, 그 와중에 통증이 발생하여, 승차가 어려운 경우도 임상적으로 종종 발생하므로, 몸을 구부리지 않고 수평으로 옮겨 앉는 것이 통증관리의 시점에서 중요하다.

c. 기립경사테이블(tilt table)법에 의한 부동증후군 예방효과

걷기수준의 입장에서 보면, 기립경사테이블에 의한 수동적 기립은 하찮은 것일 수도 있다. 그러나 자리를 보전한 상태에서 부동증후군의 위험에 처한 상태에서 보면, 대부분의 증상이 예방 가능하다는 의미에서 시도해야 하는 중요한 활동이다. 이점을 우선 강조해 두고자 한다.

그 다음에, 표 6과 같은 여러 가지 예방효과가 있는 활동을 침상에 머물러 있는 진행성 암 환자에게 적응해야 한다. 그러나 좋은 일만 있는 것은 아니다. 외견적으로 움직임이 적어서, 신체적 부하가 작게 보이지만, 심박수를 모니터하면 상승률에 놀라는 수가 있다. 즉, 결코 편안한 활동이 아니다. 특히 체력적으로 한계가 있는 진행성 암 환자에게는 활동개시시의 심박수가 문제이다. 종종 지적했듯이 110회/분의 심박수가 있으면 활동을 중지해야 할까? 본원에서는 중지하지 않는다. 120회/분의 심박수라도 수동적 기립을 시작하기도 한다. 문제는 경과에서의 상승률과, 종료시점에서의 피로도이다. 부하의 상승에 따라서 심박수가 증가하고, 부하의 감소에 따라서 심박수가 줄어드는지. 또한 상승률은 10%인지, 30%인지, 50%인지. 활동종료 후에 활동개시 전의 기저수준 심박수로 되돌아가는지의 여부를 체크한다. 때로는 치료자가 환자에게 통증이나 고통으로 괴롭지는 않은지 물어보기도 한다.

d. 사회적 통증

움직이지 못하게 된 사람은 본인이 방문할 수 없어서 방문을 기다리는 수 밖에 없다. 이것은 인간관계에서 고유의 사회적인 통증으로 이해되고 있다. 즉, 인간은 태어날 때부터 사회의 일원으로 생활해 왔는데, 활동성의 저하로 사회성까지 상실되어 버리기 때문이다. 재활은 이 문제에도 접근이 가능하다. 확실히 병실을 방문하는 것은 사회적 통증의 완화가 된다. 하지만 침상재활만으로는 생활공간이 확대되지 않고, 부동증후군의 예방효과도 한정적이다. 그래서 환자를 재활치료실로 이동시키는 것을 검토한다. 이동 자체가 심리적으로 생활공간이 확대되고, 의료진의 참가 · 존재가 계속적인 사회관계를 보장하게 된다.

e. 정상화(normalization)

인간의 생활은 침상에서 나오는 것으로 시작된다. 날마다 일터, 학교에서 과제를 하고, 침상으로 돌아가서 하루의 피로를 푸는, 생활리듬을 가지고 있다. 진행성 암 환자라도 아침에는 침상에서 나와서, 일과를 보내고, 침상으로 돌아와서 쉰다는 생활리듬이 보장되어야 한다. 이것은 단순한 재활이 아니라, 일상생활에 근접한다는 의미에서 정상화(normalization)이라고 할 수 있다.

6 의사소통

a. 단순한 정보전달이 아니다

의사소통을 정보전달이라고 오해하고 있다. 정보교환뿐이라면 편지나 전화로도 가능하고, 대면상황을 전제로 하는 직접전달에 구애받을 필요가 없다. 그러나 편지나 전화는 언어적 전달일 뿐이며, 비언어적 전달이 없기 때문에 불충분하다는 주장도 있을 것이다. 하지만 비언어적 전달방법을 포함했다 해도 의사소통에 관한 이해로써는 여전히 불충분하다.

b. 환자와의 관계성을 구축하는 프로세스를 지지하는 것

진행성 암이 되어, 이미 국소치료를 기대하지 않고, 전신치료도 막혀버린 환자가, 재활에서 활로를 찾게 되는 수가 있다. 물론 재활에서는 악성종양의 치유를 기대하지 않는다. 그럼에도 불구하고, 재활의료로 일상생활동작의 향상을 경험한 환자는, 재활에 의한 암의 치유를 기대하게 되는 수가 있다. 그와 같은 '터무니없는 희망'을 품은 환자에게, 재활의료 현장에서 '이미 좋아지지 않는다, 재활로 암의 치유를 기대해서는 곤란하다' 라는 말을 전달해야 하는 경우가 있다. 이것이 재활에 있어서 의사소통의 불가피한 문제 중의 하나이다.

또는 외과수술을 받기 위해서, 혹은 화학요법 재개를 위한 체력을 기르기 위해서, 재활을 희망하는 환자가 있다. 확실히 체력향상도 진행성 암 환자에 대한 재활목표의 하나이다. 그러나 암의 진행으로 인한 질병 상태의 악화를 막기는 어렵다. 결국 '재활해도 좋아지지 않는 거 아닌가' 하는 분노에 직면해야 하는 경우도 있다. 그와 같은 문제에 관해서 환자와 가족들과 얘기하지 않을 수 없다. 만일 회피해 버리면, 신뢰를 얻을 수 없게 된다. 재활도 사람이 사람에게 하는 의료이다. 거기에는 신뢰관계가 불가결하다. 이것이야말로 위에서 기술해 온 개개 치료기술의 전제조건이 되는 것이다. 결코 재활은 무언의 행위가 아니다. 그것이 진행성 암 환자의 재활에 있어서 의사소통의 기술이 존재하는 이유이다.

c. 함께 나누면서 서로 협력하기

커뮤니케이션(communication)이라는 말은 '함께 나누기'가 본래의 의미이다. 확실히 어느 일정한 정보의 공유도 커뮤니케이션이며, 영어에서는 병의 전염도 communication이라고 한다. 그러나 진행성 암 환자의 의학적 재활 상황에서는 단순한 정보전달이나 정보공유라는 의미에 머물지 않는다.

진행성 암에서는 병세의 진행을 의미하는 에피소드가 적잖이 발생한다. 그런데 환자로서는 언제·어떤 일이 일어날지 알 수가 없다. 알 수가 없다는 것은 불안을 낳는다. 진행성 암 환자가 이상하게 둔감해지거나, 매우 민감해지는 것은 이 때문일 수도 있다고 이해해야 한다. 재활을 하는 상황에서도 이와 같은 일이 발생하여, 관찰이 가능하기도 하다.

죽음에 임박한 환자가 느낌이 둔해지는 수가 있는데, 비슷한 상황일 수도 있다. '죽음'이라는 대상이 명료한 점에서는 공포증에 가깝다. 그러나 앞에서 기술하였듯이, 언제, 무슨 일이, 어떻게 일어날지 알 수 없는 이상, 불안감도 함께 가질 수밖에 없다[15].

이와 같은 상황에서, 커뮤니케이션에서 중요한 점은, 진행성 암 환자가 불안과 공포가 뒤섞인 마음으로 매일 생활하는 것을 이해하고, 다소나마 심정적인 이해를 나타내는 점에 있다. 물론, 의료자 자신이 암에 걸리거나, 하물며 죽음이라는 경험이 없으니까, 경험으로 끝이라는 태도를 나타내는 것은 잘못이다.

그렇다고 해서, '도저히 어쩔 수가 없다'고 방치하는 것은 신뢰를 얻을 수가 없다. 이 상황에서 중요한 점은, 조금이라도 도움이 되고 싶다거나, 그와 같은 마음으로 재활을 하고 있다는 의료진 측의 감정을 잘 전달하고, 함께 나누면서 서로 협력하려는 태도에 있다. 사실, 그와 같은 감정을 가지고 있는 사람이 곁에 있으면 안심이 되는 진행성 암 환자도 적잖이 있을 수 있다. 의학적 재활은 신체의 활동적 수단에 의해서 심리상태를 지지할 수 있다.

문헌

1) 암의 통계편집위원회 (편) : 암의 통계 '07. 재단법인 암연구진흥재단, 2007
2) 암취급규약, 각 연판, 금원출판
3) Cancer Council 홈페이지 http://www.cancervic.org.au
4) National Cancer Institute 홈페이지 http://www.cancer.gov
5) World Health Organization (WHO) 홈페이지 http://www.who.int/cancer/palliative/definition/en
6) 安部能成 : 완화의료에서의 재활–신체적 장애에 대한 재활. 완화의학회 5 (2) : 90, 2003
7) 多田富雄 : 나의 재활투쟁–최약자의 생존권이 지켜졌는가. 청토사, 2007
8) 후생노동성 암연구조성금 암의 골전이에 대한 예후예측방법의 확립과 집학적 치료법의 개발반 (편) : 골전이 치료핸드북. p3, 금원출판, 2004
9) 恒藤 曉 : 최신 완화치료학. p15, 최신의학사, 1999
10) 安部能成 : 암완화의료에서 활용하는 재활·접근–모두 실천하는 재활. 임상간호 2010년 3월 임시증간호, p143, Health출판, 2010
11) 生田宗博 (편) : 일상생활동작작업치료의 전략·전술·기술. 제2판, pp270–273, 삼륜서점, 2005
12) 安部能成 : 웃으며 즐겁게 기쁜 간호 재활 터미널기의 재활의 지식과 기술. p23, Cosmos, 2010
13) 松葉貴司 : 일상생활동작을 지원하는 기기 (3) : 휠체어, 奈良 動 (시리즈 감수), 鶴見隆正 (편) : 일상생활 활동학·생활환경학, 제2판, 표준물리치료학 전문분야, pp98–115, 의학서원, 2005

14) 吉本鉄介 : 완화적 재활로써 기립경사테이블(tilt table)법의 임상실천. 安部能成 (편) : 암완화의료에 활용하는 재활 · 접근-모두 실천하는 재활. 임상간호 2010년 3월 임시증간호, pp553-558, Health출판, 2010
15) 岡村 仁 : 암으로 불안한 당신에게-마음의 케어에 대한 길잡이. Medical Tribune, 2011

(安部能成)

5. 진행성 암 환자의 호흡곤란에 대한 재활

1 암환자의 호흡곤란의 특징

요도가와(淀川)크리스트교병원 호스피스 자료[1]에는 말기암 환자의 신체증상 중에서 호흡곤란이 51.9%로 확인되었으며, 빈도가 높은 증상의 하나이다('Ⅲ-1, 진행성 암 · 말기암 환자의 재활의 개요' p256 표 1 참조). 호흡부전이라는 객관적 병태에 심인성 요소가 크게 관련되어, 매우 복잡한 증상이 되어 나타나기 때문에, 평가나 치료가 어려운 증상이다. 그러나 진행기 암환자에게 있어서, 호흡곤란은 사는 의욕을 저해하는 요인의 하나이며[2], 삶의 질을 크게 저해하므로, 그 대처법을 알아두는 것이 매우 중요하다. 호흡곤란의 완화로, 환자의 신체적 및 정신적 고통을 개선하고, 나아가서는 가족의 안심감, 만족감으로 연결되기 때문이다.

암환자의 통증에는 WHO 암성통증 치료법이 보급되어 왔는데, 호흡곤란에 관해서는 표준적 치료법이 확립되어 있지 않으며, 완화가 어려운 증상 중의 하나이다. 호흡곤란은 '호흡시의 불쾌한 감각(an uncomfortable sensation of breathing)'이라고 정의되는 주관적인 증상이다[3]. 한편, 호흡부전은 저산소혈증, 즉, 동맥혈산소분압(PaO_2) ≤ 60 torr이라고 정의되는 객관적인 폐기능 장애이다. 호흡곤란은 호흡부전과 반드시 일치하는 것은 아니며, 검사치나 영상에서는 확실한 이상을 확인할 수 없는데 호흡곤란을 호소하는 경우도 있다. 반대로, 동맥혈산소포화도(SpO_2)가 낮은데 호흡곤란을 자각하지 못하는 경우도 있다[4].

표 1 암말기에 호흡곤란을 일으키는 원인

○ 암과 직접 관련된 원인 • 원발성, 전이성 종양으로 인한 폐실질병변 • 기도 종양에 의한 폐색 • 암성림프관증 • 암성흉막염 • 상대정맥증후군 • 종양색전 • 횡격신경마비 • 무기폐 • 기관식도루 • 종양의 흉벽침윤 • 늑골의 병적골절
○ 암과 간접적으로 관련된 원인 • 폐렴 • 쇠약, 영양부족 • 빈혈 • 전해질이상 • 폐혈전색전증 • 종양수반증후군 • 복수
○ 암치료와 관련된 요인 • 폐절제 • 방사선폐장염 • 화학요법에 수반하는 간질성 폐렴 • 화학요법에 수반하는 심근염
○ 암과 관계없는 원인 • 만성 폐색성 폐질환(chronic obstructive pulmonary disease : COPD) • 기관지천식 • 심부전 • 허혈성심질환 • 부정맥 • 폐혈관질환 • 비만 • 신경근질환 • 불안 • 기흉 • 간질성 폐질환 • spiritual pain

(Thomas JR, von Gunten CF : Clinical management of dyspnoea. Lancet Oncol 3 : 223-228, 2002에서 일부 개편)

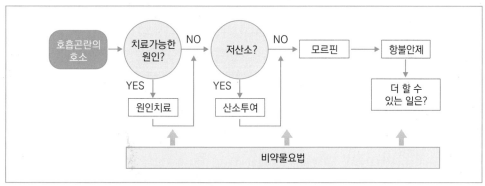

그림 1 호흡곤란 management의 알고리즘

(田中桂子 : 암환자의 호흡곤란에 대한 약물요법. 간호기술 51 : 685-688, 2005에서 일부 개편)

2 암환자의 호흡곤란의 병태와 관리 방법

암환자의 호흡곤란의 원인을 **표 1**에 정리하였다[5]. 말기에는 원발성 또는 전이성 종양에 의한 폐실질병변이 있는 증례에 추가하여, 폐병변이 없는 환자도 호흡곤란을 호소하는 경우가 적지 않다.

호흡곤란의 관리에 관해서, 그 기본적인 견해를 **그림 1**에 정리하였다[6]. 우선, 호흡곤란을 초래하는 원인병태의 치료가 가능한지를 평가하고, 가능하면 그 치료가 우선이 된다. 예를 들면, 흉수에 대한 흉강 배액술, 폐렴에 대한 항균제, 빈혈에 대한 수혈 등을 우선 검토한다. 그러나 진행기·말기암 환자의 호흡곤란은 불가역적이며, 또 복수의 원인이 혼재하여 난치성인 경우가 많으므로, 현실적으로는 전신상태와 예후의 전망에서 치료의 적응을 판단한다[7].

다음에 저산소혈증인지를 평가하고, 만일 저산소혈증 상태이면 산소를 투여한다. 산소요법의 적응은 SpO_2가 90% 이하인 저산소 증례이다. 그러나 위에서 기술하였듯이 호흡곤란의 정도는 SpO_2와 그다지 상관이 없으므로, 저산소혈증의 유무를 불문하고 시도해 본다. 저산소혈증의 개선, 의식적인 호흡에 의해 유효한 깊은 흡기를 확보하는 것, 산소를 들이마신다는 안도감 등이 관여하고 있다[4].

약물요법에는 모르핀이 제1선택이 된다. 그 작용기서에 관해서는, 충분히 해명되지 않았지만, 호흡중추의 감수성 억제, 산소소비량의 감소, 진해작용, 심부전의 개선, 불안의 경감, 중추성 진정작용 등이 관여하며, 모르핀 경구투여의 유효성은 체계적 문헌고찰(systematic review)에서도 검증되고 있다[8]. 진통을 위한 사용보다도 소량의 사용으로 호흡곤란이 개선된다. 이미 진통목적으로 모르핀을 사용하는 경우에는, 현재의 사용량을 25~50% 증량한다. 모르핀을 사용하지 않는 경우에는 진통목적으로 사용하는 양의 25~50%부터 시작한다. 모르핀의 부작용으로 호흡수나 1회환기량이 감소되므로, 호흡억제에 주의해야 하는데, 전신상태가 비교적 양호하고 호흡곤란이 경도인 시기에, 소량부터 시작하여 조금씩 조정해가면, 보통은 중증문제는 일어나지 않는다[6].

암환자의 호흡곤란은 불안이나 정신적 스트레스와 관련이 깊어서, 항불안제의 사용에 의해 '숨이 답답하니까 불안하고', '불안하니까 호흡이 힘들어지는' 악순환을 끊어 버릴 수가 있다. 불안이 심한 환자에게 디아제팜(세르신®), 로라제팜(와이파스®) 등 벤조디아제핀계 약제를 처방한다. 이 약제들은 모르핀과 병용해도 비교적 안전하다[6].

그 밖에 스테로이드제는 종양 주위의 부종, 염증 억제, 기관지 경련(spasm)에 유효하다는 점에서, 암환자의 호흡곤란에 널리 이용되고 있는데, 그 유효성에 관한 충분한 연구가 이루어지지 않고 있다. 암성림프관증, 방사선폐렴, 상대정맥증후군 등이 적응이 되며, 베타메타손(린데론®)의 내복 등이 처방된다. 또 기관지 경련의 개선을 목적으로 기관지확장제(항콜린제, β자극제 등)도 사용한다. 임종 천명에는 보액을 삼가거나 체위를 검토하여 대처하는데, 분비억제의 목적으로 스코폴라민 브롬화수소산염(하이스코®)을 사용한다.

비약물요법에는 호흡재활이나 심리적 지지(이완, 이미지요법 등)가 있으며, 호흡곤란의 어느 단계에서나 실시할 수 있다[4].

3 암환자의 호흡곤란에 대한 실제(표 2)

표 2 암말기에 호흡곤란을 일으키는 원인

장면	평가	재활내용
안정시의 호흡곤란	• 안정시의 호흡곤란의 평가(p299 표 2) • 호흡상태에 관한 신체소견의 평가(p299 표 3)	① 체위의 검토 · 유연성(p300 그림 4) ② 호흡법연습(p301 그림 5) ③ 패닉관리(p301 그림 6) ④ 호흡보조법(p303 그림 7, p302 표 5, 6)
기도분비물의 저류 · 객출곤란에 의한 호흡곤란	• 기도분비물의 저류상태(호흡음의 청진 · 흉벽의 촉진)(p299 표 3 참조)	① 자가 객담 배출법(p304 표 7) ② 체위배출법(p304 그림 8) ③ 호흡보조법에 의한 객담 배출(p302 표 5, 6)
일상생활시의 호흡곤란	• 일상생활시의 호흡곤란의 평가(p299 표 2, p305 표 8 참조)	① 호흡과 동작의 조율 · 동작속도의 조정 · 동작방법의 변경(p306 표 9) ② 동작환경의 검토

표 3 호흡곤란을 평가하는 포인트

- 환자와 가족의 희망
- 정신 · 심리상태
- 전신상태 : 생체징후, 부종의 유무
- 호흡곤란
  발생시의 상황
  호흡곤란도
  일상생활동작에 대한 영향
- 호흡상태
- 기타 : 검사소견, 가족 · 의료진으로부터의 정보 등

(安部能成, 神津 玲 : 암환자의 호흡곤란에 대한 호흡재활, 간호기술 51 : 693-697, 2005에서 일부 개편)

표 4 호흡상태에 관한 신체소견의 평가

1. 문진	진정 · 각성상황, 정신상태, 일상생활동작에서의 헐떡임과 활동범위, 객담, 기침, 천명, 흉통, 섭식 · 음수, 수면, 배설 등
2. 시진	호흡패턴(호흡수, 리듬, 우위호흡, 호흡보조근의 활동), 안색, 표정, 피부색, 청색증의 유무, 안면 · 사지의 부종, 진전, 경정맥 확장, 손가락 곤봉증 등
3. 촉진 · 타진	호흡패턴(호흡수, 리듬, 우위호흡, 호흡보조근의 활동), 흉복벽운동(흉곽의 유연성, 횡격막의 수축, 함기(含氣) · 기도내분비물의 유무), 체온(말초냉감, 체열감), 부종(부위, 정도), 타진음(음질, 고저, 장단, 명료 · 불명료)
4. 청진	호흡음(기관호흡음, 기관지호흡음, 폐포호흡음) 부잡음(흡기상 · 호기상, 연속성 · 단속성, 고저)

a. 안정시의 호흡곤란

호흡곤란에 대한 접근의 전후에 확실히 평가하는 것이 중요하다. 그 목적은 전신상태와 병태의 파악, 위험관리 및 효과판정이다. 호흡곤란을 평가하는 포인트를 **표 3**에 정리하였다[9].

표 4는 호흡상태에 관한 신체소견의 평가의 예이다. 호흡곤란은 주관적 증상이며, 저산소상태와는 그다지 상관하지 않으므로, 안정시나 동작시의 SpO_2뿐 아니라, 자각증상의 평가로써, 수정 Borg scale (**그림 2**)[10], visual analogue scale (VAS) (**그림 3**)[11], face scale 및 질문표에 의한 cancer dyspnea scale (CDS)[12] 등을 사용한다[13].

1) 체위의 검토 · 유연성

호흡곤란을 가장 경감시킬 수 있는 체위를 환자와 함께 검토하고, 선택하는 것은 호흡곤란에 의한 공황의 예방이나 불안의 경감 등의 면에서도 유용하다. 일반적으로 누운자세에 비해서 앉은 자세나 선 자세가 횡격막이 하강하여 호흡이 쉬워지므로, 병원 침대나 의자에 오버테이블, 쿠션 등을 이용하여, 상지로 몸통을 지지하고, 호흡근이 효율적으로 움직이는 편안한 체위를 만든다[14,15](**그림 4**). 병태나 호흡곤란의 원인은 여러 가지이며, 환자마다 가장 편한 체위가 다르다. 호흡곤란의 경감뿐 아니라, 호흡곤란으로 인한 근육의 긴장 완화, 또 통증이나 불쾌감을 경감시키는 체위를 세심하게 조정한다.

체위의 검토와 함께, 경부나 어깨부, 흉곽상부의 마사지나 지속신장(스트레칭)을 병용하면,

0	느끼지 못한다	nothing at all
0.5	매우 약하다	very, very slight
1	약간 약하다	very slight
2	약하다	slight (light)
3		
4	다소 강하다	somewhat severe
5	강하다	severe (heavy)
6		
7	매우 강하다	vert severe
8		
9		
10	매우 강하다	very, very severe

그림 2 수정 Borg 척도

호흡곤란의 자각증상을 11단계의 스케일로 평가

(Borg GA : Psychophysical bases of perceived exertion. Med Sci Sports Exerc 14 : 377-381, 1982에서 일부 개편)

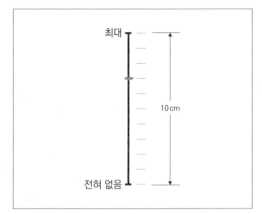

그림 3 visual analogue scale (VAS)

10 cm 선분의 한 끝을 '(호흡곤란이) 전혀 없음', 또 한 끝을 '(호흡곤란이) 최대'로 하고, 그 때의 호흡곤란의 정도를 환자가 선분 위에 직접 표시한다.

(Aitken RC : Measurement of feelings using visual analog scales. Proc R Soc Med 62 : 989-993, 1969에서 일부 개편)

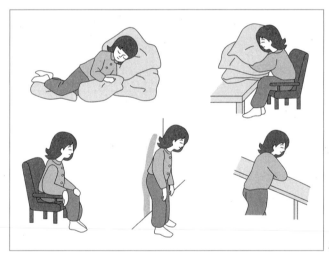

그림 4 편안한 체위의 예

호흡곤란시에 과도하게 긴장하기 쉬운 호흡보조근군의 긴장완화에 효과적이다.

2) 호흡법의 연습 · 공황 관리

호흡곤란시에는 달린 후에 숨이 찰 때처럼, 경부나 어깨 등의 보조호흡근을 수축시켜서, 상부 흉곽의 움직임에 의한 흡기운동(흉식호흡)이 주체가 된다. 호흡이 답답하면 불안해지고, 흡기로 의식이 집중된 나머지, 빨리 호흡을 들이마시려고 하여 더욱 호흡곤란이 증대되고, 때로 패닉상태에 빠지기도 한다[16]. 이와 같은 경우, 환자 자신이 마음을 진정시키고, 천천히 깊은 호흡을 하는, 이른바 복식호흡의 방법을 교육한다. 복식호흡은 횡격막이 수축하여 하강하고 하부흉곽—복벽이 팽창하는 효율적인 호흡법이다. **그림 5**와 같이 상복부에 손을 얹고, 흡기시에는 복부가 팽창하고, 호기시에는 복부가 오므라드는 것을 느끼게 하면서 교육한다. 우선 누운 자세에서 하고, 잘

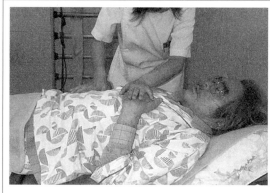

[방법]
① 환자의 사용하는 손은 복부에 대고, 또 한 손은 흉부에 댄다. 양쪽 팔꿈치가 베드 또는 바닥에서 뜨지 않도록 쿠션 등으로 받치고, 상지에 힘이 들어가지 않도록 한다. 환자의 양손 위에 치료자의 손을 얹는다. 환자가 호흡을 너무 의식하여 과도한 심호흡을 할 때는 말을 시켜서 일단 호흡에서 의식을 딴 데로 돌리게 한다
② 흡기시에는 '코로 들이마시며 배를 가볍게 부풀립니다'라고 지시하면서 흡기시에 복부를 단속적으로 압박한다
③ 호기시에는 '입을 가볍게 벌리고 천천히 숨을 내쉽니다'라고 유도한다
• 입술이나 뺨, 복부의 근(복직근, 복사근)에 힘이 너무 들어갔을 때는 '힘을 빼고 편하게 배에서 공기가 빠져나가는 느낌으로 내쉽니다'라고, 가능한 호기의 보조근을 사용하지 않도록 교육한다
• 바로 누운자세에서 호흡법이 숙련되면, 앉은 자세, 선 자세, 또 걷기, 계단오르내리기, 일상생활동작 등에서도 횡격막호흡을 너무 의식하지 말고 할 수 있도록 연습한다
• 어느 동작에서나 힘껏 심호흡을 하는 것이 아니라 에너지를 절약하며 호흡하도록 설명한다

그림 5 호흡연습

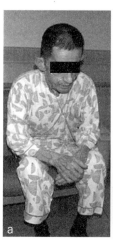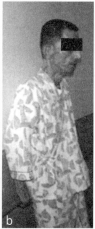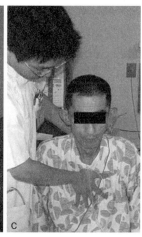

그림 6 공황 관리
a : 앉은 자세, b : 선 자세, c : 호흡보조의 병용

할 수 있게 되면, 앉은 자세나 선자세 등 여러 체위에서 호흡을 조정하는 연습을 해 둔다(**그림 6**).

입을 오므리고 천천히 숨을 내쉬는, 이른바 입을 오므린 호흡은 호기시에 말초기도에 압력을 가하여 그 허탈을 예방함으로써, 무기폐의 예방에 유용하다. 그러나 호흡의 작업량을 늘리므로 환자의 피로 정도에 주의하면서 한다.

3) 호흡보조법

호흡보조법의 작용기전은 도수적으로 흉곽의 호흡운동을 보조하고, 특히 흡기의 작업량을 줄여서, 호흡곤란을 경감시키는 것이다. '호흡곤란의 경감' 외에도 환기량의 증가로 인한 '가래 배출의 촉진', 또 '흉곽가동성의 개선' 등의 효과가 있다. 자험례에서도 진행성 암 환자에게 호흡곤

표 5 호흡곤란에 대한 호흡보조의 효과-자험례(미발표데이터)

【대상】안정시 또는 가벼운 운동시에 호흡곤란감이 증강하는 진행성 암(원발성 폐암 · 폐전이) 환자 10례
【방법】베드위에서 호흡곤란감 증강시에 배와위 또는 측와위로, 호흡보조를 실시하고, 호흡곤란감 경감시 또는 3분
후의 산소포화도측정기로 동맥혈산소포화도(SpO_2), 맥박, 호흡곤란감을 측정했다
【결과】

	실시 전	실시 후
SpO_2 (%)	89.6±3.1	94.2±2.8 *
HR (bpm)	87.4±7.3	73.0±8.8 *
호흡곤란감 (수정 Borg scale)	7.6±2.2	3.3±2.5 *

* : $p < 0.05$ (대응이 있는 t검정)

표 6 호흡보조의 포인트

① 체위는 환자의 편안한 체위를 기본으로 한다
② 흉곽의 호흡운동을 시진 · 촉진으로 파악한다
③ 손바닥 전체로 흉곽을 만진다
④ 호기시에 흉곽의 호흡운동 방향으로 압박한다
⑤ 피부나 의복을 잡아당기지 않는다
⑥ 치료자의 체중을 조절하면서 한다

표 7 암환자에 대한 호흡보조법을 실시하기 위한
주의 · 금기

• 늑골전이 · (병적) 골절
• 불안정한 호흡순환동태
• 흉벽종양
• 흉통
• 흉수저류 : 암성흉막염
• 기흉 : 흉강 드레인 미삽입인 경우는 절대적 금기
• 기관지종양 : 가래의 저류, 무기폐의 형성

(安部能成, 神津 玲 : 암환자의 호흡곤란에 대한 호흡재활, 간호기술
51 : 693-697, 2005에서 일부 개편)

란시에 호흡보조를 실시하고, SpO_2의 개선, 심박수의 저하 및 호흡곤란의 경감을 유의하게 얻을
수 있었다(표 5).

호흡보조에서의 실시 포인트를 표 6에, 주의, 금기를 표 7에 정리하였다. 호흡곤란 발생시, 특
히 환자자신에 의한 호흡 조절이 어려운 경우나 환자의 희망시에 실시를 검토한다. 실제 호흡보
조의 방법은 **그림 7**과 같다. 호흡곤란시에 얕고 빠른 호흡을 확인한 경우에는 호흡보조를 무리하
게 하지 말고, 서서히 호흡수와 환기량을 안정시에 근접하도록 보조한다. 호기시간을 길게 하도
록 지시하고, 동시에 환자 자신도 호흡을 조절하도록 말을 시키는 것도 좋다.

희망하면 가족이나 보조자에게도 교육한다. 주변에서 간호하는 사람에 의해 호흡곤란이 경감
될 수 있다면 환자의 정신적 안정에 도움이 되고, 또 가족 케어에 대한 충족감으로도 연결된다.

(1)주의

도수 보조수기(호흡보조법, squeezing 등)는 워크숍을 수강하거나, 임상에서 전문가에
게 교육을 받으면서, 숙련되어야 한다. 말기암 환자에게는 골전이의 유무나 질병의 상태
에 각별히 주의한다. 흉벽에 압박을 가하여, 늑골이나 척추로의 골전이나 순환동태가 불안정한
경우에는 특히 주의해야 한다.

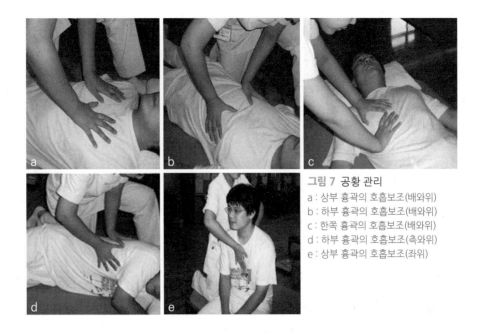

그림 7 공황 관리
a : 상부 흉곽의 호흡보조(배와위)
b : 하부 흉곽의 호흡보조(배와위)
c : 한쪽 흉곽의 호흡보조(배와위)
d : 하부 흉곽의 호흡보조(측와위)
e : 상부 흉곽의 호흡보조(좌위)

b. 기도분비물의 저류 · 객출곤란에 의한 호흡곤란

암환자에게는 기도분비물 저류와 그에 따르는 배담곤란이 종종 나타나는 증상이며, 중추기도
및 말초폐영역에서의 저류가 호흡곤란의 요인이 된다. 암환자에게는 배담에 수반하는 노력이나
호흡곤란을 어떻게 경감시켜서, 효과적으로 배담하는지가 중요하다[9]. 접근할 때에는, 우선 영상
소견 등을 근거로 한 후에 청진이나 촉진에 의한 평가를 하고, 부잡음의 원인이 기도분비물인지
종양에 의한 기도협착인지 등, 가래 배출법의 적응을 검토한다. 청진에 의한 부잡음의 청취부위,
또 흉벽의 촉진(호흡에 수반하는 진동)에 의해 가래의 저류부위를 추측하고, 부위에 따른 가래
배출법을 시도한다.

1) 자가 가래 배출법

기도분비물의 저류가 중추기도인 경우는, 폭발적인 호기유속이 생기는 해수가 유효하지만, 수
술창이나 흉벽침윤이 있는 경우, 해수를 한번에 심하게 하면, 침습도 크고 통증을 수반하기 쉬우
므로, 크게 숨을 들이마신 후, 기침을 2~3회로 나누어 한다.

한편, 말초부터의 분비물 객출에는 허핑기침(huffing)이 효과적이다. 흉강내압의 상승을 억제
하고, 기도의 폐색을 방지할 수 있다. 또 흡기 후 성문을 연 채 호출함으로써, 마지막까지 호기
근력이 유지되므로, 효과가 크다[17](표 8).

2) 체위에 따른 배출법

배출시키려는 부위(폐구역)를 위로 하는 체위를 취함으로써, 말초기도에 저류하는 기도분비물
을 주기관으로 유도하여 배출하는 방법이다. 고전적인 체위는 말기암 환자에게는 반대로 부담이
되어 산소화를 저하시킬 우려가 있으므로[18], 측와위와 복와위를 조합하여 수정한 체위배출법을
권장한다(그림 8).

표 8 기침 · 허핑기침(huffing)의 교육(환자 자신이 가래를 배출하는 방법)

① 우선 2~3회, 심호흡을 합니다
② 크게 숨을 들이마시고, 2~3초간 멈추고, 숨을 내쉴 때, 조금씩 나누어 가벼운 기침(또는 빠르고 긴 호출)을 합니다
③ 여러 차례 반복해서, 가래가 목구멍 근처까지 올라오면, 마지막에 헛기침을 하여 가래를 배출합니다

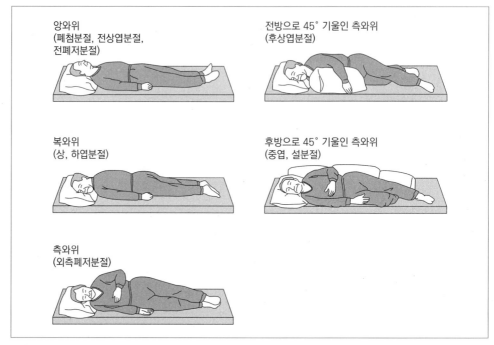

그림 8 수정된 배담체위

또 체위배출법과 함께 종래 시행해 온 두드림(tapping), 진동(vibration) 등의 배출법은 전신상태가 악화되어 있는 환자에게는 통증 증강, 부정맥의 유발 등이 발생할 위험이 있어서 사용해서는 안된다[17].

3) 호흡보조에 의한 배출법

수기는 앞에서 기술한 호흡곤란의 경감이 목적인 호흡보조법과 거의 똑같지만, '기도분비물의 배출'이 목적인 경우는, 분비물의 저류부위에 따른 체위를 취하고, 배출효과를 높이도록 1회환기량과 호기 유속이 증가되도록 보조한다. 가능하면 환자의 노력호기와 타이밍을 맞추어, 압박하면 배출이 더욱 촉진된다.

c. 일상생활시의 호흡곤란

1) 일상생활시의 호흡곤란 평가

동작에 따르는 호흡곤란의 증강과 신체활동성의 저하로 인한 신체기능의 저하 때문에, 호흡곤란이 더욱 증강하는 악순환 속에서, 일상생활동작이나 활동성을 유지하기 위해서는, 현재 일상생활에서 호흡곤란의 상태를 파악해야 한다. 호흡곤란이 심해지는 동작과 그 동작방법, 스피드,

표 9 호흡곤란과 동작의 평가포인트

- 호흡곤란의 정도
- 호흡곤란의 회복까지 걸리는 시간
- 동작의 종류
- 동작방법
- 동작스피드

호흡곤란의 정도와 회복까지 걸리는 시간을 하나하나 문진이나 실제로 동작을 하면서 평가한다 (표 9). 동작마다의 호흡곤란의 정도는 직접적 평가가 적합하며, 앞에서 기술한 수정 Borg scale 이나 VAS를 사용한다.

재택에서의 평가가 가능하면, 실제로 동작하고 있는 환경(계단, 욕실, 베드 주위 등)에서 보통의 동작방법, 동작스피드에서의 호흡곤란·SpO$_2$의 저하의 정도, 또 회복에 걸리는 시간을 평가한다. 병원이나 시설 등에서도 가능한 재택과 유사한 환경을 설정하여 한다. 환자의 불안이 심한 경우, 현재의 상황이나 호흡곤란에 대한 대책이 충분하다는 점도 확실히 설명해야 한다.

호흡곤란의 평가에서 SpO$_2$의 저하와 호흡곤란의 정도가 일치하지 않는 경우도 흔히 볼 수 있다. SpO$_2$가 저하되어 있어도, 호흡곤란이 없이, 그대로 동작방법이나 동작스피드를 계속하는 경우에는, 환자와 가족에게 저산소가 신체에 미치는 악영향이나 위험성을 설명하고, 환자에게 SpO$_2$의 수치를 보이면서, '동작을 천천히 할 것', 특히 SpO$_2$가 내려가기 쉬운 동작에서는 '의식적으로 휴식을 취할 것'을 교육한다. 메모리기능이 부착된 산소포화도 측정기로, 일상생활의 저산소상태를 파악하는 것도 유용하다.

2) 호흡곤란을 일으키기 쉬운 일상생활동작

일상생활에서 호흡곤란이 일어나기 쉬운 동작에는, 세발이나 머리 위의 물건을 잡는 등 상지의 거상을 포함한 동작, 중량물의 운반이나 배변 등의 숨을 멈추고 힘을 주는 동작, 청소나 목욕 등의 반복동작, 신발이나 바지를 입을 때 몸을 앞으로 숙이는 동작 등을 들 수 있다.

또 수도꼭지를 비틀거나, 페트병 뚜껑을 열 때 등 비교적 가볍게 힘을 주는 동작에서도 숨을 멈추는 경우가 많으며, 샤워를 뿌리기 시작할 때 등에도 무의식적으로 숨을 멈추는 경우가 많다. 또 옷을 갈아입을 때나 목욕할 때 복부를 압박하는 자세를 대수롭지 않게 하는 경우도 많으므로 주의해야 한다. 특히 호흡곤란이 심한 환자는 숨을 멈추고 빨리 그 동작을 한 후에 쉬려고 하다가 호흡곤란이 악화되는 수가 있다. 건강했을 때의 습관이 유지되고 있는 경우나 무의식적으로 빠른 동작이 되어 있어도, 끈기있게 반복해서 교육하여 효과가 나타나는 경우도 많다.

3) 호흡곤란을 겸감시키는 대책

(1)호흡과 동작의 동조(同調)·동작스피드의 조정·동작방법의 변경

동작은 천천히 호흡에 맞추어 하는 것이 기본이다. 동작시에는 가능한 입을 오므린 호흡과 횡격막호흡을 한다. 횡격막호흡으로 심하게 숨이 차는 경우에는 입을 오므린 호기와 동작개시를 맞추기만 하면 된다. 안정시에도 숨이 차고, 빠르고 얕은 호흡이 나타나는 경우, 또 잘 때 뒤척이는 동작으로도 SpO$_2$가 저하되거나 공황상태에 빠지는 경우에는, 우선 안정시에 호흡을 조절하

표 10 호흡보조의 포인트

- 호기와 숨이 차는 동작의 개시를 맞추고, 숨을 멈추지 않도록 한다
- 동작을 호흡에 맞추어 천천히 한다
- 동작을 연속적으로 하지 말고, 한 동작 후에는 휴식을 취한다
- 숨이 차는 것을 느끼면 도중에 휴식을 취하고, 호흡을 가다듬는다

고, 서서히 동작시로 이행해 간다. 동작시의 호흡조절 포인트를 **표 10**에 정리하였다.

쉽게 숨이 차는 상지의 거상을 포함한 동작, 숨을 멈추고 힘을 주는 동작, 상지의 반복동작, 몸을 앞으로 구부리는 동작 등은 특히 호흡에 맞추어 천천히 하며(호흡과 동작의 동조, 동작스피드의 조정), 그래도 숨이 찰 때에는 동작방법을 변경한다.

(2)동작환경의 검토(생활용품, 주거환경의 정비)

환자 개개의 생활환경에 따라서 수행이 어려운 동작도 있으므로, 동작환경의 검토도 필요하다. 상지의 거상을 삼가기 위해서 가능한 윗옷을 트레이너나 T셔츠 등의 옷에서 앞이 트인 옷으로 바꿔 입는다. 또 신발은 신기 쉬운 것으로 바꾼다. 재택에서의 조리용품이나 청소용품 등의 생활관련용품도 가벼운 것을 사용한다.

일상적으로 사용하는 물품을 베드 주위에 모아두는 등, 체동을 줄인다. 또 쓸데없는 동작을 생략하고, 동작을 단순하게 할 수 있도록 재택의 경우는 가구의 위치나 높이의 조정, 계단의 제거, 산소농축기의 위치나 튜브의 길이가 적절한지 등을 평가하여 개선한다.

문헌

1) 恒藤 曉, 池永昌之, 細井 順 외 : 말기암 환자의 현상에 관한 연구. 터미널 케어 6 : 482-490, 1996
2) Chochinov HM, Tataryn D, Clinch JJ, et al : Will to live in the terminally ill. Lancet 354 : 816-819, 1999
3) Manning HL, Schwartzstein RM : Pathophysiology of dyspnea. N Engl J Med 333 : 1547-1553, 1995
4) 辻 哲也 : 완화의료와 호흡재활. 江藤文夫, 上月正博, 植木 純 외 (편) : 호흡 · 순환장애의 재활, 임상재활 별책, pp166-173, 의치약출판, 2008
5) Thomas JR, von Gunten CF : Clinical management of dyspnoea. Lancet Oncol 3 : 223-228, 2002
6) 田中桂子 : 암환자의 호흡곤란에 대한 약물요법. 간호기술 51 : 685-688, 2005
7) 田中桂子 : 암환자의 증상완화 (통증 · 호흡곤란 · 불쾌감)-최신 지견. 흉부임상 64 : 1-11, 2005
8) Jennings AL, Davies AN, Higgins Jp, et al L Opioids for the palliation of breathlessness in terminal illness. Cochrane Database Syst Rev, CD002066, 2001
9) 安部能成, 神津 玲 : 암환자의 호흡곤란에 대한 호흡재활. 간호기술 51 : 693-697, 2005
10) Borg GA : Psychophysical bases of perceived exertion. Med Sci Sports Exerc 14 : 377-381, 1982
11) Aitken RC : Measurement of feelings using visual analogue scales. Proc R Soc Med 62 : 989-993, 1969
12) Tanaka K, Akechi T, Okuyama T, et al : Development and validation of the Cancer Dyspnoea Scale : a multidimensional, brief, self-rating scale. Br J Cancer 82 : 800-805, 2000
13) 木澤義之 : 종말기 의료의 포인트. 흉부임상 64 : 43-48, 2005
14) 千住秀明, 北川知佳 : 만성 폐색성 환기장애. 石川 齊, 武富由雄 (편) : 도해 물리치료기술가이드, 제2판, pp603-609, 문광당, 2001
15) Fulton CL, Else R : Physiotherapy. In : Doyle D, Hanks G, Macdonald N (eds) : Oxford Textbook of Palliative Medicine, pp819-828, Oxford University Press, Oxford, 1997
16) 辻 哲也 : 호흡물리치료. 田中桂子 (감수) : 암환자의 호흡곤란 management, pp48-52, 조림사, 2004
17) 辻 哲也 : 급성기에서의 호흡재활 개흉 · 개복술 후. 임상재활 12 : 408-415, 2003
18) 辻 哲也 : 호흡곤란에 대한 호흡물리치료. 辻 哲也 (편) : 실천! 암재활, pp196-202, Medical Friend사, 2007

(岩城 基·辻 哲也)

6. 일상생활동작장애의 재활

요점

① 진행성 암 환자에 대한 일상생활동작(ADL), 도구적 일상생활동작(IADL)의 장애에 대한 접근은 가능한 최고의 삶의 질을 실현할 것을 목표로, 암질환의 증상이나 장애의 특징, 질병이나 기능에 관한 예후, 고지의 상황, 그에 따르는 심리적 상황에 입각하여 접근해야 한다.

② 일상생활동작의 평가에는 평가의 목적에 따라서 PS (performance status), KPS (Karnofsky performance status), FIM (functional independence measure), BI (Barthel index) 등을 사용한다.

③ 적극적인 치료기부터 증상완화 주체의 치료로 이행해 감에 따라서, 신체기능이 서서히 저하되어 가지만, 그 때는 대상동작을 구사할 수 있는 한 스스로 할 수 있는 동작을 남기는 방법을 검토한다. 자립이 어려운 경우에는 자기결정권을 존중하고, 본인의 판단과 결단을 토대로 자율성을 높이도록 접근한다.

진행성 암 환자에 대한 일상생활동작(activities of daily living, ADL) · 도구적 일상생활동작(instrumental activities of daily living, IADL)의 장애에 대한 접근은, 암질환의 증상이나 장애의 특징, 질병이나 기능에 관한 예후, 그에 따르는 심리적 상황에 입각해서 한다. 본 항에서는 진행성 암 환자의 일상생활동작의 특징의 개요를 설명한 후, 셀프케어를 중심으로 기능장애별로 일상생활동작의 장애에 대한 접근법에 관해서 해설하였다.

1 진행성 암 환자의 일상생활동작의 특징

a. 일상생활동작장애의 발생시기와 생존기간

진행성 암 환자의 일상생활동작이나 도구적 일상생활동작장애의 정도는, 암의 병소나 진행정도, 치료내용 등에 따라서 다양하다. 진행성 암 환자(소화관폐색으로 인한 식사섭취가 어려운 환자, 골절 · 마비 등으로 인한 운동장애 및 방광직장장애가 있는 환자는 제외)의 일상생활동작 장애의 발생부터의 생존기간을 'III-1. 진행성 암 · 말기암 환자의 재활의 개요' p257 **그림 2**에 정리하였으므로 참조하기 바란다. 일상생활동작에 관한 동작 자체는 종말기부터 비교적 유지되고 있으며, 사망하기 2주전까지는 자력이동이 가능하다가, 그 후 서서히 각 동작에 장애가 발생하게 된다[1]. 한편, 종양의 진행이나 수술 등의 치료로 생긴 운동마비나 감각장애, 골 · 관절의 장애를 나타내는 환자는 이른 시기부터 일상생활동작에 장애가 생긴다. 또 질병상태의 변화뿐 아니라, 화학요법이나 방사선요법 등 치료의 효과나 부작용의 영향, 통증 등의 전신상황에 따라서, 일상생활동작의 자립도가 쉽게 변한다.

b. 일상생활동작의 장애가 심리적 측면에 미치는 영향
('III-8. 마음의 케어로써의 재활' p330 참조)

진행성 암 환자에게는 질병상태의 진행에 따라서 통증, 오심·구토, 전신불쾌감 등 다양한 증상이 발생하고, 또 악액질증후군 등의 영향으로 점차 체력도 저하되며, 지금까지 스스로 할 수 있었던 것을 할 수 없게 된다. 주위에 대한 의존이 높아지는 등, 본인 신체나 주위 환경 등에 대한 조절감이 흔들린다. 또 주위에 부담을 준다는 심리적 고통도 생기므로, '아무쪼록 ○○의 동작만은 스스로 하고 싶다' '남편이나 아이들을 위해서 역할을 하고, 주위에 폐를 끼치지 않으면서 스스로 일생생활의 동작을 하고 싶다' 라는 절박한 희망을 듣는 경우가 많다. 특히 사회적 역할이 큰 세대의 자립·자율에 대한 생각이 강하다.

c. 일상생활동작 접근의 개요
1) 일상생활동작 접근의 목표

진행성 암 환자의 일상생활동작 접근의 목표는 가능한 최고의 삶의 질을 실현하는 것이다. 타인의 보조나 감시 등이 없어도 혼자서, 자신의 페이스로 할 수 있도록 자립·자율을 격려한다. 자립이 어려운 경우에는 자기결정권을 존중하여 본인의 판단과 결단을 토대로, 여러 가지 복지용구나 보조기구를 구사하여 일상생활동작을 수행하는 것을 지원하고, 자율성을 유지하면서 생활할 수 있게 한다.

그러나 반대로 일상생활동작에만 구애받게 되면, 신세를 진 사람에게 편지를 쓰거나, 일을 정리하는 등의 일상생활동작 이외의 곳에 에너지를 사용할 수 없게 된다. 그 때문에, 일상생활동작 중에서도 우선적으로 자립하려는 항목이나 일상생활동작·도구적 일상생활동작에 관해서 자립·자율에 대한 희망이 있는지의 여부 등, 본인의 의사를 정확히 확인하는 것이 중요하다.

2) 각 병기의 접근에 대한 견해

암재활의 병기별 분류에서 각 기에 관한 일상생활동작 접근의 목적을 **그림 1**에 정리하였다. 적극적인 치료기부터 완화의료로 이행해감에 따라서 신체기능이 서서히 저하되어 가는 경우는, 대상동작을 구사하고, 가능한 스스로 할 수 있는 동작을 남기는 방법을 검토한다. 예를 들면, 동작의 방법을 변경(오른손을 사용할 수 없으면 왼손을 사용한다. 상지를 사용할 수 없으면 하지를 사용한다 등) 하거나 보조기구를 사용하는 것이다.

가족이 간호를 하면, 남겨진 가족의 사별 후의 적응이 양호하다는 보고[2]도 있어서, 간호가 필요한 경우는 가족에게 간호할 것을 적극적으로 권장한다. 이러한 목표나 접근의 내용은 시기에 따라서 명확히 교체하는 것이 아니라, 각 접근의 비중이 서서히 변해가는 것이다.

3) 생활주기에 따른 접근의 차이

연령이나 성차에 따른 사회적 역할의 차이도 고려해야 한다. 예를 들면, 30~40대 여성은 아내·엄마로써의 사회적 역할을 담당하는 경우도 많아서, 자신의 일을 스스로 하려는 생각을 가지고 있다. 또 일상생활동작뿐 아니라, 조리, 청소, 세탁 등 가사동작에 대한 자립의 희망도 크다. 그 때문에 일상생활동작뿐 아니라, 도구적 일상생활동작에 관해서도 적극적으로 자립할 수 있도록 한다.

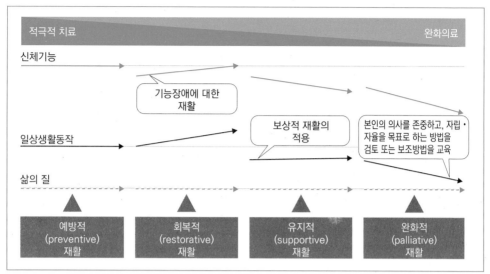

그림 1 각 기에서의 일상생활동작의 접근 목적

4) 접근시의 주의점

일상생활동작의 방법을 변경한 경우는, 동작이 안정될 때까지 지켜보거나 지시가 필요하며, 보조를 하는 것보다 시간이 걸린다. 그러나 일상생활동작의 자립은 환자에게 사회생활의 폭을 넓혀주고, 예후가 긴 환자에게는 특히 의미가 있다.

운동마비 등의 기능장애가 진행되어 일상생활동작의 방법을 변경해야 하는 경우에는, 변경을 제안하는 타이밍을 각별히 배려한다. 장애가 본래대로 회복될 것이라고 생각하는 경우나 현재의 장애나 병기를 확인하는 것에 심리적인 저항이 있는 경우에는, 원질환의 고지 상황이나 장애에 대해 어떻게 느끼고 생각하는지, 심리적 측면을 확실히 파악한 후에 접근해야 한다.

개호보험의 대상이 되지 않는 40~64세의 환자에게도 특정질환으로 "말기암"이라고 진단을 받으면 개호보험의 신청이 가능하지만, 어느 정도 고지되어 있는지, 질병상태를 어떻게 받아들이는지 등을 사전에 확인하고 신중히 진행해야 한다. 40세 미만인 경우는 말기라 해도 개호보험을 신청할 수 없다. 그러나 의료보험 내에서 받을 수 있는 서비스나 각 시읍면의 사회복지협의회의 독자적인 서비스를 이용할 수 있는 경우가 있으므로, 창구에서 상담한다.

복지용구 · 보조기구 등을 검토하는 경우에는, 운동마비가 진행되는 등 기능장애가 악화되어, 구입해도 바로 사용할 수 없는 경우가 있으므로, 생명예후뿐 아니라 기능예후에도 주의를 기울이는 것이 중요하다.

2 일상생활동작의 평가 [3)]

암의료에서 신체기능평가로써 일반적으로 흔히 사용되고 있는 것은 PS (Performance Status Scale)이다. KPS (Karnofsky Performance Status)도 ECOG (Eastern Cooperative Oncology

표 1 암환자에게 사용되고 있는 일상생활동작평가법의 예 :
바델지수(Barthel Index: BI)와 그 판정기준

	자립	부분보조	전보조
1. 식사	10	5	0
2. 옮겨 앉기	15	10~5	0
3. 단정한 용모	5	0	0
4. 화장실	10	5	0
5. 입욕	5	0	0
6. 걷기	15	10	0
(휠체어)	5	0	0
7. 계단오르내리기	10	5	0
8. 옷갈아입기	10	5	0
9. 배변	10	5	0
10. 배뇨	10	5	0
합계점	( )점		

(Mahoney FT, Barthel DW : Functional evaluation the Barthel Index. *Md St Med J* 11 : 61-65, 1965에서)

Group)와 더불어 세계적으로 널리 사용되고 있다('Ⅰ-2. 암의 재활의 개요' p.25 참조).

한편, 현재 세계적으로 널리 사용되고 있는 표준적인 일상생활동작의 평가척도는 Barthel Index (BI)와 그 발전판인 FIM (functional independence measure, 기능적 독립성 평가)이다. BI는 1960년대에 개발된 이래, 국내외에서 수많은 연구에 사용되어 온 실적이 있으며, 현재도 널리 사용되고 있다(**표 1**)[4].

FIM은 운동항목 13항목과 인지항목 5항목으로 구성되며, 각 항목을 7단계로 평가한다. 인지항목이 있어서, 고차 뇌기능장애나 정신심리면의 문제가 있는 경우도 좋은 적응이 된다. 치료의 양(burden of care)의 측정을 목적으로 하며, 일상생활에서 실제로 어떻게 하고 있는지를 관찰 등을 통해서 채점한다. 평가척도는 기존의 일상생활동작평가법보다 상세하지만, 각 항목의 최고점과 최저점 및 평정척도의 기준이 통일되어 있어서 평가하기 쉽다(**표 2**)[5].

3 일상생활동작장애 재활의 실제

b. 식사동작 : 사용하는 손의 기능이 장애를 받을 때

손은 주동작을 하는 사용하는 손과, 누르는 등의 보조적인 동작을 하는 사용하지 않는 손으로 역할이 나누어져 있다. 사용하는 손인지 사용하지 않는 손인지, 어느 쪽이 장애를 받는지에 따라서 영향을 받는 정도가 다르다. **그림 2**와 같이, 사용하는 손이 장애를 받은 경우에, 그 손의 기능 개선이 예측되는 경우에는, 사용하는 손에 단계적인 치료를 한다. 숟가락으로 시작하여, 손잡이가 두꺼운 숟가락, 손잡이가 구부러진 숟가락이나 만능커프 등의 보조기구를 적절히 사용하고, 서서히 젓가락을 적용하여, 용수철젓가락, 나무젓가락, 일반적인 젓가락으로 진행해 간다. 흔히 사용하는 보조기구의 예를 **그림 3**에 정리하였다.

숟가락의 동작은 숟가락으로 퍼서, 팔꿈치를 구부려서 입쪽으로 가져가면서, 입에 넣을 때에

표 2 암환자에게 사용되고 있는 일상생활동작 평가법의 예 : FIM 평가항목과 그 채점기준

FIM의 평가항목

평가항목		내용(요점만 발췌)
셀프케어	식사	저작, 연하를 포함한 식사동작
	단정한 용모	구강케어, 머리정돈, 손씻기, 세안 등
	깨끗이 씻기	목욕, 샤워 등으로 목부터 아래(등 이외)를 씻는다
	옷갈아입기 · 상반신	허리보다 상의 및 의지장구의 장착
	옷갈아입기 · 하반신	허리보다 하의 및 의지장구의 장착
	화장실동작	의복의 착탈, 배설 후의 청결, 생리용구의 사용
배설관리	배뇨관리	배뇨 관리, 기구나 약제의 사용 포함
	배변관리	배변 관리, 기구나 약제의 사용 포함
옮겨 앉기	베드 · 의자 · 휠체어	각각의 옮겨앉기, 기립동작 포함
	화장실	변기로 옮겨 앉기
	욕조 · 샤워	욕조, 샤워실에서 옮겨 앉기
이동	걷기 · 휠체어	실내에서의 걷기, 또는 휠체어 이동
	계단	12~14계단의 오르내리기
의사소통	이해	청각 또는 시각에 의한 의사소통의 이해
	표출	언어적 또는 비언어적 표현
사회적 인지	사회적 교류	다른 환자, 의료진 등과의 교류, 사회적 상황에 대한 순응
	문제해결	일상생활에서의 문제해결, 적절한 결단능력
	기억	일상생활에 필요한 정보의 기억

FIM의 채점기준

채점기준
7 : 완전자립
6 : 수정자립
5 : 감시 · 준비
4 : 최소보조
3 : 중등도보조
2 : 최대보조
1 : 모두 보조

[千野直一 (편자) : 뇌졸중환자의 기능평가-SIAS와 FIM의 실제. p47, Springer Japan, 1997에서]

숟가락 끝을 입쪽으로 향해야 한다. 그 때에 숟가락의 손잡이를 입쪽으로 구부리면 쉽게 먹을 수 있다. 손으로 간단히 구부릴 수 있는 것도 시판되고 있다.

젓가락의 사용은 우선 스폰지나 스티로폼을 자른 것을 잡는 연습부터 시작하여, 서서히 작은 것, 가는 것, 무거운 것 등으로 치료한다. 젓가락은 잡는 것뿐 아니라, 생선살을 바르는 등의 벌리는 동작이 어려우므로, 그 경우에는 점토를 나누거나, 점토 속에 묻어둔 콩이나 구슬을 꺼내는 연습을 한다. 용수철젓가락(**그림 3**)은 젓가락을 2개 연결하여 핀셋과 같은 형태를 한 것으로, 비교적 간단히 잡을 수 있다. 모양도 보통 젓가락과 그다지 차이가 없다.

척추종양 등의 원인으로 와위에 가까운 상태의 안정이 강요되는 경우가 있다. 그와 같은 경우는 누운 채로 먹을 수 있게 식사형태를 변경하면, 비교적 쉽게 먹을 수 있다(**그림 4**).

실제 식사장면에서 식사동작을 제대로 하는 치료를 하게 되면, 먹는 것이 고통이 되어 버리는 수도 있으므로, 우선 식사의 즐거움을 잃지 않도록 배려하는 것이 중요하다.

한편, 상지의 기능이 개선되지 않는 경우에는 사용하는 손을 바꾸는 치료를 하는데, 일반적인 단계별 치료와 거의 같은 패턴으로 하는 경우가 많다.

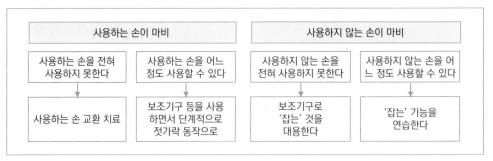

그림 2 식사동작에 대한 재활의 견해
'조작하는 손 (주동작)'과 '잡는 손 (보조)' 을 결정한다

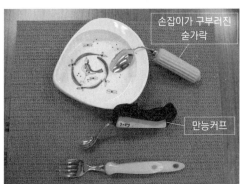

그림 3 식사용 보조기구의 예 1

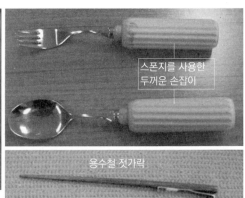

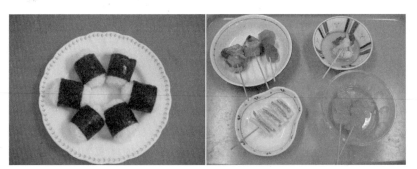

그림 4 음식의 형태 · 담기의 예
침상식 : 누운 채로 먹을 수 있게 변경한 식사. 주식은 주먹밥. 반찬은 한입크기로 포크 또는 꼬치에 끼어서, 와위에서도 보기 쉽게 얇은 식기나 유리그릇에 담는다

b. 식사동작 : 사용하지 않는 손의 기능이 장애를 받았을 때

　　사용하지 않는 손의 기능은 밥공기를 잡는 등 보조적인 동작이 중심이 된다. 잡는 동작이 어려운 경우, 한손으로 숟가락으로 음식을 푸려고 하면, 식기도 함께 미끄러져 버린다. 이 때는 미끄럼방지매트나 젖은 행주를 밥공기 아래에 까는 등의 방법을 간단히 적용할 수 있다.

　　또 일반적인 밥공기는 끝이 넓어서 음식을 푸면 끝에서 음식이 떨어지는 경우를 종종 볼 수 있

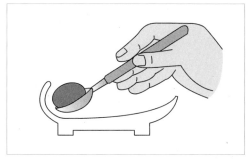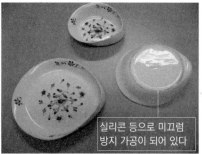

그림 5 식사보조기구의 예 2

〈마비측이 사용하지 않는 손〉
식기 잡기 · 고정 등이 어려움⇒미끄럼방지가 필요
예 : 미끄럼방지매트, 젖은 행주, 보조기구(일러스트 참조) 등

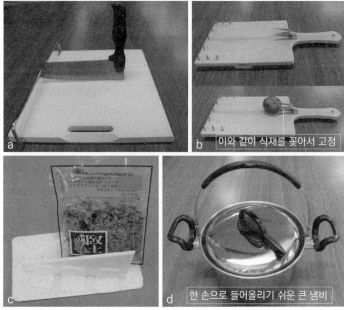

그림 6 식사동작에
a : 고정식 칼과 도마
b : 쇠붙이가 달린 도마
c : 봉지를 세워두는 보조기구
d : 손잡이가 달린 냄비

다. 한 손으로도 식사하기 쉽게 고안한 보조기구도 유용하다. 실리콘 등으로 미끄럼방지 가공이
되어 있는 것도 있다(**그림 5**).

c. 조리동작

　　조리동작은 양손 동작이 많으므로, 한쪽이라도 상지가 부자유스러운 경우에는 칼로 식재의 껍
질을 벗기거나, 자르는 동작이 어렵다. 식재를 잡는 것이 어려운 경우는 칼을 사용할 때에 식재
를 고정시켜야 한다. 이 경우에는 못을 박아 고정시킨 도마를 사용하면 된다. 고정식 칼과 도마
(**그림 6 a**)는 채소 등을 자르는 동작을 안전하게 할 수 있다. 지레의 원리를 이용하고 있어서 비
교적 약한 힘으로 '자르는' 동작을 할 수 있다. 쇠붙이가 달린 도마(**그림 6 b**)는 쇠붙이 부분에 채
소 등을 고정할 수 있게 되어 있다. 고정식 벗기기 도구는 테이블에 고정시키고 식재를 움직이면

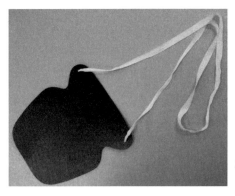

그림 7 옷갈아입기 동작 보조기구(socks aid : 고관절 · 체간의 움직임에 제한이 있는 경우)

서 껍질을 벗기는 방법이다. 손잡이가 달린 냄비(**그림 6 d**)는 비교적 큰 양손냄비이지만, 한 손으로도 들어올리기 쉽게 가공되어 있다.

조미료 등의 병이나 페트병 뚜껑을 여는 경우에는, 미끄럼방지매트를 병 밑에 깔고, 가볍게 잡으면서 뚜껑을 돌리면 쉽게 열 수 있다. 봉지를 찢는 경우에는 입으로 고정하고 다른 한쪽 손가락으로 자르는 방법도 있지만, 봉지를 세우고 내용물을 꺼내기가 힘들다. **그림 6 c** 처럼 열가소성 수지를 사용하여 봉지를 세우고, 가위 등으로 자르는 방법도 도움이 된다.

d. 단정한 용모 동작

양손을 서로 비벼서 씻을 수 없는 경우에는, 미끄럼방지 네트 등의 도구를 세면대 안에 넣고 비누나 스폰지를 고정시키면, 고정된 비누나 스폰지에 손을 비벼서 씻을 수가 있다. 예를 들면, 상지절단인 사람이 씻기 어려운 부위가 건측 손등인데, 이 방법으로 손등을 씻을 수도 있다.

악력이 약한 이유 등으로 칫솔을 제대로 잡을 수 없는 경우는, 우레탄 등을 손잡이 부분에 두껍게 붙여서 잡기 쉽게 한다.

e. 옷갈아입기 동작

고관절 · 체간의 움직임에 제한이 있는 경우는, socks aid (stocking aid)(**그림 7**)나 구둣주걱을 사용한다. socks aid는 고관절의 가동성이 없는 경우에 양말을 신는 도구가 되고, 제대로 가죽구두를 신는 사람은 고관절을 구부리지 않아도 되는 끈 달린 구둣주걱을 사용하면 된다. 또 주걱에 달린 손잡이부분을 길게 만들면, 선 자세에서도 사용이 가능하다.

한쪽 상지가 장애를 받는 경우에는 편마비의 옷갈아입기 동작을 이용해서 교육하면 원활하게 할 수 있다(**그림 8**).

f. 손톱 깎기(그림 9)

한쪽 상지가 장애를 받는 경우에는 발톱은 깎을 수 있지만, 비장애측 상지의 손톱은 깎을 수가 없다. 이 경우에는 앉은 상태에서 대퇴부 아래에 손톱깎이를 놓고, 대퇴부를 힘의 발판으로 삼아 깎거나, 남은 손의 움직임을 이용하여 자르는 시판용 원핸드손톱깎기를 사용한다.

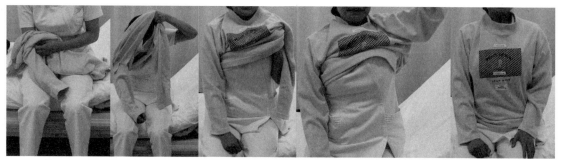

그림 8 편마비 · 상완신경총마비 · 견관절 구축 등에서 옷갈아입는 동작의 예
- 윗옷을 갈아입는 동작을 할 수 있는 일반적인 조건 : 걸터앉기를 취할 것, 어깨의 관절가동역이 유지되고 있을 것
- 방법 입기 : 마비측⇒머리⇒비마비측 or 마비측⇒비마비측⇒머리
      벗기 : 비마비측⇒머리⇒마비측 or 머리⇒비마비측⇒마비측

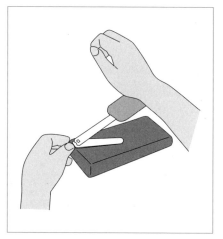

그림 9 손톱을 깎는 방법의 검토
힘이 잘 들어가지 않는 손이나 턱 등을 사용하여 깎는 경우

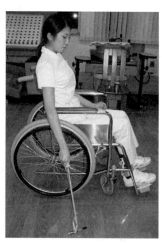

그림 10 집게를 사용하여 집는 동작

g. 집게(그림 10)

휠체어에 승차 중에 몸이 코르셋 등으로 거의 움직일 수 없는 경우는 집게가 유용하다. 긴 것이나 짧은 것, 쥐면 닫히거나 열리는 타입 등, 여러 종류가 시판되고 있다. 휠체어에서 떨어진 것을 주울 때나, 의외로 작아서 잡을 수 없는 것도 잡을 수 있으며, 바닥에 떨어진 볼펜 등도 잘 잡을 수 있다. 또 휠체어에 승차하고 있을 때에 커튼을 닫거나, 전기 스위치를 켤 때에도 사용할 수 있다.

h. 팔걸이(ArmSling) (그림 11)

종양의 전이나 직접침윤으로 인한 상완신경총마비나 편마비 등으로 상지의 마비가 중증이 되면, 견관절의 아탈구가 생겨서, 어깨의 무게나 통증이 나타나는 경우가 많으므로, 그 관리가 중요하다. 이때는 누워있을 때나 앉아 있을 때에는 자세에 주의하고, 이동이나 가사동작을 할 때는 삼각건이나 팔걸이를 사용한다. 목에서 상지의 무게를 지지하는 방법은 목에 부담이 가므로,

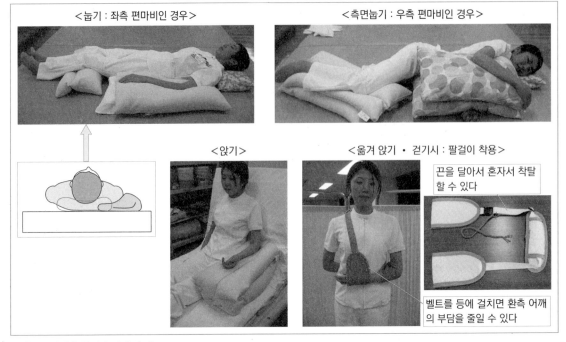

그림 11 마비측 상지의 자세의 예
- 견관절 아탈구의 예방, 부종예방을 위해서 실시
- 동일자세를 장시간 취하지 않게 유의한다

커프를 전완에 착용한 다음, 끈을 마비측 · 부종측 겨드랑이에서 등을 통과하여 정상측 · 부종측 어깨를 지나서, 마지막에 수관절을 덮도록 커프를 장착한다. 유방암에서 쇄골 주위에 피부병변이 있는 경우에는 어깨 앞의 부분에 끈이 오면, 스쳐서 통증이 생기므로, 끈을 등으로 가게 하여 병변부분을 보호한다. 시판품이 그다지 없어서, 끈의 양 끝에 커프를 달거나, 둥글게 감아 루프 위에서 꿰매기도 한다.

4 원인 암종 · 장애별 재활

a. 뇌종양 편마비

뇌종양환자에게는 고차 뇌기능장애의 발생빈도가 높으므로, 각별히 주의한다. 주의력 장애가 있는 경우에는 넘어질 위험성을 스스로 예측하지 못하고, 일어서려고 하다가 넘어질 위험이 있다. 편측 공간 무시가 있는 경우에는 마비측을 보면서, 주의를 집중한다. 말기에는 두개내압의 항진이나 종양의 파종으로 의식 수준이 저하되어서, 일상생활동작의 도움이 더 많이 필요하게 된다.

실제 접근은 뇌혈관질환에 대한 일상생활동작의 접근에 준하는데, 뇌종양인 경우는 증상이 변동하는 경우가 많으므로, 기능예후에 관해서 충분한 정보를 수집해야 한다. 특히, 사용하는 손이 장애를 받는 경우에는 사용하는 손을 바꾸거나, 치료의 효과가 기대되는 경우에는 일시적으로 대상적인 접근을 하는 등 대상자가 부담을 느끼지 않게 배려한다.

b. 척수종양 사지마비 · 대마비

경수가 압박을 받으면 사지마비, 흉 · 요수가 압박을 받으면 대마비(양측 하지의 마비)가 생긴다. 척수종양이나 압박성 척수손상의 경우도 환부를 움직이는 것이 마비를 악화시킬 수 있으므로, 환부를 움직여도 되는지, 그렇지 않으면 장구로 고정시켜야 하는지 등 환부의 안정도를 확인한다.

환부(척추 · 척수)를 움직여도 되는 경우는 일반적인 사지마비 · 대마비에 대한 접근에 준한다. 몸에 코르셋을 장착하고 있는 경우는 신발의 착탈이나 양말의 착탈이 불편한 경우가 많아서, 손잡이가 긴 구두주걱이나 끈이 달린 구두주걱, 양말, 스타킹 보조 도구를 소개한다(**그림 7**). 방사선치료 등으로 침상에서 기울여들기도 제한을 받는 경우의 식사는, 꼬치음식을 투명한 식기에 담으면(**그림 4**) 측와위에서 어느 정도 자력으로 식사할 수 있다.

c. 상완신경총마비로 인한 상지마비

액와나 쇄골림프절의 종대, 국소 종양의 침윤으로 인한 압박이나 방사선치료의 영향 등으로 완신경총마비가 생기면 상지단마비가 일어난다. 일상생활동작에 관해서는 편마비 상지에 대한 접근에 준하는데, 운동마비로 근의 펌프작용이 저하되어 상지부종이 생기는 수가 있으므로, 와위나 좌위일 때에 마비측이 하수되지 않도록 지도한다. 또 견관절 아탈구를 일으키지 않도록, 와위나 좌위시의 positioning에 주의하고, 이동시에는 암슬링(ArmSling)을 장착한다(**그림 11**).

d. 부동증후군 등의 근력저하[6]

부동증후군 · 체력소모환자인 경우, 일내 일상생활동작에 급격한 변동이 보이거나, 재활시와 일상적인 실행의 자립도에 차가 생기는 특징이 있다. 그 경우에는 활발하지 못한 생활을 시정하기 위해서, 안정도에 준해서 일상생활에서 해야 하는 일상생활동작은 적극적으로 자립하도록 촉구한다. 또 과도한 피로가 생기지 않도록, 필요 최소한의 에너지로 할 수 있는 방법을 검토한다. 예를 들어, 중요(中腰)에서 서기를 취하지 못하는 경우에는 베드와 휴대용변기의 좌면을 같은 높이로 해서 미끄러지듯이 이동하게 한다. 옷을 갈아입을 때도 서기를 취하지 않고 갈아입을 수 있도록 검토한다[7]. 베드나 휠체어, 화장실의 변좌에서 일어설 때는 보조변좌 등으로 좌면을 높게 하여, 일어나기 쉽게 하는 등의 배려가 도움이 된다.

e. 항암제의 부작용에 의한 지각장애

항암제의 독성에 의한 말초신경장애는 투여 후 3주간 정도에 발바닥 또는 손가락의 마비로 나타나는 경우가 많다. 치료 종료 후 수개월~수년에 소실 또는 경감되지만[8], 화학요법이 길게 계속되는 경우에는 증상이 지속되기도 한다.

상하지의 표재 · 심부의 감각이 둔해져서, 일상생활동작상 일어나기 쉬운 장애와 그 대처의 예를 **표 3**에 정리하였다. 또 사지말초의 순환을 좋게 하고 증상을 경감시키기 위해서, 가벼운 운동을 하도록 권한다(손가락 · 발가락의 굴신, 내외전, 수관절 · 족관절 운동)[8,9].

한편, 지각과민(知覺過敏)에 대해서는 온열 등 기분 좋은 자극을 입력하여 역치를 상승시키는 것이 효과적이다[10]. 예를 들면, 감촉이 부드러운 타월을 어루만지듯이 만지면, 일시적으로 싫은

표 3 일상생활에서의 지각장애와 그 대책의 예(주로 항암제에 의한 지각장애)

	주요 장애의 예	대책의 예
上肢	• 단추를 잠그기 힘들다 • 컴퓨터의 키보드조작시 등에 힘이 과도하게 들어가서, 피곤해진다	• 눈으로 확인하면서 단추를 잠근다 • 근육의 긴장 정도를 눈으로 확인하고, 긴장을 풀도록 의식적으로 조작한다
下肢	• 걷기 힘들다 • 발이 걸려 잘 넘어진다	• 다리의 상태를 알기 힘든 경우는 눈으로 확인한다 • 발을 접지할 때는 의식적으로 발뒤꿈치부터 접지한다

감정이 부드러워져서, 다른 것으로 쉽게 의식이 향하게 된다. 지각과민이 있는 경우에는 만지는 것을 피하기보다, 그다지 신경쓰지 않는 것부터 의식적으로 만져서 익숙해지도록 한다.

f. 부종

암의 진행에 따라서, 림프부종 등의 사지의 부종이 진행되고 피부가 섬유화를 일으켜서 단단해지면, 2차적으로 관절이 충분히 구부러지지 않아서 관절가동역이 제한을 받거나, 부종으로 인한 수족의 중량 증가로 체동이 어려워진다. 상지부종의 경우는 옷을 갈아입는 동작이나 몸을 씻는 동작이 어려워진다[11]. 하지부종에서는 하반신의 옷을 갈아입거나 하지를 씻는 동작이 어려워지고, 걷기나 계단오르내리기 등의 동작도 어려워진다[12].

손목이나 발목, 허리를 고무로 압박하거나, 몸에 꽉 끼는 하의를 착용하면, 조이는 부분의 림프류가 나빠져서 그 말초측 부종이 악화되므로, 의복은 헐렁하고, 손목·발목을 조이는 고무가 없는 것을 선택한다. 또 옷을 갈아입을 때, 착의는 부종측부터 입고, 탈의는 비부종측부터 벗으면 훨씬 간편하다.

5 환자의 요구와 의료진의 진단이 일치하지 않는 경우

환자의 생각(희망)과 의료자측의 진단에 차이가 있는 경우, 환자의 의욕이 저하되어 있는 경우, 서서히 기능이 저하되어 하지 못하는 일이 증가하는 경우에는, 목표로 하는 일상생활동작의 방법이 좀처럼 정해지지 않는 경우가 있다.

예를 들면, 진행성 암 환자가 부종이나 소모성 피로 등으로 일상생활동작이 저하되면, 화장실까지 가기가 큰 고통이리라 추측되는데, 그래도 환자가 화장실까지는 혼자서 가고 싶다고 강하게 원하는 경우를 흔히 겪게 된다. 그러나 종말기 환자의 경우, 출혈이나 혈전으로 인한 생명의 위기가 생길 수도 있다. 그 경우에는 환자의 생각을 받아들이고, 편안함, 안전과 자율·자립성 사이에서 타협을 해야 한다[13]. 예를 들면, 보다 편하게 할 수 있는 방법에 관한 정보, 현 단계에서는 이 방법이 안전하고 고통이 적다는 점을 확실히 전달하고, 가족의 협력을 구하기도 한다. 그 후에도 희망하는 경우에는 환자의 생각(희망)을 받아들여서, 의료의료진의 전면적인 협력하에, 안전한 방법으로 시도한다. 실제로 해 보고 큰일이면, 환자는 '(현 단계에서는) 조금 더 편한 방법으로 할까요?' 등, 현실을 서서히 담담하게 받아들이게 된다. 즉, 의료진 모두가 환자에게 언제나 관심을 기울이고 있다는 것을 나타내는 것이, 보다 현실적인 일상생활동작의 수용을 촉진시키는 데에 도움이 된다.

문헌

1) 恒藤 曉：최신 완화의료학. pp20−21, 최신의학사, 1999
2) 福井小紀子, 辻村真由子：가족의 간호방법・케어방법의 습득을 촉구하는 접근. 완화의료학 10：378−384, 2008
3) 辻 哲也：임상과 연구에 도움이 되는 완화의료의 평가・도구 암환자의 재활의 평가. 완화의료 18 (증간)：161−165, 2008
4) Mahoney FI, Barthel DW：Functional evaluation；the Barthel Index. Md State Med J 14：61−65, 1965
5) 千野直一 (편자)：뇌졸중환자의 기능과 평가−SIAS와 FIM의 실제. p47, Springer・Japan, 1997
6) 木村伸也：암환자의 전신체력 소모상태에 대한 재활. MB Med Reha No.60：9−14, 2005
7) 田尻寿子：배뇨장애환자의 작업치료 (화장실 동작：옷 갈아입기 동작, 의복의 검토, 휴대용변기의 선택 등). MB Med Reha No.14：55−61, 2002
8) 渡邉純一郎：암치료의 이해. Ⅱ화학요법. 임상재활 12：868−872, 2003
9) 福島雅典 (감수)：암화학요법과 환자케어−외래화학요법 시대의 최신정보. 항암제의 부작용 대책, 환자에 대한 정신적 서포트. 개정판 clinical nurse Book, p80, 의학예술사, 2005
10) 松本真以子, 辻 哲也：암성통증에 대한 물리요법・운동요법과 evidence. EB Nursing 5：174−180, 2005
11) 田尻寿子, 辻 哲也, 内田惠博：유방암 수술 후의 림프부종에 대한 복합적 물리소설요법 (Complex Decongestion Physical Therapy) 의 치료효과. 작업치료 22：154, 2003
12) 滿田 惠, 辻 哲也, 田沼 明 외：하지 림프부종이 걷기능력에 미치는 영향. 물리치료학 34：95, 2007
13) 鈴木知美：변비・하리・배뇨장애. 배설케어에서 마지막까지 존엄을 유지한다. Nursing Today 24：82−94, 2009

(田尻寿子・辻 哲也)

7. 완화의료에서 재활의 역할

요 점
① 어느 병기, 재활의 단계에서도 우선 국제 기능장애 건강분류(ICF)의 개념에 입각한 환자의 생활기능과 장애를 평가한다.
② 생활기능과 장애, 환자의 요구, 예후예측에서 삶의 질을 높이는 목표를 확인하고, 그것을 실현하기 위한 재활을 제안한다.
③ 골전이를 수반하는 환자에게는 골절위험의 평가, 위험을 최소화하는 재활계획의 검토, 위험과 목표에 관한 충분한 설명이 중요하다.
④ 적절한 재활계획을 제공하기 위해서는 재활의 위험, 목표설정에 관해서 진료과의나 간호사가 공통적으로 인식할 수 있도록 원내 가이드라인 등을 사용하여 계발하는 것이 필요하다.

완화의료팀의 일원으로써 재활의료진이 환자와 관련될 때, 그 역할이 무엇일까? Dietz가 제창한 유지적·완화적 재활의 제공[1], 암의 진행이나 치료과정에서 생기는 기능장애나 그로 인해 손상되는 일상생활동작(ADL)·생활의 질(QOL)에 대한 재활기술의 제공이라고 할 수 있다[2-6].

완화팀으로써 환자와 관련될 때는, 환자가 질병 상태가 진행 중이어서, 재활을 정형외과질환 수술 후와 같은 프로토콜로 진행할 수 없다. 각 증례에 맞추어 목표를 설정하고, 구체적 접근을 선택해야 한다. 질병의 진행에 맞추어, 목표를 재검토하는 경우도 있다. 이 목표설정, 접근선택에서 중요한 점은, 환자·가족을 포함한 의료팀의 공통인식이며, 이 공통인식을 얻는 것이 완화의료의 재활에서 가장 어려운 점이다.

본원에서 완화의료의 재활의 요구가 높아진 것은 최근 10년이지만, 그 동안에 우리들은 재활을 의뢰하는 진료과 의료의료진의 재활에 대한 지식부족과, 재활의료진의 종양질환에 대한 지식부족 때문에 생기는 여러 가지 문제에 직면해 왔다. 이 양자의 지식부족이 공통인식의 어려움의 배경에 있었다. 재활을 의뢰하는 진료과의 의사·간호사로부터는, '환자가 희망하니까', '멘탈적인 의미로 하기 바란다'는 막연한 의뢰나, 척추의 골전이에 의한 척수성 마비가 생겨서, 신체기능평가에서 걷기가 어렵다고 판단되는 환자에게 '걷기연습을 하십시오' 라는 달성하기 어려운 의뢰가 흔히 있어서, 재활의 목표설정에 관해서 이해를 얻지 못했다. 한편, 우리들 재활의료진은 여러 가지 종양질환의 진행도, 치료법, 생존율, 골전이율 등의 특성을 알지 못한 채, 재활을 의뢰한 시점에서의 운동기능이나 일상생활동작, 삶의 질 평가에서 재활계획을 세웠다. 각 종양질환의 진행·치료계획을 확인한 재활계획을 세우지 못했던 것이다.

이 문제를 해결하고, 환자·가족을 포함한 의료팀의 재활에 대한 공통인식을 얻기 위해서, 본원에서는 진행기~말기 암환자의 재활에 관해서 원내 가이드라인의 작성으로 대처하고, 그 운용에 힘써 왔다. 본 항에서는 그 가이드라인의 내용과 운용에 관해서, 실례를 들어 소개함으로써, 완화의료팀에서 재활의료진의 역할에 관해서 논하고자 한다. 그러나 이 가이드라인은 본원에 입원 중인 진행기~말기 암환자의 재활의학과 관련하여 작성된 것으로, 이번에 논하는 재활의료진의 역할은 완화의료병동이나 재택에서의 완화의료팀의 역할을 망라한 것은아니다. 완화의료에서 재활의 역할은, 병원의 일반병동, 완화의료병동, 재택 등, 각각에서 금후 확립되어 가리라 생각한다. 본 항이 대학병원에 입원하는 암환자에 대한 완화의료팀으로써 재활의료진의 역할을 이해하는 데에 작은 도움이 되기를 바란다.

1 골절의 위험관리 및 목표설정을 위한 재활가이드라인

우선 본원에서 작성한 가이드라인과 그에 입각한 체크리스트를 **그림 1**에 정리하였다. 이 가이드라인의 작성 목적에는 크게 2가지가 있다. 하나는 골전이로 인한 골절의 위험을 관리하는 목적, 또 하나는 재활의 목적을 검토하고, 그 목표와 위험을 의료팀이 공통인식하며, 환자·가족에게 충분히 설명하여 동의를 얻는 목적이다.

a. 골전이의 유무 확인 · 골절위험의 판정

골전이를 수반하는 환자에 대한 서기·걷기연습은 병적골절 및 그에 따르는 신경마비를 일으킬 위험성이 있다. 재활을 실시할 때는 그 위험관리를 해야 한다. 그래서 우선 가이드라인의 제1항목으로써 골전이 검색의 유무, 골전이 진단의 유무, 골전이의 장소의 명기를 들었다. 골전이 검색은 재활실시의 조건으로써 골전이율이 높은 폐암, 유방암, 전립선암에서는 필수로 하고, 다른 원인 암부위에 관해서는 국소의 통증 또는 신경마비 등 골전이가 의심스러운 소견이 있는 경우에 필요로 한다. 검색방법에는 골신티그램과 유통부위의 X선촬영이나 골전이 호발부위인 장관골·척추와 유통부위의 스크리닝 X선촬영 중에서 실시한다.

병적골절의 위험판정은 골전이 부위와 다르게 대응할 수 있는 판정으로써, 통증의 유무, 용골성 변화의 유무, 골 신티그램 집적의 유무의 3가지에서 저·중등도·고위험의 3단계로 분류했다. 고위험의 경우, 다시 CT·MRI에 의한 추체종양 점거률이나 장관골의 병변범위를 평가하고, 의사·간호사·재활의료진의 의료팀이 골절위험을 충분히 파악한 후에 목표를 설정하고, 시행·간호할 것이 요망된다.

척추전이에 관해서는, 흉추와 요추의 골전이 부위의 추체압궤의 위험인자에 관해서, 요추 (Th_1–Th_{10})에서는 늑추관절의 파괴와 종양의 크기가, 흉요추(Th_{10}–L_5)에서는 종양의 크기와 추궁근의 파괴가 위험인자로 보고되어 있다[7]. 또 추체압궤의 추체종양 점거율의 기준으로, 흉추에서는 50~60%, 늑추관절의 파괴를 수반하는 경우는 25~30%, 흉요추에서는 35~40%, 추궁근을 포함한 추체후부의 파괴를 수반하는 경우는 20~25%라고 보고되었다[7]. 하중이 가해지는 장관골에는 골피질의 50% 이상의 파괴가 보일 때, 또는 병변의 길이가 2.5 cm 이상 미치는 경우에 병적골절의 위험성이 높다고 보고되었다[8,9]. 이 위험판정의 결과는 특히 서기·걷기 등의 항중력

진행기~말기 암환자의 재활 가이드라인

〈재활 가이드라인의 의의〉

　본원에서 암치료를 시행하고 있는 입원환자의 재활의뢰수가 매년 증가하고 있다. 재활의 대상이 되는 주요장애는 암치료로 인한 체력소모상태, 부종, 암성통증 등으로 생긴 부동증후군, 골전이부의 골절이나 수반하는 신경마비로 인한 일상생활동작의 장애이다. 의뢰내용은 휠체어로 옮겨 앉거나 걷기 등 이동수단의 획득인 경우가 많다. 골전이를 수반하는 환자의 서기 · 걷기연습은 병적골절 및 그에 따르는 신경마비를 일으킬 위험성이 있다. 재활의학과 관련된 의료종사자는 환자의 '최고의 삶의 질의 실현'을 지원하기 때문에, 그 위험성을 피하는 위험관리를 해야 한다. 위험관리에서는 환자 · 가족의 정신적 원조가 중요하며, 암고지의 수준 · 심리 · 요구를 고려하여 재활목표를 설정하고, 환자 · 가족에게 충분히 설명한 후, 동의를 구한다. 골전이가 없는 환자도 마찬가지로, 질병의 진행에서 운동기능개선의 한계와 환자의 희망이 어긋나지 않도록, 실현 가능한 목표의 검토와 환자 · 가족에 대한 충분한 설명이 중요하다. 진행기~종말기 암환자에 대해서 신체와 정신의 양면의 위험을 관리하고 재활을 진행하기 위해서 재활 가이드라인이 필요하다.

〈재활의학과 관련된 의료종사자〉
　진료과담당의사　병동간호사　완화의료팀　사회사업가
　재활의학과의사　물리치료사　작업치료사　언어치료사　통증담당의사
　Mental clinic담당의사　정형외과담당의사　방사선과의사

〈재활의 실천〉
① 골전이의 유무 확인
　반년 이내에 촬영한 골신티그램으로 골전이의 유무를 확인한다.
　(골전이율이 높은 폐암, 유방암, 전립선암에서는 필수. 다른 원인암에 관해서는 국소의 통증 또는 신경마비 등 골전이가 의심스러운 소견이 있는 경우에 필요)
　골전이의 유무 확인이 필요하지만, 반년 이내의 골신티그램이 없는 경우, 다음 중에서 골전이를 검색한다.
　• 새로 골신티그램을 촬영하고, 집적부위의 X선을 촬영한다.
　• 스크리닝 X선(장관골 · 척추골 · 유통부위) 을 촬영한다.
　※국소의 통증이 있는 경우, 필요에 따라서 CT 또는 MRI검사를 실시한다.
② 진료과 또는 재활의학과에서 병적골절의 위험을 판정한다.
　〈고위험〉　　X선에서 용골성 변화가 있고, 통증을 수반한다.
　〈중등도위험〉 X선에서 용골성 변화는 있지만, 통증을 수반하지 않는다.
　　　　　　　　X선에서 용골성 변화는 없지만, 국소의 통증을 수반하는 골신티그램의 이상과 골파괴를 나타내는 CT 또는 MRI이상이 존재한다.
　〈저위험〉　　골신티그램에서 집적은 있지만, 용골성 변화 · 통증은 수반하지 않는다.
　주) 골전이소에 방사선치료를 시행하는 경우, 치료로 통증이 소실되는 경우가 있으므로 주의를 요한다.
③ 환자에 대한 고지의 수준이 어느 수준인지를 파악한다.
　　　　level 0　비고지　암관련질환인 것을 전혀 알리지 않는다.
　　　　level 1　중간고지　암이 아니라, 종양이나 전암상태라는 중간적 고지를 한다.
　　　　level 2　경감고지　진행성 암이 아니라 조기암이라고 고지한다.
　　　　level 3　병명고지　진행성 암이라고 고지하지만 전이소, 예후, 여명기간에 관한 분명한 말은 삼간다.
　　　　level 4　전이고지　전이소의 존재도 고지한다.
　　　　level 5　예후고지　생명예후가 나쁜 것까지 고지한다.
　　　　level 6　여명고지　예상되는 여명기간에 관해서도 고지한다.
④ 환자의 심리상태, 현실을 어떻게 인식하고 있는지를 파악한다.
⑤ 환자 · 가족의 전귀(轉歸) · 목표로 하는 기능에 대한 요구를 파악한다.
⑥ 재활의학과의사 및 테라피스트에 의해서, 운동기능평가(근력, 관절가동범위, 일상생활동작능력 등)를 한다.
⑦ 골절의 위험 수준, 환자에 대한 고지수준, 운동기능평가의 결과 및 환자의 요구에서, 진료과의사 · 재활의학과의사 · 병동간호사 · 담당테라피스트와 서로 얘기하고 재활의 목표를 설정한다.
　예1) 좌대퇴골에 고위험의 골전이가 있어서 환자에게 고지한 경우, 좌하지에 대한 체중부하를 삼가는 방법으로 휠체어로 옮겨 앉는 것을 실현하고, 환자 · 가족의 희망인 자택퇴원을 목표로 삼는다.

그림 1　암환자의 재활 가이드라인의 예

(준텐도대학(順天堂大學) 의학부 부속 준텐도병원 재활실)

예2) 요추에 골전이가 있고 환자에게 고지되지 않은 경우, 서기 · 걷기연습에 병적골절의 위험이 따르는 것을 가족에게 설명하고, 가족의 희망을 확인하고 재활목표를 설정한다. 서기 · 걷기연습을 진행하는 경우, 코르셋을 착용한 실내 걷기를 목표로 한다. 환자에 대한 코르셋 착용의 이유를 검토하고(예를 들면 골조송증 때문에 등), 의사가 환자에게 설명한다. 가족에게도 이해를 구한다.

⑧ 환자 · 가족에게 재활목표를 **진료과 의사가 설명하고, 동의를 구한다.**
　재활의 목표를 처음에 확실히 설명하는 것은 현실과 환자의 희망이 어긋나지 않게 하기 위해서 중요하다. 예를 들면, 걷기의 재획득이 어려운 환자에게 '걸을 수 있게 재활을 합시다' 라는 한 마디에, 환자를 걷기기능으로 고집하여, 걷기 이외의 기능개선을 인식하지 못하는 정신상태를 초래한다. 골전이가 있는 환자에게 재활을 시행하는 경우, 운동요법의 시행에 의해서 병적골절 및 그에 따르는 신경마비가 발생할 위험성이 있다는 것을 환자 또는 가족에게 설명하고, 동의를 구한다.

⑨ 재활을 시행하는 테라피스트는 매 시행 전에 골전이의 유무와 부위를 확인하고 동시에, 통증부위와 정도의 평가, 신경마비 · 근력저하를 평가하여 골절의 위험관리에 힘쓴다. 서기 · 걷기의 재활 프로그램을 시행하는 경우, 넘어질 위험성을 방지하도록 힘쓴다.
　재활목표가 보조를 요하는 운동기능인 경우, 테라피스트는 간호사 · 가족에게 골전이의 유무 · 부위 · 정도와 보조방법과의 관계에 관해서 설명한 후에, 실제로 보조방법을 교육한다.

⑩ 골전이를 수반하는 환자의 경우, 골전이 부위의 X선평가를 정기적으로 하고, 골변형의 진행을 체크한다. 서기 · 걷기 등의 항중력자세 · 운동이 골변형의 진행을 일으키고 있다고 판단되는 경우, 진료과의사 · 재활의학과의사 · 병동간호사 · 담당테라피스트와 서로 얘기하여, 목표설정, 치료내용을 변경한다. 또 환자 · 가족에게 설명하고, 동의를 구한다.

⑪ 재활 중에 골절이 생겼다고 판단된 경우, 담당테라피스트는 환자에게 안정을 취하게 하고, 즉시 주치의 · 병동간호사 · 재활의학과의사에게 연락하고, 대응할 지시를 요청한다. X선에 의한 골절평가, 치료의 검토 등의 판단을 구한다. 통증 평가와 치료, 정신상태의 평가와 서포트를 한다.

그림 1 (계속)

위에서의 자세유지 · 운동을 목표로 하는 경우의 위험관리와 환자에게 설명할 때 중요하다.

b. 고지수준 · 심리상태 · 요구의 파악

　　　재활목표의 설정과 실시에 필요한 정보로써, 환자에 대한 고지수준[10], 환자의 심리상태, 환자 · 가족의 요구를 파악한다. 본원에서는 진료과 의사 · 간호사가 재활의뢰시에 이것을 기입하는 시스템을 채택하고 있다. 고지수준의 파악은 환자 · 가족과 재활의료진의 의사소통이 중요하지만, 특히 고지되지 않은 사항이 있는 경우, 재활목표나 위험의 설명에 충분히 고려해야 한다. 예를 들면, 요추의 골전이를 고지받지 않은 환자에게 서기걷기연습을 진행하는 경우는 코르셋의 장착이유의 설명을 검토해야 한다(예 : 골조송증 때문에 등). 환자 · 가족의 심리상태와 요구는 목표설정에서도 가장 중요하다. 병적골절의 위험이 높아도, 항중력위에서의 연습 · 일상생활동작 유지의 요구가 강하여, 삶의 질이 중요해지면, 목표를 항중력위에서의 일상생활동작으로 설정할 것을 검토한다.

c. 생활기능 · 장애평가

　　　재활의사 및 테라피스트가 환자의 운동기능을 평가한다. 본원에서의 요구와 설정목표는 운동기능에 관한 내용이 많아서, 가이드라인에서는 운동기능평가라는 항목이 있지만, 여기에서 해야 할 것은 국제 기능장애 건강분류(International Classification of Functioning, Disability and Health, ICF)[11]의 개념에 입각하여 환자의 생활기능과 장애를 활동(activities)과 참가(participation)의 수준에서 평가하고, 그 생활기능과 장애가 어떤 기능장애(impairments)에서 기인하는지를 평가하는 것이다. 이 평가가 재활의 목표설정에서 중요하며, 완화의료팀에서 재활의료진이 해야 할 역할이다. 그리고 그 기능장애가 남은 생존기간에 개선을 기대할 수 있는지를 예측하고, 기능장애 · 활동 · 참가의 어느 수준에서 접근을 제공해야 하는지를 검토 · 제안하는 것이 재활의료진의 역할이다. 다른 의료의료진의 지식으로 부족한 것이 이 ICF의 개념이며, 그 때문에 기능장애를 평가하지 않고 과대한 활동이나 참가를 목표로 하는 의뢰나, 반대로 장애의 회복 · 극복이라는 개념이 없이, 완화적인 의미에서라는 애매한 의뢰가 있는 것이라고 추측한다.

d. 재활목표의 설정

상기의 정보를 진료과의사 · 간호사 · 재활의학과 의사 · 재활치료사 · 완화의료팀이 파악한 후에, 재활목표를 설정한다. 목표설정에서 특히 검토해야 할 것은 환자의 요구와 신체기능에 갭이 있는 경우나, 환자의 요구에 맞춘 재활 프로그램이 골절위험이 높은 경우이다. 환자의 요구와 신체기능에 갭이 있는 경우는, 우선 달성 가능한 신체기능을 확실히 하고, 고지수준과 환자의 인지도를 잘 파악한 후에, 금후의 신체기능의 회복과 재활의 내용을 어떻게 설명해야 하는지를 서로 대화하면서, 목표를 설정하는 것이 중요하다. 골절위험이 높은 환자의 경우는, 예후예측[12,13]을 파악한 후에, 목표를 설정하고, 프로그램을 입안하는 것이 중요하다.

거동이 어려운 환자에게도 그 생활 속에서 회복 · 극복할 수 있는 장애를 평가하고, 목표를 설정한다. 예를 들면, 암성통증이나 피부 · 근력의 유연성 저하로 인한 체통증 때문에 체위변환과 편안한 자세유지가 어려운 환자는, 체통증을 일으키거나 증강시키는 신체 진찰(피부 · 근력의 신장, 골전이 부위에 가해지는 비틀림 등)을 분석하여, 통증을 경감시키는 운동패턴 또는 보조법, 와위에서의 자세를 가족 · 간호사에게 교육하고, 자세를 바꿀때에 통증경감과 편안한 앉은 자세의 유지시간 연장을 재활목표로 삼는다. 구체적인 평가 · 목표설정 · 프로그램입안에 관해서는 증례를 다음에 소개하였다.

2 증례 제시 : 평가 · 목표 설정 · 재활 프로그램

a. 환자의 요구와 신체기능에 갭이 있는 증례

1) 50대 신장암환자

제2 · 3요추의 골전이를 수반하고, 양 하지마비를 나타낸다. 실용적인 하지운동 · 걷기가 어렵고, Frankel분류 C[14], Performance Status (PS)는 3, 예상예후는 3개월 이상 1년 미만. 고지수준은 병명은 고지되어 있지만, 골전이는 미고지, 골절의 위험은 용골성 변화 및 통증이 나타나는 고위험, '걷지 못하면 어쩔 수 없지'하며 걷기를 희망하고 있다. 기능장애는 ①양 하지의 운동성 및 감각성 마비, ②골전이통과 근경련에 의한 요배부의 안정시 및 운동시 통증. 활동은 몸을 뒤집을 수는 있지만, 좌위 유지는 어렵다.

재활목표를 식사시의 침상 기울여들기 좌위자세를 실현하기로 하고, 물리치료에 의한 의한 근경련의 경감 및 일상생활동작, 체위의 교육을 계획한다. 걷기를 목표로 하는 운동요법의 실시가 어렵다는 확실한 말은 삼가고, 운동요법에 의한 현재 활동기능의 개선(일어나기 동작에서 도움 감소나 좌위유지 시간의 연장 등)을 설명해 가기로 했다.

b. 병적골절의 리스크가 높은 증례

1) 30대의 폐암환자

경추 · 요추의 다발골전이를 수반하고, PS는 3, 예측예후가 6개월 미만이다. 전이고지까지 이루어져 있고, 골절의 위험성도 설명되어 있다. 환자는 걸어서 화장실에 가는 것, 복도를 산책하는 것을 희망하고 있다. 골절의 위험은 용골성 변화 및 통증이 나타나는 고위험. 기능장애는 구속성 환기장애와 하지의 부동성 능력저하. 활동은 걷기가 가능하지만, 호흡곤란 때문에 걷기가 가능한 거리는 약 30m.

젊은 환자에게 골절의 위험 때문에 일상생활동작을 제한하는 것은 환자의 정신적 고통이 크고, 또 예후예측이 6개월 미만이라는 점을 고려하여, 재활목표는 걷기능력의 유지로 하고, 재활에서는 골절의 위험을 환자에게 충분히 설명하고, 척추에 대한 비틀림이나 급격한 부하를 가하지 않는 거동 및 걷기시의 호흡법의 교육을 계획했다.

2) 60대의 유방암환자

경추 · 흉추 · 요추 · 좌상완골 · 우대퇴골의 다발골전이. 요추압박골절로 입원. PS는 3. 주요장기 전이는 없고, 마비는 보이지 않는다. 예후예측은 6개월 이상 1년 미만. 골전이부위에 대한 방사선요법을 실시하고, 비스포스포네이트(bisphosphonate) 투여 중. 전이고지까지 되어 있으며, 골절의 위험성도 설명되어 있다. 환자는 자택에서의 일상생활동작의 자립을 희망하고 있다. 골절위험은 대퇴골 · 요추 모두 고위험. 기능장애는 압박골절 후의 요배부통과 침상안정에 의한 부동으로 하지의 근력저하, 활동은 침상 기울여들기를 이용한 일어나기가 가능, 방사선요법 시행 직후로, 병태에 대한 환자의 이해도 구했다는 점에서 방사선요법에 의한 골경화가 나타나는 수개월간[15]은 체간코르셋의 장착과 우하지 면하가 필요하다는 점을 설명. 척추로의 비틀림이나 충격을 최소화한다. 또 우대퇴로의 하중을 조절하는 거동 · 옮겨 앉는 동작의 획득을 재활목표로 삼고, 그 방법의 교육 및 침상위에서의 근력 치료 프로그램을 계획했다.

c. 요구가 통증완화인 증례

1) 70대의 폐암환자

침상안정시에 산소 2.0L/분 투여 중. 척추의 다발골전이($Th_{1 \sim 12}$, $L_{2 \sim 3}$)가 있고, 마비는 보이지 않지만 체간의 부종과 피부경화가 현저. 체동시의 요배부통이 심하다. PS는 4. 예후예측은 6개월미만. 고지수준은 전이고지. 기능장애는 ①구속성 환기장애, ②골전이통과 근경련에 의한 요배부의 안정시 및 운동시 통증, ③부동성 근력저하. 활동은 몸을 뒤척이는 데에도 도움이 필요하다. 일어나기 · 좌위유지가 가능했던 시기는 '걷고 싶다'는 요구가 있었지만, 현재는 '허리를 편안히 하고 싶다. 편하게 자고 싶다'는 요구. 간호사로부터 요배부통이 심하여, 씻고 옷을 갈아입히는 보조가 힘들어서, 체통증을 경감시키는 보조법을 지도해 주기 바란다는 요망이 있었다.

재활목표는 몸을 뒤척일 때의 통증경감과 편안한 누운자세의 유지시간을 연장하고, 체간피부 · 근육의 유연성의 개선 및 흉요추가 비틀어지지 않는 뒤척임의 보조법 교육을 계획했다.

3 진행기~말기 암환자의 재활

a. 환자 · 가족에 대한 재활목표의 설명과 동의

설정한 재활목표와 위험에 관해서, 환자와 가족에게 충분히 설명하고 동의를 구한다. 진행기 ~종말기 암환자에게는 재활목표를 설정하기 위해서, 앞에서 기술한 **1**의 a~d를 개개의 증례에서 검토해야 하므로, 정형외과질환이나 뇌졸중 후의 재활에 비해서, 설명과 동의를 얻기까지 시간이 걸리는 경우가 많다. 달성 가능한 구체적인 목표를 설정하는 위해서는 재활의료진에 의한 생활기능 · 장애평가가 이루어져야 하므로, 실제로는 재활의료진에 의한 평가를 시작하게 된다. 이 시작 시의 설명에서는 '우선 몸을 평가하고 몸에 맞는 계획을 세워 갑니다'라는 설명에 머물러야 한다. 이것은 후에 달성 가능한 구체적 목표를 환자가 받아들일 수 있는지의 여부와 관련된다.

b. 재활의 실시와 재평가

재활을 실시함과 함께 병태변화 · 치료에 의한 부작용을 파악하면서, 그에 따르는 장애변화를 재평가하고, 또 그 때의 환자의 심리 · 요구를 파악해야 한다. 골전이를 수반하는 환자에게는 통증 · 감각 · 근력의 변화를 매회 평가하고, 증상의 발현 · 악화가 보인 경우, 그 원인을 분석한다. 골용해성 변화와 통증을 수반하는 환자는 정기적으로 방사선 촬영을 한다. 그 결과와 환자의 요구를 확인하고, 필요에 따라서 목표를 재설정한다.

4 진행기~말기 암환자의 재활 가이드라인

앞에서 기술한 본원의 가이드라인의 운용에는, 의료진이 공통으로 인식해야 할 사항을 열거한 체크리스트(**그림 2**)를 사용하고 있다. 재활의뢰시에 진료과의사와 간호사가 **그림 2**의 1~5를 기재한다. 재활의료진이 6, 7을 기재하고, 컨퍼런스에서 목표를 검토 · 합의한 후에, 환자 · 가족에게 설명하고, 재활을 실시한다.

본원에서 재활의료진이 환자와 관련되는 것은 진료과에서 재활을 의뢰받은 시점부터이며, 이 가이드라인은 재활이 의뢰된 시점부터 운용된다. 그러나 의뢰받은 시기가 조금 더 빨랐다면, 다른 목표를 설정할 수 있었던 것은 아닌지, 예를 들면, 조기재활로 인한 부동성 근력저하의 개선이나 환경설정을 포함한 접근을 실시하여 외박이나 일시퇴원을 실현할 수 있었던 것은 아닌가 생각되는 증례를 많이 경험하였다. 진행기~말기 암환자에게 재활의 필요성을 판단하는 역할은 어느 의료의료진이 담당해야 하는가? 완화의료병동 · 완화의료팀에 재활의료진이 포함된 경우는 재활의료진의 역할일 것이다. 본원에서 이 역할은 완화의료팀의 의사 또는 간호사가 담당하고 있다. 또 몇 증례의 경험을 통해서, 완화의료에 있어서 재활의 의의를 이해하고 있는 진료과에서, 진료과의사가 이 역할을 담당하고, 입원 초기에 재활의 필요성을 판단하여 의뢰하는 경우도 늘고 있다. 남은 생존기간이 약 1개월인 입원환자에게 입원과 동시에 재활을 의뢰받고, 입원 초기부터 시행함으로써 외박을 실현할 수 있었던 증례를 소개하겠다.

진행기~말기 암환자의 재활에 관한 체크리스트

의뢰병동	의뢰의사	진행기~말기 암환자의 재활에 관한 체크리스트
ID No.	전화번호	준텐도대학의학부부속준텐도병원재활실ver.1.0(2007/02/13판)
성명	의뢰과	
생년월일		

질환명	
Stage	

☐ 1. 골전이의 유무 확인
　　골전이검색　　유 ☐　　무 ☐
　　　　☐ 반년 이내의 골신티그램　☐ X선　☐ CT　☐ MRI
　　골전이의 진단
　　　　☐ 골전이 없음　☐ 골전이 있음 (부위　　　　　　　)

☐ 2. 병적골절의 위험 판정
　　☐ X선에서 골융해성 변화　　☐ 골신티그램 이상 병변　　☐ 국소의 통증
　　3항목 해당　☐ 고위험
　　2항목 해당　☐ 중등도위험
　　1항목 해당　☐ 저위험

☐ 3. 고지수준의 파악
　　☐ level 0　비고지·암관련질환이라는 것을 전혀 알리지 않는다.
　　☐ level 1　중간고지·암이 아니라, 종양이나 전암상태라는 중간적 고지를 한다.
　　☐ level 2　경감고지·진행성 암이 아니라 조기암이라고 고지한다.
　　☐ level 3　병명고지·진행성 암이라고 고지하지만, 전이소, 예후, 여명기간에 관한 확실한 말은 삼간다.
　　☐ level 4　전이고지·전이소의 존재도 고지한다.
　　☐ level 5　예후고지·생명예후가 나쁘다는 것까지 고지한다.
　　☐ level 6　여명고지·예상되는 여명기간에 관해서도 고지한다.

☐ 4. 환자의 심리상태의 평가
　　☐ 쇼크　☐ 부인　☐ 분노　☐ 비관·우울　☐ 수용

☐ 5. 환자·가족의 요구의 파
　　〈치료·생활의 장소〉　☐ 자택퇴원　☐ 전원　☐ 기타
　　〈기능〉　☐ 걷기　☐ 휠체어　☐ 식사　☐ 기타

☐ 6. 운동기능평가
　　〈기능장애〉　☐ 근력저하　☐ 마비　☐ 부종　☐ 관절가동제한　☐ 호흡장애　☐ 연하장애
　　〈동작능력〉　☐ 몸 뒤척이기　☐ 일어나기　☐ 좌위유지　☐ 일어서기　☐ 서기유지　☐ 걷기

☐ 7. 재활목표의 설정
　　〈치료·생활의 장소〉　☐ 자택퇴원　☐ 전원(轉院)　☐ 기타
　　〈기능〉　☐ 걷기　☐ 휠체어　☐ 식사　☐ 기타[　　　　　　　　　]

☐ 8. 환자와 가족에 대한 재활목표의 설명과 동의
　　☐ 동의　　☐ 거부

재활의사	담당요법사	병동간호사	담당의사	완화의료담당자

그림 2 암환자의 재활에 관한 체크리스트의 예

1) 50대 난소암수술 후 재발한 환자

복수를 관리하기 위해서 외래에 통원하고 있었는데, 복부팽만으로 인한 고통과 걷기곤란 때문에 입원. 복수천자가 계속되고, 도세탁셀 수화물의 복강내 투여, 옥토레오티드 초산염 피하주를 시행했지만, 전신상태의 악화를 확인하고 입원 33일째에 사망하였다.

이 환자는 입원 1일째에 재활의뢰가 있었다. 골전이는 없음. 걷기가 어려운 기능장애는, ①체간·하지의 부동성 근위축, ②복부팽만의 생체역학적 변화에 따르는 근육 정렬의 변화나 유연성 저하로 인한 근수축 저하라고 평가하고, 입원 2일째부터 재활치료를 시작하였다. 체간근군·둔근군의 유연성 개선을 목적으로 도수적 치료부터 시작하고, 침상 상하지운동, 일어나기, 일어서기, 걷기연습을 진행했다. 입원 11일째에 복도를 보행기로 약 50 m, 걷기가 가능해졌다. 입원 12일째에 외박하고, 한 사람이 가벼운 부축으로 걷기가 가능, 화장실동작 등도 지켜보며 생활했다. 이 환자가 외박하기까지 시행된 치료는 복수천자와 재활치료 뿐이었다. 진료과 주치의의 조기협진의뢰로 빠른 시기에 재활치료를 시작하여 걷기능력이 회복되어 외박이 가능하게 되었다.

5 끝으로

본 항에서는 본원에서 작성한 진행기~말기 암환자의 재활에 관한 원내 가이드라인을 소개하고, 대학병원의 완화의료팀에서 재활의료진의 역할에 관해서 기술하였다. 그러나 이 가이드라인에는 완화의료에서의 재활의 필요성을 어떻게 평가하고 판정하는가 하는 항목이 없으며, 또 각 원인 질환에서 관리해야 할 위험에 대응하고 있지 않으므로, 그것에 관한 검토가 과제라고 생각한다.

금후, 일반병동, 완화의료병동, 재택완화의료 각각에 있어서 재활의료진의 역할이 명확해지고, 암환자가 어느 병기·어느 생활장소에서나 적절한 재활을 받을 수 있는 시스템이 확립되기를 기대하는 바이다.

문헌

1) Dietz JH : Rehabilitation of the cancer patients. Med Clin North Am 53 : 607-624, 1969
2) 辻 哲也 : 완화의료병동에서의 재활의 실제. 辻 哲也, 里宇明元, 木村彰男 (편) : 암재활, pp531-540, 금원출판, 2006
3) Santiago-Palma J, Payne R : Palliative care and rehabilitation. Cancer 92 (4 Supple) : 1049-1052, 2001
4) Fialka-Moser V, Crevenna R, Korpan M, et al : Cancer rehabilitation : particularly with aspects on physical impairments. J Rehabil Med 35(4) : 153-162, 2003
5) 安部能成 : 완화의료에서의 재활의 역할. Pharm Med 20(6) : 69-74, 2002
6) 安部能成 : 암환자에 대한 완화의료적 재활-체동시 통증에 대한 대응을 중심으로 한 접근. 암환자와 대증요법 18(1) : 64-69, 2007
7) Taneichi H, Kaneda K, Takeda N, et al : Risk factors and probability of vertebran body collapse in metastases of the thoracic and lumbar spine. Spine 22 (3) : 239-245, 1997
8) Menck H, Schulze S, Larsen E : Metastasis size in pathologic femoral fractures. Acta Orthop Scand 59 (2) : 151-154, 1988
9) Mirels H : Metastatic disease in long bones. A proposed scoring system for diagnosing impending pathologic fractures. Clin Orthop Relat Res 249 : 256-264, 1989
10) 新井平伊 : 진행성 암의 고지양식에 근거하는 전방시적 실증연구의 필요성. 시사신보 3939 : 37-40, 1999
11) 장애자복지연구회 (편) : ICF 국제생활기능분류-국제장애분류 개정판. 중앙법규출판, 2002
12) 片桐浩口, 高橋 滿, 高木辰哉 : 전이성 골종양에 대한 치료체계-원발소 검색순서와 예후예측에 대한 전략. 관절외과 22 : 46-54, 2003
13) 德橋泰明, 松崎浩巳, 根本泰寛 : 종양 전이성 척추종양에 대한 수술치료의 최전선. 척추척수 12 (6) : 497-506, 1999

14) Frankel HL, Hancock DO, Hyslop G, et al : The value of postural reduction in the initial management of closed injuries of the spine with paraplegia and tetraplegia. I. Paraplegia 7 (3) : 179-192, 1969
15) 原田英幸, 西村哲夫, 鎌田 実 외 : 골전이에 대한 방사선치료의 골절예방효과. 일본의학방사선학회 잡지 64 (8) : 606, 2004

(北原Eri子)

8. 심리적 지지로서의 재활

요 점
① 말기 암환자는 증상의 진행과 더불어 조절곤란감, 상실감, 절박감 등의 심리적 어려움도 함께 가지고 있는 경우가 많다.
② 우울증이 높은 비율로 확인되므로, 증상을 간과하지 않도록 타각적으로 평가하는 것도 중요하다.
③ 우울상태는 심신 모두 휴식이 필요한 상태라고 이해하고, 재활의료의 필요, 빈도, 활동내용을 검토한다.

1 진행성 암 환자의 심리적 상태

말기 암환자는 증상의 진행과 더불어 통증, 오심·구토, 전신무력감 등 다채로운 증상이 나타나고, 또 악액질증후군 등의 영향으로 점차 체력도 저하된다. 신체적 고통의 악화나 체력저하가 일상생활동작(ADL)의 저하에도 결부되어 지금까지 스스로 할 수 있었던 일들을 할 수 없게 된다. 주위에 대한 의존이 높아지는 등, 자신의 신체나 주위 환경 등에 대한 관리가 흔들린다. 또 '자신에게 남겨진 시간'의 절박감과, '죽음의 공포', '앞날이 보이지 않는 불안'도 크다. 말기 환자에게 볼 수 있는 우울증의 빈도가 58%나 된다는 보고도 있으며[1], 추가로 이 시기의 환자는 다시 '죽음' '무력감'을 강하게 의식하고 사는 의미나 희망의 상실이라는 보다 근원적인 고뇌를 안고 있다고 할 수 있다[2]. 우울증상은 약물요법 등으로 경감되기도 하므로, DSM-Ⅳ-TR(미국 정신의학회 정신질환의 분류와 진단의 길잡이)[3]의 진단기준(**그림 1**) 등을 참고하여 환자의 평가에 유의하기 바란다.

여기에서는 말기 암환자에게 흔히 나타나는 '상실감'과 '조절곤란감'을 예로 들어, 그것에 대한 재활을 생각해 보기 바란다.

a. 말기 암환자가 경험하는 상실감과 조절곤란감

질병 상태의 진행에 따라서 환자는 여러 가지 상실을 경험한다[4](**표 1**). 그 중에서도 '자신의 몸인데 생각대로 되지 않는다', '식사나 배설조차도 주위사람에게 의지해야 한다' 라는 신체적인 상실감에 수반하는 조절곤란감은, 환자의 마음에 큰 그림자를 드리운다. 또 신체가 전하는 이러한 부전감은 임박해 오는 죽음을 예감하게 하고, 앞날이 보이지 않는 불안을 악화시키는 것으로도 연결된다.

그와 같은 환자에게는, 적절한 증상완화가 '신체적인 고통은 조절할 수 있는 것'이라는 안도감을 갖게 하고, 또 호흡법 등으로 기분이 안정되어, 신체의 긴장이 완화되는 실감이, '몸과 마음이

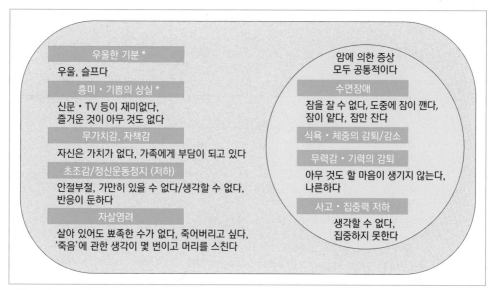

그림 1 한 주요우울증(major depression) 의 진단기준
*를 포함한 5항목 이상이 2주간 이상 지속.
주요우울증의 진단기준 중에는 암과 관련된 증상이나 암의 치료에 의한 증상과 중복되는 것도 있어서, 정확한 진단이 어려운 경우도 있으므로 주의할 것.
[栗原幸江 : 진행성 암 환자의 사이코온코로지(psy-chooncology). 池永昌之, 木澤義之 (편) : 기어체인지-완화의료를 배우는 21회, p158, 의학서원, 2004에서 일부 개편]

표 1 말기 암환자가 경험하는 여러 가지 상실

1. 신체적 기능	통증, 전신무력감 등의 증상이나 체력저하 등으로 신체가 생각대로 되지 않는다
2. 사회적 역할	일이나 가정에서 (이환 이전의) 역할을 감당하지 못한다, 주위에 대한 부담감
3. 자립 · 자율	스스로 자신의 일을 하지 못한다, 주위에 의지하게 된다
4. 존엄	외견의 변용, 배설보조를 받는 일 등, 자기이미지나 프라이드의 상처
5. 관계성	사랑하는 것을 남기고 떠나야 한다, 고통을 이해받지 못하는 고립이나 고독, 거부
6. 미완성 작업	남겨진 일이 있다, 달성하지 못한다

[栗原幸江 : 진행성 암 환자의 사이코온코로지(psy-chooncology). 池永昌之, 木澤義之 (편) : 기어체인지-완화의료를 배우는 21회, p160, 의학서원, 2004에서 일부 개편]

서로 영향을 미치고 있다', '자기 나름대로 마음과 몸을 안정시킬 수 있다'는 인식을 갖는 것이 중요하다. 또한 조절감 회복의 힌트는 마음과 몸의 양측면의 접근 속에서 흔히 발견할 수 있다.

b. 우울증상의 평가

우울증의 요인에는 질환이나 치료에 따르는 신체적인 것, 약제의 영향, 정신 · 심리적인 것, 환경이나 사회적인 것 등, 여러 가지가 있다. 예를 들면, 암환자의 경우, 이환에 수반하는 죽음의 공포나 앞날의 불확실성 등이 불안이나 여러 가지 상실체험 등과 결부되는 경우가 많다. 또 기력의 감퇴, 불면, 불쾌감이나 식욕부진 등은 암 그 자체의 증상과 우울증상이 중복되는 경우도 있다. 환자는 이미 다양한 신체증상을 안고 있으며, 또 '암에 걸렸으니까, 기분이 가라앉는 것이 당연'하다는 주위의 '지나친 배려(외곬수)' 등도 있으며, 우울증상이 간과되기 쉽다는 논문을 종종 볼 수 있다[5-7]. 또 우울증상이 있는 환자는 그 고통을 호소할 에너지조차도 고갈되어 버려서,

표 2 우울증의 호소와 신체증상

호소	타각적인 신체증상
슬픔 기분이 가라앉는다 간단한 일을 결정하지 못한다 의욕이 생기지 않는다 아무 것도 할 마음이 생기지 않는다 또 하루가 시작되는구나 생각하면 암담해진다 자기자신의 가치를 찾을 수 없다 심한 자책감 죽음에 관해서 생각한다 · 자살염려	식욕부진 체중감소 나른함과 쉬운 피로감 불면 · 조조각성 욕동(欲動)의 저하 변비 초조감 느릿느릿한 움직임

표 3 우울증상의 평가 [DSM-IV-TR에 의한 주요우울증의 진단기준(그림 1)을 참조]

묻는다	① 슬픈 기분이 들 때가 많습니까? 자주 웁니까? ② 그런 기분이 하루에 자주 변합니까? ③ 기분전환은 합니까? ④ 암에 걸리고 나서, 집중력이 없어졌다고 느낍니까? ⑤ 밤에 잘 잡니까? ⑥ 식욕은 어떻습니까? ⑦ 과거 일을 자주 생각하거나, 후회하는 일이 많다고 느낍니까? ⑧ 주위 사람에게 무거운 짐이 된다고 느낀 적이 있습니까? ⑨ 죽어버리는 편이 낫다고 생각한 적이 있습니까?
관찰한다	① 복장이나 머리스타일 등의 차림에 신경을 쓰고 있는가? ② 표정 · 목소리의 상태 ③ 활동수준(초조, 또는 움직임의 느림 등이 있는가?) ④ 집중력 · 주의력 ⑤ 대화법(발화의 속도, 말이 자연스럽게 나오는가 등) ⑥ 인지력이나 기억력
체크한다	① 정신질환의 기왕은? ② 가족에게 우울증이나 자살의 기왕이 있는가? ③ 새로 시작한 약, 중지한 약은 무엇인가? ④ 환자의 호소나 신체증상(표 2를 참조)

호소를 마음속에 품고 있는 경우가 많으므로, 의료진이 객관적으로 우울증상을 평가하는 것도 중요하다(**표 2, 3**).

2 심리적 재활

a. 대화요법(카운셀링)

앞에서 기술하였듯이, 말기 암환자의 마음의 고통에는 여러 가지 요인에 의한 상실감이나 정서조절곤란이 크게 영향을 받는다. 그에 대한 접근의 하나로 대화요법(카운셀링)이 있다.

1) 대화요법의 방법

구체적인 방법의 예로, 다음과 같은 여러 가지가 있다.

• 대화를 통해서 상실이나 정서조절곤란의 '괴로운 기분'의 표현을 촉진한다.

- Life Review(지금까지의 인생을 뒤돌아보는 작업)를 통해서 자존심의 향상이나 심리적 부담의 경감 등을 도모한다[6].
- 상실을 보완하는 대체안을 검토한다.
- 정서조절곤란을 초래하는 문제의 윤곽을 명확히 하고, 대처법을 검토한다.
- 호흡법이나 주의전환법 등을 습득한다.

모두 대화를 통해서 자신의 고통을 누군가에게 이해받거나 자기 나름대로 현 상황을 파악하여, '지금 여기'에 초점을 맞추고 '현실적인 문제해결책'을 검토함으로써, 상실의 슬픔을 완화하고, 조절감을 회복시키는 것을 목적으로 한다.

2) 대화요법의 포인트와 개입

대화를 통한 마음의 케어를 한 후에, 임상현장에서 구체적으로 의도하는 바와 개입례를 다음에 나타냈다.

(1) 신뢰관계의 구축 : 열린 의사소통을 위해서
- 환자가 고통을 안심하고 표출할 수 있는 환경을 제공(경청 · 공감)
- 환자의 고통을 완화시키기 위해서 협력하는 파트너라는 보증을 제공.

(2) 대상이해 : 환자와 환자의 고통을 제대로 이해하기 위해서
- 환자가 경험하는 증상이 어떤 것인가?(통증, 불쾌감, 호흡곤란 등)
- 그 증상은 환자의 일상생활동작이나 삶의 질에 어떤 영향을 미치는가?(신체기능에 대한 영향 등)
- 환자는 어떤 상실체험을 하고 있는가?(신체부위나 기능, 주위와의 관계성, 희망 등)
- 질환이나 치료관련 이외에 환자가 안고 있는 고통에는 어떤 것이 있는가?
- 환자의 연령, 가족 내의 역할, 발달과제.
- 환자가 지금까지 어떻게 위기를 넘겨 왔는가?(Coping의 탐색)
- 가족의 연령, 구성, 발달과제, 현 상황의 인식과 coping, keyperson의 존재.

(3) 개입 : 환자의 고통에 작용하기 위해서
- 개입 가능한 문제와 개입 불가능한 문제의 판단
- 자립지원, 기능보완, 대체안의 검토 등(환경조정)
- 문제의 파악과 대처법의 검토(문제해결지향 접근)
- 현실과의 조정, 호흡법, 주의전환법, 이미지요법 등(인지행동요법)
- 환자와 가족을 하나의 유닛으로 생각하고, 각각 담당하는 역할의 지원.
- 지금까지 인생의 궤적을 뒤돌아봄(Life Review)
- 사는 의미의 탐색(실존적 정신요법)

b. 약물요법에 관해서 의식해야 할 점

치료나 신체증상을 조절하는 목적으로 여러 가지 약을 복용하고 있는 환자로부터 '어떻게든 약을 줄이고 싶다'는 호소를 들은 경험은 없는가? 또 항울제나 항불안제라는 '마음의 약'은 '중독이 되는 것은 아닐까?', '그만두지 못하는 것은 아닐까?', '가능하면 먹고 싶지 않다'라고 생각하

는 사람이 적지 않다. 그러나 '약은 어디까지나 도와주는 것. 성격을 바꾸어 버리는 것이 아닙니다. 필요 없어지면 그만둘 수 있습니다', '안정되지 않았던 마음이 약을 사용하고 편안해져서, 제대로 생각할 수 있게 되었습니다' 등, 환자의 저항감을 배려하는 대응이 중요하다. 또 환자의 증상 정도에 따라서 약물요법과 비약물요법의 균형을 검토해 가는 것도 중요하다.

c. 재활

심리적인 측면에 중점을 둔 재활에는, 심리면에 직접적으로 접근하는 방법과 어떤 목적을 가진 재활을 할 때에 심리면을 배려하면서 하는 방법 등이 있다. 다음에 그 구체적인 방법을 기술하였는데, 모두 앞에서 기술한 신뢰관계의 구축이나 환자를 이해하는 노력을 한 후에 실시해야 한다. 환자를 이해하기 위해서는 주소 이외에도 사회적 배경이나 가정에서의 역할, 취미 등의 생활력(生活歷) 등의 정보를 수집하면, 여러 가지 활동을 선택하는 데에 도움이 된다.

다음에 작업치료사의 시점에서, 마음의 케어로써의 재활접근의 개요를 기술하였다.

1) 상실감 · 정서조절곤란에 대한 접근

표 1에 나타냈듯이, 암환자는 암에 걸려서 신체적 기능이 저하됨으로써 일어나게 된 상실감뿐 아니라, 직장이나 가정에서의 역할이나 일상생활동작이 어려워지는 것, 스스로 자신의 일을 할 수 없게 되면서 생기는 자립 · 자율감의 상실 등, 여러 가지 차원에서의 상실감을 경험한다. 그와 같은 상실감을 극히 경감시키고, 가능한 범위에서 자립 · 자율감을 느낄 수 있도록 접근한다.

(1) 신체적 상실감 및 조절곤란에 대한 접근

전신지구력이나 호흡 · 순환기능이 저하되어 있는 환자에게는, 체력을 소모하지 않도록 동작이 적은 에너지로 실시할 수 있는 효율적인 방법을 제안한다.

상지나 하지 등의 신체기능에 장애가 있는 경우는, 기능이 잔존해 있는 부분을 활용하여 동작방법을 검토(예 : 우편마비환자인 경우, 좌상지만으로 옷을 갈아입는 동작을 한다) 하거나, 복지용구, 편리한 도구(보조기구 : 예를 들면 악력이 저하되어 있는 경우, 손잡이가 두꺼워 잡기 쉬운 스푼을 제공하는 등)를 소개함으로써, 스스로 조절할 수 있는 동작을 제공하는 방법을 검토한다.

질병 상태가 악화되어, 서서히 말기 의료로써의 완화의료로 기어 변속(치유를 목표로 하는 항암치료에서 증상완화를 중심으로 하는 치료로 이행하는 것)이 이루어지는 시기에는, 뇌종양이나 척수종양 등의 환자는 상하지의 운동 · 감각마비 등의 기능장애가 서서히 진행되어, 매우 심한 불안에 쫓기게 된다. 이 시기에 기능개선을 목적으로 재활을 하는 것은, 결과적으로 동작을 할 수 없게 되는 현실에 직면하게 되므로, 상실감이 생기지 않도록 배려하는 것이 중요하다. 이와 같은 경우는, 상하지의 기능치료 등의 능동적인 재활에서 증상완화를 위한 수동적 재활로의 변환이 필요하다(그림 2). 부종에 대한 도수 림프배액술이나 부동에 의한 순환장애를 개선하기 위한 스트레칭 등에 의해 고통을 완화시킨다. 또한 부동에 의한 부동증후군의 예방을 목적으로 하는 재활을 계속함으로써, 아직 방법이 있다는 것을 나타내고, 형식을 바꾸면서 희망을 연결해 갈 수 있도록 한다.

(2) 사회적 역할에 관한 상실감에 대한 접근

가정 내에서의 역할(예 : 엄마로써의 가사일 등)을 감당하지 못하는 점이나, '언제나 부모님이

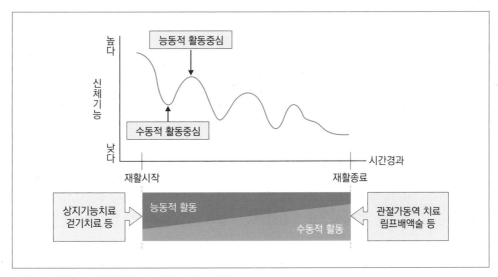

그림 2 신체기능의 변화에 따르는 재활 흐름의 일례
신체기능이 서서히 저하되는 경우, 재활의 내용을 능동적인 것에서 수동적인 것으로 이행해 가는 흐름을 도식화한 것.

저만 보살피느라 동생이 외로운 생각을 하고 있다' 등 부모와 형제자매 등의 가족에 대한 부담감을 가지고 있는 경우도 많다. 상지기능치료나 능력치료, 기분전환을 겸해서, 부모나 형제자매에게 선물을 만들어 주면서, 조금이라도 '주위에 기쁨을 줄 수 있다', '자신의 존재가 도움이 된다'는 생각을 느낄 수 있도록 지지한다. 또 가정 내의 역할을 감당할 수 없게 된 것에 관해서, 차세대에 전승하는 방법을 검토하여(예 : 요리의 레시피를 딸에게 전하기 위해서, 왼손으로도 쓸 수 있도록 글씨연습을 하는 등), 역할의 전환을 지지한다.

(3)자립 · 자율성의 상실에 수반하는 조절곤란감에 대한 접근

스스로 자기 신변의 일을 할 수 없는 등 자립 · 자율도가 저하되거나, 골전이 등으로 안정이 요구되는 등, 스스로 할 수 있는 일이 한정되어 조절곤란감이 생긴 경우에는, 자신의 페이스로 할 수 있는 것을 찾는 것도 한 방법이다. 취미 등을 살린 수공예나 TV의 리모콘을 스스로 조작할 수 있도록 하는 등, 스스로 자신이 하고 싶은 것을 조절하고 있다는 조종감을 얻을 수 있도록 원조한다.

접근은 자원봉사에 의한 이벤트나 병동행사, 작업치료 등에서 할 수 있는데, 과제의 선택에는 성취도를 느낄 수 있도록, 다소 노력해서 할 수 있는 것부터 시작하고, 난이도나 양을 조정하여 단계화한다.

(4)관계의 상실감에 대한 접근

완화의료병동은 개인의 프라이버시를 존중하여, 개인병실이 배치되어 있는 시설이 많으리라 생각되는데, 조용해서 좋은 반면, 고독감에 괴로운 경우도 있는 것 같다. 그와 같은 경우는 공동 공간에서 다른 환자 · 가정과의 교류나 같은 목적을 가진 사람이 모이는 장소로 가는 것이 "peer support(같은 병이나 장애를 가진 사람끼리 교류하며, 공동적 이해가 생기거나 실제적인 적응방법 등을 배우고 서로 돕는 것)"의 장이 되기도 한다.

물리치료실, 작업치료실, 언어치료실로 구성되는 재활치료실은 같은 목적(재활)을 가진 환자

가 모이는 장소의 하나이다. 다른 환자의 모습을 보고, 병이나 장애와 싸우고 있는 것이 자신만이 아니라는 것을 실감하고, 고독감에서 해방되기도 한다. '아아, 이렇게 많은 사람이 재활에 힘쓰고 있네요. 나만 괴로운 게 아니었군요' 라는 말을 흔히 듣게 된다. 또 '이 떠들썩함 속에 있으면, 안심이 돼요' 라고 몸의 상태가 나빠진 후에도 재활실에서의 계속적인 재활을 희망하는 사람도 있다.

대인교류를 권장하고, 소속감이나 연대감을 얻거나, 타인과의 교류 속에서 역할을 재획득할 목적으로, 그룹요법을 실천하고 있는 시설도 많다9,10). 완화의료 병동에서는 간호사나 심리요법사, 임상심리사, 자원봉사 등의 의료진과 물리치료사나 작업치료사가 공동으로, 그룹이벤트를 하는 경우가 많다. 그룹요법시에는 그룹 속에서도 개인의 개성을 존중하고, 시간 내에 완성하는 것, 연령·성별을 불문하고 대처하기 쉬운 것, 사소해도 완성도가 높은 것, 계절감을 담은 것을 할 수 있게 한다9).

(5)존엄의 상실에 대한 접근

배설은 특히 인간의 존엄과 관련된 동작으로, 자립에 대한 희망이 높고, 재활적인 접근이 가능한 경우도 많다. 체력소모상태에 있는 환자에게는 이동 동선을 짧게 하고, 필요 최소한의 에너지로 동작을 할 수 있게 동작요법을 검토한다. 운동마비 등이 있는 경우는, 건강부위를 동작의 구동력으로 사용하는 등 방법을 검토하거나11), 화장실의 환경을 조정하여, 자립도를 높이는 것이 자존심에 대한 접근이 되기도 한다.

또 신체적으로 매우 무리한 상황이라도 '배설만은 (휴대용변기가 아니라) 화장실에서 하고 싶다'는 호소를 흔히 듣게 되는데, 환자 자신이 할 수 있다고 생각하는 일상생활동작과 의료자가 생각하는 안전한 환자의 일상생활동작사이의 갭이 커서, 조정이 어려울 때도 있다. 그와 같은 경우에는,

① 우선, 환자에게 도움이 되리라 생각되는 여러 가지 정보를 제공한다
② 현 단계에서 통증이 잘 생기지 않는 방법이라고 생각되는 것을 제안한다
③ 지금은 이 방법을 사용하고 있지만, 앞으로는 서서히 단계적으로 방법을 변경해 갈 것을 제안한다
④ 가족의 협력도 구한다

이상과 같은 정보제공 등을 실시한 후에도, 역시 '희망대로 해 보고 싶다'는 생각을 한다면, 위험하지 않도록 만전의 체제에서, 한번 해 보는 경우도 있다.

의료자가 안전성을 고려하면서 환자의 희망에 따라 해 보고, 그래도 고통스러우면, 현실을 체념하고 다른 방법을 선택하기도 한다. 의료자가 하나가 되어, 환자의 일을 생각하고, 실천하려는 자세를 보이는 것이, 환자가 현실을 받아들이는 데에 매우 도움이 된다.

(6)미완의 일에 대한 접근

남겨진 일이나 필요서류의 사인, 지키지 못한 가족과의 약속 등의 억울함을 환자가 표출한 경우, 그것을 보완하는 원조를 할 수 없는지 검토한다. 사용하는 손에 운동마비가 생긴 경우, 높은 정교성을 요하는 글씨쓰기가 종종 어려운 경우가 많다. 마비된 손에 수의성이 남아 있는 경우, 글씨쓰기를 쉽게 하기 위해서 '펜슬그립(고무 등 잘 미끄러지지 않는 소재로 만들어져 있어서, 연필이나 볼펜을 끼워서 사용하는 것)'이나 손잡이부분이 두꺼워서 미끄럼방지처리가 되어 있는

'잡기 쉬운 볼펜' 등을 소개하는 것이 도움이 된다.

또 사용하는 손의 수의적인 운동이 어려운 경우는, 사용하지 않는 손으로 글씨를 쓸 때의 포인트 등을 소개하고, 시간에 여유가 있으면 단계적으로 연습해 간다.

(7)우울증에 대한 접근

우울상태는 암의 부위와 상관없이, 전임상경과를 통해서 확인되는데, 특히 진행 · 종말기의 신체상황이 악화된 상태에서 더욱 높은 비율로 나타난다[12].

적응장애인 우울이나 중증 주요우울 등, 중증도도 제대로 파악하고 접근해야 한다. 그러기 위해서 정신과의사, 임상심리사 등의 마음의 전문가에 의한 평가를 받으면서 개입하는 것이 바람직하다. 또 우울상태는 심신 모두 휴식이 필요한 상태라고 이해하고, 개입의 적부 · 빈도 · 활동 내용을 검토한다. 그리고 자살을 방지하는 의미에서 위험물 관리를 철저히 해야 한다.

d. 우울증과 부정적 인지의 나선형 [13, 14]

Teasdale의 우울증 처리활성가설[13]에서는 우울상태가 악화되어 가는 과정의 설명으로 '부정적인 라이프 이벤트'가 있으면 그 체험을 혐오적으로 인지하고, 조금 가벼운 우울한 기분이 된다. 대부분의 사람은 단시간에 우울한 상태에서 회복되는데, 우울증인 사람은 한번 우울한 상태가 되면, 특징적 사고패턴이 나타난다. 이것이 그림 3과 같은 '우울한 정보처리가 활성화'된 상태이다. 이와 같은 경우에는 예전의 부정적인 기억만 생각나거나, 보통은 어떻게든 받아들이는 상황을 부정적으로 받아들여서 본래의 체험이 더욱 혐오적인 것으로 인지되어 버려서 점점 부정적인 인지를 반복하면서, 2차적으로 강해진 우울단계로 들어가 버린다('우울증 나선형'에 빠진 상황).

e. 우울증 나선형으로부터의 탈출

그래서 그림 3의 d1 '부정적인 기억을 생각해 내는'것에 작용하여, 기분전환할 수 있도록 격려하며, 그 부정적인 기억을 차단하고, 우울증 나선형으로부터 탈출하기 쉽다. 재활을 실시할 때에는 좀 기분전환할 수 있는 활동을 선택하여, 부정적인 기억을 상기하는 기회를 줄임으로써, 우울증 나선형으로부터 벗어날 수 있게 원조한다(그림 4). 그와 같은 것을 의식해서 즐겁다고 생각되는 활동 등을 선택해 가는 것이 의미가 있다.

f. 그 밖의 접근 : 기분전환이나 분노의 발산방법 등

단순한 것, 반복동작이 많은 것은, 의식을 일시적으로 과제에 집중하게 하고, 병이나 통증, 슬픔에 대한 주의를 딴 데로 돌려서, 기분전환이 되는 경우가 많다.

'왜 자신만 괴로운 경우를 당하는지?' 등 타인에게 터뜨릴 수 없는 분노, 슬픔이 있는 경우나 어린아이와 같이 자신의 기분을 말로 표현할 수 없는 경우에는, 재활장면에서 더욱 발산효과가 큰 활동을 선택한다. 예를 들면, '두드린다', '찌른다', '쪼갠다' 등 파괴적인 이미지가 있는 타일모자이크[15,16]나, 꼬치[9], 가죽공예의 조각동작 등이 일반적으로 발산효과가 크다.

소아암 어린이의 경우에서 체력이나 근력유지 목적의 활동을 선택할 때에는, 가능한 범위에서 공이나 풍선을 두드리거나 차는 발산효과가 큰 활동을 선택하는 것도 한 예이다.

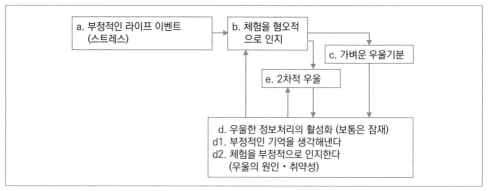

그림 3 우울에 대한 접근의 가능성-우울과 부정적 인지의 나선형

(丹野義彦 : Evidence 임상심리학-인지행동이론의 최전선. pp36-38, 일본평론사, 2001 및 大庭 홀 : 심리사의 입장에서 본 완화의료적 재활의 현실과 과제. 제12회 일본완화의료학회 총회, 2007에서 인용개편)

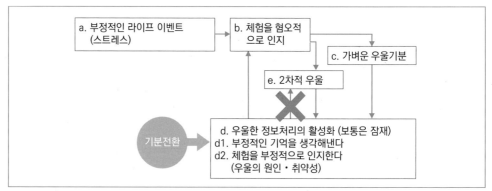

그림 4 우울에 대한 접근의 가능성-기분전환에 의한 우울증 나선형으로부터 탈출

(丹野義彦 : Evidence 임상심리학-인지행동이론의 최전선. pp36-38, 일본평론사, 2001 및 大庭 홀 : 심리사의 입장에서 본 완화의료적 재활의 현상황과 과제. 제12회 일본완화의료학회 총회, 2007에서 인용개편)

３ 끝으로

진행성 암환자가 가지는 심리적 고통 속에서, 이번에는 특히 상실감 및 그에 수반하는 조절부전감에 대한 접근방법이나 우울에 대한 접근의 가능성, 심리적 발산방법에 관해서, 대화요법(카운셀링)에 의한 방법과 재활의료의 개요를 기술하였다. 마음과 몸의 양측면에서 접근법이 여러 가지이므로, 적응의 유무나 환자의 의향을 확인하면서 실시하기 바란 또 진행성 암인 경우, 통증이나 전신불쾌감 등의 신체상황이 매일 변화하거나, 치료방침을 변경해야 할 때에, 질병 상태에 대한 설명을 들은 후에 심리적인 동요를 나타내는 경우도 많다. 치료 전에 심신의 상황에 관한 정보를 수집해 두고, 치료 후에는 치료 중에 얻은 정보를 보고하여, 여러 직종으로 구성되는 의료팀내에서 정보를 공유하는 것이 중요하다.

문헌

1) Massie MJ：Prevalence of depression in patients with cancer. J Natl Cancer Inst Monogr 32：57-71, 2004

2) 森田達也, 鄭 陽, 井上 聰：종말기 암환자의 영적 · 실존적 고통에 대한 케어-계통적 review에 입각한 통합화. 완화의료학 3：80-92, 2002

3) American Psychiatric Association：Quick Reference to the Diagnostic Criteria from DSM-Ⅳ-TR [高橋三郎, 大野 裕, 染矢俊章 (역)：DSM-Ⅳ-TR 정신질환의 분류와 진단의 길잡이. 신정판, pp137-139, 의학서원, 2003]

4) 栗原幸江：진행성 암 환자의 사이코온코로지(psy-chooncology). 池永昌之, 木澤義之 (편)：기어체인지-완화의료를 배우는 21회, pp158-167, 의학서원, 2004

5) Nordin K, Berglund G, Glimelius B, et al：Predicting anxiety and depression among cancer patients：a clinical model. Eur J Cancer 37 (3)：376-384, 2001

6) Passik SA, Dugan W, McDonald MV, et al：Oncologists' recognition of depression in their patients with cancer. J Clin Oncol 16：1594-1600, 1998

7) Spiegel D, Giese-Davis J：Depression and cancer：mechanisms and disease progression. Biol Psychiatry 54 (3)：269-282, 2003

8) 岡村 仁, 花岡秀明, 横田 玲：암에 수반하는 정신증상에 대한 대처-심리 · 사회적 재활. 암치료와 숙주 16：65-70, 2004

9) 目良幸子, 川谷륙睦美, 霜鳥Nathsmi：호스피스에서 작업치료의 역할. OT 저널 26：671-675, 1992

10) 會田玉美：완화의료병동 입원환자의 그룹워크의 시도. 동경위생국학회지 104：204-205, 2000

11) 田尻寿子：배뇨장애환자의 작업치료 (화장실동작：옷 갈아입는 동작, 의복의 검토, 휴대용변기의 선택 등). MB Med Reha No.14：55-61, 2002

12) Loseth DB：Psychosocial and Spiritual Care. Kuebler KK, Berry PH, Heidrich DE, et al (eds)：End-of-Life-Care；Clinical Practice Guidelines, pp269-279, Saunders, Philadelphia, 2002

13) 丹野義彦：Evidence 임상심리학-인지행동이론의 최전선. pp36-38, 일본평론사, 2001

14) 大庭 章：심리사의 입장에서 본 완화의료적 재활의 현실과 과제. 제12회 일본 완화의료학회 총회, 2007

15) 田尻寿子, 市川Rumi子, 辻 哲也：완화의료병동에서의 재활의 실제. 작업치료사의 역할. 辻 哲也, 里宇明元, 木村彰男 (편)：암재활, pp548-555, 금원출판, 2006

16) 増田芳之, 田尻寿子, 辻 哲也：악성종양 (암) 의 재활 (3) 물리치료사 · 작업치료사의 역할. 종합재활 31：953-959, 2003

(栗原幸江 · 田尻寿子)

색 인

국문

ㄱ

가래배출법 170
——, 호흡보조에 의한 306
가성발성법 183, 186
가이드라인 7, 10, 323
가족(의) 참여 241, 287
가족의 심리상태와 요구 325
간접연하치료 66, 94
간질성 폐렴 20
간헐적 경관영양법 99
간헐적 공기압박법 35
간헐적 구강식도경관영양법 74, 99
감각성 언어영역 57
감시림프절 생검 121
강내파종 18
강제호기법(허핑, huffing) 163, 168, 305
강화요법 249
개구리자세 243
개구치료 95
개두술의 수술 전·후 재활 49
개호보험 이외의 서비스 51
걷기 지원 280
걷기능력의 유지 56
걷기치료 50
게피티닙(Gefitinib, 이레사) 20
견갑골 절제 199
견관절고정술 198
경구섭취 80, 99
경막내 수외종양 190
경막외종양 190
경부림프절 절제술 83
—— 에서의 수술 전·후 평가 111
—— 의 수술 전·후 재활 86
경부림프절 절제술 후 배액관 제거 후의 운동 112
경부림프절 절제술 후 일상생활의 주의점 111
경부림프절 절제술 후에 하는 목체조 110
경부림프절 절제술 후의 부신경마비에 대한 접근 108
경부림프절전이 70
경부식도암 수술 전·후 재활 77, 101

경부의 신장치료(스트레칭) 96
경부의 운동 183, 186
경부피하 배액관 173
경비위튜브 173
경장영양튜브 173
경찰법 271
경피내시경적 위루술 99
경피적 동맥혈산소포화도 측정 262
경피적 전기신경자극 264, 274
계발활동 11
고관절 외전 장구 209
고관절의 관절가동영역치료 52
고용량 스테로이드충격치료 234
고지수준의 파악 235
고차 뇌기능장애 49, 318
—— 에 대한 접근 57
고칼슘혈증 37, 218
고형암 12
—— 의 치료효과판정을 위한 신가이드라인 22
골·연부종양 188
—— 의 수술 전·후 재활 32
—— 의 치료 206
골반내 림프절 절제술 143
골수억제 20, 34
골수이식 250
골육종 192, 206
골전이 27, 35, 188, 287, 323
골절위험의 판정 323
공기섭취법 101
공황 관리 302
과립구 콜리니자극인자 22, 36
과점조도증후군 218
관강장기 17
관계의 상실감 337
관념실행 64
관념운동실행 64
관절가동범위 운동 52, 242, 265
관절구축 242
관절통 20
관해유도요법 249
관형 압박 슬리브 266
광배근 저항운동 116
광배근 피판이식술 134
광범위 자궁전절제술 140
교대주의력 6
교모세포종의 생명·기능적 예후 45

교차형 보행기 283
구강건조증 22
구강기관의 운동 91
구강섭어 104
구강암 수술 전·후 재활 74
구강케어 75, 92
구개 보형물 76, 100
구부안면실행 64
구음장애 28
구음치료 96
구토 20
구토작용 20
국제 기능장애 건강분류 322
국제사지보존학회 202
제한성 병기, 폐암 162
그라니세트론 20
그룹요법 338
근력유지운동, 부동증후군 279
—— 기립경사테이블(tilt table)법에 의한 예방 294
근력저하 243
근무력증후군 27
근육병증 27
근육통 20
근적외선 273
근치적 경부림프절 절제술 83, 115
글자지우기검사 62
급성 골수성 백혈병 217
급성 림프성 백혈병 217
—— 의 재활 249
급성 백혈병 216
급성반응, 방사선치료 21
급성 전화(轉化) 216
기관루 잡음 102
기관루의 케어 81
기관지 경련 300
기관캐뉼라 75
기능적 독립성 평가(FIM) 31, 312
기능형 의지 203
기립경사테이블(tilt table)(법) 208, 294
기립성 저혈압 231
기어 변속 336
기억장애 59
기침 170, 305
기침치료 93

ㄴ

난소암 139
남은 혀의 운동 92
날갯짓운동 112
내분비요법 19
내시경적 점막절제술 164
노력삼킴 68
높은 발목 신발 246
뇌괴사 21
뇌색전증 35
뇌손상자의 주의력 평가척도 61
뇌실막 세포종 190
뇌종양 27, 42, 237
—— 의 수술 전·후 재활 32
—— 의 진단 42
—— 의 분류 43
뇌하수체 미세선종 42
능형근운동 116

ㄷ

다능성 조혈줄기세포 214
다발성 골수종 214, 218, 227
다발신경근병변 27
다우노루비신(Daunorubicin) 19
다점지지법 289
다층붕대법 151, 156
단계적 섭식치료 184
단기기억 59
단순림프배액술 155
단순자궁절제술 140
단일항체요법 19
단정한 용모 동작 316
단하지 보조기 245
대동맥 주위 림프절 절제술 143
대마비 27, 244
—— 에 대한 접근 319
대용음성(치료) 28, 77
대퇴골 전이 192
대화요법(카운셀링) 334
대흉근의 신장치료 112
덤핑증후군(Dumping syndrome) 185
도구의 강박 사용 63
도구적 일상생활동작(IADL)의 장애에 대한 접근 309
도세탁셀(Docetaxel) 20
도수근력테스트 243
도수림프배액술(manual lymph drainage, MLD) 151
독소루비신(Doxorubicin) 19
동맥혈산소포화도(SpO₂)측정 262
동맥혈산소분압 298
동맥혈산소포화도 298
동작시의 호흡조절 포인트 308
두개내압항진 43
두경부암 70
—— 의 수술 전·후 재활 32

섭식·연하장애·발성장애에 대한 접근 90
동시병용요법, 두경부암 73
두경부암의 방사선치료 중·후의 접근 105
두부거상치료(Shaker Exercise) 183, 186
등속 타고(打叩)테스트 62
디아제팜 300

ㄹ

러닝머신 232, 234
로라제팜(Lorazepam) 300
로프스트랜드 목발 245
리툭시맙(Rituximab) 219
림프부종 28
—— 의 예방 125, 133
—— 의 평가항목 150
—— 치료 147
림프부종 가이드라인 10
림프부종 자가관리법 154
림프부종 지도관리료 126, 142, 147
림프절 절제 121
림프환류 134

ㅁ

마사지 263, 269
마약성 진통제 262
마음의 케어 332
마이크로파 273
만성 이식편대숙주병(GVHD) 235, 250
만성 골수성 백혈병 216
말기암 환자
—— 의 재활 256
—— 에 대한 연구 9
—— 의 부종 265
말초신경염 27
말초신경장애 247
망막아종 237
메토트렉세이트 19
멘델슨법 68, 95, 183, 186
모르핀 262, 300
목발 300
목발걷기 206
무기폐 163
무증상 흡인 94
문제해결지향 접근 335
물리치료 242, 269
미관형 의지 203
미로과제 63
미야케(三宅)식 기명검사 60

ㅂ

반복삼킴 68, 184
반응층 192
반회신경마비 182
발마사지 271

발산효과 339
방사선 숙취 21
방사선 신경병증 125
방사선 조사 37
방사선피부염 135
방사선치료 20
방종양성 신경증후군 244
배담곤란 305
배설 338
백혈병 214, 237
밸런스볼 281
베타메타손 300
병기별 유방암의 치료방침 121
병에 대한 정신발달 239
병적골절 206, 218
—— 의 위험 324
보장구 제작 50
보조걷기 54
보조진통제 262
보존적 경부림프절 절제술 83, 108
보철물 100
보행기 283
보호격리 207
복막파종 18
복수 37
복식호흡(심호흡) 165, 170, 302
복지용구뱅크 291
복직근 피판이식술 134
복합림프부종치료 134
봉와직염 151
부동증후군 28, 166, 224, 238, 263, 277
부모에 대한 지원·교육 239
부인암 139
—— 의 수술 전·후 재활 32, 143
부인암의 골반내 림프절 절제술 후 림프부종예방을 위한 생활교육 144
부정형 출혈 138
부종
분자표적요법 19
——, 혈액암 218
분할주의력 61
분화유도요법 19, 218
브릿지운동 281
비디오투시 연하검사 22, 66, 75, 94, 166
비마약성 진통제 262
비만 251
비상피성세포 유래(육종) 12
비소세포암, 폐암의 분류 161
비스포스포네이트계 약제 37
비표적병변 23
빈맥 34

ㅅ

사이클로포스파마이드에 의한 심독성 232

사이토메갈로 바이러스 감염 · 235
사지마비 · 36
사지보존술(광범위 절제술) · 20
사지운동실행 · 64
사회적 역할에 관한 상실감 · 336
산소포화도측정기 · 34
삶의 질(QOL) · 285
상부 견갑설골 림프절 절제술 · 83
상완골 골두절제 · 199
상완신경총마비 · 21, 27, 319
상지의 장애에 대한 접근 · 195
상지의지 · 203
상지장애평가표 · 202
상피세포 유래(상피세포암, 선암암종)
· 12

색전증 · 35
생착증후군 · 224
선택적 경부림프절 절제술 · 83, 108
선택주의력 · 60
선행성 기억상실 · 59
설암 · 72
——, 방사선치료 중 · 후의 접근
· 105
——, 가정(외래)에서 할 수 있는 재활
· 106
—— 의 수술 전 · 후 접근 · 91
섭식 · 연하장애에 대한 접근
——, 두경부암에 의한 · 90
——, 뇌종양에 의한 · 65
성문암 · 71
성문폐쇄삼킴 · 68
성문폐쇄치료(팔밀기 운동) · 183, 187
성상세포종 · 190
세라밴드 · 112
세로토닌 수용체 길항제 · 20
셔트발성 · 78, 102, 105
소세포암, 폐암의 분류 · 161
소아암 · 237
소화기계 암 · 160
수두 · 247
수두증 · 43
수막종 · 43, 190
수술, 두경부암 · 72
수술부위의 반흔 형성 · 133
수술요법 · 18
수술 전 · 후 호흡재활 · 165
수술 후 예측 호기량 · 162
수신증 · 17
수연산 · 62
수정 Borg 척도 · 302
수행기능장애 · 62
숨참기연하 · 95, 183, 184, 187
스카프징후 · 243
스코폴라민 브롬수소산염 · 300
스테로이드성 근육병증 · 252
스테로이드제 · 300
승모근 · 84

승모근 마비 · 108
승모근의 보상 · 협동근 근력증강치료
· 116
시각실인 · 64
시스플라틴 · 19
시즈오카(靜岡) 암센터 · 5
시타라빈에 의한 중추신경장애 · 232
식도발성(치료) · 77, 79, 102, 103
식도암 · 160
—— 의 연하재활의 흐름 · 166
—— 의 수술 전 · 후 재활 · 168
—— 의 임상병기 · 163
식도암 수술 후의 섭식 · 연하재활 · 181
식도암 수술 후의 식사스케줄 · 185
식도암 수술 후의 연하장애 · 165
식도암의 연하재활의 흐름 · 166
식도절제 후 재건경로 · 164
식사동작 · 312
식사용 보조기구 · 314
신경상피성 종양 · 43
신경아세포종 · 237
신경인성 방광 · 27
신경차단술 · 262
신경초종 · 190
신체기능평가 · 27
신체적 상실감 · 336
실어증 · 57
—— 의 분류 · 57
실인 · 64
실조증 · 27
실존적 정신요법 · 335
실행증 · 63
심근 미토콘드리아 장애 · 20
심부열 · 264, 272
심부정맥 혈전(증) · 205, 266

ㅇ
아급성 소뇌변성증 · 27
아밀로이드증 · 218
아킬레스건 스트레칭 · 280
악력측정 · 252
악성림프종 · 214, 215
악성 섬유성 조직구종 · 192, 206
악성 신경교종의 생명 · 기능적 예후 · 45
악성종양수반증후군 · 27
악액질(cachexia) · 16, 38, 277
앉기 · 289
암 발생 기전 · 12
암 발생률 · 12
암슬링(ArmSling) · 200
암 악액질 · 16, 38, 277
암 악액질증후군 · 257
암재활의 역사 · 1
암 전문가 양성 계획 · 6
암 진단의 통지 · 33
암난민 · 3
암대책기본법 · 3, 256

암대책추진협의회 · 3, 256
암성통증 치료의 가이드라인 · 269
암성 말초신경병증 · 27
암성통증에 대한 재활 · 263, 269
암으로 인한 흉막삼출 · 37
암세포 · 16
암의 종류 · 14
암재활
—— 에 관한 학술적 측면의 경과 · 2
—— 의 체계화 · 3
—— 의 목적과 대상이 되는 장애 · 25
암종 · 14
암종별 수술 전·후 재활 프로그램 · 32
암환자 재활료 · 4
암환자의 삶의 질 향상을 위한 시책 · 3
암환자의 재활의료의 문제점 · 6
암환자의 재활에 관한 체크리스트 · 329
압박법 · 271
압박붕대 · 149, 156
압박스타킹 · 35
압박요법 · 149, 151
압박의류의 장착방법 · 157
압박의류(garment) · 149, 152, 267
압박의류의 압박력 · 153
앞톱니근 자가운동 · 116
앞톱니근 저항운동 · 116
액와림프절 절제술 · 122
약물요법 · 289, 335
어깨 움츠리기 · 112
어깨관절외전보조기 · 199
어깨올림근 저항운동 · 116
어깨운동 · 53
어깨패드 · 203
억제유전자 · 16
에르고미터 · 232
엔돌핀 · 264, 274
역사 · 1
역행성 기억상실 · 59
역형성 성상세포종 생명 · 기능적 예후
· 43
연구개거상장치 · 76, 100
연구개음 · 97
연하식 · 98
연하장애 · 28
연하장애의 고위험군 · 183
염증성 사이토카인 · 16
염증성 유방암 · 121
영구기관루 · 73
영양실조 · 38
예방적 재활 · 28
예후예측 · 285
오랄라이트(Oralite) · 94
오심 · 20
옷갈아입기 동작 · 316
완구를 사용한 치료 · 244
완전관해 · 218
완화의료 · 255, 284

완화의료병동 337
완화의료 병동 입원료 256
완화의료팀 322
완화의료팀에서 재활의료진의 역할 323
완화적 재활 28
외상후 스트레스장애 241
외측 경부림프절 절제술 83
요양생활의 질 267
요천추신경총마비 27
요통 218
욕창 247, 291
욕창예방 281
용량제한독성 219
우울증 332
우울증 나선형 339
우울증상의 평가 333
운동능력저하 33
운동성 언어영역 57
운동에 의한 면역기능의 개선 33
운동요법 149
원격장기전이 17
원내 가이드라인 323
원발성 뇌종양 42, 44
원발성 악성 골 · 연부종양 188
원발성 악성 골종양의 분류 189
원발성 악성 연부종양
원발성 악성 연부종양의 분류 190
원시신경외배엽 종양 192, 206
원추절제술 140
웨슬러기억검사 60
위후두개 81
윗몸일으키기 252
유리공장이식 79
유방방사선치료 135
유방암 수술 후의 림프부종 예방을 위한
　　교육내용 135
유방암 119
　　── · 부인과암의 수술 전 · 후 재활
　　　　　　　　　　　　　　　123, 128
　　── 의 병기 120
유방암 수술 후 견관절의 운동장애의 원인
　　과 기전 122
유방암 수술 후에 하는 체조 130
유방의 해부 120
유방재건술 121
유방재건술 후 재활의 주의점 134
유선 119
유전자 16
유지요법 249
유지적 재활 28
유착성 관절낭염 85, 122
육종 12
의미기억 59
의사소통 58, 295
의사소통 노트 59
이동 보드 292
이동 슬라이더 282

이매티닙(Imatinib) 218
이식전처치 219
이식전처치 관련 독성 221, 224
이식편대숙주병(GVHD) 28, 219, 224
이차성 림프부종 143, 148
　　── 의 예방 133
익상견갑 84
인공골두치환술 196
인공주관절 치환술 201
인공호흡기 관리 169
인두기 65
　　── 에서의 흡인 56, 65
인재육성 8
인조유방 122
인지행동요법 335
인터류킨(interleukin : IL)-6 38
인터페론요법 19
인후두 경부식도절제술 77
일본임상종양연구그룹 22
일본판 리버미드 행동기억검사 60
일본판 일상기억체크리스트 60
일상생활동작(ADL) 285
　　── 의 장애에 대한 접근 309
일어서기 288
일화기억 59
임상진료지침 8, 174, 287
입을 오므린 호흡 303, 307

ㅈ
자가 가래 배출법 305
자가림프배액술 150, 151
자궁경부암 139
　　── 의 표준치료 141
　　── 의 임상병기분류 140
자궁체부암 139
　　── 의 수술병기분류 140
　　── 의 표준치료 141
자동차운전 200
자립 · 자율성의 상실 337
자전거 에르고미터 234
자택 프로그램 99
작업용 의수 203
장기기억 59
장액종 123
장폐색 17
재활의 진행법 32
재활의 중지 기준 34
재활 가이드라인 323
재활의 목표설정 284, 326
저산소혈증 177, 298
저알부민혈증 2646
저작치료 95
저주파자극기기 275
적외선 273
전기식 인공후두 78, 102
전략대치법 62
전신 방사선치료(TBI) 225, 231

전신지구력치료 33
전이성 골종양 188
　　── 의 치료 192
　　── 의 재활 193, 204
전이성 골종양에서는 골절의 위험평가
　　　　　　　　　　　　　　　189
전이성 뇌종양 42, 44
전자파 273
절단 203
절박골절 206
　　── Harrington의 정의 37
절제관절성형술 199
절차기억 59
점도 증강제 99, 182, 184
점화(priming)기억 59
정상화(normalization) 295
정신심리적문제 32. 262
젖은 쉰목소리 97
조절곤란감 332
조직확장기 121
　　── , 삽입술 후 재활의 주의점 134
조혈기 유래 12
조혈기 종양 214
조혈모세포 이식 전 · 후의 재활 프로토콜
　　　　　　　　　　　　　　　224
조혈줄기세포 이식 219, 224
조혈모세포 이식 전 · 후의 재활 224
족관절 스트레칭 252
존엄의 상실 338
졸레드론(Zoledronic acid) 37
종양괴사인자 38
종양반응평가(RECIST)에 의한 종양관해
　　효과의 판정 22
종양색전 266
종양성 증식 216
주관절고정술 201
주문제작 스타킹 154
주소의 해결 286
주의력 장애 60, 318
주의산만 62
준광범위 자궁절제술 140
중인두암 72
　　── 의 수술 전 · 후 재활의 흐름 74,
　　91
중추신경장애 244
　　── , 시타라빈에 의한 232
중추신경재발 예방요법 249
증상흡인 94
증상완화 261
지각과민 319
지구력치료 234
지속경막외차단술 262
지속신장치료 242
지속적 기도내양압 172
지팡이(cane) 290
직접연하치료 75, 97
진행성 암 환자 284

── 의 재활(접근) 256, 284
── 의 부종 265
── 의 호흡곤란 298

ㅊ

차의 일부개조 188
척수 · 척추종양 27
척수내종양 190
척수종양 188
── 에 대한 접근 319
척수증 21
척추전이 치료 192
청각실인증 64
청신경슈반세포종 42
체간후경위 184
체위변환 281
초대량 화학요법 232
초음파 273
촉각실인증 64
최대내약용량 219
출혈성 방광염 235
측정가능병변 22
측정불능병변 22
치과보철장치 76, 100
침상 기울여 들기 208
침상식 314
침상 실어증 간이 평가 58
침상에서의 자가운동프로그램 207
침윤 17

ㅋ

카운슬링(대화요법) 334
카타기리의 예후예측표 191
코데인 262
크래킹 잡음 103

ㅌ

탁산계 약제 20
탈신경전위 85
통증관리 262
통증완화 261
통증유발점 주사 262
통증의 분류 241
통증의 인지발달 240
특발성 간질성 폐렴 232
팀의료 222
팀접근 47
──, 조혈줄기세포 이식(HSCT)의
224

ㅍ

파라핀욕 273
파미드론산(Pamidronate) 37
파이프식 인공후두 78
파크리탁셀 20
팔꿈치운동 53

펜타조신 262
편마비 244
── 에 대한 접근 47
편마비체조 53
편안한 체위 281, 304
편측 공간 무시 62
편측 시공간실인 318
편평상피암 70
평지걷기 234
평행봉내 서기 · 걷기연습 209
평활근육종 192, 206
폐경색 35
폐고혈압 177
폐색성 환기장애 250
폐쇄성 환기장애 250
폐암 160
── 의 수술 전 · 후 재활 176
── 의 임상병기분류 162
폐엽절제 177
폐절제 176
폐혈류 신티그래피 35
폐혈전색전증 35
표면 근전 바이오피드백 95
표재열 264, 272
표적병변 23
표준 주의력 검사법 62
표준 고차동작성검사 64
표준실어증검사 58
피로감 33
피부관리 134, 148, 150, 151
피부의 급성감염 155
필그라스팀(filgrastim) 20
필라델피아염색체 216

ㅎ

하노이의 탑 60, 63
하인두 후두 경부식도전절제술 73
하인두암 73
하인두암 수술 전 · 후 재활 77
심부 정맥혈전 30
하지의 장애에 대한 재활 205
하지직거상검사(SLR) 52, 279
하측(하중측)폐장애 28
학교와의 협조 247
한냉요법 264, 271
한입량 184
항불안제 300
항암제 19
항암제 치료 142
항종양화학요법 218
항중력근군 279
허핑기침 165, 170, 305
혀 절제술 72
혈액검사결과 230
혈전 35

호흡곤란 17
──, 안정시의 300
──, 기도분비물의 저류 · 객출곤란에
의한 305
──, 일상생활시의 306
── 의 원인 299
── 의 평가 301
── 의 관리 299
호흡곤란감의 완화 261
호흡보조법 303
호흡부전 298
호흡재활 32
──, 개흉 · 개복술 전 · 후의 168
홍역 247
화학요법 19
──, 조혈기 종양에 대한 화학요법
218
확장성 병기, 폐암 161
환경조정 335
환자
── 의 심리상태와 요구 325
환자교육 222
환지기능평가법 202
환지절단 · 절단 후의 재활 203
활막육종 192, 206
회복적 재활 28
회전근개 114
회전수기 151
횡격막호흡 307
횡문근육종 192, 206
후두(전)절제술 72, 77
── 의 수술 전 · 후 접근 101
후두부종 21
후두암 72
──, 방사선치료 중 · 후의 접근
106
── 의 가정에서의 재활 107
── 의 수술 전 · 후 재활(접근) 77,
101
후두폐쇄삼킴 68
후두피부루 72
후외측 경부림프절 절제술 83
휠체어 290
흉막파종 18
흉막폐절제 177
흉수 37
흉식호흡 302
흉요수나 말초신경장애로 인한 하지마비
에 대한 접근 211
흡기주입법 103
흡인성폐렴 68
흡입용 호흡치료기 160, 165, 168,
170
히크만카테터 230

영문

A

AAO—HNS분류 · 83
activities of daily living (ADL) · 285
acute lymphoblastic leukemia (ALL) · 217, 249
acute myeloid leukemia (AML) · 217
adhesive capsulitis · 85, 122
Agency for Health Care Policy and Research (AHCRP) · 269
an uncomfortable sensation of breathing · 298
anterior compartment neck dissection (AND) · 83
attention process training (APT) · 62
Audio Motor Method · 62
Auditory Verbal Learning Test · 60
axillary web syndrome (AWS) · 122, 133

B

Barthel Index (BI) · 30, 312
bcr-abl · 216
Benton 시각기명검사 · 60
BIT행동성 무시검사 일본판 · 64
Broca · 57
burden of care · 31

C

cachexia (악액질) · 16, 38, 277
cancer dyspnea scale (CDS) · 301
cane · 290
Charcot관절 · 247
clavicula pro fumero법 · 196
Clinical Assessment for Attention (CAT) · 62
Codman3각 · 188
communication · 296
complete remission (CR) · 218
complex decongestive physicaltherapy (CDP) · 134, 147
continuous positive airway pressure (CPAP) · 172
crutch · 290
cTNM · 161

D

deep venous thrombosis (DVT) · 35, 209
demands · 258
dependent lung disease (DLD) · 28
depression · 332
Disabilities of the Arm, Shoulder (DASH) · 202
dose limiting toxicity (DLT) · 219

DSM-Ⅳ에 의한 주요우울병의 진단기준 · 333
dump and swallow · 74

E

Eastern Cooperative Oncology Group (ECOG) · 27, 311
endoscopic mucosal resection (EMR) · 164
engrafment syndrome (ES) · 224
EORTC QLQ · 77
ERAS (enhanced recovery after surgery) · 175
Ewing육종 · 192, 206
extensive disease (ED) · 161

F

FAB classification · 214, 217
face scale · 240, 301
FIGO classification · 140
floating elbow · 199
Fluency Test · 63
foot pump · 35
forced expiratory volume in 1 second (FEV1.0) · 162
functional independence measure (FIM) · 31, 312

G

gate control theory · 264
go / no go 과제 · 62
graft-versus-host disease (GVHD) · 28, 219, 224, 235, 250
granulocyte colony stimulating factor (G—CSF) · 34
granulocyte colony stimulating factor (G—CSF)제제 · 20

H

Harrington의 절박골절의 정의 · 36
hematopoietic stem cell transplantation (HSCT) · 219, 224
high efficiency particulate air (HEPA) filter · 230
huffing · 165, 170, 305

I

IADL의 장애에 대한 접근 · 309
incremental shuttle walking test (ISWT) · 169
induration · 150
interleukin (IL)—6 · 38
intermittent oro-esophageal tube feeding (OE법) · 75, 99
International classification of Functioning, Disability and Health (ICF) · 325

International Symposium on Limb Salvage (ISOLS) · 202

J

Japan Clinical Oncology Group (JCOG) · 23

K

Karnofsky Performance Status (KPS) Scale · 29, 311

L

Lambert-Eaton Syndrome · 27
laminar air flow (LAF) · 230
lateral neck dissection (LND) · 83
Lhermitte's sign · 21
limited disease (LD) · 161

M

major depression · 333
malignant fibrous histiocytoma (MFH) · 192, 206
manual lymph drainage (MLD) · 149, 151
maximum tolerated dose (MTD) · 219
MD Anderson Cancer Center (MDACC) · 2
modified radical neck dissection (MRND) · 83, 108
Modified Stroop Test · 63
MPO염색 · 216
multi-layer inelastic lymphoedema bandaging (MLLB) · 151, 266

N

National Cancer Act · 3
NCI—CTCAE v3.0 · 24

O

OE법 · 76, 99
onion peel · 188

P

paced auditory serial addition test (PASAT) · 62
palatal augmentation prosthesis (PAP) · 76, 100
palatal lifting prosthesis (PLP) · 76, 100
palliative · 28
palliative care · 257
Palliative Performance Scale (PPS) · 30
Pancoast syndrome · 27
PaO₂ · 298

paraneoplastic subacute cerebellar degeneration (PSCD) · 27
pedicle sign · 188
peer support · 338
percutaneous endoscopic gastro-stomy (PEG법) · 76, 99
Performance Status Scale (PS) · 27, 311
Ph1염색체 · 216
pharyngo-esophageal segment (PE segment) · 79
Ponsford and Kinsella's Attentional Rating Scale · 61
post traumatic stress disorder (PTSD) · 241
posterolateral neck dissection (PLND) · 83
posture control walker (PCW) · 245
preventive · 28
primitive neuroectodermal tumor (PNET) · 192, 206
projected postoperative (ppo) FEV1.0 · 162
pulmonary thromboembolism (PTE) · 35
pump movement · 151

Q
quality of life (QOL) · 285

R
radiation neuropathy · 125
radical neck dissection (RND) · 83, 115
REAL분류 · 214
reciprocal gait orthosis (RGO) · 244

RECIST · 23
recursive partitioning analysis (RPA) · 45
regimen-related toxicity (RRT) · 230
restorative · 28
Rey—Osterrieth의 복잡도형 테스트 · 60
ROM (range of motion)치료 · 50, 111, 242, 265
rotary movement · 151

S
scoop movement · 151
selective neck dissection (SND) · 83, 108
seroma · 123
shape of fingertoe swelling · 150
shoulder syndrome · 84
Shy-Drager Syndrome · 27
Simple lymphatic drainage (SLD) · 155
sling procedure · 196
spicula · 188
SpO2 · 298
standard language test of aphasia (SLTA) · 58
standard precaution · 232
stationary rotation · 151
Stemmer's sign · 149
straight leg raising (SLR) · 52, 279
Stroop Test · 62
sunburst · 188
supportive · 28
supraomohyoid neck dissection (SOHND) · 83
SVC증후군 · 266

T
the Rivermead behavioral memory test (RBMT) · 60
tilt table · 208
time to event · 22
Tinker toy Test · 63
TNM (tumor, nodes and metastasis) 분류 · 43
total body irradiation (TBI) · 222, 230
total cell kill · 218
total pain · 287
Trail Making Test · 62, 63
transcutaneous electrical nerve stimylation (TENS) · 264
tumor necrosis factor (TNF) · 38
T자 목발 · 245

V
videofluoroscopic (VF) examination of swallowing · 22, 66, 75, 166
visual analogue scale (VAS) · 240, 301
voice prosthesis · 79

W
WAB (the western aphasia battery) 실어증검사 · 58
web space lift · 150
Wechsler adult intelligence scale third edition (WAIS—Ⅲ) · 62
Wechsler memory scale-revised (WMS—R) · 60
Wernicke영역 · 57
WHO의 단계적 통증치료 · 262
WHO의 암성통증 치료법 · 298
Wisconsin Card Sorting Test · 63

기타

1초간 노력성 호기량 · 162
3영역 절제술 · 164
6 minutes walk test (6MWT) · 169